RECOM

NANDA-I-Pflegediagnosen

Definitionen und Klassifikation 2021–2023

Herausgegeben von
T. Heather Herdman, Shigemi Kamitsuru,
Camila Takáo Lopes

Die Deutsche Nationalbibliothek verzeichnet diese Publikation in der Deutschen Nationalbibliografie; detaillierte bibliografische Daten sind im Internet über http://dnb.d-nb.de abrufbar.

RECOM GmbH
Gartenstraße 9, 34125 Kassel, Germany
www.recom.eu

Printed in Germany

Covergestaltung: © Thieme
Bildnachweis Cover: © Gorodenkoff/stock.adobe.com – Stock photo. Posed by models
Deutsche Ausgabe übersetzt von Anna Kiefer (Teil 1–3, Theorie/Einleitung) und Dr. Monika Linhart (Teil 4, Taxonomie)
Satz: DiTech Process Solutions, India
Druck: AZ Druck und Datentechnik GmbH, Kempten

DOI 10.1055/b000000516

ISBN 978-3-89752-160-5 1 2 3 4 5 6

Auch erhältlich als E-Book:
eISBN (PDF) 978-3-89752-161-2
eISBN (epub) 978-3-89752-162-9

Widmung

Dieses Buch ist den Pflegefachpersonen gewidmet, die im Kampf gegen die COVID-19-Pandemie an vorderster Front stehen. Dies hat der Vorstand von NANDA-I, Inc. aus aktuellem Anlass entschieden. Wir bewundern euren Mut und euer Engagement in dieser schwierigen Zeit. Mit großem Respekt gedenken wir dabei insbesondere der Pflegefachpersonen, die bei der Pflege von Patienten und Familienmitgliedern ihr Leben verloren haben.

Vorwort

Das Internationale Jahr der Pflegenden und Hebammen begann mit dem Kampf gegen COVID-19. Medizinischen Fachkräften kann man nicht genug für ihre Bereitschaft danken, Patienten zu versorgen, obwohl zeitweise nicht einmal genügend Schutzausrüstung für sie selbst zur Verfügung stand. Während ich dies schreibe, halten die Auswirkungen von COVID-19 weltweit noch immer an. Ich hoffe inständig, dass bis zu dem Zeitpunkt, an dem Sie diesen Text lesen, wirksame Behandlungsmöglichkeiten und Präventionsmaßnahmen entdeckt wurden, die allen Menschen zur Verfügung stehen.

Vor einiger Zeit fragte mich eine Pflegefachperson mitten in der Pandemiebekämpfung: „Welche Pflegediagnose soll ich bei COVID-19-Patienten anwenden?" Ihre Frage zeigt, dass wir nicht oft genug betonen können, was unter einer Pflegediagnose zu verstehen ist. Das Wichtigste dabei ist: nicht alle Patienten mit einer bestimmten medizinischen Diagnose zeigen zwangsläufig die gleiche menschliche Reaktion (Pflegediagnosen). Entsprechend zeigen auch Patienten, bei denen derselbe Genotyp einer Coronavirusinfektion nachgewiesen wurde, nicht unbedingt die gleiche menschliche Reaktion. Aus diesem Grund führen Pflegefachpersonen ein Pflegeassessment durch und identifizieren die individuellen Reaktionen (Pflegediagnosen) ihrer Patienten, bevor sie die jeweilige Person mit passenden Pflegemaßnahmen versorgen. Auch in Zeiten wie diesen müssen Pflegefachpersonen herausfinden, was die Pflege in Bezug auf die Patienten und ihre Familien eigenständig diagnostiziert und behandelt – und das ist nicht zu verwechseln mit der medizinischen Diagnose. Wenn Pflegefachpersonen die Pflegediagnosen von Patienten mit COVID-19 und ihren Angehörigen sorgfältig dokumentieren, wird es uns in naher Zukunft möglich sein, international beobachtete Gemeinsamkeiten und Unterschiede in ihren menschlichen Reaktionen ausfindig zu machen.

Mit der vorliegenden Version 2021–2023 umfasst die Taxonomie nun insgesamt 267 Diagnosen, darunter 46 neue. Jede einzelne Pflegediagnose ist dem Engagement eines oder mehrerer unserer vielen NANDA-I-Freiwilligen zu verdanken, und die meisten Diagnosen verfügen über eine definierte Evidenzbasis. Jede neue Diagnose wurde zunächst von den Mitgliedern des Diagnosenentwicklungskomitees (Diagnosis Development Committee, DDC) als Erstgutachter sowie von Fachexperten überarbeitet und präzisiert, bevor sie vom DDC genehmigt wurde. Wurde eine Diagnose vom DDC genehmigt, bedeutet dies keineswegs, dass die Diagnose „abgeschlossen" oder in sämtlichen Ländern und Fachbereichen vorbehaltlos genutzt werden kann. Wir alle wissen, dass sich die pflegerische Praxis, aber auch die gesetzlichen Vorschriften für die professionelle Pflege von Land zu Land unterscheiden. Wir hoffen, dass die Veröffentlichung der neuen Diagnosen in verschiedenen Teilen der Welt zum Anlass genommen wird, weitere Validierungsstudien durchzuführen, die zu einem höheren Evidenzlevel beitragen werden.

Einreichungen für neue Pflegediagnosen sind uns jederzeit willkommen. Gleichzeitig müssen etliche bestehende Diagnosen überarbeitet werden, damit sie den neuesten wissenschaftlichen Erkenntnissen gerecht werden. In der vorherigen Ausgabe wurden etwa 90 Diagnosen ausfindig gemacht, denen bisher kein Evidenzgrad (engl. level of evidence, LOE) zugeordnet wurde oder die umfassend aktualisiert werden müssen. Dank der Unterstützung etlicher Freiwilliger konnte ein großer Teil dieser Diagnosen mittlerweile so überarbeitet werden, dass sie die Voraussetzungen für unsere LOE-Kriterien erfüllen. Die meisten Mitwirkenden werden im Abschnitt 1.3 (Überarbeitete Pflegediagnosen) namentlich genannt. Dennoch ist es uns nicht gelungen, sämtliche Überarbeitungen abzuschließen, sodass sich nach wie vor 32 Diagnosen in der Klassifikation befinden, für die noch kein Evidenzgrad bestimmt werden konnte. Diese verbleibenden Diagnosen sollen bis zur nächsten Ausgabe überarbeitet oder aus der Klassifikation entfernt werden. An dieser Stelle appelliere ich an alle Studierenden und Forschenden: Leiten Sie Ihre Forschungsergebnisse zu Pflegediagnosen an die NANDA-I weiter, um die Evidenzbasis der Terminologie zu stärken!

Die NANDA-I-Terminologie wird in mehr als 20 verschiedene Sprachen übersetzt. Die Übersetzung abstrakter englischer Begriffe in andere Sprachen stellt dabei eine große Herausforderung dar. Für die aktuelle Ausgabe wurde entschieden, die Medical Subject Headings, das heißt, die standardisierten Begriffe der US-Nationalbibliothek für Medizin einzubinden, damit sich die Übersetzung künftig einfacher gestaltet. Enthalten die diagnostischen Indikatoren dort, wo es möglich und sinnvoll ist, sog. MeSH-Terms, so können Übersetzerinnen und Übersetzer bei ihrer Arbeit auf standardisierte Definitionen für bestimmte Begriffe zurückgreifen. Wir gehen davon aus, dass dies ihre Arbeit erleichtern wird.

Die Jahre seit der Erscheinung der letzten Ausgabe markierten auch den Beginn der Zusammenarbeit mit unserem wissenschaftlichen Kooperationspartner, der Connell School of Nursing des Boston College (BC), die hoffentlich noch viele Jahre andauern wird. Unter der Leitung von Dr. Dorothy Jones wurde das Marjory Gordon Program for Knowledge Development and Clinical Reasoning ins Leben gerufen. Die erste Konferenz zu diesem neuen Programm fand 2018 am Boston College statt. Eine zweite Konferenz war für

2020 geplant, musste aber leider pandemiebedingt abgesagt werden. Was jedoch abgeschlossen werden konnte, ist die Arbeit an einem E-Learning-Modul, das als Gemeinschaftsprojekt des BC und der NANDA-I realisiert wurde. Außerdem wurden mehrere Postdoc-Stipendiaten aus verschiedenen Teilen der Welt in das Programm aufgenommen (Brasilien, Italien, Spanien, Nigeria). Die Zusammenarbeit wird weiterhin fortgesetzt. Wir freuen uns auf weitere Konferenzen, Möglichkeiten zur Fortbildung, Postdoc-Stipendien und Erfahrungen, die die Partnerschaft mit BC in Zukunft mit sich bringen wird. Dr. Jones, Dean Susan Gennaro und dem stellvertretenden Dekan Christopher Grillo danke ich ganz herzlich für ihre Zusammenarbeit, ihre Kollegialität und ihr Engagement, das die Begründung dieser Partnerschaft ermöglicht hat.

Auch den vielen NANDA-I-Freiwilligen, Komiteemitgliedern, Vorsitzenden und Vorstandsmitgliedern möchte ich an dieser Stelle meine Anerkennung für ihre Zeit, ihr Engagement, ihre Hingabe und ihre kontinuierliche Unterstützung aussprechen. Mein Dank gebührt außerdem den verschiedenen Expertinnen und Experten, die – obwohl sie nicht Mitglied von NANDA International sind – unzählige Stunden damit verbrachten, Diagnosen aus ihrem jeweiligen Kompetenzbereich zu begutachten und zu überarbeiten. Nicht zuletzt möchte ich den Einsatz und die Unterstützung unserer Mitarbeiter unter Leitung unserer Geschäftsführerin, Dr. T. Heather Herdman, würdigen.

Mein besonderer Dank gilt dabei den Mitgliedern des Diagnosenentwicklungskomitees und des Expert Clinical Advisory Panels: Sie haben sich außerordentlich darum bemüht, die in diesem Buch enthaltene Terminologie innerhalb kürzester Zeit zu prüfen und zu lektorieren. Zu guter Letzt möchte ich insbesondere unserer neuen DDC-Vorsitzenden danken, Dr. Camila Takáo Lopes, die dieses Amt seit 2019 bekleidet. Dieses außergewöhnliche Komitee, in dem Menschen aus Nord- und Südamerika sowie Europa vertreten sind, ist der Motor, der die stetige Wissenserweiterung der NANDA-I vorantreibt. Ich bin zutiefst beeindruckt und erfreut über die erstaunliche und intensive Arbeit, die die Freiwilligen in diesem Durchgang geleistet haben, und ich bin überzeugt, dass Sie von dem Ergebnis ebenso begeistert sein werden wie ich.

Es war mir eine Ehre und ein Privileg, diesem engagierten Zusammenschluss internationaler Pflegefachpersonen als Präsidentin dienen zu dürfen, und ich freue mich darauf, zu sehen, wohin sich unsere Arbeit in Zukunft entwickeln wird.

Shigemi Kamitsuru, PhD, RN, FNI
Präsidentin, NANDA International, Inc.

Danksagungen

In dieser Ausgabe wurden grundlegende Änderungen vorgenommen. Dies wäre nicht möglich gewesen, hätten nicht etliche Pflegefachpersonen rund um den Globus einen beträchtlichen Teil ihrer Freizeit geopfert, um dieses Projekt zu unterstützen. Daher möchten wir insbesondere die Arbeit folgender Personen hervorheben:

Autoren der einzelnen Kapitel

Einreichung neuer Diagnosen: Neue Evidenzkriterien

- Marcos Venícios de Oliveira Lopes, PhD, RN, FNI. *Universidade Federal do Ceará*, Brasilien
- Viviane Martins da Silva, PhD, RN, FNI. *Universidade Federal do Ceará*, Brasilien
- Diná Monteiro da Cruz, PhD, RN, FNI. *Universidade de São Paulo*, Brasilien

Grundlagen der Pflegediagnosen; Pflegediagnosen: Eine internationale Terminologie

- Susan Gallagher-Lepak, PhD, RN. University of Wisconsin – Green Bay, USA

Klinische Entscheidungsfindung: Vom Assessment zur Diagnosestellung

- Dorothy A. Jones, EdD, RNC, ANP, FNI, FAAN. Boston College, USA
- Rita de Cássia Gengo e Silva Butcher, PhD, RN. The Marjory Gordon Program for Clinical Reasoning and Knowledge Development, Boston College, USA

Spezifizierungen und Definitionen in der NANDA-International-Taxonomie der Pflegediagnosen

- Sílvia Caldeira, PhD, RN. *Universidade Católica Portuguesa*, Portugal

Beratung

Hinweis auf Inhaltsexperten für die Task Force des DDC 2019

- Emilia Campos de Carvalho, PhD, RN, FNI. *Universidade de São Paulo*, Brasilien

Diagnostischer Inhalt zur seelischen Gesundheit

- Jacqueline K. Cantor, MSN, RN, PMHCNS-BC, APRN. West Hartford, USA

Diagnostischer Inhalt zur medizinischen Grundversorgung
- Ángel Martín García, RN. *Centro de Salud San Blas*, Spanien
- Martín Rodríguez Álvaro, PhD, RN. *Universidad de la Laguna*, Spanien

Diagnostischer Inhalt zur Intensivpflege
- Fabio D'Agostino, PhD, RN. Saint Camillus International University of Health and Medical Sciences, Italien
- Gianfranco Sanson, PhD, RN. *Università degli studi di Trieste*, Italien

Technische Unterstützung
Der besondere Dank der Herausgeberinnen gilt Mary Kalinosky, leitende technische Entwicklerin bei Thieme Publishers in New York. Sie hat die Datenbank für die NANDA-I-Terminologie aufgebaut und angepasst. Dadurch wurde es für uns deutlich einfacher, die Begriffe in der Klassifikation auszuwerten und zu überarbeiten. Für ihr Engagement in diesem riesigen Projekt können wir ihr gar nicht genug danken.

Bitte schreiben Sie uns an admin@nanda.org, wenn Sie inhaltliche Fragen haben oder wenn Sie Fehler finden, damit diese in kommenden Veröffentlichungen und Übersetzungen korrigiert werden können.

Die Herausgeberinnen

T. Heather Herdman, PhD, RN, FNI, FAAN
Shigemi Kamitsuru, PhD, RN, FNI
Camila Takáo Lopes, PhD, RN, FNI
NANDA International, Inc.

Inhaltsverzeichnis

Teil 3 Die Anwendung der NANDA-International-Pflegediagnosen

Teil 1
Allgemeine Hinweise zur Terminologie der NANDA International

NANDA International, Inc. Nursing Diagnoses: Definitions and Classification 2021–2023, 12th Edition.
Edited by T. Heather Herdman, Shigemi Kamitsuru and Camila Takáo Lopes

Unterstützende Originalliteratur ist verfügbar unter: www.recom.eu/nanda-2021-2023-literatur.

1 Worin unterscheidet sich die neue Ausgabe (2021–2023) von früheren Versionen?

T. Heather Herdman, Shigemi Kamitsuru, Camila Takáo Lopes

1.1 Übersicht über Änderungen und Neuerungen in Ausgabe 2021–2023

Teil 1 gibt einen Überblick über die wichtigsten Änderungen, die mit dieser Ausgabe vorgenommen wurden: neue und überarbeitete Diagnosen, nicht mehr gebräuchliche Diagnosen, weitere Schritte zur Standardisierung von Diagnoseindikatoren, neue Evidenzkriterien für die Einreichung neuer Pflegediagnosen, Vorschläge zur Präzisierung der Terminologie sowie erste Empfehlungen zu Pflegediagnosen, die einer weiteren Bearbeitung bedürfen.

Wir hoffen, dass der Aufbau der vorliegenden Ausgabe zu einem effizienten und effektiven Gebrauch beiträgt. Über Ihr Feedback freuen wir uns: Wenn Sie Änderungsvorschläge oder Anregungen haben, schicken Sie sie bitte per E-Mail an admin@nanda.org.

Die Änderungen, die mit der vorliegenden Ausgabe vorgenommen wurden, gehen auf das Feedback der Personen zurück, die mit der Klassifikation arbeiten. Dadurch soll sichergestellt werden, dass sowohl die Bedürfnisse von Studierenden als auch die von Praxis und Wissenschaft berücksichtigt werden. Auch Ausbildung und Praxisanleitung soll unterstützt werden. Neue Informationen wurden zur Prüfung aufgenommen. Ein international besetztes Team des Diagnosenentwicklungskomitees hat etliche Diagnosen überarbeitet, um ihr Evidenzlevel zu verbessern. Außerdem wurden die Diagnoseindikatoren sämtlicher Diagnosen überarbeitet, um Mehrdeutigkeit möglichst zu vermeiden und für mehr Klarheit zu sorgen. Dabei orientierten sich die Herausgeberinnen nach Möglichkeit an den Medical Subject Headings (MeSH, https://www.ncbi.nlm.nih.gov/mesh): Übersetzer können dadurch auf standardisierte Definitionen zurückgreifen, sodass ein einheitlicher Sprachgebrauch über Sprachgrenzen hinweg gewährleistet ist. Zu guter Letzt werden neue Evidenzkriterien vorgestellt. Sie sollen sicherstellen, dass sämtliche Diagnosen, die künftig zur Aufnahme in die Klassifikation vorgeschlagen werden, ein geeignetes Evidenzlevel aufweisen, das dem aktuellen Kenntnisstand der professionellen Pflege entspricht.

Nutzer, die mit früheren Ausgaben dieses Textes vertraut sind und damit gearbeitet haben, werden feststellen, dass der Fokus der Diagnose im Diagnosetitel nicht länger hervorgehoben ist. Stattdessen findet sich das theoretische

Schlüsselkonzept der Diagnose nun in der Klassifikation, unter dem jeweiligen Diagnosetitel. Mit dieser Änderung soll die Suche nach diagnostischen Fokussen in verschiedenen Sprachen erleichtert werden.

1.2 Neue Pflegediagnosen

Ein Großteil der neuen und überarbeiteten Pflegediagnosen wurde dem NANDA-I-Diagnosenentwicklungskomitee von Außenstehenden zur Bearbeitung oder Aufnahme vorgeschlagen. Die Herausgeberinnen möchten an dieser Stelle all denjenigen gratulieren, denen es gelungen ist, mit ihren Einreichungen oder Änderungsvorschlägen die Evidenzkriterien zu erfüllen. 46 neue Diagnosen wurden vom Diagnosenentwicklungskomitee zur Bearbeitung angenommen und dem NANDA-I-Vorstand vorgelegt (▶ Tab. 1.1). Sie wurden in die Klassifikation aufgenommen und stehen nun Mitgliedern und Nutzern der Terminologie zur Verfügung. Die Personen, die Diagnosen zur Aufnahme vorgeschlagen haben, sind unter der nachstehenden Tabelle namentlich aufgeführt.

Tab. 1.1 Neue NANDA-I-Pflegediagnosen, 2021–2023*

Domäne	Diagnose
1. Gesundheitsförderung	Risiko eines Weglaufversuchs (00290)
	Bereitschaft für ein verbessertes Engagement für physische Bewegung (00307)
	Ineffektive Verhaltensweisen zur Erhaltung der Gesundheit (00292)*
	Ineffektives Gesundheits-Selbstmanagement (00276)*
	Bereitschaft für ein verbessertes Gesundheits-Selbstmanagement (00293)*
	Ineffektives Gesundheits-Selbstmanagement der Familie (00294)*
	Ineffektive Verhaltensweisen bei der Haushaltsführung (00300)*
	Risiko ineffektiver Verhaltensweisen bei der Haushaltsführung (00308)
	Bereitschaft für verbesserte Verhaltensweisen bei der Haushaltsführung (00309)
2. Ernährung	Ineffektive Saug-Schluck-Reaktion des Säuglings (00295)*
	Risiko eines metabolischen Syndroms (00296)*
3. Ausscheidung und Austausch	Behinderungsassoziierte Harninkontinenz (00297)*
	Mischharninkontinenz (00310)
	Risiko einer Harnretention (00322)
	Beeinträchtigte Stuhlkontinenz (00319)*

Tab. 1.1 *Fortsetzung*

Domäne	Diagnose
4. Aktivität/Ruhe	Verminderte Aktivitätstoleranz (00298)*
	Risiko einer verminderten Aktivitätstoleranz (00299)*
	Risiko einer beeinträchtigten kardiovaskulären Funktion (00311)
	Ineffektives Selbstmanagement eines Lymphödems (00278)
	Risiko eines ineffektiven Selbstmanagements eines Lymphödems (00281)
	Risiko einer Thrombose (00291)
	Dysfunktionales Weaning bei Erwachsenen (00318)
5. Wahrnehmung/Kognition	Gestörter Denkprozess (00279)
7. Rollenbeziehungen	Syndrom einer gestörten Familienidentität (00283)
	Risiko für ein Syndrom einer gestörten Familienidentität (00284)
9. Coping/Stresstoleranz	Fehlangepasstes Trauern (00301)*
	Risiko eines fehlangepassten Trauerns (00302)*
	Bereitschaft für ein verbessertes Trauern (00285)
11. Sicherheit/Schutz	Ineffektives Selbstmanagement einer Augentrockenheit (00277)
	Risiko eines Sturzes bei Erwachsenen (00303)*
	Risiko eines Sturzes bei Kindern (00306)
	Verletzung des Mamillen-Areola-Komplexes (00320)
	Risiko einer Verletzung des Mamillen-Areola-Komplexes (00321)
	Druckschädigung bei einem Erwachsenen (00312)
	Risiko einer Druckschädigung bei einem Erwachsenen (00304)*
	Druckschädigung bei einem Kind (00313)
	Risiko einer Druckschädigung bei einem Kind (00286)
	Druckschädigung bei einem Säugling (00287)
	Risiko einer Druckschädigung bei einem Säugling (00288)
	Risiko eines suizidales Verhaltens (00289)*
	Neonatale Hypothermie (00280)
	Risiko einer neonatalen Hypothermie (00282)
13. Wachstum/Entwicklung	Verzögerte kindliche Entwicklung (00314)
	Risiko einer verzögerten kindlichen Entwicklung (00305)*
	Verzögerte motorische Entwicklung des Säuglings (00315)
	Risiko einer verzögerten motorischen Entwicklung des Säuglings (00316)

*Da es für die Taxonomie erforderlich war, wurde der ursprünglich vergebene Code entfernt und ein neuer Code zugewiesen, wenn ein Diagnosetitel samt Definition überarbeitet wurde.

Personen, die Pflegediagnosen eingereicht haben. In dieser Liste sind alle Personen aufgeführt, die neue Diagnosen vorgeschlagen oder bestehende Diagnosen überarbeitet haben. Dabei können sowohl Änderungen an Titel oder Definition als auch bedeutende inhaltliche Änderungen vorgenommen worden sein. Personen, die als Gruppe zusammengearbeitet haben, sind entsprechend gemeinsam aufgeführt. Haben mehrere Gruppen oder Einzelpersonen unabhängig voneinander Inhalte vorgeschlagen, sind diese entsprechend getrennt aufgeführt.

Die namentlich genannten Personen stammen aus folgenden Ländern: 1. Brasilien, 2. Deutschland, 3. Iran, 4. Mexiko, 5. Spanien, 6. Türkei, 7. USA

Domäne 1: Gesundheitsförderung

- Risiko eines Weglaufversuchs
  - Amália F. Lucena, Ester M. Borba, Betina Franco, Gláucia S. Policarpo, Deborah B. Melo, Simone Pasin, Luciana R. Pinto, Michele Schmid[1]
- Bereitschaft für ein verbessertes Engagement für physische Bewegung
  - Raúl Fernando G. Castañeda[4]
- Ineffektive Verhaltensweisen zur Erhaltung der Gesundheit
  - Rafaela S. Pedrosa, Andressa T. Nunciaroni[1]
  - Camila T. Lopes[1]
- Ineffektives Gesundheits-Selbstmanagement
  - Camila S. Carneiro, Agueda Maria R. Z. Cavalcante, Gisele S. Bispo, Viviane M. Silva, Alba Lucia B.L. Barros[1]
  - Maria G.M.N. Paiva, Jéssica D.S. Tinôco, Fernanda Beatriz B.L. Silva, Juliane R. Dantas, Maria Isabel C.D. Fernandes, Isadora L.A. Nogueira, Ana B.A. Medeiros Marcos Venícios O. Lopes, Ana L.B.C. Lira[1]
  - Richardson Augusto R. Silva, Wenysson N. Santos, Francisca M.L.C. Souza, Rebecca Stefany C. Santos, Izaque C. Oliveira, Hallyson L.L. Silva, Dhyanine M. Lima[1]
  - Camila T. Lopes[1]
- Bereitschaft für ein verbessertes Gesundheits-Selbstmanagement
  - Diagnosenentwicklungskomitee (DDC)
- Ineffektives Gesundheits-Selbstmanagement der Familie
  - Andressa T. Nunciaroni, Rafaela S. Pedrosa[1]
  - Camila T. Lopes[1]
- Ineffektive Verhaltensweisen bei der Haushaltsführung, Risiko ineffektiver Verhaltensweisen bei der Haushaltsführung, Bereitschaft für verbesserte Verhaltensweisen bei der Haushaltsführung
  - Ángel Martín-García[5]
  - Diagnosenentwicklungskomitee (DDC)

Domäne 2: Ernährung

- Ineffektive Saug-Schluck-Reaktion des Säuglings
  - T. Heather Herdman[7]
- Risiko eines metabolischen Syndroms
  - Diagnosenentwicklungskomitee (DDC)

Domäne 3: Ausscheidung und Austausch

- Behinderungsassoziierte Harninkontinenz, Mischharninkontinenz
  - Juliana N. Costa, Maria Helena B.M. Lopes, Marcos Venícios O. Lopes[1]
- Risiko einer Harnretention
  - Aline S. Meira, Gabriella S. Lima, Luana B. Storti, Maria Angélica A. Diniz, Renato M. Ribeiro, Samantha S. Cruz, Luciana Kusumota[2]
  - Juliana N. Costa, Micnéias L. Botelho, Erika C.M. Duran, Elenice V. Carmona, Ana Railka S. Oliveira-Kumakura, Maria Helena B.M. Lopes[2]
- Beeinträchtigte Stuhlkontinenz
  - Diagnosenentwicklungskomitee (DDC)
  - Barbara G. Anderson[7]

Domäne 4: Aktivität/Ruhe

- Verminderte Aktivitätstoleranz, Risiko einer verminderten Aktivitätstoleranz
  - Jana Kolb, Steve Strupeit[2]
- Risiko einer beeinträchtigten kardiovaskulären Funktion
  - María B.S. Gómez[5], Gonzalo D. Clíments[5], Tibelle F. Mauricio[1], Rafaela P. Moreira[1], Edmara C. Costa[1]
  - Gabrielle P. da Silva, Francisca Márcia P. Linhares, Suzana O. Mangueira, Marcos Venícius O. Lopes, Jaqueline G.A. Perrelli, Tatiane G. Guedes[1]
- Ineffektives Selbstmanagement eines Lymphödems, Risiko eines ineffektiven Selbstmanagements eines Lymphödems
  - Gülengün Türk, Elem K. Güler, İzmir Demokrasi[6]
  - Diagnosenentwicklungskomitee (DDC)
- Risiko einer Thrombose
  - Eneida R.R. Silva, Thamires S. Hilário, Graziela B. Aliti, Vanessa M. Mantovani, Amália F. Lucena[1]
  - Diagnosenentwicklungskomitee (DDC)
- Dysfunktionales Weaning bei Erwachsenen
  - Ludmila Christiane R. Silva, Tânia C.M. Chianca[1]

Domäne 5: Wahrnehmung/Kognition

- Gestörter Denkprozess
  - Paula Escalada-Hernández, Blanca Marín-Fernández[5]

Domäne 7: Rollenbeziehungen

- Syndrom einer gestörten Familienidentität, Risiko für ein Syndrom einer gestörten Familienidentität
  - Mitra Zandi, Eesa Mohammadi[3]
  - Diagnosenentwicklungskomitee (DDC)

Domäne 9: Coping/Stresstoleranz

- Fehlangepasstes Trauern, Risiko eines fehlangepassten Trauerns, Bereitschaft für ein verbessertes Trauern
  - Martín Rodríguez-Álvaro, Alfonso M. García-Hernández, Ruymán Brito-Brito[5]
  - Diagnosenentwicklungskomitee (DDC)

Domäne 11: Sicherheit/Schutz

- Ineffektives Selbstmanagement einer Augentrockenheit
  - Elem K. Güler, İsmet Eşer[6]Diego D. Araujo, Andreza Werli-Alvarenga, Tânia C.M. Chianca[1]
  - Jéssica N. M. Araújo, Allyne F. Vitor[1]
  - Diagnosenentwicklungskomitee (DDC)
- Risiko eines Sturzes bei Erwachsenen
  - Flávia O.M. Maia[1]
  - Danielle Garbuio, Emilia C. Carvalho[1]
  - Dolores E. Hernández[1]
  - Camila T. Lopes[1]
  - Silvana B. Pena, Heloísa C.Q.C.P. Guimarães, Lidia S. Guandalini, Mônica Taminato, Dulce A. Barbosa, Juliana L. Lopes, Alba Lucia B.L. Barros[1]
- Risiko eines Sturzes bei Kindern
  - Camila T Lopes, Ana Paula D.F. Guareschi[1]
- Neonatale Hypothermie, Risiko einer neonatalen Hypothermie
  - T. Heather Herdman[7]
- Verletzung des Mamillen-Areola-Komplexes, Risiko einer Verletzung des Mamillen-Areola-Komplexes
  - Flaviana Vely Mendonca Vieira[1]
  - Agueda Maria Ruiz Zimmer Cavalcante[1]

- Druckschädigung bei einem Erwachsenen, Risiko einer Druckschädigung bei einem Erwachsenen
  - Amália F. Lucena, Cássia T. Santos, Taline Bavaresco, Miriam A. Almeida[1]
  - T. Heather Herdman[7]
- Druckschädigung bei einem Kind, Risiko einer Druckschädigung bei einem Kind, Druckschädigung bei einem Säugling, Risiko einer Druckschädigung bei einem Säugling
  - T. Heather Herdman[7]
  - Amália F. Lucena, Cássia T. Santos, Taline Bavaresco, Miriam A. Almeida[1]
- Risiko eines suizidales Verhaltens
  - Girliani S. Sousa, Jaqueline G.A. Perrelli, Suzana O. Mangueira, Marcos Venícios O. Lopes, Everton B. Sougey[1]

Domäne 13: Wachstum/Entwicklung

- Verzögerte kindliche Entwicklung
  - Juliana M. Souza, Maria L.O.R. Veríssimo[1]
  - T. Heather Herdman[7]
- Risiko einer verzögerten kindlichen Entwicklung, Verzögerte motorische Entwicklung des Säuglings, Risiko einer verzögerten motorischen Entwicklung des Säuglings
  - T. Heather Herdman[7]

1.3 Überarbeitete Pflegediagnosen

In diesem Bearbeitungszyklus wurden 67 Diagnosen von der Task Force des Diagnosenentwicklungskomitees überarbeitet. Die Diagnosen sind in ► Tab. 1.2 aufgeführt. Personen, die an der Überarbeitung bestehender Diagnosen mitgewirkt haben, sind unter der nachstehenden Tabelle namentlich genannt. Diagnosen, bei denen sich die Überarbeitung auf die Präzisierung einzelner Phrasen oder geringfügige redaktionelle Änderungen beschränkt, sind nicht enthalten. In der Tabelle finden sich nur Diagnosen, die eine inhaltliche Änderung erfahren haben (Änderung des Titels, Überarbeitung der Diagnosedefinition oder Änderung von Diagnoseindikatoren).

Liste der Personen, die Pflegediagnosen überarbeitet haben. In dieser Liste sind alle Personen aufgeführt, die bestehende Diagnosen überarbeitet haben.

Tab. 1.2 Überarbeitete NANDA-I-Pflegediagnosen, 2021–2023

Diagnose	Geändert wurde: Definition	Best. Merkm. hinzugefügt	Best. Merkm. entfernt	Beeinfl. Fakt./Risikofakt. hinzugefügt	Beeinfl. Fakt./Risikofakt. entfernt
Domäne 1: Gesundheitsförderung					
Bewegungsarmer Lebensstil	X	X	X	X	
Ineffektiver Selbstschutz		X		X	
Domäne 2: Ernährung					
Unausgeglichene Ernährung: weniger als der Körper benötigt		X	X	X	X
Beeinträchtigtes Schlucken		X			
Risiko eines instabilen Blutglukosespiegels				X	
Risiko eines unausgeglichenen Flüssigkeitsvolumens				X	
Defizitäres Flüssigkeitsvolumen				X	
Risiko eines defizitären Flüssigkeitsvolumens				X	
Übermäßiges Flüssigkeitsvolumen		X		X	
Domäne 3: Ausscheidung und Austausch					
Beeinträchtigte Harnausscheidung					X
Stressharninkontinenz	X	X		X	
Dranghharninkontinenz	X			X	
Risiko einer Dranghharninkontinenz				X	
Harnretention	X	X		X	
Obstipation	X	X	X	X	X
Risiko einer Obstipation				X	
Wahrgenommene Obstipation				X	
Diarrhö	X			X	
Beeinträchtigter Gasaustausch		X	X	X	
Domäne 4: Aktivität/Ruhe					
Schlafstörung	X	X	X	X	X
Beeinträchtigte Mobilität im Bett		X		X	

Tab. 1.2 *Fortsetzung*

Diagnose	Geändert wurde: Definition	Best. Merkm. hinzugefügt	Best. Merkm. entfernt	Beeinfl. Fakt./Risikofakt. hinzugefügt	Beeinfl. Fakt./Risikofakt. entfernt
Beeinträchtigte Mobilität mit dem Rollstuhl		X		X	
Fatigue		X	X	X	X
Ineffektives Atemmuster		X	X	X	X
Domäne 5: Wahrnehmung/Kognition					
Chronische Verwirrtheit				X	
Defizitäres Wissen	X	X		X	
Beeinträchtigte Gedächtnisleistung				X	
Beeinträchtigte verbale Kommunikation		X		X	
Domäne 6: Selbstwahrnehmung					
Hoffnungslosigkeit	X	X	X	X	
Bereitschaft für verbesserte Hoffnung	X	X			
Chronisch geringes Selbstwertgefühl	X		X	X	
Risiko eines chronisch geringen Selbstwertgefühls	X				
Situationsbedingtes geringes Selbstwertgefühl	X		X	X	
Risiko eines situationsbedingten geringen Selbstwertgefühls	X				
Gestörtes Körperbild	X	X	X	X	X
Domäne 7: Rollenbeziehungen					
Beeinträchtigte elterliche Fürsorge	X	X		X	
Risiko einer beeinträchtigten elterlichen Fürsorge	X			X	
Bereitschaft für eine verbesserte elterliche Fürsorge	X	X			
Beeinträchtigte soziale Interaktion		X		X	

Tab. 1.2 *Fortsetzung*

Diagnose	Geändert wurde: Definition	Best. Merkm. hinzugefügt	Best. Merkm. entfernt	Beeinfl. Fakt./Risikofakt. hinzugefügt	Beeinfl. Fakt./Risikofakt. entfernt
Domäne 9: Coping/Stresstoleranz					
Angst	X	X	X	X	X
Todesangst	X	X		X	
Furcht	X	X	X	X	X
Machtlosigkeit	X	X	X	X	
Risiko einer Machtlosigkeit	X			X	
Domäne 10: Lebensprinzipien					
Bereitschaft für ein verbessertes spirituelles Wohlbefinden	X	X			
Spiritueller Disstress	X	X	X	X	X
Risiko eines spirituellen Disstresses				X	X
Domäne 11: Sicherheit/Schutz					
Risiko einer Infektion				X	
Ineffektive Atemwegsclearance	X	X	X	X	X
Risiko einer Aspiration				X	X
Risiko einer Augentrockenheit	X				X
Risiko einer Harnwegsverletzung				X	
Risiko eines perioperativen Lagerungsschadens				X	
Risiko eines Schocks	X			X	
Beeinträchtigte Integrität der Haut		X	X	X	
Risiko einer beeinträchtigten Integrität der Haut				X	
Verzögerte postoperative Erholung		X		X	
Risiko einer verzögerten postoperativen Erholung				X	
Beeinträchtigte Integrität des Gewebes		X	X	X	
Risiko einer beeinträchtigten Integrität des Gewebes				X	

Tab. 1.2 *Fortsetzung*

Diagnose	Geändert wurde:				
	Definition	Best. Merkm. hinzugefügt	Best. Merkm. entfernt	Beeinfl. Fakt./Risikofakt. hinzugefügt	Beeinfl. Fakt./ Risikofakt. entfernt
Risiko einer allergischen Reaktion auf Latex	X			X	
Hypothermie	X		X		
Risiko einer Hypothermie					X
Risiko einer perioperativen Hypothermie				X	X
Domäne 12: Comfort					
Chronisches Schmerzsyndrom			X	X	
Geburtsschmerz				X	
Soziale Isolation	X	X		X	

Die namentlich genannten Personen stammen aus folgenden Ländern: 1. Österreich, 2. Brasilien, 3. Deutschland, 4. Italien, 5. Japan, 6. Mexiko, 7. Portugal, 8. Spanien, 9. Schweiz, 10. Türkei, 11. USA

Domäne 1: Gesundheitsförderung

- Bewegungsarmer Lebensstil
  - Marcos Venicios O. Lopes, Viviane Martins da Silva, Nirla G. Guedes, Larissa C.G. Martins, Marcos R. Oliveira[2]
  - Laís S. Costa, Juliana L. Lopes, Camila T. Lopes, Vinicius B. Santos, Alba Lúcia B.L. Barros[2]
- Ineffektiver Selbstschutz
  - Livia M. Garbim, Fernanda T.M.M. Braga, Renata C.C.P. Silveira[2]

Domäne 2: Ernährung

- Unausgeglichene Ernährung: weniger als der Körper benötigt
  - Renata K. Reis, Fernanda R.E.G. Souza[2]
- Beeinträchtigtes Schlucken
  - Renan A. Silva, Viviane M. Silva[2]
- Risiko eines instabilen Blutglukosespiegels
  - Grasiela M. Barros, Ana Carla D. Cavalcanti, Helen C. Ferreira, Marcos Venícios O. Lopes, Priscilla A. Souza[2]

- Risiko eines unausgeglichenen Flüssigkeitsvolumens, Defizitäres Flüssigkeitsvolumen, Risiko eines defizitären Flüssigkeitsvolumens, Übermäßiges Flüssigkeitsvolumen
  - Mariana Grassi, Rodrigo Jensen, Camila T. Lopes[2]

Domäne 3: Ausscheidung und Austausch
- Beeinträchtigte Harnausscheidung, Harnretention
  - Aline S. Meira, Gabriella S. Lima, Luana B. Storti, Maria Angélica A. Diniz, Renato M. Ribeiro, Samantha S. Cruz, Luciana Kusumota[2]
  - Juliana N. Costa, Micnéias L. Botelho, Erika C.M. Duran, Elenice V. Carmona, Ana Railka S. Oliveira-Kumakura, Maria Helena B.M. Lopes[2]
- Stressharninkontinenz, Drangharninkontinenz, Risiko einer Drangharninkontinenz
  - Juliana N. Costa, Maria Helena B.M. Lopes, Marcos Venícios O. Lopes[2]
  - Aline S. Meira, Gabriella S. Lima, Luana B. Storti, Maria Angélica A. Diniz, Renato M. Ribeiro, Samantha S. Cruz, Luciana Kusumota[2]
- Obstipation, Risiko einer Obstipation
  - Barbara G. Anderson[11]
  - Cibele C. Souza, Emilia C. Carvalho, Marta C.A. Pereira[2]
  - Shigemi Kamitsuru[5]
- Wahrgenommene Obstipation
  - Diagnosenentwicklungskomitee (DDC)
- Diarrhö
  - Barbara G. Anderson[11]
- Beeinträchtigter Gasaustausch
  - Marcos Venícios O. Lopes, Viviane M. Silva, Lívia Maia Pascoal, Beatriz A. Beltrão, Daniel Bruno R. Chaves, Vanessa Emile C. Sousa, Camila M. Dini, Marília M. Nunes, Natália B. Castro, Reinaldo G. Barreiro, Layana P. Cavalcante, Gabriele L. Ferreira, Larissa C.G. Martins[2]

Domäne 4: Aktivität/Ruhe
- Schlafstörung
  - Lidia S. Guandalini, Vinicius B. Santos, Eduarda F. Silva, Juliana L. Lopes, Camila T. Lopes, Alba Lucia B. L. Barros[2]
- Beeinträchtigte Mobilität im Bett
  - Allyne F. Vitor, Jéssica Naiara M. Araújo, Ana Paula N.L. Fernandes, Amanda B. Silva, Hanna Priscilla da Silva[2]

- Beeinträchtigte Mobilität mit dem Rollstuhl
  - Allyne F. Vitor, Jéssica Naiara M. Araújo, Ana Paula N.L. Fernandes, Amanda B. Silva, Hanna Priscilla da Silva[2]
  - Camila T. Lopes[2]
- Fatigue
  - Rita C.G.S. Butcher, Amanda G. Muller, Leticia C. Batista, Mara N. Araújo[2]
  - Vinicius B. Santos, Rita Simone L. Moreira[2]
- Ineffektives Atemmuster
  - Viviane M. Silva, Marcos Venícios O. Lopes, Beatriz A. Beltrão, Lívia Maia Pascoal, Daniel Bruno R. Chaves, Livia Zulmyra C. Andrade, Vanessa Emile C. Sousa[2]
  - Patricia R. Prado, Ana Rita C. Bettencourt, Juliana. L. Lopes[2]

Domäne 5: Wahrnehmung/Kognition

- Chronische Verwirrtheit, Beeinträchtigte Gedächtnisleistung
  - Priscilla A. Souza[2], Kay Avant[11]
- Defizitäres Wissen
  - Cláudia C. Silva, Sheila C.R.V. Morais e Cecilia Maria F.Q. Frazão[2]
  - Camila T. Lopes[2]
- Beeinträchtigte verbale Kommunikation
  - Amanda H. Severo, Zuila Maria F. Carvalho, Marcos Venícios O. Lopes, Renata S.F. Brasileiro, Deyse C.O. Braga[2]
  - Vanessa S. Ribeiro, Emilia C. Carvalho[2]

Domäne 6: Selbstwahrnehmung

- Hoffnungslosigkeit
  - Ana Carolina A.B. Leite, Willyane A. Alvarenga, Lucila C. Nascimento, Emilia C. Carvalho[2]
  - Ramon A., Cibele Souza, Marta C.A. Pereira[2]
  - Camila T. Lopes[2]
- Bereitschaft für verbesserte Hoffnung
  - Renan A. Silva[2], Geórgia A.A. Melo[2], Joselany A. Caetano[2], Marcos Venícios O. Lopes[2], Howard K. Butcher[11], Viviane M. Silva[2]
- Chronisch geringes Selbstwertgefühl, Risiko eines chronisch geringen Selbstwertgefühls
  - Natalia B. Castro, Marcos Venícios O. Lopes, Ana Ruth M. Monteiro[2]
  - Camila T. Lopes[2]
- Situationsbedingtes geringes Selbstwertgefühl
  - Natalia B. Castro, Marcos Venícios O. Lopes, Ana Ruth M. Monteiro[2]

  - Francisca Marcia P. Linhares, Gabriella P. da Silva, Thais A.O. Moura[2]
  - Camila T. Lopes[2]
- Risiko eines situationsbedingten geringen Selbstwertgefühls
  - Natalia B. Castro, Marcos Venícios O. Lopes, Ana Ruth M. Monteiro[2]
  - Francisca Marcia P. Linhares, Ryanne Carolynne M. Gomes, Suzana O. Mangueira[2]
  - Camila T. Lopes[2]
- Gestörtes Körperbild
  - Julie Varns[11]

Domäne 7: Rollenbeziehungen
- Beeinträchtigte elterliche Fürsorge, Risiko einer beeinträchtigten elterlichen Fürsorge, Bereitschaft für eine verbesserte elterliche Fürsorge
  - T. Heather Herdman[10]
- Beeinträchtigte soziale Interaktion
  - Hortensia Castañedo-Hidalgo[6]

Domäne 9: Coping/Stresstoleranz
- Angst, Furcht
  - Aline A. Eduardo[2]
- Todesangst
  - Claudia Angélica M.F. Mercês, Jaqueline S.S. Souto, Kênia R.L. Zaccaro, Jackeline F. Souza, Cândida C. Primo, Marcos Antônio G. Brandão[2]
- Machtlosigkeit, Risiko einer Machtlosigkeit
  - Renan A. Silva[2], Álissan Karine L. Martins[2], Natália B. Castro[2], Anna Virgínia Viana[2], Howard K. Butcher[11], Viviane M. Silva[2]

Domäne 10: Lebensprinzipien
- Bereitschaft für ein verbessertes spirituelles Wohlbefinden
  - Chontay D. Glenn[11]
  - Silvia Caldeira, Joana Romeiro, Helga Martins[7]
  - Camila T. Lopes[2]
- Spiritueller Disstress, Risiko eines spirituellen Disstresses
  - Silvia Caldeira, Joana Romeiro, Helga Martins[7]
  - Chontay D. Glenn[11]

Domäne 11: Sicherheit/Schutz
- Risiko einer Infektion
  - Camila T. Lopes, Vinicius B. Santos, Daniele Cristina B. Aprile, Juliana L. Lopes, Tania A. M. Domingues, Karina Costa[2]

- Ineffektive Atemwegsclearance
  - Viviane M. Silva, Marcos Venícios O. Lopes, Daniel Bruno R. Chaves, Livia M. Pascoal, Livia Zulmyra C. Andrade, Beatriz A. Beltrão, Vanessa Emille C. Sousa[2]
  - Silvia A. Alonso, Susana A. López, Almudena B. Rodríguez, Luisa P. Hernandez, Paz V. Lozano, Lidia P. López, Ana Campillo, Ana Frías María E. Jiménez, David P. Otero, Respiratory Nursing Group Neumomadrid[8]
  - Gianfranco Sanson[4]
- Risiko einer Aspiration
  - Fernanda R.E.G. Souza, Renata K. Reis[2]
  - Nirla G. Guedes, Viviane M. Silva, Marcos Venícios O. Lopes[2]
- Risiko einer Augentrockenheit
  - Elem K. Güler, İsmet Eşer[10]
  - Diego D. Araujo, Andreza Werli-Alvarenga, Tânia C.M. Chianca[2]
  - Jéssica N. M. Araújo, Allyne F. Vitor[2]
- Risiko einer Harnwegsverletzung
  - Danielle Garbuio, Emilia C. Carvalho, Anamaria A. Napoleão[2]
- Risiko eines perioperativen Lagerungsschadens
  - Danielle Garbuio, Emilia C. Carvalho[2]
  - Camila Mendonça de Moraes, Namie Okino Sawada[2]
- Risiko eines Schocks
  - Luciana Ramos Corrêa Pinto, Karina O. Azzolin, Amália de Fátima Lucena[2]
- Beeinträchtigte Integrität der Haut, Risiko einer beeinträchtigten Integrität der Haut, Beeinträchtigte Integrität des Gewebes, Risiko einer beeinträchtigten Integrität des Gewebes
  - Edgar Noé M. García[6]
  - Camila T. Lopes[2]
- Verzögerte postoperative Erholung, Risiko einer verzögerten postoperativen Erholung
  - Thalita G. Carmo, Rosimere F. Santana, Marcos Venícios O. Lopes, Simone Rembold[2]
- Risiko einer allergischen Reaktion auf Latex
  - Sharon E. Hohler[11]
  - Camila T. Lopes[2]
- Hypothermie, Risiko einer Hypothermie
  - T. Heather Herdman[11]

- Risiko einer perioperativen Hypothermie
  - Manuel Schwanda[1], Maria Müller-Staub[9], André Ewers[1]

Domäne 12: Comfort

- Chronisches Schmerzsyndrom
  - Thainá L. Silva, Cibele A.M. Pimenta, Marina G. Salvetti[2]
- Geburtsschmerz
  - Luisa Eggenschwiler, Monika Linhart, Eva Cignacco[9]
- Soziale Isolation
  - Hortensia Castañeda-Hidalgo[6]
  - Amália de Fátima Lucena[2]

1.4 Änderungen an den Titeln der Pflegediagnosen

Mit der vorliegenden Ausgabe wurden 17 Titel von Pflegediagnosen geändert. Damit soll sichergestellt werden, dass die in den Titeln verwendete Terminologie mit den Begriffen in der aktuellen Fachliteratur übereinstimmt und dass sie auch tatsächlich eine menschliche Reaktion beschreibt. Die geänderten Diagnosetitel sind in ► Tab. 1.3 aufgelistet. Da auch bei den Definitionen und den Diagnoseindikatoren umfassende Änderungen vorgenommen wurden, wurden die ursprünglichen Diagnosen aus der Klassifikation entfernt und durch neue Diagnosen ersetzt. Den neuen Diagnosen wurden neue Codes zugewiesen.

1.5 Pflegediagnosen, die in der aktuellen Ausgabe nicht mehr enthalten sind

In der letzten Ausgabe der NANDA-I-Klassifikation (Version 2018–2020) wurde bei 92 Diagnosen entschieden, dass diese mit der nächsten Ausgabe entfernt werden, wenn es bis dahin niemand auf sich genommen haben wird, sie auf ein geeignetes Evidenzlevel zu bringen oder geeignete Diagnoseindikatoren ausfindig zu machen. Von diesen 92 Diagnosen wurden 52 erfolgreich überarbeitet und entweder von der DDC Task Force für NANDA-I vorgeschlagen oder von Einzelpersonen, die eigene Überarbeitungsvorschläge lieferten. Für 40 Diagnosen gingen jedoch keine Überarbeitungsvorschläge ein. Da die Übersetzungen der Klassifikation in die verschiedenen Sprachen grundsätzlich erst einige Zeit nach der Veröffentlichung der englischsprachigen Ausgabe erscheinen, entschlossen sich die Herausgeberinnen dazu, die Frist zur Entfernung dieser 40 Diagnosen zu verlängern. Interessierten Gruppen und Einzelpersonen sollte dadurch mehr Zeit gegeben werden, ihre

Tab. 1.3 Änderungen an den Titeln der NANDA-I-Pflegediagnosen, 2021–2023

Domäne	Früherer Diagnosetitel	Aktueller Diagnosetitel
1. Gesundheitsförderung	Ineffektive Gesundheitserhaltung (00099)	Ineffektive Verhaltensweisen zur Erhaltung der Gesundheit (00292)
	Ineffektives Gesundheitsmanagement (00078)	Ineffektives Gesundheits-Selbstmanagement (00276)
	Bereitschaft für ein verbessertes Gesundheitsmanagement (00162)	Bereitschaft für ein verbessertes Gesundheits-Selbstmanagement (00293)
	Ineffektives familiäres Gesundheitsmanagement (00080)	Ineffektives Gesundheits-Selbstmanagement der Familie (00294)
	Beeinträchtigte Haushaltsführung (00098)*	Ineffektive Verhaltensweisen bei der Haushaltsführung (00300)
2. Ernährung	Ineffektives Ernährungsmuster des Säuglings (00107)	Ineffektive Saug-Schluck-Reaktion des Säuglings (00295)
	Risiko eines metabolischen Syndroms (00263)	Risiko eines metabolischen Syndroms (00296)
3. Ausscheidung und Austausch	Funktionelle Harninkontinenz (00020)	Behinderungsassoziierte Harninkontinenz (00297)
	Stuhlinkontinenz (00014)	Beeinträchtigte Stuhlkontinenz (00319)
4. Aktivität/Ruhe	Aktivitätsintoleranz (00092)	Verminderte Aktivitätstoleranz (00298)
	Risiko einer Aktivitätsintoleranz (00094)	Risiko einer verminderten Aktivitätstoleranz (00299)
9. Coping/Stresstoleranz	Kompliziertes Trauern (00135)	Fehlangepasstes Trauern (00301)
	Risiko eines komplizierten Trauerns (00172)	Risiko eines fehlangepassten Trauerns (00302)
11. Sicherheit/Schutz	Risiko eines Sturzes (00155)	Risiko eines Sturzes bei Erwachsenen (00303)
	Risiko eines Dekubitus (00249)	Risiko einer Druckschädigung bei einem Erwachsenen (00304)
	Risiko eines Suizids (00150)	Risiko eines suizidales Verhaltens (00289)
13. Wachstum/Entwicklung	Risiko einer verzögerten Entwicklung (00112)	Risiko einer verzögerten kindlichen Entwicklung (00305)

*Bislang fand sich diese Diagnose in Domäne 4. Dem neuen Konzept entsprechend wurde sie nun Domäne 1 zugeordnet.

Überarbeitungsvorschläge einzureichen. Sollte sich nach wie vor niemand finden, der die Überarbeitung dieser Diagnosen auf sich nimmt, werden sie mit Ausgabe 2024–2026 entfallen. Die Herausgeberinnen möchten an dieser Stelle betonen, dass die Überarbeitung besagter Diagnosen für NANDA-I im nächsten Bearbeitungszyklus des DDC Priorität hat.

23 der 52 Diagnosen, die von Fachexpert(inn)en begutachtet wurden, wurden aus der Klassifikation entfernt. Die jeweilige Entscheidung stützte sich auf empirische Belege. Die Diagnosen, die mit der aktuellen Ausgabe entfallen, sind in ► Tab. 1.4 aufgeführt.

Die Gründe für die Entfernung besagter Diagnosen lassen sich in drei Kategorien einteilen: (1) es liegen neue wissenschaftliche Erkenntnisse vor, die zeigen, dass die bisher gebräuchlichen Bezeichnungen veraltet sind oder in der

Tab. 1.4 Diagnosen, die aus den NANDA-I-Pflegediagnosen 2021–2023 entfernt wurden

Domäne	Klasse	Diagnosetitel	Code
1	2	Ineffektive Gesundheitserhaltung	00099
	2	Ineffektives Gesundheitsmanagement	00078
	2	Bereitschaft für ein verbessertes Gesundheitsmanagement	00162
	2	Ineffektives familiäres Gesundheitsmanagement	00080
2	1	Ineffektives Ernährungsmuster des Säuglings	00107
	4	Risiko eines metabolischen Syndroms	00263
3	1	Funktionelle Harninkontinenz	00020
	1	Überlaufharninkontinenz	00176
	1	Reflexharninkontinenz	00018
	2	Stuhlinkontinenz	00014
4	4	Aktivitätsintoleranz	00092
	4	Risiko einer Aktivitätsintoleranz	00094
	5	Beeinträchtigte Haushaltsführung	00098
9	2	Trauern	00136
	2	Kompliziertes Trauern	00135
	2	Risiko eines komplizierten Trauerns	00172
	3	Reduziertes intrakranielles Anpassungsvermögen	00049
11	2	Risiko eines Sturzes	00155
	2	Risiko eines Dekubitus	00249
	2	Risiko einer venösen Thromboembolie	00268
	3	Risiko eines Suizids	00150
	5	Allergische Reaktion auf Latex	00041
13	2	Risiko einer verzögerten Entwicklung	00112

Pflegeliteratur bereits durch neue Begriffe ersetzt wurden; (2) im Zusammenhang mit der Diagnose gibt es keine beeinflussenden Faktoren, die durch eine eigenständige pflegerische Intervention modifiziert werden könnten; (3) die Diagnose entspricht nicht der Definition einer problemfokussierten Diagnose.

Ineffektive Gesundheitserhaltung, Beeinträchtigte Haushaltsführung, Ineffektives Gesundheitsmanagement, Bereitschaft für ein verbessertes Gesundheitsmanagement, Ineffektives familiäres Gesundheitsmanagement, Risiko eines metabolischen Syndroms, Stuhlinkontinenz und *Funktionelle Harninkontinenz* wurden entfernt, da Fachexpert(inn)en bei der Literaturrecherche auf passendere Begriffe stießen, die das theoretische Schlüsselkonzept der Diagnose besser beschreiben. Darüber hinaus ergab sich durch die Literaturrecherche eine deutlichere Abgrenzung der Definitionen und beeinflussenden Faktoren. Verschiedenes deutete darauf hin, dass alte Begriffe, die für Praktiker verwirrend sein könnten, aus NANDA-I entfernt und durch Begriffe ersetzt werden sollten, die von der aktuellen wissenschaftlichen Literatur gestützt werden. Siehe ► Tab. 1.3.

Überlaufharninkontinenz wurde entfernt, da es sich dabei um ein bestimmendes Merkmal von *Harnretention* handelt, auf welcher der eigentliche Fokus pflegerischer Intervention liegen sollte.

In der Literatur fanden sich keinerlei beeinflussende Faktoren, die durch eine eigenständige pflegerische Intervention verändert werden können. Daher wurden *Reflexharninkontinenz* und *Reduziertes intrakranielles Anpassungsvermögen* ebenfalls entfernt.

Ineffective infant feeding pattern (Ineffektives Ernährungsmuster des Säuglings) wurde entfernt, weil die Phrase „feeding pattern" bei der Übersetzung aus dem Englischen in andere Sprachen irreführend sein könnte und fälschlicherweise als *Gefüttertwerden*, verstanden werden kann, im Gegensatz zu der Fähigkeit eines Kindes, zu saugen oder den Saug-Schluck-Reflex zu koordinieren. Diese Diagnose wurde durch den neuen Titel *ineffective infant suck-swallow response* (00295, *Ineffektive Saug-Schluck-Reaktion des Säuglings*) ersetzt.

Activity intolerance (Aktivitätsintoleranz) und *risk for activity intolerance (Risiko einer Aktivitätsintoleranz)* wurden entfernt, um das Formulieren von Diagnosetiteln zu ermöglichen, die Beurteilungsparameter enthalten. Die beiden Diagnosen wurden durch *decreased activity tolerance (00298, Verminderte Aktivitätstoleranz)* und *risk for decreased activity tolerance (00299, Risiko einer verminderten Aktivitätstoleranz)* ersetzt.

Bei *Allergische Reaktion auf Latex* konnten von den Prüfern keine beeinflussenden Faktoren ausfindig gemacht werden, die durch eigenständige pflegerische Interventionen verändert werden könnten. Das *Risiko einer allergischen Reaktion auf Latex* (00042) können Pflegekräfte jedoch einschätzen und unabhängig von anderen Professionen darauf einwirken, weshalb diese Diagnose auch weiterhin Bestandteil der Klassifikation ist.

Trauern ist eine normale menschliche Reaktion. Daher entspricht sie nicht der Definition einer problemfokussierten Pflegediagnose. Das bedeutet jedoch nicht, dass Pflegekräfte trauernde Patienten nicht unterstützen sollen: Pflegekräfte sollten ggf. das *Risiko eines fehlangepassten Trauerns* (00302) und *Fehlangepasstes Trauern* (00301) einschätzen. Außerdem können Patienten den Wunsch erkennen lassen, ihre Trauerbewältigung zu verbessern (*Bereitschaft für ein verbessertes Trauern*, 00285).

Risiko eines Sturzes und *Risiko eines Dekubitus* wurden entfernt, da die Fachexpert(inn)en bei ihrer Literaturrecherche hinreichend unterschiedliche Risikofaktoren für Sturz und Druckschädigung bei Erwachsenen, Kindern und/oder Neugeborenen ermitteln konnten. Daher wurden diese Diagnosen durch detailliertere, spezifischere Begriffe ersetzt. Darüber hinaus wurde der diagnostische Fokus *pressure ulcer (Dekubitus)* in Übereinstimmung mit der aktuellen Fachliteratur in *pressure injury (Druckschädigung)* umbenannt.

Risiko einer venösen Thromboembolie wurde entfernt, weil nicht genügend unterschiedliche Risikofaktoren für eine venöse oder arterielle Thromboembolie ausfindig gemacht werden konnten, die durch eine eigenständige pflegerische Intervention beeinflusst werden könnten. Die neue Diagnose *Risiko einer Thrombose* (00291) beinhaltet Risikofaktoren für beide Arten von Thrombosen.

Risiko eines Suizids wurde entfernt, da der neue diagnostische Fokus *Suizidales Verhalten* das Phänomen, das in den Kompetenzbereich der Pflege fällt, besser trifft. *Suizid* – der Akt der Selbsttötung – wäre ein unerwünschtes Outcome, das aus einem suizidalen Verhalten hervorginge. Diese Diagnose wurde durch *Risiko eines suizidales Verhaltens* (00289) ersetzt.

Risiko einer verzögerten Entwicklung wurde entfernt, weil die zugrundeliegende Definition durch die Ergänzung der Angabe *Kind* aus der Achse Alter im Titel präziser beschrieben wird. Daher wurde diese Diagnose durch *Risiko einer verzögerten kindlichen Entwicklung* (00305) ersetzt.

1.6 NANDA-I-Pflegediagnosen: Standardisierung der Indikatorenbegriffe

Wie schon in den vorangegangenen Ausgaben wurde auch in der vorliegenden Ausgabe der Klassifikation versucht, die Begriffsvariationen bei den bestimmenden Merkmalen, beeinflussenden Faktoren oder Risikofaktoren zu verringern. Zu diesem Zweck wurden Literaturrecherchen durchgeführt; es fanden Diskussionen statt und es wurden klinische Expert(inn)en unterschiedlicher pflegerischer Fachgebiete aus aller Welt hinzugezogen. Obwohl die technische Entwicklung es zunehmend einfacher macht, ähnliche Begriffe/Phrasen ausfindig zu machen oder diejenigen zu bestimmen, die beispielsweise eine Herausforderung für Übersetzer darstellen, war diese Aufgabe alles andere als einfach und nahm etliche Stunden in Anspruch. Dennoch ist dieser Prozess noch längst nicht abgeschlossen und wird in der nächsten Ausgabe fortgesetzt.

Beim Lesen wird Ihnen vielleicht auffallen, dass bei vielen Diagnosen kleine Korrekturen bei den Begriffen vorgenommen wurden (z. B. wird *Veränderung des Stoffwechsels* aus der vorherigen Ausgabe in der aktuellen Ausgabe als *Beeinträchtigter Metabolismus* bezeichnet). Außerdem ist – wie in der letzten Ausgabe angekündigt – die Überarbeitung sämtlicher *assoziierter Bedingungen* und *Risikopopulationen* erfolgt. Der Fokus lag dabei auf der Eindeutigkeit der Begriffe und der Standardisierung des Gebrauchs. Diese Änderungen werden nicht als inhaltliche Änderungen, sondern vielmehr als redaktionelle Änderungen betrachtet. All jene Diagnosen, die *ausschließlich* solche redaktionellen Änderungen erfahren haben, sind nicht in ▸ Tab. 1.2 aufgeführt.

Der einheitliche Gebrauch der Begriffe, der mit dieser Arbeit angestrebt wird, bringt zahlreiche Vorteile mit sich. Die drei Wichtigsten werden nachstehend erläutert:

1.6.1 Die Übersetzung der Klassifikation wird einfacher

Immer wieder erreichen uns Fragen und Anmerkungen der Übersetzer zu bisher verwendeten Begriffen. Dadurch wurde uns als Herausgeberinnen bewusst, dass wir dieses Thema nicht vernachlässigen dürfen. Eine Frage lautete zum Beispiel:

– *In diesem Kontext tauchen verschiedene Begriffe/Phrasen auf, für die es in meiner Sprache nur eine einzige Entsprechung gibt. Ich würde die Begriffsvarianten daher immer mit derselben Formulierung übersetzen. Ist das zulässig? Oder muss ich für die Übersetzung unbedingt unterschiedliche Formulierungen finden – auch wenn das Ergebnis dann nicht unserem tatsächlichen Sprachgebrauch entspricht?* Bisher haben wir von Personen, die Pflegediagnosen einreichen möchten, nicht verlangt, dass sie die Terminologie zuvor nach bereits vorhandenen Begriffen/Phrasen durchsuchen, um einen einheitlichen Sprachgebrauch zu gewährleisten. Dadurch wuchs die

Zahl der Begriffe/Phrasen für Diagnoseindikatoren in der Terminologie im Lauf der Jahre immer weiter an.

- Es ist wichtig, dass beim Übersetzen von Begriffen/Phrasen die zugrundeliegenden Konzepte genau beachtet werden. Liegt bei zwei Begriffen im englischen Originaltext eine konzeptuelle Differenz vor, z. B. *helplessness* (Hilflosigkeit) und *hopelessness* (Hoffnungslosigkeit), können Übersetzer die beiden unterschiedlichen Konzepte nicht mit ein- und demselben Begriff wiedergeben. Viele Herausforderungen, mit denen Übersetzer konfrontiert sind, resultieren jedoch aus einer fehlenden Standardisierung der Begriffe/Phrasen im englischen Original. So wurde etwa in der vorherigen Ausgabe der Klassifikation der Begriff *anorexia* (Anorexie) in acht Diagnosen verwendet; *poor appetite* (schlechter Appetit) in drei Diagnosen, *decrease in appetite* (verminderter Appetit) in zwei Diagnosen und *loss of appetite* (Appetitverlust) in einer Diagnose. In manchen Sprachen wäre es schwierig, wenn nicht sogar unmöglich, diese Begriffe so zu übersetzen, dass sie klar voneinander unterschieden werden können

Durch die Verringerung dieser Begriffsvariationen dürfte der Übersetzungsprozess einfacher werden, weil nun in der gesamten Terminologie nur noch ein Begriff/eine Phrase für vergleichbare diagnostische Indikatoren genutzt werden wird. In dieser Ausgabe wurde damit begonnen, die Fachbegriffe aus den Medical Subject Headings (MeSH) einzubinden, wann immer es möglich war. Die MeSH sind der Dokumentationsthesaurus der US-Nationalbibliothek für Medizin, der zum Indexieren von Artikeln in der MEDLINE®/PubMED®-Datenbank genutzt wird. Die MeSH-Begriffe sind definiert und dienen als Thesaurus mit kontrolliertem Vokabular, mit dem die Suche nach bestimmten Begriffen oder Dokumenten erleichtert wird. Zwar sind die MeSH-Begriffe in diesem Text nicht einsehbar, werden unseren Übersetzern jedoch mit den zugehörigen Definitionen an den relevanten Stellen angezeigt. Diese Neuerung soll dabei helfen, präzisere Übersetzungen zu erhalten. Im oben genannten Beispiel zum Thema Appetit wurde der MeSH-Begriff *Anorexie* in die Klassifikation übernommen, der als „Fehlen oder Verlust von Appetit, begleitet von einer Abneigung gegen Nahrung und dem Unvermögen, zu essen“ definiert wurde. Anstelle der vier zuvor genannten Begriffe wird also nur mehr ein einziger verwendet.

Zusammengefasst: Als Herausgeber haben wir uns bemüht, die Begriffe in der Klassifikation so weit wie möglich zu vereinheitlichen.

1.6.2 Die terminologische Konsistenz wird erhöht

Als Herausgeber erreichten uns weitere Fragen, die schwer zu beantworten sind. Ein Beispiel: *Wenn im Englischen etwas als „inadequate" (inadäquat) bezeichnet wird, ist damit dann ein Qualitätsmangel gemeint? Oder ist es die Quantität, die unzureichend ist?* Die Antwort lautet häufig: beides! Im Englischen ist diese Doppeldeutigkeit durchaus akzeptiert; für Praktiker in anderen Sprachen ist die fehlende Eindeutigkeit jedoch nicht hilfreich und erschwert die Übersetzung in Sprachen erheblich, in denen man je nach Kontext verschiedene Wörter benutzen würde. Leider finden sich in der Terminologie noch mehr Beispiele mit derselben Problematik, wie etwa *insufficient* (unzureichend), *inadequate* (inadäquat) oder *deficient* (defizitär). In dieser Ausgabe wurde entschieden den Begriff *inadequate* (inadäquat) zu verwenden, wenn damit ein Mangel qualitativer und/oder quantitativer Art gemeint sein kann, wohingegen der Begriff *insufficient* (unzureichend) ausschließlich für einen quantitativen Mangel steht. Das Wort *deficient* (defizitär) hingegen wird benutzt, um das Fehlen bestimmter Elemente oder Charakteristika aufzuzeigen. Daher wurde zum Beispiel die Phrase *insufficient access to ressources (unzureichender Zugang zu Ressourcen)* aus der vorherigen Ausgabe in dieser Ausgabe abgeändert in *inadequate access to resources (inadäquater Zugang zu Ressourcen).*

Eine andere Frage macht deutlich, dass im allgemeinen Sprachgebrauch verwendete Begriffe klar differenziert werden müssen: *Was ist der Unterschied, sofern es überhaupt einen gibt, zwischen „disease" (Krankheit, Erkrankung) und „illness" (in etwa ausgeprägtes Krankheitsgefühl)?* Diese Begriffe schließen sich gegenseitig nicht völlig aus, und die englischen Definitionen können verwirrend sein. Für den konsistenten Gebrauch dieser Begriffe in der Terminologie müssen jedoch klare Regeln festgelegt werden. Der MeSH-Begriff *disease* ist definiert als „eindeutig pathologischer Prozess, der eine bestimmte Kombination aus sichtbaren Krankheitszeichen und darüber hinausgehenden Beschwerden erkennen lässt". Somit wird *disease* für spezifische Krankheiten benutzt, die einen bestimmten Namen haben und Symptome verursachen, die behandelt werden müssen, wie zum Beispiel *kardiovaskuläre Erkrankung* oder *entzündliche Darmerkrankung. Illness* hingegen wird gebraucht, um das subjektive Empfinden des Patienten wiederzugeben, wenn es um Symptome und Beeinträchtigungen des Wohlbefindens geht, mit denen er zurechtkommen muss. Beispiele hierfür sind *chronische Erkrankungen* oder *körperliche Erkrankungen.*

1.6.3 Die Kodierung der diagnostischen Indikatoren wird einfacher

Wir hören immer wieder von Pflegekräften und Studierenden, die angesichts der langen Liste von Diagnoseindikatoren den Überblick verlieren. *Ich kann wirklich nicht sagen, ob diese Diagnose auf meinen Patienten zutrifft. Muss mein Patient alle bestimmenden Merkmale und beeinflussenden Faktoren aufweisen, die in der Diagnose genannt sind?* Im derzeitigen Entwicklungsstand sind die diagnostischen Kriterien der Pflegediagnosen weniger eindeutig als die der meisten medizinischen Diagnosen. Für die Pflege ist es daher dringend geboten, mithilfe der Forschung diagnostische Kriterien zu identifizieren, die für die Pflege relevant sind. Ohne diagnostische Kriterien ist es schwierig, Pflegediagnosen korrekt zu stellen. Erschwerend hinzu kommt die Unsicherheit, ob Pflegekräfte überall auf der Welt dieselbe Pflegediagnose für eine ähnliche menschliche Reaktion verwenden.

Mit der vorliegenden Arbeit wird die Kodierung der diagnostischen Indikatoren einfacher. Dies dürfte künftig auch das Einpflegen von Daten in Assessmentdatenbanken für die elektronische Patientenakte (ePA) erleichtern. Alle Begriffe sind nun für die Verwendung in elektronischen Gesundheitsakten kodiert, was von vielen Organisationen und Anbietern immer wieder gefordert wurde. Schon bald wird man analysieren können, welche bestimmenden Merkmale in den Assessmentdaten bei einer bestimmten Pflegediagnose am häufigsten verzeichnet werden. Daraus lassen sich dann wiederum ausschlaggebende diagnostische Kriterien ableiten. Hinzu kommt, dass auch die Identifikation der am häufigsten gebrauchten beeinflussenden (ursächlichen) Faktoren der einzelnen Diagnosen dazu beitragen wird, geeignete pflegerische Interventionen zu ermöglichen. All das ermöglicht die Entwicklung von Tools, die die Entscheidungsfindung unterstützen, und zwar sowohl im Hinblick auf das Zutreffen und das Verbinden der Diagnose mit dem Assessment als auch auf das Verknüpfen von beeinflussenden Faktoren/Risikofaktoren mit geeigneten Behandlungsplänen.

2 Hinweise zur internationalen Verwendung der NANDA-I-Pflegediagnosen

T. Heather Herdman

Wie bereits erwähnt handelte es sich bei der NANDA International Inc., die ihre Arbeit 1982 aufnahm, zunächst um eine nordamerikanische Organisation. Die ersten Pflegediagnosen wurden daher hauptsächlich von Pflegefachpersonen aus den USA und Kanada entwickelt. In den letzten 20 bis 30 Jahren nahm die Beteiligung von Pflegefachpersonen aus der ganzen Welt jedoch zu, sodass die Mitglieder von NANDA International Inc. mittlerweile aus etwa 40 verschiedenen Ländern stammen, fast zwei Drittel davon aus Ländern außerhalb Nordamerikas. Inzwischen wird auf allen Kontinenten mit den NANDA-I-Pflegediagnosen gearbeitet: in der Ausbildung, in der klinischen Praxis, in der Forschung und in IT-Anwendungen. Die Entwicklung und Präzisierung der Diagnosen wird in den verschiedensten Ländern vorangebracht, und der Großteil der Forschung zu NANDA-I-Pflegediagnosen wird außerhalb Nordamerikas betrieben.

Um dieser Entwicklung – die immer internationaler werdende Arbeit, die steigende Beteiligung von Menschen aus aller Welt und die länderübergreifende Nutzung – Rechnung zu tragen, wandelte sich die North American Nursing Diagnosis Association 2002 in eine internationale Organisation und änderte ihren Namen in **NANDA International, Inc**. Wir bitten Sie daher, **nicht länger von der *Nordamerikanischen Pflegediagnosenvereinigung (oder der North American Nursing Diagnosis Association International)*** zu sprechen – es sei denn Sie beziehen sich auf den Zeitraum vor 2002. Der Zusatz „Nordamerikanisch" spiegelt weder unsere internationale Ausrichtung wider, noch **ist er Bestandteil des offiziellen (juristischen) Namens unserer Organisation**. „NANDA" haben wir indes als Namensbestandteil beibehalten, weil dieses Akronym in der Pflege einen hohen Wiedererkennungswert hat. Es ist eher als Produkt- oder Markenname zu betrachten denn als Kurzwort aus den Anfangsbuchstaben des ursprünglichen Namens, für den es nicht länger steht.

Die zunehmend internationale Nutzung der NANDA-I-Taxonomie wirft Fragen auf, die eine Auseinandersetzung erfordern. Die Fragen betreffen Unterschiede in der Ausrichtung der Pflege, die Vielfalt an Praxismodellen für die Pflege, abweichende Vorschriften und Gesetze sowie die pflegerische Kompetenz und Unterschiede in der Ausbildung. 2009 veranstaltete NANDA-I eine internationale Denkwerkstatt, an der 86 Personen aus 16 verschiedenen Ländern teilnahmen. Dort wurde darüber diskutiert, wie mit diesen und anderen wichtigen Themen am besten umzugehen ist. Pflegediagnosen, die sich in erster Linie physiologischen Aspekten widmen, können in einigen Ländern nicht verwendet werden, da sie dort nicht in den Kompetenzbereich der Pflege fallen. In anderen Ländern müssen Pflegefachpersonen darauf achten, dass jede einzelne erbrachte pflegerische Leistung nachweislich evidenzbasiert ist. Durch ältere Pflegediagnosen und/oder damit verbundene Interventionen, die nicht ausreichend von entsprechender Forschungsliteratur gestützt sind, geraten sie in einen Konflikt. Daher wurde mit führenden internationalen Fachleuten für Pflegediagnosen aus Praxis und Forschung erörtert, wie man den Bedürfnissen der globalen Nutzercommunity hier gerecht werden könnte.

Die Debatte mündete in den einstimmigen Beschluss, die Taxonomie als einheitliches Wissenskorpus in allen Sprachen beizubehalten. So können Pflegefachpersonen weltweit die theoretischen Konzepte der Diagnosen einsehen, die von Pflegefachpersonen in oder außerhalb ihrer Länder verwendet werden, und sich an Austausch, Forschung und Debatten zur Richtigkeit und Anwendbarkeit dieser Diagnosen beteiligen. Ein entscheidender Punkt, auf den man sich bei dem Treffen einigen konnte, soll an dieser Stelle der Vorstellung der Diagnosen vorausgeschickt werden:

Nicht jede Pflegediagnose der NANDA-I-Taxonomie kann in der Praxis vor jeder Pflegefachperson angewendet werden, und dies war auch nie der Fall! Einige Diagnosen sind sehr fachspezifisch und somit in der klinischen Praxis nicht unbedingt für alle Pflegefachpersonen relevant. Möglicherweise entspricht die eine oder andere Diagnose der Taxonomie nicht dem Kompetenzbereich oder den pflegepraktischen Standards in dem speziellen geografischen Gebiet, in dem die Pflegefachperson arbeitet.

In solchen Fällen wären die entsprechenden Diagnosen und/oder beeinflussenden Faktoren/Risikofaktoren nicht für die Praxis geeignet und sollten dementsprechend auch nicht genutzt werden, wenn sie in der betroffenen Region nicht in den Kompetenzbereich der Pflege oder unter pflegepraktische Standards fallen. Dennoch ist es sinnvoll, dass die entsprechenden Diagnosen auch weiterhin Bestandteil der Taxonomie bleiben, da die Taxonomie klinische Beurteilungen von Pflegefachpersonen *weltweit* (und nicht nur aus einer bestimmten Region oder einem bestimmten Land) repräsentiert. Jede Pflegefachperson muss sich an die gesetzlichen Regelungen und Vorschriften halten, auf deren Grundlage ihr in ihrem Land die Berufserlaubnis erteilt wurde, und sie muss sich bei der Ausübung ihres

Berufes an den dort gültigen Standards orientieren und ihren Kompetenzbereich einhalten. Für die Profession Pflege ist es jedoch wichtig, dass darüber hinaus allen Pflegefachpersonen bewusst ist, welche Bereiche die pflegerische Praxis weltweit umfasst. Genau dieses Bewusstsein kann wichtige Impulse für die weitere Auseinandersetzung liefern und langfristig dazu beitragen, pflegerische Kompetenzen in anderen Ländern zu erweitern. Umgekehrt können internationale Kollegen möglicherweise empirische Erkenntnisse einbringen, die das Entfernen einzelner Diagnosen aus der aktuellen Taxonomie nahelegen. Dies dürfte jedoch kaum möglich sein, wenn die betreffenden Diagnosen in den jeweiligen Übersetzungen gar nicht erst aufgeführt würden.

Es ist also generell wichtig, dass Sie als Pflegefachperson eine Diagnose nicht deshalb ablehnen, weil sie nach Ansicht eines einzelnen Experten aus Ihrer Region oder einem Lehrbuch zufolge ungeeignet ist. Ich bin Autorinnen von Pflegeliteratur begegnet, die behaupten, dass OP-Pflegepersonen „nicht diagnostizieren können, weil sie keine Assessments erheben" oder dass Intensivpflegepersonen „streng nach Arztprotokoll arbeiten müssen und diese normalerweise keine Pflegediagnosen enthalten". Keine dieser Aussagen ist faktisch richtig. Sie spiegeln lediglich die persönliche Meinung der beiden Pflegefachpersonen wider. Daher ist es wichtig, sich eingehend über Gesetze, Vorschriften und Standards für die berufliche Praxis zu informieren, die im eigenen Land beziehungsweise für den eigenen Tätigkeitsbereich gelten, anstatt sich auf Äußerungen einer Person oder Personengruppe zu verlassen, die Pflegediagnosen eventuell ungenau definiert oder beschreibt.

Letztendlich muss jede Pflegefachperson selbst entscheiden, welche Diagnosen für ihren Tätigkeitsbereich relevant und im Rahmen der beruflichen Praxis und gesetzlichen Vorschriften anwendbar sind und ob sie in ihren jeweiligen Kompetenzbereich fallen. Lehre, Praxis und Management muss Pflegefachpersonen Klarheit darüber verschaffen, welche Diagnosen den Kompetenzbereich der Pflege in ihrer geografischen Region eindeutig überschreitet. Auf dem Markt sind etliche Lehrbücher in unterschiedlichen Sprachen erhältlich, die die gesamte NANDA-I-Terminologie vollständig abbilden. Bestimmte Diagnosen für einzelne Länder aus der NANDA-I-Veröffentlichung zu streichen, würde zweifellos weltweit für große Verwirrung sorgen. Es ist nicht so, dass eine Pflegefachperson mit Veröffentlichung der Taxonomie jede einzelne Diagnose anwenden muss. Die Veröffentlichung der Taxonomie stellt aber auch keine Legitimation dafür dar, den mit der Berufserlaubnis festgelegten Kompetenzbereich zu überschreiten oder die gesetzlichen Vorschriften zu missachten.

Teil 2
Forschungsempfehlungen zur Verbesserung der Terminologie

NANDA International, Inc. Nursing Diagnoses: Definitions and Classification 2021–2023, 12th Edition.
Edited by T. Heather Herdman, Shigemi Kamitsuru and Camila Takáo Lopes

Unterstützende Originalliteratur ist verfügbar unter: www.recom.eu/nanda-2021-2023-literatur.

3 Ausblick: Geplante Verbesserungen der NANDA-I-Terminologie

Shigemi Kamitsuru, T. Heather Herdman, Camila Takáo Lopes

3.1 Forschungsschwerpunkte

Wie bereits erwähnt, gehört die Überarbeitung oder Entfernung der 41 Diagnosen, deren Frist mit der aktuellen Ausgabe verlängert wurde, zu den wichtigsten Aufgaben im nächsten Bearbeitungszyklus. Darüber hinaus wollen wir Studien zur klinischen Validierung der Diagnosen auf den Weg bringen: Studien mit hohen Fallzahlen, die idealerweise an verschiedenen Studienzentren und mit unterschiedlichen Patientenpopulationen durchgeführt werden. Bisher wurden viele Studien an Patientenpopulationen mit einer bestimmten medizinischen Diagnose (assoziierte Bedingung) durchgeführt, etwa die Studie von Ferreira et al. (2020) über *Sexuelle Dysfunktion* (00059) bei Frauen mit Brustkrebs. In anderen Fällen beziehen sich die Validierungsstudien auf Risikopopulationen, etwa die zur Diagnose *Beeinträchtigte Gehfähigkeit* (00088) bei älteren Menschen (Marques-Vieria et al., 2018). Diese Studien sind durchaus hilfreich für diejenigen, die in bestimmten Bereichen tätig sind. Die Erkenntnisse, die sie zu einer Pflegediagnose liefern, sind jedoch nicht so umfangreich, wie sie sein könnten. Es braucht einen breiteren Ansatz, der alle Personen in den Blick nimmt, die ins Krankenhaus eingeliefert, im häuslichen Setting gepflegt oder zum Beispiel in einer ambulanten Einrichtung vorstellig werden. Wahrscheinlich gibt es – zusätzlich zu den Indikatoren, die nur für bestimmte Patientenpopulationen gelten – wesentliche klinische Indikatoren, die auf alle Patienten zutreffen.

Daher ist es von essentieller Bedeutung, dass erforscht wird, welche Assessment-Indikatoren am ehesten darauf hindeuten, dass ein Patient eine bestimmte Erkrankung oder einen bestimmten Zustand entwickelt, der von einer Pflegediagnose abgebildet wird. Dies würde es ermöglichen, die Liste klinischer Indikatoren einzugrenzen, oder die bestimmenden Merkmale in (zwingend erforderliche) Haupt- und (zusätzliche) Nebenkriterien aufzuteilen. Auch die beeinflussenden Faktoren, die im Zusammenhang mit Pflegediagnosen eine Rolle spielen, wurden in Studien bislang zu wenig berücksichtigt, obwohl sich die pflegerische Intervention in erster Linie an ebendiesen beeinflussenden Faktoren ausrichten sollte. Studien, die Erkenntnisse dazu liefern, welche beeinflussenden Faktoren am ehesten maßgeblich für die Diagnosen sind, sind daher ausdrücklich erwünscht und werden von uns explizit unterstützt. Darauf aufbauend können dann Interventionsstudien auf den Weg gebracht werden, um den Einfluss der Ursachen oder der Risikofaktoren auf eine Diagnose erforschen und diese entsprechend minimieren beziehungsweise beseitigen zu können.

Risikopopulationen und assoziierte Bedingungen stellen zwar hilfreiche Informationen zur Erörterung der Diagnose dar. Für die Diagnose sind sie jedoch nicht ausschlaggebend. Daher werden Forschungsarbeiten, die nur diese beiden Elemente in den Blick nehmen, nicht unterstützt.

3.2 Diagnosen, die präzisiert oder anderweitig bearbeitet werden sollten

Die Entwicklung einer eigenen wissenschaftlichen Sprache für die Pflege ist ein fortwährender Prozess. Wir werden nie den Punkt erreichen, an dem die Terminologie „fertig" ist. Sie wird vielmehr immer wieder aufs Neue überarbeitet und ergänzt werden müssen – so wie auch Inhalte wegfallen werden, weil sich unser Wissen verändert und erweitert hat. Einige dieser Veränderungen sind eher redaktioneller Art, wie etwa die Entwicklung eines bestimmten Schemas für die Definitionen und Phrasen von Diagnoseindikatoren. Andere sind komplexer und bedürfen intensiver Diskussion und Forschungsarbeit, um das Niveau der NANDA-I-Terminologie als einflussreichste, evidenzbasierteste und standardisierteste Nomenklatur für Pflegediagnosen zu halten. Folgende Themen spiegeln einige der wichtigsten Fragestellungen wider, von denen wir hoffen, dass Forschende sich zeitnah damit befassen mögen.

Symptome oder Pflegediagnosen? Die NANDA-I-Pflegediagnosen sind theoretische Konzepte, die nach einem multiaxialen System strukturiert sind. Derzeit sind jedoch einige Diagnosetitel enthalten, die den Vorgaben dieses Modells nicht entsprechen. Manche dieser Titel bestehen nur aus einem einzigen Begriff der Achse 1 (Fokus der Diagnose) und werden häufig als Symptom betrachtet, wie zum Beispiel *Obstipation* (00011), *Schlafstörung* (00095), *Ruheloses Umhergehen* (00154), *Hoffnungslosigkeit* (00124), *Furcht* (00148) und *Hyperthermie* (00007). Andere hingegen sind zwar aus zwei Begriffen zusammengesetzt (einem von Achse 1 und einem weiteren von Achse 6 (Zeit)), können aber gleichwohl für Symptome stehen. Dazu gehören zum Beispiel *Akute Verwirrtheit* (00128), *Chronischer Kummer* (00137) und *Akuter Schmerz* (00132). Keiner dieser Diagnosetitel beinhaltet einen eindeutigen Begriff der Achse 3 (Beurteilung), obwohl dieser im Fokus der Diagnose enthalten sein sollte. Was genau werten Pflegefachpersonen aus, und wie beurteilen sie die jeweiligen Symptome? Geht es um das Vorhandensein des

Symptoms an sich? Oder ist beispielsweise der Schweregrad oder vielleicht das Selbstmanagement des Symptoms gemeint?

Bei den Diagnosetiteln kristallisierte sich ein weiteres Problem heraus. Die Titel *Angst* (00146) und *Fatigue* (00093) sind derzeit als Diagnosen in der Klassifikation der NANDA-I-Pflegediagnosen verzeichnet. Im Zusammenhang mit vielen anderen Pflegediagnosen werden diese Begriffe jedoch auch als bestimmende Merkmale verwendet. Es ist schwer nachzuvollziehen, dass sie beides sein können: Pflegediagnosen *und* bestimmende Merkmale. Dies kann Verwirrung stiften und so werden wir beispielsweise gefragt: „Soll ich die *Angst* an sich diagnostizieren oder soll ich Angst als ein bestimmendes Merkmal für andere Pflegediagnosen betrachten?" „Ich denke, mein Patient leidet an *Fatigue* und *Ineffektivem Coping* (00069). Soll ich beide Diagnosen dokumentieren oder reicht es, wenn ich *Ineffektives Coping* schreibe, weil *Fatigue* darin als bestimmendes Merkmal enthalten ist?"

Nach unserer Auffassung sollten diese Fälle durchgegangen und überprüft werden, ob Symptome weiterhin Bestandteil der aktuellen Klassifikation der NANDA-I-Pflegediagnosen sein sollen. Vielleicht muss eine zweite Klassifikation für Symptome erarbeitet werden. Genauso könnte es aber auch sinnvoll sein, sie komplett aus der Klassifikation zu entfernen, da die genannten Symptome sich nicht in die multiaxiale Struktur integrieren lassen. In der Pflegefachliteratur rückten die Konzepte Symptomkontrolle und Selbstmanagement der Symptome zuletzt verstärkt in den Blickpunkt. Es kann durchaus sein, dass wir die Symptomdiagnosen in der NANDA-I-Klassifikation völlig neu konzeptualisieren müssen, damit neueste wissenschaftliche Erkenntnisse nicht unberücksichtigt bleiben. Anstatt zum Beispiel einfach das Symptom *Übelkeit* (00134) zu benennen, könnte ein aus klinischer Sicht hilfreicher Diagnosetitel lauten „*Ineffektive Kontrolle einer Übelkeit*" und/oder „*Ineffektives Selbstmanagement einer Übelkeit*". Genauso könnten die Formulierungen „Ineffektive Kontrolle chronischer Schmerzen" und/oder „Ineffektives Selbstmanagement chronischer Schmerzen" in der Praxis sinnvoller sein als die Symptomdiagnose *Chronischer Schmerz* (00133). Bei alldem ist jedoch wichtig, dass die Diagnosetitel eine menschliche Reaktion des Patienten benennen und nicht etwa ein Problem in der pflegerischen Versorgung bezeichnen.

Granularität der Diagnosen. Ein anderes, häufig diskutiertes Thema ist die Frage, welche Granularität die Pflegediagnosen in der Terminologie haben sollten. Sollen sie eher allgemein gehalten (abstrakt), spezifisch (konkret) oder beides sein? Es gibt beispielsweise zwei problemfokussierte Diagnosen, die das Thema Körpergewicht betreffen: *Übergewicht* (00233) und *Adipositas* (00232).

Für beide Diagnosen ist der Body-Mass-Index (BMI) maßgeblich. Es gibt jedoch keine weiter gefasste Diagnose zur damit einhergehenden Regulierung des eigenen Körpergewichts wie zum Beispiel *Ineffektive Gewichtskontrolle* oder *Ineffektives Gewichts-Selbstmanagement*. Ein anderes Beispiel sind die folgenden drei Diagnosen, die sich auf Probleme mit der Nahrungsaufnahme beziehen: *Ineffektive Ernährungsweise von Jugendlichen* (00269), *Ineffektive Ernährungsweise von Kindern* (00270) und *Ineffektive Ernährungsweise von Säuglingen* (00271). Alle drei Diagnosen sind vom Alter/Entwicklungsstand der betroffenen Person abhängig. Auch hier gibt es jedoch keine weiter gefasste Diagnose, die – unabhängig von der jeweiligen Altersgruppe – Probleme mit der Nahrungsaufnahme benennt. Eine solche Diagnose könnte etwa *Ineffektive Ernährungsweise* lauten.

Die derzeit gültige NANDA-I-Klassifikation enthält Pflegediagnosen verschiedener Granularitäten. So ist zum Beispiel die Diagnose *Beeinträchtigte Integrität des Gewebes* (00044) weiter gefasst als *Beeinträchtigte Integrität der Haut* (00046) und *Beeinträchtigte Integrität der Mundschleimhaut* (00045). Sicher würden manche Pflegefachpersonen an dieser Stelle einwenden, dass mit der Formulierung *Beeinträchtigte Integrität des Gewebes* bereits alles gesagt ist und diese nicht weiter ausdifferenziert werden muss, da sämtliche Probleme in Verbindung mit Haut und Mundschleimhaut auf Grundlage dieser Diagnose behandelt werden können. Andere Pflegefachpersonen bevorzugen hingegen die spezifischere Diagnose. Generell dürfte es jedoch so sein, dass präzisere beziehungsweise spezifischere Diagnosen eher zu einer pflegerischen Versorgung beitragen, die auf die tatsächlichen Bedürfnisse des Patienten zugeschnitten ist.

Für den Aufbau einer hierarchischeren und geordneteren Taxonomie ist es hilfreich, sowohl über allgemein gehaltene (abstrakte) als auch über spezifische (konkrete) Pflegediagnosen zu verfügen. Außerdem kann eine Klassifikation von Pflegediagnosen verschiedener Granularitäten Pflegefachpersonen bei der klinischen Entscheidungsfindung helfen, da sie die klinischen Daten anhand dieser unterschiedlichen Präzisionsgrade nach abstrakt und konkreter sortieren können. Schätzt eine Pflegefachperson zum Beispiel einen Patienten ein, der über Inkontinenz klagt, kann sie zunächst eine weit gefasste bzw. allgemeiner gehaltene Diagnose wie *Beeinträchtigte Harnausscheidung* (00016) in Erwägung ziehen. Anschließend kann sie bei der weiteren Einschätzung und/oder Reflexion den Fokus auf eine spezifischere Diagnose hin einengen, zum Beispiel auf *Dranghaminkontinenz* (00019).

Aus unserer Sicht spricht nichts dagegen, präzise Diagnosen zu entwickeln, da sie zu einer zielgerichteten Patientenversorgung beitragen können.

Geklärt werden muss jedoch unbedingt, welche Granularität wir dabei als ausreichend betrachten wollen. Gibt es einen Präzisionsgrad, den wir vielleicht sogar als zu spezifisch ansehen würden? Brauchen wir zum Beispiel wirklich eine Diagnose, die *Beeinträchtigte Mobilität des rechten Daumens* heißt?

Wie kann die Übersetzung verbessert werden? Auch bei der Übersetzung ist die Frage nach der Granularität ein wichtiges Thema, etwa, wenn es um das Verständnis des diagnostischen Fokus in verschiedenen Sprachen oder um die Anwendbarkeit der Diagnosen in der klinischen Praxis der verschiedenen Länder geht. Ein Beispiel hierfür ist die Diagnose *Risiko eines Sturzes* (00155). Eine Person kann die Treppe hinunterfallen, aus dem Bett fallen oder stürzen, während sie durchs Zimmer geht. Dennoch gibt es in der Ausgangssprache Englisch nur einen einzigen Begriff, nämlich „fall“ (Sturz), um einen unbeabsichtigten Positionswechsel von einer höher gelegenen auf eine tiefer gelegene Fläche oder aus einer stehenden in eine niedrigere Position auf derselben Fläche zu beschreiben. In einigen Sprachen existieren verschiedene Konzepte für diese Situationen, weshalb auch die Begriffe, die in den jeweiligen Situationen genutzt werden, unterschiedlich sind. Daher treffen Pflegefachpersonen auch entsprechend unterschiedliche Vorkehrungen, um die verschiedenen Arten von Stürzen zu verhindern und betrachten diese Ereignisse getrennt voneinander, wenn sie davon berichten. Letztlich könnte es also sogar gefährlich sein, zwei verschiedene Pflegeprobleme zu einer einzigen Pflegediagnose zusammenzufassen. Daher ist vielleicht zu überlegen, ob es für manche Sprache besser wäre, an dieser Stelle mit verschiedenen Pflegediagnosen zu arbeiten. So könnte man auch Phänomene benennen, die nicht mit einem einzigen Begriff präzise genug aus dem englischsprachigen Original übertragen werden können.

In der vorliegenden Ausgabe wurde der Diagnosetitel *Aktivitätsintoleranz* (00092) in *Verminderte Aktivitätstoleranz* (00298) geändert. Diese Änderung geht auf die Diskussion über die verschiedenen Achsen der Klassifikation, vor allem Achse 1 (Fokus der Diagnose) und Achse 3 (Beurteilung) zurück. Es wurde bereits erläutert, dass der Fokus von *Aktivitätsintoleranz* Aktivitätstoleranz ist, und dass der Diagnosetitel die Wertung „in-“ enthält. Das Präfix „in-“ bedeutet im Englischen so viel wie „nicht“ oder „nicht möglich“. Die simple Verneinung der „activity tolerance“ als menschliche Reaktion ist jedoch kein sinnvoller Diagnosetitel, und in einigen Sprachen hat es sich als schwierig erwiesen, diesen Begriff zu übersetzen. Daher wurde der Beurteilungsparameter in dieser Definition nach sorgfältiger Prüfung durch „decreased“ (vermindert) ersetzt. Diese Änderung soll sowohl eine präzise Übersetzung ermöglichen als auch den konsistenten Gebrauch von Diagnosetiteln über Sprach- und Ländergrenzen hinweg erleichtern. Ähnlich verhält es sich mit einigen anderen Diagnosetiteln: *Imbalanced nutrition: less than body requirements (Unausgeglichene Ernährung: weniger als der Körper benötigt)* (00002) und *Sexual dysfunction (Sexuelle Dysfunktion)* (00059) führen ebenfalls zu Problemen bei der Übersetzung.

Ist es tatsächlich eine menschliche Reaktion, die im Fokus der Diagnose beschrieben wird? Der Fokus einer Diagnose (Achse 1) beschreibt die menschliche Reaktion, die „das Herzstück" der Diagnose ausmacht. Eine sorgfältige Prüfung der Diagnosetitel der NANDA-I-Klassifikation im Hinblick auf die Begriffe der Achse 1 ergab jedoch, dass folgende Diagnosetitel durchaus diskutabel sind: *Defizitäres Wissen* (00126) und *Bereitschaft für verbessertes Wissen* (00161). Der diagnostische Fokus dieser Diagnosen liegt offensichtlich auf „Wissen". Aber stellt Wissen tatsächlich eine menschliche Reaktion dar?

In der MeSH-Datenbank der National Library of Medicine wird Wissen definiert als „im Laufe der Zeit erworbenes Korpus von Erkenntnissen und Fakten; Summe, aber auch Umfang und Art der Informationen, die in einer bestimmten Zivilisation, einem bestimmten Zeitraum oder einem bestimmten Land zusammengetragen wurden." Nach dieser Definition bezeichnet der Begriff Wissen keine menschliche Reaktion auf einen internen oder externen Stimulus. In manchen Sprachen würde die wörtliche Übersetzung von *readiness for enhanced knowledge* keinen Sinn ergeben, weshalb in diesen Sprachen nach dem Begriff „Wissen" ein Wort hinzugefügt wurde, das „Erwerb" (im Sinne von Wissenserwerb) bedeutet. Es ist nicht auszuschließen, dass der Fokus der Diagnose in der englischen Originalversion ebenfalls in Wissenserwerb, Wissenszuwachs oder Informationsbeschaffung umgeändert werden wird.

Ebenso erscheint es sinnvoll, den Beurteilungsparameter „deficient" (defizitär) beispielsweise durch „impaired" (beeinträchtigt) oder „insufficient" (unzureichend) zu ersetzen. Der Diagnosetitel könnte dementsprechend entweder *insufficient knowledge attainment (unzueichender Wissensstand)*, oder *impaired knowledge acquisition (beeinträchtigter Wissenserwerb)* lauten. Es mag sein, dass dieser Begriff in der Alltagssprache unnatürlich klingt – sowohl im Englischen als auch in anderen Sprachen. Wir müssen uns jedoch vor Augen führen, dass wir Titel benötigen, die tatsächlich menschliche Reaktionen benennen und sich in die multiaxiale Struktur integrieren lassen. In der Praxis würden Pflegefachpersonen untereinander oder im Gespräch mit Vertretern anderer Gesundheitsberufe wohl eher davon sprechen, dass ein Patient etwas *nicht versteht oder nicht weiß* – der Fachbegriff in der Patientenakte lautet jedoch *Defizitäres Wissen*, 00126). Dieses Phänomen kommt auch in der Medizin vor: Dem Patienten gegenüber spricht man von einem „Herzinfarkt"; in der Dokumentation vermerkt man jedoch *akuter Myokardinfarkt.*

Ist die NANDA-I-Taxonomie benutzerfreundlich? Mit dieser Ausgabe der Klassifikation wurden sechs neue Pflegediagnosen aufgenommen, die im Fokus der Diagnose den Begriff „Selbstmanagement" enthalten (Achse 1). Die Diskussion darüber, welcher Domäne die jeweilige Diagnose zuzuordnen ist, nahm viel Zeit in Anspruch. Das Problem besteht darin, dass die menschliche Reaktion bei diesen Diagnosen nicht nur in *Selbstmanagement* besteht, sondern mit spezifischen Begriffen kombiniert wird, die das Objekt des Selbstmanagements beschreiben: *Gesundheit*, *Lymphödem* und *Augentrockenheit. Gesundheits-Selbstmanagement* ist eine menschliche Reaktion, die eindeutig Domäne 1 (Gesundheitsförderung) zuzuordnen ist. Wo aber würde man nach *Selbstmanagement eines Lymphödems* oder *Selbstmanagement einer Augentrockenheit* suchen? Bislang nutzten Pflegefachpersonen die Diagnose *Ineffektive periphere Gewebedurchblutung* (00204) in Domäne 4 (Aktivität/Ruhe), um Reaktionen der Patienten im Zusammenhang mit Lymphödemen aufzuzeigen. Eine andere Diagnose mit Fokus auf *Risiko einer Augentrockenheit* (00219) ist seit 2012 in Domäne 11 (Sicherheit/Schutz) einsortiert.

Obwohl die Definitionen all dieser neuen *Selbstmanagement*-Diagnosen der Definition aus Domäne 1, Klasse 2 (Gesundheitsmanagement) ähneln, entschieden wir uns letztlich dafür, bei der Klassifizierung der einzelnen Diagnosen die Nutzerfreundlichkeit in den Vordergrund zu stellen. Würde eine Pflegefachperson beispielsweise auf die Idee kommen, in zwei verschiedenen Domänen nach einer Diagnose zu suchen, die für Patienten mit Lymphödemen verwendet werden kann? Da dies vermutlich nicht der Fall sein wird, findet sich die Diagnose *Selbstmanagement einer Lymphödems* nun in Domäne 4 und die Diagnose *Selbstmanagement einer Augentrockenheit* in Domäne 11. Domäne und Klasse dieser Diagnosen können sich in Zukunft ändern – je nachdem, wie sich die Struktur der Taxonomie entwickeln und ob sich unsere Sichtweise auf bestimmte Dinge ändern wird. Es ging uns darum, die Diagnosen innerhalb der taxonomischen Struktur so zu klassifizieren, dass diese Einteilung klinischen Kriterien standhalten kann.

Die Struktur werden wir weiterhin auf die Benutzerfreundlichkeit der NANDA-I-Taxonomie in der Praxis hin prüfen. Manche Pflegefachpersonen hatten große Mühe damit, Diagnosen im Zusammenhang mit der Atmung zu finden. Diese sind in den drei folgenden Domänen klassifiziert: Domäne 3 (Ausscheidung und Austausch), Domäne 4 (Aktivität/Ruhe) und Domäne 11 (Sicherheit/Schutz). Für andere war es schwierig, Diagnosen für emotionale Reaktionen ausfindig zu machen. Diese sind ebenfalls in drei Domänen klassifiziert, und zwar: Domäne 6 (Selbstwahrnehmung), Domäne 9 (Coping/Stresstoleranz) und Domäne 12 (Comfort). Zwar lassen sich mit Blick auf die Definitionen der jeweiligen Diagnosen gute Gründe dafür erkennen, diese Diagnosen in verschiedenen Domänen zu verorten. Doch muss die Struktur der Taxonomie natürlich für diejenigen, die damit arbeiten, Sinn ergeben. Auch wenn uns klar ist, dass die Taxonomie niemals ALLEN Ansprüchen gerecht werden kann, sollten wir uns dennoch darum bemühen, diesem Ziel näher zu kommen.

Wir werden auch in Zukunft immer neuen Herausforderungen gegenüberstehen. Unser Wissen wird sich verändern, und es wird immer wieder neue Sichtweisen auf die menschlichen Reaktionen geben, die Pflegefachpersonen diagnostizieren. Wir freuen uns auf Ihr Feedback und auf die Forschungsergebnisse zu diesen und anderen Problemstellungen, die dazu beitragen, die NANDA-I-Terminologie immer weiter zu verbessern.

3.3 Literaturangaben

Ferreira IS, Fernandes AFC, Rodrigues AB, Santiago JCDS, de Sousa VEC, Lopes MVDO, Moreira CB. Accuracy of the Defining Characteristics of the Sexual Dysfunction Nursing Diagnosis in Women with Breast Cancer. International Journal of Nursing Knowledge 2020; 31(1): 37–43.

Marques-Vieira C, Sousa L, Costa D, Mendes C, Sousa L, Caldeira S. Validation of the nursing diagnosis of impaired walking in elderly. BMC Health Services Research 2018; 18 (Suppl 2): P176.

4 Einreichung neuer Diagnosen: Neue Evidenzkriterien

Marcos Venícios de Oliveira Lopes, Viviane Martins da Silva, Diná de Almeida Lopes Monteiro da Cruz

4.1 Einleitung

In diesem Kapitel werden die neuen Kriterien für die Evidenzlevel und damit die Validität der NANDA-International-Diagnosen vorgestellt. Es wird auch thematisiert, was beim Einreichen neuer Diagnosen in Bezug auf die neuen Kriterien zu beachten ist. Der Text beginnt mit einer kurzen Diskussion und Erläuterung der theoretischen Konzepte „Klinische Evidenz" und „Validität", um danach die verschiedenen Evidenzgrade für Pflegediagnosen zu beschreiben und anhand von Beispielen zu veranschaulichen.

Bei den Evidenzlevel der vorliegenden Ausgabe (engl. level of evidence, LOE) wurden die Neuerungen allerdings noch nicht berücksichtigt. Die Anpassung sämtlicher LOEs der aktuellen Pflegediagnosen ist jedoch bereits in Arbeit und wird mit der Ausgabe 2027–2029 vorliegen. Dennoch bitten wir schon jetzt alle Personen, die weitere Diagnosen einreichen möchten, die neuen Evidenzkriterien zu berücksichtigen.

Der folgende Abschnitt richtet sich in erster Linie an Forschende, graduierte Studierende und all jene, die überlegen, selbst eine neue Pflegediagnose zu entwickeln oder zu überarbeiten, um zu einem höheren Evidenzlevel bestehender Diagnosen beizutragen.

Der Begriff „Evidenz" ist nicht so leicht zu definieren und wurde im Gesundheitsbereich vielfach diskutiert (Pearson et al., 2005; Miller & Fredericks, 2003). Grundsätzlich bezieht sich der Begriff auf Forschungsergebnisse von Studien, mit denen die Wirkung bestimmter Interventionen untersucht wurde. Damit spielt er eine wesentliche Rolle für eine evidenzbasierte Pflegepraxis, die versucht, aus den verschiedenen Behandlungsmöglichkeiten die jeweils beste Option auszuwählen. Dieses Konzept wird immer breiter angewendet. Inzwischen haben Organisationen, die sich mit der Weiterentwicklung evidenzbasierter Pflegepraxis befassen, weitere Ansätze entwickelt, die folgende Aspekte umfassen: Vorschläge dazu, wie man die nachgewiesene Wirksamkeit im Hinblick darauf beurteilen könnte, welche Bedeutung eine Intervention für die Person hat, der sie zugedacht ist; Durchführbarkeit von Interventionen in bestimmten Kontexten (Pearson et al., 2007) sowie die

Nachweise zur Genauigkeit bestimmter diagnostischer Tests (Pearson et al., 2005).

Die Wirkung nachzuweisen, ist dabei ein fortlaufender Prozess, bei dem Evidenz verschiedenen Stufen zugeordnet wird (Evidenzhierarchie) – je nachdem, wie stabil die Ergebnisse unter variierenden Bedingungen sind. Dies wiederum bedeutet, dass die Evidenz hoch oder gering sein kann, unabhängig von der Art der Evidenz. Eine sehr hohe Evidenz liegt vor, wenn eine Aussage von mehreren Tatsachen gestützt wird, an denen keinerlei Zweifel bestehen. Wird hingegen von geringer Evidenz gesprochen, ist davon auszugehen, dass sich möglicherweise neue Tatsachen/Sachverhalte ergeben werden, die die Fakten, von denen wir heute ausgehen, widerlegen könnten. In der Vergangenheit gab es bereits etliche Bemühungen aus Wissenschaft und verschiedenen Organisationen zur Festlegung von Kriterien, mit denen Evidenzhierarchien für die Gesundheitsversorgung definiert werden können, die bei der Entscheidungsfindung in der Praxis helfen sollen. Dazu gehört unter anderem auch das Thema Interventionen (Merlin et al., 2009).

NANDA-I ist dabei die einzige Vereinigung, die sich mit Evidenzkriterien für die diagnostische Validität von Pflegediagnosen beschäftigt. In anderen Bereichen, in denen die Standardisierung diagnostischer Sprache ebenfalls vorangetrieben wird, gibt es derzeit keine vergleichbaren Evidenzkriterien für ihre Validität. Die Evidenzhierarchie zur Validität der NANDA-I-Diagnosen orientiert sich dabei an Kriterien, die die Arten der Studien betreffen, aus denen sie hervorgegangen sind. Darauf soll an späterer Stelle genauer eingegangen werden. Zunächst ist es jedoch notwendig, das Verhältnis der Begriffe „Klinische Evidenz" und „Theorie der Validität" nachzuvollziehen, da wir uns mit dem Evidenzgrad der Validität von Pflegediagnosen beschäftigen wollen.

4.2 Die Begriffe „Klinische Evidenz" und „Theorie der Validität"

Die Validitätstheorie geht auf die Entwicklung von Assessmentinstrumenten zurück, die dabei helfen sollten, die kognitiven Fähigkeiten und die Leistungsfähigkeit einzelner Personen zu bewerten. Dabei waren diese Assessmentinstrumente in erster Linie dazu gedacht, Mitte des 19. Jahrhunderts geeignete Kandidaten für öffentliche Ämter beziehungsweise europäische und nordamerikanische Universitäten auszuwählen (Gregory, 2010). Frühen Definitionen zufolge ist Validität die ausschlaggebende Eigenschaft, die ein bestimmtes Instrument ausmacht, was bedeutet, dass besagtes Instrument tatsächlich das misst, was es messen soll. Überträgt man diese Definition auf Pflegediagnosen, so bedeutet das, dass eine valide Pflegediagnose eine Diagnose ist, deren bestimmende Merkmale tatsächlich die Diagnose beschreiben, die beschrieben werden soll. Die Diagnose *Akuter Schmerz* (00132) wäre für sich alleinstehend zum Beispiel nicht valide. Valide wäre vielmehr das Gesamtbild aus bestimmenden Merkmalen, von denen angenommen wird, dass sie akuten Schmerz „messen" können, unabhängig von klinischem Kontext, Population, Umgebung oder untersuchtem Subjekt.

Diese Definition mag zunächst selbstverständlich, wenn nicht sogar banal erscheinen. Dieser Eindruck ist durchaus nicht falsch. Dennoch kamen im Lauf der Zeit Zweifel an dieser ursprünglichen Definition auf – gerade, weil sie so einfach ist. Wie lässt sich die Messkapazität eines Instruments überprüfen? Angenommen, es konnte nachgewiesen werden, dass ein bestimmtes Instrument dazu geeignet ist, ein Phänomen bei einer spezifischen Population zu untersuchen. Kann dieses Instrument bei einer anderen Population angewendet werden, um das gleiche Phänomen zu untersuchen, auch wenn sich diese andere Population klinisch von der ersten unterscheidet? Oder: Ein Evaluierungsinstrument wurde eigens dafür entwickelt, Rückschlüsse aus dem Vorhandensein oder Nicht-Vorhandensein eines Phänomens zu ziehen. Kann das Instrument selbst oder die Interpretation, die daraus hervorgeht, als valide bezeichnet werden?

Zum besseren Verständnis ist es hilfreich, die genannten Fragen im Zusammenhang mit Pflegediagnosen umzuformulieren: Wie können wir nachweisen, dass die bestimmenden Merkmale eine Pflegediagnose repräsentieren, wenn der überwiegende Teil menschlicher Reaktionen nicht direkt beobachtet werden kann (für die meisten Pflegediagnosen gibt es keinen solchen Goldstandard)? Für eine Gruppe bestimmender Merkmale wurde nachgewiesen, dass sie eine Pflegediagnose bei einer bestimmten Population beschreiben (zum Beispiel *Hoffnungslosigkeit*, 00124 bei Jugendlichen). Lässt das Vorhandensein derselben Merkmale es zu, dass dieselbe Diagnose auch bei einer anderen Population gestellt werden kann, die sich klinisch von der ersten Gruppe unterscheidet (zum Beispiel *Hoffnungslosigkeit* bei erwachsenen Patienten mit Tumor)? Das Assessment selbst wurde entwickelt, um auf das Vorhandensein oder Nicht-Vorhandensein einer Pflegediagnose zu schließen. Kann die Gruppe bestimmender Merkmale oder die Interpretation, die daraus hervorgeht, als valide bezeichnet werden?

All diese Fragen führten dazu, dass das Konzept von Validität neu formuliert wurde, ebenso wie die Methoden, die entwickelt wurden, um dieses Konzept zu belegen und die gemeinhin als Validierung bezeichnet werden. Nach jahrzehntelanger Diskussion und Entwicklung bildete sich in Psychologie und

Pädagogik ein neues Validitätskonzept heraus. Demnach versteht man unter Validität den Grad, in dem die erbrachten Belege und die dazugehörige Theorie die spezifische Interpretation eines Testergebnisses (verstanden als Instrument zur Bewertung eines psychologischen Merkmals) für eine bestimmte Verwendung dieses Tests stützen (American Educational Research Association; American Psychological Association; National Council on Measurement in Education, 2014).

Überträgt man diese Definition auf den Kontext „Pflegediagnosen", so kann man von Folgendem ausgehen: Die Validität einer Diagnose ist der Grad, in dem Evidenz und Theorie die Annahme stützen, dass es sich bei dieser Diagnose um die geeignete Interpretation der vorhandenen Symptome in einem bestimmten klinischen Kontext handelt (wobei das Gesamtbild der Symptome die bestimmenden Merkmale der Diagnose darstellen). Aus dieser Definition lässt sich ableiten, dass die Validität einer Diagnose a) verschiedene Level (Grade) aufweisen kann, b) von der verfügbaren Evidenz und c) von der zugrundeliegenden Theorie abhängig ist, d) Merkmal der Diagnose und nicht einzelner Bestandteile ist (die gesamte Diagnose wird als valide bezeichnet, nicht ihre verschiedenen Merkmale) und e) von der beabsichtigten Anwendung in der Praxis abhängig ist. Nachweise für die Validität einer Pflegediagnose zu erbringen, ist dabei ein kontinuierlicher und kumulativer Prozess, der verschiedene zusammenhängende Schritte umfasst. Die Schritte reichen dabei von der Formulierung eines Titels, Begriffs oder Ausdrucks, mit dem die mehr oder weniger klar umrissene Idee einer menschlichen Reaktion im Zusammenhang mit Pflege benannt werden soll bis hin zur Erhebung empirischer Daten, bei der „die Beobachtungen, die ausgewählt wurden, um ein theoretisches Konzept abzubilden oder anzuzeigen, dies auch tatsächlich tun. Die Bewertung der Validität einer Operationalisierung ist ein fortlaufender Prozess, der empirische Untersuchungen erfordert" (Waltz et al., 2017, S. 54).

4.3 Evidenzlevel für die Validität der NANDA-I-Diagnosen

Wie bereits verdeutlicht, steht die Validität einer Diagnose in direktem Zusammenhang mit dem Nachweis dieser Validität. Der Validitätsnachweis einer Diagnose kann in verschiedene Grade eingeteilt werden, je nachdem, mit welcher Methode der Nachweis erbracht wurde und in welchem klinischen Kontext die Diagnose verwendet wird. Das bedeutet, dass die Validität einer Diagnose von einem kontinuierlichen Untersuchungsprozess abhängig ist, der es ermöglicht, die Anwendung der Diagnose auf unterschiedliche Populationen auszuweiten, wenn entsprechend viele Nachweise aus der Praxis vorliegen. In der NANDA-I-Terminologie hängt der Evidenzgrad einer Diagnose mit der Stärke der Evidenz zusammen, die ihre Entwicklung oder Validierung stützt (Herdman & Kamitsuru, 2018). Es handelt sich daher um den Nachweis der Validität. In der vorliegenden Überarbeitung bezieht sich der Evidenzgrad der Validität einer Diagnose auf den Grad, in dem die Interpretation der menschlichen Reaktion, die mit dem Diagnosetitel benannt wird, durch Praxisnachweise und Theorie gestützt wird. Unter diesem Evidenzgrad wird hier die korrekte Interpretation einer Reihe von Eigenschaften (bestimmende Merkmale, beeinflussende Faktoren, Risikofaktoren, assoziierte Bedingungen und Risikopopulationen) für bestimmte klinische Zwecke (z. B. für den Kontext und/oder die Population, für die der Nachweis erbracht wurde) verstanden. Dementsprechend wurde die Struktur der Evidenzlevel für die Validität der Diagnosen von NANDA-I überarbeitet, um den aktuellen Forschungsstand, verbunden mit evidenzbasierter Praxis besser widerzuspiegeln; dazu wurden die Evidenzgrade den Studienarten zugeordnet, die geeignet sind, Ergebnisse hervorzubringen, die zu den Interpretationen und erwarteten Anwendungssituationen passen.

Die vorliegende neue Klassifikation der Evidenzgrade der Validität von Pflegediagnosen in NANDA-I wurde in zwei Hauptstufen eingeteilt: Stufe 1 zeigt den ursprünglichen Entwicklungsstand, der bei Aufnahme einer Diagnose in die Terminologie bestand. Stufe 2 bezieht sich auf die verschiedenen Phasen der Weiterentwicklung einer Diagnose in der Praxis, in Übereinstimmung mit der Stärke der besten verfügbaren Evidenz. Dazu gehören auch Nachweise, die auf Expertenmeinungen basieren oder mit Populationen erbracht wurden, die anfällig für die Diagnose sind. Die beiden Stufen sind jeweils in mehrere Subebenen untergliedert, die den verschiedenen Studienmethoden entsprechen. Je stabiler ein Nachweis unter variierenden Bedingungen ist, desto höher wird der Evidenzgrad einer Diagnose eingestuft – je nachdem, mit welcher Forschungsmethode er erbracht wurde, von Studien zur Operationalisierung eines theoretischen Konzepts bis hin zu hochqualitativen systematischen Übersichtsarbeiten.

Anhand von Evidenzgraden der diagnostischen Validität entscheidet das NANDA-I-Diagnoseentwicklungskomitee (Diagnosis Development Committee, DDC) über die Aufnahme neuer Diagnosen in die Terminologie. Stufe 1 ist für Diagnosen bestimmt, die dem DDC zur Aufnahme in die Terminologie vorgeschlagen werden. Auf dieser Stufe geht es um die Unterbreitung einer elementaren Diagnosestruktur bis zur Belegung der strukturellen und konzeptuellen Konsistenz dieses Diagnosevorschlags durch eine theoretische Überprüfung. Wurde ein Vorschlag dem Evidenzlevel 1.3 zugeordnet, wird die

Entwicklung theoretischer und klinischer Studien empfohlen. An die konzeptuelle Validierung schließt sich die inhaltliche Validierung durch Experten an sowie die qualitative Analyse der Population, auf die die Diagnose vermutlich zutrifft. Stufe 2 umfasst zunehmend robuste Validierungsmethoden. Diese orientieren sich zum einen stark an epidemiologischen Ansätzen, mit denen das Zutreffen klinischer Indikatoren, die Eignung für ein diagnostisches Screening, das Potenzial für eine Prognose sowie die Fähigkeit ermittelt werden soll, zwischen verschiedenen Diagnosegruppen mit ähnlichen Konzepten und kausalen Zusammenhängen (einschließlich wechselnder kausaler Zusammenhänge, die diagnostische Syndrome bedingen können) zu differenzieren. Zum anderen werden systematische Übersichtsarbeiten zugrunde gelegt, die es ermöglichen, Zusammenhänge zwischen diagnostischen Komponenten bei verschiedenen Populationen oder verschiedenen Studien mit ähnlichen Populationen festzustellen sowie Studien zu ätiologischen Faktoren, die auf Fall-Kontroll- und/oder Kohortenansätzen basieren. Die Bewertung der Evidenzgrade der Diagnosen wird dabei immer schrittweise und in Relation erfolgen, was bedeutet, dass höhere Sublevel in der Klassifikation die Diagnosen auszeichnen, deren Evidenz unter variierenden Bedingungen stabiler ist als die von Diagnosen in niedrigeren Subebenen. ► Tab. 4.1 gibt einen Überblick über die Evidenzlevel der Pflegediagnosen.

4.3.1 Level 1: Dem DDC unterbreiteter Vorschlag zur Entwicklung

Stellen Sie eine menschliche Reaktion fest, die in der NANDA-I-Terminologie nicht enthalten ist, so besteht der erste Schritt darin, einen Diagnose-Vorschlag zu entwickeln. Dieser enthält einen Titel, eine Definition sowie mögliche weitere Elemente (bestimmende Merkmale/beeinflussende Faktoren oder Risikofaktoren/assoziierte Bedingungen/Risikopopulationen) und zeigt den Zusammenhang zwischen der entworfenen Diagnose und möglichen pflegerischen Interventionen und Outcomes auf. Das DDC nimmt auf dieser ersten Stufe des Diagnosenentwicklungsprozesses die Rolle des direkten Beobachters ein, während Sie bei der Einreichung für die Umsetzung verantwortlich sind. Stufe 1 ist in drei Sublevel unterteilt. Der Diagnose-Vorschlag kann dabei so aufgebaut sein, dass die drei Sublevel nacheinander bearbeitet werden. Er kann aber auch zwei oder drei Ebenen gleichzeitig behandeln.

Level 1.1 Diagnosetitel. Die erste Aufgabe besteht darin, einen Diagnosetitel zu formulieren. Dabei ist das multiaxiale System zu berücksichtigen, sodass eine menschliche Reaktion abgebildet wird, die eine Pflegediagnose darstellen könnte. Das Evidenzkriterium wird von einem Diagnosetitel bestimmt, der als eindeutig betrachtet werden kann. Außerdem wird er von einer zuvor

Tab. 4.1 Evidenzlevel von Pflegediagnosen

Stufe der Diagnosenentwicklung	Kriterien für die Klassifikation
Entwicklung des Konzepts	**Level 1: Dem DDC unterbreiteter Vorschlag zur Entwicklung**
	1.1 Nur Diagnosetitel
	1.2 Diagnosetitel und Definition
	1.3 Bestandteile der Diagnose, Zusammenhang mit Outcomes und Interventionen
Theoretische Fundierung	**Level 2: Aufnahme in die Terminologie und Erprobung in der Praxis**
	2.1 Konzeptvalidität
	2.1.1 Konzeptvalidität der Elemente
	2.1.2 Theoretisch-kausale Validität
	2.1.3 Terminologische Validität
	2.2. Inhaltsvalidität der Diagnose
	2.2.1 Anfangsvalidität des Diagnoseinhalts
	2.2.2 Mögliche Validität des Diagnoseinhalts
	2.2.3 Erhöhte Validität des Diagnoseinhalts
	2.2.4 Gesicherte Validität des Diagnoseinhalts
Praktische Fundierung	2.3. Klinische Validität
Block 1 *Identifizierung von Populationen, auf die die jeweilige Pflegediagnose zutreffen könnte*	
	2.3.1 Qualitative Validität
	2.3.2 Demografische Validität
Block 2 *Nutzen der bestimmenden Merkmale für klinische Zwecke*	
	2.3.3 Klinische Konstruktvalidität
	2.3.4 Selektive Validität
	2.3.5 Diskriminante Validität
	2.3.6 Prognostische Validität
	2.3.7 Generalisierbare Validität der bestimmenden Merkmale
Block 3 *Identifizierung von beeinflussenden Faktoren/Risikofaktoren, Risikopopulationen und assoziierten Bedingungen*	
	2.3.8 Diagnosespezifische kausale Validität
	2.3.9 Kausale Validität der Expositionsvariable
	2.3.10 Generalisierte Validität von beeinflussenden Faktoren/ Risikofaktoren

durchgeführten Literaturrecherche gestützt und in Form eines Berichts präsentiert. Daraufhin berät sich das DDC mit dem oder der Einreichenden und unterstützt die Diagnoseentwicklung durch Richtlinien, Workshops und schriftliche Beratung. In diesem Stadium wird der Diagnosetitel in der Kategorie „zur Ausarbeitung eingegangen“ verzeichnet. Auch auf der NANDA-I-Website ist er in dieser Kategorie zu finden.

Level 1.2 Diagnosetitel und Definition. Dieses Evidenzkriterium erfordert eindeutige Formulierungen von Diagnosetitel und Definition, die sich klar von anderen NANDA-I-Diagnosen und Definitionen unterscheiden. Die Definition unterscheidet sich von den bestimmenden Merkmalen und der Titel und seine Bestandteile sind nicht Bestandteil der Definition. Dabei muss die Diagnose die aktuelle NANDA-I-Anforderung an eine Pflegediagnose erfüllen. Das heißt, bei dem Vorschlag muss es sich um eine menschliche Reaktion handeln, bei der die Pflegekraft originär pflegerische Interventionen durchführen kann. Sowohl der Titel als auch die Definition müssen auf eine Literaturrecherche zurückzuführen sein, die dem DDC zur Beurteilung vorzulegen ist. In diesem Stadium werden der Diagnosetitel und seine Definition in der Kategorie „zur Ausarbeitung eingegangen“ verzeichnet. Auch auf der NANDA-I-Website sind sie in dieser Kategorie zu finden.

Level 1.3 Bestandteile der Diagnose, Zusammenhang mit Outcomes und Interventionen. Vorschläge auf diesem Level erfordern den Titel, die Definition und weitere Elemente der Diagnose (bestimmende Merkmale, beeinflussende Faktoren/Risikofaktoren; gegebenenfalls assoziierte Bedingungen, Risikopopulationen). Sämtliche Quellen aus der Literaturrecherche sind dabei mitanzugeben. Vorschläge auf dieser Stufe sind zwar noch nicht Teil der Terminologie, tragen aber dennoch zur Diskussion über das theoretische Konzept und die Bewertung des klinischen Nutzens und der Anwendbarkeit bei und stützen seine Validierung durch belastbare Forschungsmethoden. Wenn Sie einen Vorschlag einreichen wird außerdem erwartet, dass Sie den Zusammenhang aufzeigen zwischen der Diagnose, die ausgearbeitet werden soll, und Interventionen und Outcomes, wie sie in anderen Taxonomien (z. B. der Pflegeergebnisklassifikation (NOC) oder der Pflegeinterventionsklassifikation (NIC)) zu finden sind. In diesem Stadium wird der Diagnosevorschlag in der Kategorie „zur klinischen Entwicklung und Validierung eingegangen“ verzeichnet. Auch auf der NANDA-I-Website ist er in dieser Kategorie zu finden; außerdem im entsprechenden Kapitel dieses Buches. Hinweis: Für eine Einreichung müssen Sie nicht unbedingt die Level 1.1 und 1.2 abarbeiten. Ein Vorschlag kann auch direkt mit Level 1.3 beginnen.

4.3.2 Level 2: Aufnahme in die Terminologie und Erprobung in der Praxis

Eine neue Diagnose wird in die NANDA-I-Terminologie aufgenommen, wenn ein Validitätsnachweis der Stufe 2 erbracht werden konnte. Diese Stufe ist in drei Sublevel unterteilt: 2.1 Konzeptvalidität; 2.2 Inhaltsvalidität und 2.3 Klinische Validität. Damit eine neue Diagnose in die Klassifikation aufgenommen wird, müssen Sie theoretische Studien ausfindig machen oder selbst erarbeiten, die die Konstruktion eines Validitätsnachweises mindestens auf dem ersten Sublevel, das heißt, der Konzeptvalidität, ermöglichen. Ob die Diagnose in der Klassifikation verbleibt, hängt jedoch von der Kontinuität der Studien ab, die einen Validitätsnachweis auf dem dritten Sublevel, der klinischen Validität, ermöglichen. Jedes dieser Sublevel ist in weitere Unterteilungen gegliedert, die nachstehend beschrieben und anhand von Beispielen veranschaulicht werden.

Level 2.1 Konzeptvalidität. Der Begriff „Konzeptvalidität" bezieht sich auf die Entwicklung eines konzeptionellen Rahmens und/oder einer substantiellen Theorie, die die Interpretation stützt, die aus den einzelnen Bestandteilen der Pflegediagnose hervorgeht. Auf dem ersten Sublevel werden die anfangs entwickelten Elemente einer Konzeptanalyse unterzogen, um aufzuzeigen, dass der Diagnose Fachwissen zugrunde liegt. Die Konzeptanalyse bildet den fachlichen Hintergrund für Titel und Definition. Sie beinhaltet eine Diskussion, in der die bestimmenden Merkmale und beeinflussenden Faktoren (bei problemfokussierten Diagnosen), die Risikofaktoren (bei Risikodiagnosen) oder die bestimmenden Merkmale (bei Gesundheitsförderungsdiagnosen) erörtert und begründet werden. Daneben können gegebenenfalls weitere Elemente wie *assoziierte Bedingungen* und *Risikopopulationen* erörtert werden. Auf dieser Ebene wird eine substantielle Theorie entwickelt, die nicht nur die Elemente der Diagnose identifiziert, sondern auch die klinischen und/oder psychosozialen Zusammenhänge aufzeigt, die der Diagnose zugrunde liegen. Dieses Sublevel gliedert sich wiederum in drei Unterteilungen, die im Folgenden erläutert werden.

Level 2.1.1 Konzeptvalidität der Elemente. Diese erste Stufe beinhaltet Diagnosen, deren Evidenzlevel auf die Entwicklung einer Konzeptanalyse zurückzuführen ist. Eine solche Analyse kann aus drei verschiedenen Gründen erfolgen:

1. Um den Anwendungsbereich einer Diagnose zu erklären. Dazu gehört auch die Einordnung in die passende Domäne und Klasse sowie die Benennung des Subjekts der Diagnose (Person, pflegende Person, Gruppe,

Familie, Gemeinde). Dazu können Studien gehören, die eine Patientengruppe mit einem bestimmten klinischen Zustand (assoziierte Bedingung) untersuchen, beispielsweise eine Untersuchung zum ineffektiven Coping bei Patientinnen mit Brustkrebs.

2. Um die Definition der Diagnose (und ihre Bestandteile) zu präzisieren, die klinischen Indikatoren, also die bestimmenden Merkmale sowie die ätiologischen Faktoren, aus denen sich die Auswahl der beeinflussenden Faktoren/Risikofaktoren zusammensetzt, sowie relevante assoziierte Bedingungen/Risikopopulationen.
3. Um die Diagnose von anderen, bereits in der Taxonomie vorhandenen Diagnosen abzugrenzen, indem Elemente benannt werden, die die Spezifität dieser Diagnose aufzeigen und dabei helfen, sie in der Praxis gegenüber anderen Diagnosen zu differenzieren. Handelt es sich um eine Syndrom-Diagnose, sollte die Konzeptanalyse die Zusammenhänge zwischen den Bestandteilen des diagnostischen Syndroms beschreiben. Dabei sollte das diagnostische Syndrom von den klinischen Situationen abgegrenzt werden, da in diesen lediglich die individuellen diagnostischen Bestandteile augenscheinlich werden.

Die Studie von Cabaço et al. (2018) ist ein Beispiel für eine Konzeptanalyse, die auf die evolutionäre Methode zurückgeht, bei der die Autorinnen die strukturellen Bestandteile für die Entwicklung dreier Pflegediagnosen im Zusammenhang mit spirituellem Coping vorstellen. Die Analyse war das Ergebnis einer Literaturrecherche, bei der qualitative Studien herangezogen wurden. Sie ermöglichte die Entwicklung potenzieller Diagnosen wie *Spirituelles Coping, Risiko eines beeinträchtigten spirituellen Copings* und *Bereitschaft für ein verbessertes spirituelles Coping.*

Level 2.1.2 Theoretisch-kausale Validität. Auf diesem zweiten Sublevel sollten Sie eine breit angelegte theoretische Studie ausfindig machen oder selbst entwickeln (als Kriterium für den Evidenzgrad), mit der Hypothesen über die klinischen und kausalen Zusammenhänge aufgestellt werden können, die die einzelnen Bestandteile der Diagnose begründen (bestimmende Merkmale, beeinflussende Faktoren und gegebenenfalls assoziierte Bedingungen/Risikopopulationen). Der bevorzugte Ansatz für dieses Ziel ist die Entwicklung von Theorien mittlerer Reichweite. Darunter werden Theorien verstanden, die aus einer begrenzten Zahl von Konzepten zusammengesetzt sind und dazu genutzt werden, Situationen aus der klinischen Praxis zu beschreiben, zu erklären oder vorauszusagen (Lopes, Silva & Herdman, 2017). Ein Beispiel für die Anwendung dieses Ansatzes ist die Studie von Lemos et al. (2020). Darin wird eine Theorie mittlerer Reichweite dargelegt, die auf eine integrative Literaturrecherche zur Pflegediagnose *Dysfunktionales Weaning* (00034) zurückgeht. Sie beinhaltet die Hauptkonzepte, Piktogramme, Thesen und kausalen Zusammenhänge zur Anwendung in der klinischen Praxis. Die Autorinnen dieser Studie identifizierten 13 vorausgehende klinische Indikatoren und 21 Konsequenzen dieser Pflegediagnose bei misslungener Entwöhnung vom Beatmungsgerät (Weaning).

Level 2.1.3 Terminologische Validität. Terminologische Validität bezieht sich darauf, wie geeignet die Interpretation der Begriffe ist, die aus Patientenakten ausgewählt wurden, um die einzelnen Bestandteile einer Pflegediagnose zu benennen. Das Evidenzlevel umfasst Diagnosen, die für Validierungsprozesse vorgesehen sind, deren Grundlage Sekundärdaten bilden. So sollen diagnostische Komponenten und/oder die diagnostische Prävalenz bestimmt werden. Die terminologische Validität der Diagnose wird durch die Dokumentation der einzelnen Bestandteile (bestimmende Merkmale, beeinflussende Faktoren/Risikofaktoren) in Patientenakten überprüft. Derartigen Studien müssen zwingend große Datenmengen aus Patientenakten zugrunde liegen, die hinreichend viel Material bieten, um diagnostische Elemente ausfindig machen zu können. Die Überprüfung der genutzten Akten im Hinblick auf Eignung, Genauigkeit und Zutreffen stellt bei diesen Studien eine weitere, notwendige Anforderung dar. Ein Beispiel für diesen Studientyp findet sich in einem Artikel von Ferreira et al. (2016). Das Forschungsteam legte hier 832 Begriffe aus insgesamt 256 Patientenakten und 52 NANDA-I-Diagnosetitel einer Intensivstation mithilfe der Cross-Mapping-Methode übereinander. An dieser Stelle sei ausdrücklich darauf hingewiesen, dass die terminologische Validität von der Beschreibung der Werkzeuge und Methoden abhängig ist, die zur Überprüfung der gewonnenen Informationen genutzt werden. Mit dem bloßen Verzeichnen von Begriffen in der Patientenakte *ist nicht sichergestellt*, dass die Interpretationen, die daraus gewonnen wurden, tatsächlich valide sind.

Level 2.2. Inhaltsvalidität der Diagnose. Damit der eingereichte Vorschlag die Evidenz der Validität der Diagnose auf einen Evidenzgrad von 2.2 erhöht, müssen sämtliche Kriterien der vorangegangenen Level (2.1.1, 2.1.2, 2.1.3) erfüllt worden sein. Das Kriterium für diesen Evidenzgrad besteht in einer Studie zur Inhaltsanalyse, die von Fachleuten für den Fokus der jeweiligen Diagnose durchgeführt wird. Inhaltsvalidität bezieht sich darauf, wie repräsentativ die diagnostischen Komponenten, die auf dem vorangegangenen

Level ausfindig gemacht wurden, für den klinischen Anwendungsbereich der Diagnose sind. Dieses Sublevel ist in vier Unterteilungen gegliedert, und zwar nach der Anzahl der befragten Expert(inn)en und ihrem jeweiligen Kompetenzgrad. Die Anzahl der involvierten Fachleute ist dabei für die Inhaltsvalidität weniger ausschlaggebend als die Expertise der Befragten. Darüber hinaus sollten sowohl Fachleute aus der Praxis als auch Forschende hinzugezogen werden, die sich mit dem Gegenstand der Diagnose befassen, damit sowohl praktische Erfahrungen als auch tiefergehende theoretische Überlegungen zur Diagnose berücksichtigt werden. Die Einordnung einer Diagnose in die Terminologie erfolgt auf der höchsten Ebene, deren Kriterien sie erfüllt hat. Um welche Ebene es sich dabei handelt, entscheiden das DDC und die Forschungsleitung nach der Durchführung der Evaluation. Ein Beispiel für eine diagnostische Inhaltsvaliditätsstudie ist der Beitrag von Zeleníková, Žiaková, Čáp, & Jarošová (2014), die die Pflegediagnose *Akuter Schmerz* (00132) mithilfe von Pflegefachpersonen aus Tschechien und der Slowakei anhand des Fehring-Modells validierten. Dabei wurden insgesamt 17 bestimmende Merkmale validiert.

Level 2.2.1 Anfangsvalidität des Diagnoseinhalts. Zu diesem Sublevel gehören Diagnosen, deren Validierungsprozess auf den Aussagen einzelner Fachleute mit wenig fortgeschrittenem Profil gründet. Auf dieser Ebene werden Methoden zur Evaluation durch eine Gruppe wie die Delphi-Technik eingesetzt. Die Analyse folgt dabei tendenziell einem qualitativen Ansatz und zielt darauf ab, die auf Sublevel 2.1 entwickelte Struktur zu bestätigen. Ein Validierungsprozess mit diesen Eigenschaften hat außerdem den Vorteil, dass gleichzeitig überprüft werden kann, wie verständlich die diagnostische Struktur für Pflegeneulinge ist. Die Nachvollziehbarkeit der Struktur und der mögliche Nutzen in der klinischen Praxis werden sichtbar. Diagnosen auf dieser Ebene weisen ein mäßiges Potenzial für Inhaltsvalidität auf. Wie die Delphi-Technik bei Prozessen zur inhaltlichen Validierung von Pflegediagnosen angewendet werden kann, wird in einem Beitrag von Grant & Kinney (1992) erläutert. Ein Beispiel für diesen Studientyp findet sich in der Untersuchung von Melo et al. (2011). Dort wurde die Delphi-Technik mit 25 Expertinnen und Experten in drei Runden praktiziert. Die Fachleute identifizierten acht Faktoren, mit denen das Risiko für die Pflegediagnose *Verminderte Herzleistung* (00270) stieg.

Level 2.2.2 Mögliche Validität des Diagnoseinhalts. Auf dieser Stufe wird der Validierungsprozess mit einer großen Anzahl von Fachleuten entwickelt, die bislang über wenig Berufserfahrung verfügen. Generell umfasst die

Forschungsarbeit deskriptive und inferenzstatistische Analysen; dabei kann überprüft werden, inwiefern die Diagnose für Pflegefachpersonen mit geringer praktischer Erfahrung geeignet ist. Werden Diagnosen mithilfe dieses Studientyps bewertet, muss die Zahl der involvierten Expertinnen und Experten entsprechend groß sein, damit ihre Einschätzungen verallgemeinert werden können. Häufig werden diese Einschätzungen mithilfe von Fragebögen erhoben. Die statistische Analyse besteht dabei unter anderem aus Inhaltsvaliditätsindizes, Proportionalitätsprüfungen und Koeffizienten zur Urteilerübereinstimmung. Ein Beispiel ist die bereits erwähnte Studie von Paloma-Castro et al. (2014), bei der jedoch zu berücksichtigen ist, dass ihr Sample vermutlich Fachleute mit verschiedenen Kompetenzgraden inkludierte. Die im Beitrag verfügbaren Daten lassen keine Rückschlüsse darauf zu, über welchen Kompetenzgrad die Expertinnen und Experten verfügten, die an der Studie teilnahmen.

Level 2.2.3 Erhöhte Validität des Diagnoseinhalts. Auf dieser Ebene müssen die Teilnehmenden, die Analysen vornehmen, über einen hohen Kompetenzgrad verfügen. In den meisten Studien wird die jeweilige Expertise nach akademischen Gesichtspunkten bewertet. Oft fehlt eine kritische Analyse dieser Kompetenzgrade, weshalb es schwierig ist, solche Studien zu identifizieren. Hier geht der Validierungsprozess auf die Einschätzungen weniger Einzelpersonen zurück, die überwiegend als (sehr) kompetente Pflegefachpersonen einzustufen sind. Diagnosen dieses Sublevels werden einem qualitativen Assessment durch eine Gruppe mit mehr Fachwissen und Erfahrung unterzogen. Die Evaluation dieser Fachleute sollte ausreichen, um die Relevanz, Zweckdienlichkeit und Nachvollziehbarkeit der Elemente, aus denen eine Diagnose besteht, zu bestätigen.

Level 2.2.4 Gesicherte Validität des Diagnoseinhalts. Diese Ebene hebt sich von den vorangegangenen Ebenen durch die große Anzahl der involvierten Expert(inn)en ab, die überwiegend als (sehr) kompetente Pflegefachpersonen einzustufen sind. Abgesehen davon, dass es schwierig ist, ein entsprechendes Sample angemessener Größe und Qualität zu finden, besteht die Datenanalyse hier aus Inhaltsvaliditätsindizes, Proportionalitätsprüfungen, Koeffizienten zur Urteilerübereinstimmung und Untersuchungen zur internen Konsistenz der Expertenmeinungen. Dabei wird der Prozess umso komplizierter, wenn die verwendeten Methoden Neuerungen in der Struktur beinhalten, die auf Vorschläge der Fachleute zurückgehen. Dies ist das wichtigste und zugleich schwierigste Sublevel der Inhaltsvalidierung einer Diagnose. Folgendes könnte dazu beitragen, diesen Prozess zu stärken: Rekrutierung eines

Samples, das größer ist, als man es anfangs für notwendig erachtet hat; Nutzung objektiver Instrumente; Nutzung elektronischer Mittel zur Kontaktaufnahme und Datenerhebung; Expertensuche in verschiedenen Ländern; Aufstellen eines Forschungsplans, der einen längeren Zeitraum für die Erhebung der Daten berücksichtigt.

Level 2.3 Klinische Validität. Dies ist die höchste und beste Stufe, die eine Diagnose im Hinblick auf ihre Validität erreichen kann. Idealerweise sollte eine Diagnose dieser Stufe zugeordnet werden, um dauerhaft Teil der Klassifikation zu bleiben. Einer Studie zur klinischen Validierung muss eine Inhaltsvalidierungsstudie vorausgegangen sein. Es ist also sicherzustellen, dass eine Diagnose inhaltlich validiert wurde, bevor eine klinische Validierung erfolgt: Konnte sie vorab der Subebene 2.2 zugeordnet werden? Bei dieser Ebene handelt es sich um die Stufe mit den meisten Subkategorien. Diese orientieren sich am Gebrauch der Diagnose in der klinischen Praxis. Die Evidenzgrade entsprechen dabei der Art der klinischen Schlussfolgerung (Inferenz), die aus den klinischen Komponenten abgeleitet wird; dabei kann der Zeitraum ab der Etablierung des klinischen Begriffs bis zur Entwicklung eines kausalen Prozesses umfasst werden. Zum besseren Überblick wurde diese Subebene in drei Blöcke eingeteilt. Jeder der drei Blöcke steht für einen anderen Zweck, zu dem der klinische Validierungsprozess durchgeführt wird.

Der erste Block umfasst die beiden ersten Sublevel (2.3.1 und 2.3.2). Er bezieht sich auf deskriptive Studien, in denen versucht wird, bei Populationen, bei denen vermutlich ein bestimmtes Phänomen vorkommt, erste Profile der diagnostischen Komponenten abzuleiten. Damit steht dieser Block für die Art Nachweis klinischer Validität, die danach fragt, bei welchen Populationen eine Diagnose anwendbar sein könnte. Der zweite Block enthält die darauffolgenden fünf Sublevel (2.3.3, 2.3.4, 2.3.5, 2.3.6 und 2.3.7) Er bezieht sich auf Validierungsprozesse, die sich auf den Nutzen der bestimmenden Merkmale für verschiedene klinische Zwecke konzentrieren. Dazu gehören neben der diagnostischen Schlussfolgerung selbst auch Screening-Kapazitäten, das Erstellen von Prognosen, die Differenzierungsfähigkeit sowie die Verallgemeinerbarkeit für verschiedene Populationen. Zum dritten Block gehören die drei letzten Sublevel (2.3.8, 2.3.9 und 2.3.10). Er bezieht sich auf Validierungsprozesse, mit denen beeinflussende Faktoren/Risikofaktoren, Risikopopulationen und assoziierte Bedingungen ermittelt werden sollen. Mit den Studien für dieses Evidenzlevel sollen Faktoren identifiziert werden, die das Eintreten der jeweiligen Pflegediagnose begünstigen.

Bei der Anordnung der Sublevel wurde berücksichtigt, dass die bestimmenden Merkmale die wichtigsten Elemente sind, wenn eine Pflegediagnose gestellt wird und ihre Validität im Hinblick auf einen bestimmten Zweck geprüft werden soll. Die beeinflussenden Faktoren als kausale Elemente können nur dann ausfindig gemacht werden, wenn der diagnostische Inferenzprozess präzise genug durchgeführt wird und sich auf die bestimmenden Merkmale stützt. Somit können klinische Validierungsprozesse, die beeinflussende Faktoren (und andere kausale Elemente) enthalten, nur dann passend konzipiert und durchgeführt werden, wenn die jeweilige Diagnose zuvor auf einer niedrigeren Ebene für valide befunden wurde.

Level 2.3.1 Qualitative Validität. Qualitative Validität bezieht sich darauf, inwiefern eine diagnostische Interpretation von klinischen Elementen gestützt wird, die von der betroffenen Person subjektiv erlebt werden. In dieser Kategorie stützt sich die Evidenz auf die Entwicklung qualitativer Studien, um das entsprechende Phänomen auf Grundlage der Wahrnehmung von Personen, die mutmaßlich davon betroffen sind, zu beschreiben. Die jeweiligen Diagnosen müssen dabei von einer kleinen Gruppe von Personen beurteilt werden, die möglicherweise selbst von dieser Diagnose betroffen sind. Dies ist notwendig, um Informationen über Wahrnehmung, Überzeugungen, Einstellungen und Unterschiede zwischen den einzelnen Personen zu erheben, die charakteristisch für das jeweilige Phänomen sein oder es beeinflussen könnten. Üblicherweise wird hier mit bewusst oder zufällig ausgewählten Stichproben gearbeitet. Bei der Analyse werden meist qualitative Ansätze gewählt. Ein Beispiel für eine qualitative Validierung ist die Studie von Pinto et al. aus dem Jahr 2017, in der das Autorenteam eine interpretierende Inhaltsanalyse durchführte, um Diagnosen zu Comfort bei Palliativpatienten abzuleiten. Aus den Berichten über das Erleben von 15 Patienten aus chirurgischen Abteilungen eines Krankenhauses in Portugal wurden 17 verschiedene Diagnosen abgeleitet.

Level 2.3.2 Demografische Validität. In diesem zweiten Sublevel des ersten Blocks geht es um die Frage, inwiefern demografische Faktoren einen Einfluss darauf haben, wie die einzelnen Bestandteile einer Diagnose interpretiert werden. Diese Art der Validität korreliert stark mit den kausalen Elementen (beeinflussende Faktoren/Risikofaktoren, assoziierte Bedingungen und Risikopopulationen). Gefordert werden hier Validierungsstudien auf Grundlage von Querschnittstudien, in denen Elemente im Zusammenhang mit Pflegediagnosen identifiziert werden (bestimmende Merkmale, beeinflussende Faktoren, Risikofaktoren). Solche Studien müssen mit großen Samples aus Personen entwickelt werden, von denen angenommen wird, dass sie von der jeweiligen Diagnose betroffen sind; die Auswahl der Teilnehmer kann entweder nach und nach (etwa, wenn Patienten aufgenommen wurden) oder durch ein randomisiertes Auswahlverfahren erfolgen. Die diagnostische Schlussfolgerung erfolgt dabei durch eine kleine Gruppe erfahrener Pflegediagnostiker, die nachweislich über Erfahrung mit dieser Pflegediagnose verfügen und/oder eine spezielle Schulung absolviert haben, um diese Diagnose stellen zu können.

Im Rahmen der Datenanalyse muss der Zusammenhang zwischen soziodemografischen Variablen, bestimmenden Merkmalen und Faktoren im Zusammenhang mit der diagnostischen Schlussfolgerung überprüft werden. Darüber hinaus können einige multivariate Analyseverfahren wie etwa die logistische Regression genutzt werden, um Gruppen von bestimmenden Merkmalen und hierarchisch geordnete Modelle für beeinflussende Faktoren/Risikofaktoren oder Modelle für gemeinsam auftretende menschliche Reaktionen (bei Diagnosen, die sich auf Syndrome beziehen) zu entwickeln. So wurde etwa in der Studie von Oliveira et al. (2016) der Zusammenhang zwischen beeinflussenden Faktoren und *Bewegungsarmer Lebensstil* (00168), untersucht. Dabei wurden die Ergebnisse der Studie bei Jugendlichen aus Brasilien nach Geschlecht adjustiert, um mögliche geschlechtsbedingte Unterschiede in der Kausalität zu verifizieren. Mithilfe der Studie, an der insgesamt 564 Jugendliche teilnahmen, konnten vier bestimmende Merkmale und sechs beeinflussende Faktoren ausfindig gemacht werden, die in engem Zusammenhang mit einem bewegungsarmen Lebensstil stehen. Einige beeinflussende Faktoren wiesen geschlechtsbedingte Unterschiede auf, da sie stärker mit Männern in Verbindung gebracht wurden. In diesem Fall müssen die Interpretationen aus den bestimmenden Merkmalen bei den Jugendlichen auf mögliche geschlechtsbedingte Unterschiede hin untersucht werden.

Level 2.3.3 Klinische Konstruktvalidität. Im Unterschied zu den vorhergehenden Stufen stehen bei diesem Sublevel nicht allgemeine explorative Ansätze im Fokus, sondern bestimmte Einzelkomponenten, nämlich die bestimmenden Merkmale. Dieses Sublevel stellt die Hauptkategorie der Evidenzlevel dar. Klinische Konstruktvalidität beschreibt, inwiefern eine Gruppe von bestimmenden Merkmalen die korrekte Interpretation (Inferenz) einer Pflegediagnose in einer konkreten Praxissituation zulässt. Kriterien zur Bestimmung des Evidenzlevels sind hier Studien zur Fragestellung, wie geeignet die bestimmenden Merkmale sind, um Subjekte im Hinblick auf das Vorliegen oder Nichtvorhandensein einer Diagnose korrekt zu klassifizieren. Ein Nachweis der klinischen Konstruktvalidität sollte die Genauigkeit (Sensitivität und Spezifität) der einzelnen bestimmenden Merkmale messen. Er kann auch herangezogen werden, um die Bedeutung einer Gruppe bestimmender Merkmale und den Einfluss ihres klinischen Spektrums auf die diagnostische Schlussfolgerung zu bestätigen.

Die Auswahl der Patienten, die in solchen Studien inkludiert werden, erfolgt auf wirklichkeitsnahem Weg (fortlaufend), wobei auf eine ausreichende Fallzahl zu achten ist, um die Genauigkeit der Diagnose zu berechnen. Generell kann die diagnostische Schlussfolgerung durch ein Gremium von Pflegediagnostikern erfolgen oder mithilfe von latenten Variablenmodellen, mit denen die diagnostische Genauigkeit unmittelbar berechnet werden kann. Ein Beispiel für diese Validierungsart ist die Studie von Mangueira & Lopes aus dem Jahr 2016. Dabei nahmen die Autoren eine Einschätzung von 110 alkoholkranken Patienten vor und maßen die diagnostische Genauigkeit von 115 bestimmenden Merkmalen. Indem sie vier verschiedene latente Klassenmodelle benutzten, konnten sie 24 Merkmale mit statistisch signifikanten Werten für Sensitivität und Spezifität für *Dysfunktionale Familienprozesse* (00063) identifizieren.

Mit der klinischen Konstruktvalidität wird versucht, bestimmende Merkmale zu ermitteln, die eine genauere diagnostische Schlussfolgerung ermöglichen, sodass die Pflegediagnose möglichst vollständig dargestellt werden kann. Die nachstehenden Subkategorien der klinischen Validität (2.3.4, 2.3.5 und 2.3.6) unterscheiden sich insofern von der klinischen Konstruktvalidität, als sie eine spezifischere Anwendung und spezifischere Interpretationen beschreiben. Dazu gehören die Studien, in denen versucht wird, die folgenden Merkmale zu etablieren:

- spezifische bestimmende Merkmale für Screenings und eine schnelle Entscheidungsfindung
- bestimmende Merkmale, die eine Abgrenzung von ähnlichen Diagnosen ermöglichen
- und bestimmende Merkmale, die eine Verschlechterung des klinischen Zustands anzeigen

Während die beiden ersten Ebenen nur auf wenige Pflegediagnosen zutreffen, ist die letzte Ebene bei allen Diagnosen anwendbar und stützt sich auf die Entwicklung von Längsschnittstudien.

Level 2.3.4 Selektive Validität (klinisches Screening). Selektive Validität meint, dass eine Mindestanzahl von Merkmalen herangezogen werden kann, um mit heuristischen Methoden das Vorliegen einer Pflegediagnose mit dem erforderlichen Mindestmaß an Plausibilität zu interpretieren. Dies ermöglicht eine schnelle Entscheidungsfindung in klinischen Settings wie Akutsituationen und Notfällen. Die Evidenzkriterien inkludieren Studien, in denen bedingte Wahrscheinlichkeiten für kleine Gruppen bestimmender Merkmale ermittelt wurden, sodass eine schnelle Interpretation möglich ist, die etwa bei Protokollen zur Risikoeinschätzung oder bei klinischen Screenings zum Tragen kommen kann.

Es ist unerlässlich, dass zuvor eine klinische Konstruktvalidierung stattfindet, um auf Basis dieser Daten eine Mindestanzahl an bestimmenden Merkmalen ausfindig zu machen, die in diagnostischen Screenings und zur schnellen Entscheidungsfindung herangezogen werden können. Zu den Datenanalyse-Methoden gehört bei dieser Art Validierung der Gebrauch von Algorithmen, mit denen sich Klassifikationsbäume erstellen lassen. Für diese Methode werden jedoch große Samples benötigt, die es erlauben, bedingte Wahrscheinlichkeiten für eine vorab festgelegte Mindestanzahl an bestimmenden Merkmalen zu berechnen, mit denen anschließend ein Modell zur Entscheidungsfindung entwickelt werden kann. Bei solchen Studien können Gremien von Pflegediagnostikern für die diagnostische Schlussfolgerung zum Einsatz kommen. Außerdem muss der gesamte Validierungsprozess des Klassifikationsbaums dokumentiert werden.

Die Studie von Chaves et al. (2018) ist ein Beispiel dafür, wie dieses Verfahren angewendet werden kann, um diese Art von Validität zu prüfen. Die Autoren entwickelten einen Klassifikationsbaum zur schnellen Entscheidungsfindung bei der Identifikation von *Ineffektiver Atemwegsclearance* (00031) bei Kindern mit akuter Atemwegsinfektion. Für die Erstellung des Klassifikationsbaums waren die Ergebnisse von drei verschiedenen Algorithmen in einem Sample mit 249 Kindern verglichen worden, die an einer akuten Atemwegsinfektion litten. Am besten bewährte sich der Baum mit den bestimmenden Merkmalen *Ineffektiver Husten* und *Hinzukommende, abnorme Atemgeräusche*, die für ein Screening von Kindern, die aufgrund von *Ineffektiver Atemwegsclearance* in der Notaufnahme versorgt wurden, für geeignet befunden wurden.

Level 2.3.5 Diskriminante Validität. Mithilfe der diskriminanten Validität soll eine Gruppe von bestimmenden Merkmalen festgelegt werden, die es ermöglicht, Diagnosen mit ähnlichen Anzeichen und Symptomen voneinander abzugrenzen. Diese Art der Validität sagt aus, in welchem Maße es eine Gruppe von bestimmenden Merkmalen ermöglicht, Diagnosen mit ähnlichen klinischen Komponenten voneinander abzugrenzen. Bevor man in Erwägung zieht, die diskriminante Validität zweier Pflegediagnosen zu untersuchen, muss für beide entsprechend klinische Konstruktvalidität nach den Kriterien der Ebene 2.3.3 nachgewiesen worden sein. Der Grad der Evidenzkriterien kann dabei Studien mit unterschiedlich vielen Phasen inkludieren, von simultanen Konzeptanalysen bis hin zu Analysen mit Populationen, die für die abzugrenzenden Diagnosen infrage kommen. Die Samples müssen groß genug sein, um Schätzwerte zu ermitteln, und die Analyse gründet auf Methoden wie der multiplen Korrespondenzanalyse oder unscharfen Mengen (Fuzzylogik).

Ein Beispiel für diese Art der Validität stellt die Studie von Pascoal et al. (2016a) dar, die eine Studie zur diskriminanten Validierung der Diagnosen *Ineffektive Atemwegsclearance* (00031), *Ineffektives Atemmuster* (00032) und *Beeinträchtigter Gasaustausch* (00030) bei Kindern mit akuter Atemwegsinfektion entwickelten. Es gelang den Autoren, 27 bestimmende Merkmale ausfindig zu machen, die eine Unterscheidung zwischen diesen drei Diagnosen ermöglichen.

Level 2.3.6 Prognostische Validität. Prognostische Validität sagt aus, inwiefern mithilfe einer spezifischen Gruppe bestimmender Merkmale Vorhersagen über eine mögliche Verschlechterung des Krankheitszustands eines Patienten getroffen werden können, und zwar im Hinblick auf eine Pflegediagnose in einem spezifischen Kontext. Dieses Evidenzlevel basiert auf der Identifikation von niedrigeren Überlebens-/Genesungsraten der Personen, auf die die jeweiligen bestimmenden Merkmale zutreffen. Zu diesem Kriterium gehören komplexe Längsschnittstudien, mit denen eine Gruppe von bestimmenden Merkmalen ausfindig gemacht werden soll, die es erlaubt, prognostische Assessments durchzuführen. Ziel ist es, festzustellen, welche klinischen Symptome eine Verschlechterung des klinischen Zustands des Patienten ankündigen. Voraussetzung für diese Art von Validität ist, dass die jeweilige Diagnose bereits die Kriterien aus 2.3.3 für klinische Konstruktvalidität erfüllt hat.

Der Validierungsprozess basiert hierbei auf diagnostischen Kohortenstudien, bei denen zunächst das Vorhandensein der bestimmenden Merkmale eingeschätzt und später im Rahmen von Follow-up-Studien zu verschiedenen Zeitpunkten erneut bewertet wird. Die Dauer des Patienten-Follow-ups hängt dabei von der einzelnen Diagnose ab: Da der klinische Verlauf akut oder chronisch sein kann, kann sich ein Follow-up über Tage oder auch Jahre erstrecken, um zuverlässige prognostische Marker ermitteln zu können. Samples werden üblicherweise nacheinander gewonnen und/oder durch die Zuweisung von Personen, von denen angenommen wird, dass die jeweilige Diagnose auf sie zutrifft. Bei der Analyse dieser Studienart kommen spezielle statistische Verfahren zur Anwendung wie das Messen von relativem Risiko, Inzidenz-Koeffizienten und Überlebensraten. Darüber hinaus werden statistische Modelle verwendet, die auf multivariate Methoden zurückgehen, zum Beispiel generalisierte Schätzgleichungen und das Cox-Modell (proportionales Hazard-Modell).

Ein Beispiel für prognostische Validität findet sich in der Studie von Pascoal et al. (2016b), in der die bestimmenden Merkmale für *Ineffektives Atemmuster* (00032) bei Kindern, die aufgrund einer akuten Atemwegsinfektion ins Krankenhaus eingewiesen worden waren, im Hinblick auf ihre Vorhersagekraft untersucht wurden. Ziel war es, Marker für eine Verschlechterung des klinischen Zustands zu identifizieren, die mit der Pflegediagnose zusammenhingen. Dabei untersuchten die Autoren 136 Kinder über einen Zeitraum von zehn Tagen. Nachdem sie die Ergebnisse mithilfe des Cox-Modells, das um zeitabhängige Co-Variablen erweitert worden war analysiert hatten, konnten sie vier bestimmende Merkmale identifizieren, die als Hinweis auf eine schlechte Prognose bei ineffektivem Atemmuster interpretiert werden können.

Level 2.3.7 Generalisierbare Validität der bestimmenden Merkmale. Auf dieser Ebene werden systematische Übersichtsarbeiten zu bestimmenden Merkmalen verfasst. Sie zielt darauf ab, Anzeichen und Symptome ausfindig zu machen, die es zulassen, die Interpretation der Pflegediagnose auf andere Populationen zu übertragen und sie somit zu verallgemeinern. Dieses Evidenzkriterium beruht auf der Identifikation von Studien zur klinischen Konstruktvalidität einer bestimmten Diagnose bei verschiedenen Populationen, bei denen ähnliche Methoden zum Einsatz kamen und Messungen der diagnostischen Genauigkeit der bestimmenden Merkmale beschrieben wurden. Dementsprechend setzen sich die Samples aus Studien zusammen, die gut angelegt wurden und die Kriterien der klinischen Konstruktvalidität von Level 2.3.3 erfüllen. Damit die generalisierbare Validität bestätigt werden kann, sollte bei der Studie mit Metaanalyse-Verfahren gearbeitet werden, um Summenmaße für Sensitivität und Spezifität bilden zu können.

Ein Beispiel für diese Art der Evidenz stellt der Beitrag von Sousa, Lopes & Silva aus dem Jahr 2015 dar. Sie fertigten eine systematische Übersichtsarbeit an, die eine Metaanalyse zur Identifizierung von bestimmenden Merkmalen für *Ineffektive Atemwegsclearance* (00031) beinhaltet, durch die sich die diagnostische Genauigkeit unter verschiedenen klinischen Bedingungen verbesserte. Die Studie umfasste eine Endauswahl von sieben Studien, von denen fünf mit Kindern und zwei mit Erwachsenen durchgeführt worden waren. Die

Analyse wurde zunächst mit allen sieben Studien durchgeführt, später jedoch lediglich mit den Studien, die für Kinder entwickelt worden waren. Die Autoren schlussfolgerten, dass acht Merkmale für eine Generalisierbarkeit der Interpretation von *Ineffektiver Atemwegsclearance* valide sind.

Level 2.3.8 Diagnosespezifische kausale Validität. Spezifisch-kausale Validität sagt aus, in welchem Maße sich durch klinische Nachweise kausale Zusammenhänge zwischen mehreren Faktoren bei einer Diagnose nachweisen lassen. Dieses Evidenzkriterium basiert auf Fall-Kontroll-Studien, in denen diese Faktoren ausfindig gemacht werden können oder auf anderen Methoden, mit denen bestätigt werden kann, dass ein Zusammenhang zwischen den Faktoren und der Diagnose besteht. Diese Ebene klinischer Validität bezieht sich auf Studien, die entwickelt wurden, um mehrere Risikofaktoren/beeinflussende Faktoren für eine Diagnose ausfindig zu machen. Zu den gängigen Methoden gehören hier gut angelegte Fall-Kontroll-Studien mit Fallzahlen, die ausreichend hoch sind, um sowohl das Ausmaß der Wirkung möglicher kausaler Faktoren zu bestimmen als auch hierarchische Strukturen und genügend Ursachen für mehrere beeinflussende Faktoren/Risikofaktoren/assoziierte Bedingungen/Risikopopulationen zu identifizieren.

Die diagnostische Schlussfolgerung zur Ermittlung von Personen, die die Fallgruppe (mit Pflegediagnose) und die Kontrollgruppe (ohne Pflegediagnose) bilden, muss dabei auf Messungen der diagnostischen Genauigkeit zurückgehen, die durch Studien zur klinischen Konstruktvalidität belegt sind: Die Kriterien von Level 2.3.3 müssen erfüllt sein.

Diese Art von Validität weist die Studie von Medeiros et al. (2018) auf. Dort wurde eine Fall-Kontroll-Studie durchgeführt, um Risikofaktoren für Dekubitus bei erwachsenen Intensivpatienten zu ermitteln. Die Studie wurde mit insgesamt 180 Patienten durchgeführt (90 pro Gruppe). Mithilfe der logistischen Regressionsanalyse machten die Autoren sechs Risikofaktoren für *Dekubitus* (00249) ausfindig (in dieser Ausgabe überarbeitet in *Risiko einer Druckschädigung*).

Level 2.3.9 Kausale Validität der Expositionsvariable. Die *kausale Validität der Expositionsvariable* bezieht sich auf die Interpretation eines kausalen Zusammenhangs zwischen einem ursächlichen Faktor und einer Gruppe von Diagnosen. Dieses Evidenzkriterium geht auf die Ergebnisse von Kohortenstudien oder anderen Methoden zurück, mit denen aufgezeigt werden kann, wie ein solcher Faktor die Interpretationen (Inferenzen) einer Gruppe von Diagnosen modifizieren kann. Mit dieser Validierungsart kann mittels eines Kohortendesigns mit Expositionsvariable nachgewiesen werden, wie wichtig ein beeinflussender Faktor/Risikofaktor für mehrere Diagnosen ist. Entsprechend gibt es zwei Gruppen: eine, die dem beeinflussenden Faktor/Risikofaktor ausgesetzt ist und eine, die ihm nicht ausgesetzt ist. Derartige Studien können auch hilfreich für die Herleitung von Kausalketten sein, bei denen verschiedene Diagnosen klinisch miteinander in Bezug stehen und Rückkopplungsschleifen aufweisen, was charakteristisch für Syndromdiagnosen ist.

Die Fallzahlen sollten dabei ausreichend hoch sein, um das Ausmaß des Risikos bestimmen zu können, das mit der Exposition gegenüber diesem Faktor einhergeht. Auch sollte es möglich sein, mit ihnen hierarchische Strukturen zu identifizieren, die multifaktorielle Ursachen und/oder Kausalketten aufweisen. Schließlich müssen Diagnosen, von denen angenommen wird, dass sie von demselben Risikofaktor/beeinflussenden Faktor verursacht werden, auf Grundlage der nachgewiesenen Gültigkeit des klinischen Konstrukts bewertet werden. Dabei muss jede Diagnose, die untersucht wird, zuvor die Validitätskriterien von Level 2.3.3 erfüllt haben. Die Studie von Reis & Jesus (2015) ist ein Beispiel für eine Kohorte mit Expositionsvariable, mit der das *Risiko eine Sturzes* (00155) (in der aktuellen Ausgabe geändert in *Risiko eines Sturzes bei Erwachsenen*, 00303) von 271 Senioren eingeschätzt wurde, die im Pflegeheim leben.

Level 2.3.10 Generalisierte Validität von beeinflussenden Faktoren/Risikofaktoren. Diese Art der Validität sagt aus, inwiefern eine konkrete Gruppe ursächlicher Faktoren es zulässt, eine kausale Interpretation für verschiedene Populationen und verschiedene Kontexte zu verallgemeinern. Dieses Evidenzkriterium beruht auf der Identifikation von Studien, die die ursächlichen Faktoren der Diagnose bei verschiedenen Populationen im Hinblick auf ihre Gültigkeit untersuchen. Bei den Studien kommen ähnliche Methoden zum Einsatz und es werden Messungen zur Auswirkung dieser Faktoren auf die Diagnose beschrieben. Diese Ebene ist mit dem Sublevel 2.3.7 (Generalisierbare Validität der bestimmenden Merkmale) vergleichbar, beinhaltet jedoch auch systematische Übersichtsarbeiten zu den beeinflussenden Faktoren/Risikofaktoren. Zu diesen Samples gehören gut angelegte Studien, die die Kriterien von Level 2.3.8 erfüllen. Außerdem werden Metaanalyse-Verfahren benutzt, um Summenmaße für die Auswirkung der beeinflussenden Faktoren/Risikofaktoren auf eine Pflegediagnose bilden zu können. Für diese Art der Validität konnten keine Beispiele gefunden werden. Dies ist vermutlich darauf zurückzuführen, dass nach wie vor nur eine geringe Anzahl von Studien zu beeinflussenden Faktoren/Risikofaktoren existiert. Zu betonen ist in diesem Zusammenhang, dass die Festlegung geeigneter Interventionen von den ursächlichen Faktoren einer Diagnose abhängig ist. Daher werden Studien zum Nachweis ihrer Validität sehr begrüßt.

4.3.3 Schlussbetrachtungen

Die genannten Evidenzlevel bilden eine Rangfolge: in welchem Maße beschreibt eine Beobachtung tatsächlich die Diagnose, von der vermutet wurde, dass sie diese beschreibt? Die Überarbeitung der Evidenzgrade für die NANDA-I-Diagnosen soll Praktiker dabei unterstützen, den Entwicklungsstand der Diagnosen zu erfassen und das Potenzial erhöhen, dass diese tatsächlich Phänomene der Profession Pflege widerspiegeln. Darüber hinaus kann die vorliegende Überarbeitung Forschenden dabei helfen, ihre Untersuchungen genauer abzugrenzen, um die praktische Anwendbarkeit ihrer Ergebnisse zu erhöhen. Validierungsprozesse können möglicherweise die schrittweise Entwicklung bereits aufgenommener und vorgeschlagener Diagnosen beschleunigen, erhöhen die terminologische Konsistenz und verbessern darüber hinaus den Prozess der klinischen Entscheidungsfindung.

Im nächsten Überarbeitungszyklus der Terminologie wird die Forschungsleitung den Diagnosen die Evidenzlevel (LOE) – unter Berücksichtigung der neuen Kriterien – neu zuzuweisen.

4.4 Literaturangaben

American Educational Research Association. American Psychological Association. National Council on Measurement in Education. Standards for educational and psychological testing. Washington: American Psychological Association, 2014.

Cabaço SR, Caldeira S, Vieira M, et al. Spiritual coping: a focus of new nursing diagnoses. Int J Nurs Knowl 2018; 29(3): 156–164.

Chaves DBR, Pascoal LM, Beltrão BA, et al. Classification tree to screen for the nursing diagnosis Ineffective airway clearance. Rev Bras Enferm 2018; 71(5): 2353–2358.

Deeks JJ, Bossuyt PM, Gatsonis C. Cochrane Handbook for Systematic Reviews of Diagnostic Test Accuracy Version 1.0.0. The Cochrane Collaboration. 2013. Retrieved from http://srdta.cochrane.org/ on 24 June 2019.

Ferreira AM, Rocha EN, Lopes CT, et al. Nursing diagnoses in intensive care: cross-mapping and NANDA-I taxonomy. Rev Bras Enferm 2016; 69(2): 285–293

Grant JS, Kinney MR. Using the Delphi technique to examine the content validity of nursing diagnoses. Nurs Diagn 1992; 3(1): 12–22.

Gregory RJ. The history of psychological testing. In: Gregory RJ. Psychological testing: history, principles, and applications. 6th ed. London: Pearson Education, 2010.

Herdman TH, Kamitsuru S. NANDA International nursing diagnoses: definitions and classification, 2018–2020. New York: Thieme, 2018.

Lopes MVO, Silva VM, Herdman TH. Causation and validation of nursing diagnoses: a middle range theory. Int J Nurs Knowl 2017; 28(1): 53–59.

Mangueira SO, Lopes MVO. Clinical validation of the nursing diagnosis of dysfunctional family processes related to alcoholism. J Adv Nurs 2016; 72(10): 2401–2412.

Medeiros ABA, Fernandes MICD, Tinôco JDS, et al. Predictors of pressure ulcer risk in adult intensive care patients: a retrospective case-control study. Intensive Crit Care Nurs 2018; 45: 6–10.

Melo RP, Lopes MVO, Araujo TL, et al. Risk for decreased cardiac output: validation of a proposal for nursing diagnosis. Nurs Crit Care 2011; 16(6): 287–294.

Merlin T, Weston A, Tooher R. Extending an evidence hierarchy to include topics other than treatment: revising the Australian 'levels of evidence'. BMC medical research methodology 2009; 9(1): 34.

Miller S, Fredericks M. The nature of „evidence" in qualitative research methods. Int J Qual Methods 2003; 2(1): 1–27.

Oliveira MR, Silva VM, Guedes NG, et al. Clinical validation of the „Sedentary lifestyle" nursing diagnosis in secondary school students. J Sch Nurs 2016; 32(3): 186–194.

Pascoal LM, Lopes MVO, Silva VM, et al. Clinical differentiation of respiratory nursing diagnoses among children with acute respiratory infection. J Pediatr Nurs 2016a, 31 (1): 85–91.

Pascoal LM, Lopes MVO, Silva VM, et al. Prognostic clinical indicators of short-term survival for ineffective breathing pattern in children with acute respiratory infection. J Clinl Nurs 2016b, 25(5–6): 752–759.

Pearson A, Wiechula R, Court A, et al. A re-consideration of what constitutes „evidence" in the healthcare professions. Nurs Sci Q 2007; 20(1): 85–88.

Pearson A, Wiechula R, Court A, et al. The JBI model of evidence-based healthcare. Int J Evid Based Healthc 2005; 3(8): 207–215.

Pinto SP, Caldeira S, Martins JC. A qualitative study about palliative care patients' experiences of comfort: Implications for nursing diagnosis and interventions. J Nurs Educ Practice 2017; 7(8): 37–45.

Reis KMC, Jesus CAC. Cohort study of institutionalized elderly people: fall risk factors from the nursing diagnosis. Rev Lat Am Enfermagem 2015; *23*(6): 1130–1138.

Sousa VEC, Lopes MVO, Silva VM. Systematic review and meta-analysis of the accuracy of clinical indicators for ineffective airway clearance. J Adv Nurs 2015; 71 (3):498–513.

Waltz CF, Strickland OL, Lenz ER. Measurement in nursing and health research. 5th ed. New York: Springer, 2017.

Zeleníková R, Žiaková K, Čáp J, Jarošová D. Content Validation of Nursing Diagnosis Acute Pain in the Czech Republic and Slovakia. Int J Nurs Terminol Knowledge 2014; 25:139-146.

Teil 3
Die Anwendung der NANDA-International-Pflegediagnosen

NANDA International, Inc. Nursing Diagnoses: Definitions and Classification 2021–2023, 12th Edition.
Edited by T. Heather Herdman, Shigemi Kamitsuru and Camila Takáo Lopes

5 Grundlagen der Pflegediagnosen

Susan Gallagher-Lepak, Camila Takáo Lopes

5.1 Grundlegendes zur pflegerischen Diagnostik: Eine Einführung

Gesundheitsversorgung ist die Aufgabe verschiedener Berufsgruppen wie Pflegefachpersonen, Ärzte und Physiotherapeuten, um nur einige zu nennen. Diese sind sowohl in Krankenhäusern als auch in anderen Settings des Gesundheitswesens tätig (z. B. in Kliniken, ambulanter Pflege, Langzeitpflege, Gemeindezentren, Gefängnissen und Schulen). Jede Gesundheitsdisziplin bringt dabei ihr spezifisches Wissen in die Versorgung des Klienten ein. Es ist – unter anderem – ebendieses spezifische Wissen, was einen Beruf als Profession ausmacht.

Zwischen den einzelnen Berufsgruppen kommt es zur Zusammenarbeit und hin und wieder auch zu Überschneidungen (▶ Abb. 5.1). So ordnet etwa im Krankenhaus-Setting eine Ärztin an, dass der Klient zweimal täglich gehen soll. Die Physiotherapie konzentriert sich ihrerseits auf die Rumpfmuskulatur und die für das Gehen notwendigen Bewegungen. Ist durch eine zugrundeliegende Atemwegserkrankung eine Sauerstofftherapie erforderlich, um die

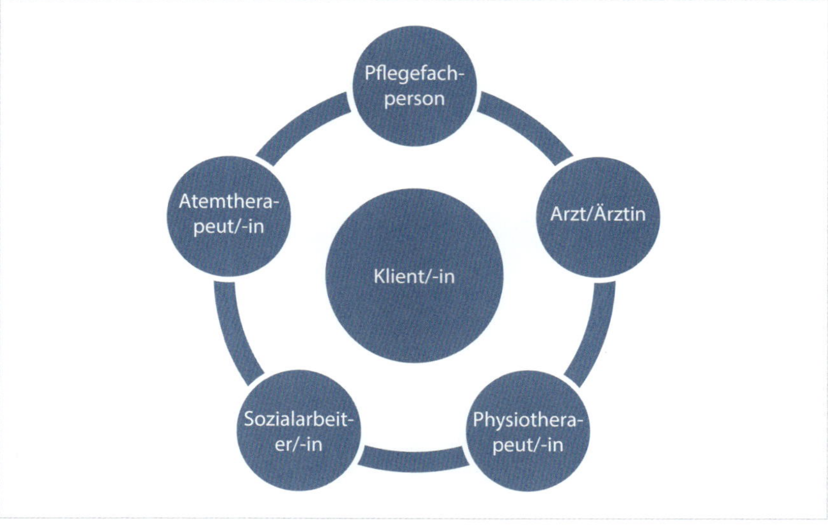

Abb. 5.1 Beispielhafte Darstellung der Zusammenarbeit verschiedener Berufsgruppen in der Gesundheitsversorgung

Aktivitätstoleranz des Patienten überhaupt erst zu ermöglichen, sind eventuell auch Atemtherapeutinnen involviert. Hinzu kommen Sozialarbeiter, die sich etwa um den Versicherungsschutz für notwendige Hilfsmittel kümmern. Die Pflege indes hat einen ganzheitlichen Blick auf die Person: auf das Training von Gleichgewicht und Muskelkraft als Voraussetzung zum Gehen, aber auch auf Atemmuster und Sauerstoffversorgung, damit sie bei körperlicher Aktivität Energie sparen kann. Ebenso achten Pflegende darauf, dass der Patient im Umgang mit Hilfsmitteln geschult wird, die ihn beim Gehen unterstützen, und bemühen sich gleichzeitig darum, seine Motivation und sein Selbstvertrauen zu stärken.

Jeder Gesundheitsberuf hat einen eigenen Weg entwickelt, zu beschreiben „was" diese Profession weiß und „wie" sie sich zu diesem Wissen verhält. In diesem Kapitel soll es vor allem um das „Was" gehen. Viele Berufsgruppen entwickeln eine gemeinsame Sprache, um ihr Wissen in Worte zu fassen und zu kodieren. So verwenden Ärzte, deren Aufgabe es ist, Krankheiten zu behandeln, die Internationale statistische Klassifikation der Krankheiten und verwandter Gesundheitsprobleme (ICD), um die medizinischen Probleme, die sie behandeln, darzustellen und zu kodieren. Psychologen, Psychiater und Angehörige anderer Berufsgruppen, die sich um die psychologische und psychiatrische Versorgung kümmern, nutzen bei ihrer Arbeit den Diagnostischen und Statistischen Leitfaden psychischer Störungen (DSM) (American Psychiatric Association, 2013). Pflegefachpersonen beschäftigen sich in ihrer Ausbildung intensiv mit Diagnosen, die sowohl in der ICD als auch im DSM enthalten sind. An dieser Stelle ist es wichtig, sich in Erinnerung zu rufen, dass Pflegefachpersonen auch ganz eigene Diagnosen stellen und menschliche Reaktionen auf Gesundheitsprobleme und/oder Lebensprozesse „behandeln", wobei sie auf die Taxonomie der Pflegediagnosen der NANDA International, Inc. (NANDA-I) zurückgreifen. Die Taxonomie der Pflegediagnosen, der Ablauf der Diagnosestellung und der Gebrauch der NANDA-I-Terminologie wird an späterer Stelle beschrieben.

Die NANDA-I-Taxonomie ermöglicht es, Bereiche, die für professionell Pflegende relevant sind, zu klassifizieren (z. B. diagnostische Fokusse). Sie enthält 267 Pflegediagnosen, die in 13 Domänen und 47 Klassen gruppiert sind. Unter einer Domäne versteht man einen bestimmten „Wissensbereich": Die NANDA-I-Domänen kennzeichnen das spezifische Wissen der Disziplin Pflege (► Tab. 5.1). Die 13 Domänen der NANDA-I werden wiederum in Klassen unterteilt, d. h. in Gruppierungen, die gemeinsame Eigenschaften aufweisen. *Harntraktfunktion* beispielsweise ist eine Klasse, die zur Domäne *Ausscheidung und Austausch* gehört. Jede dieser Klassen enthält einschlägige Pflegediagnosen.

Tab. 5.1 NANDA-I-Domänen

Domäne	Bezeichnung
1	Gesundheitsförderung
2	Ernährung
3	Ausscheidung und Austausch
4	Aktivität/Ruhe
5	Wahrnehmung/Kognition
6	Selbstwahrnehmung
7	Rollenbeziehungen
8	Sexualität
9	Coping/Stresstoleranz
10	Lebensprinzipien
11	Sicherheit/Schutz
12	Comfort
13	Wachstum/Entwicklung

So gehört *Harnretention* (00023) als Pflegediagnose zur Klasse *Harntraktfunktion*, die wiederum zur Domäne *Ausscheidung und Austausch* gehört.

Das Verständnis der NANDA-I-Taxonomie hilft Pflegefachpersonen dabei, Diagnosen innerhalb derselben Klasse zu finden und einzuschätzen. So findet man zum Beispiel in der Domäne *Comfort* der Klasse *Physischer Comfort* Diagnosen zu Schmerzen, Wohlbefinden und Übelkeit. Eine Pflegediagnose ist die *klinische Beurteilung der menschlichen Reaktion einer Person, pflegenden Person, Familie, Gruppe oder Gemeinde auf einen Gesundheitszustand/auf Lebensprozesse, oder der Neigung zu einer solchen Reaktion.* Jede Pflegediagnose verfügt über einen Titel, eine Definition und Diagnoseindikatoren. Titel von Pflegediagnosen lauten zum Beispiel *Chronischer Schmerz* (00133) oder *Ineffektives Gesundheits-Selbstmanagement* (00276).

Pflegefachpersonen beschäftigten sich damit, wie Personen, pflegende Personen, Familien, Gruppen oder Gemeinden auf einen Gesundheitszustand oder bestimmte Lebensprozesse reagieren. Diesen Reaktionen gilt das Hauptaugenmerk der Pflege, und sie sind es, die den Kreis füllen, der in ► Abb. 5.1 für die Berufsgruppe Pflege steht. Eine Pflegediagnose kann problemfokussiert sein oder sich auf ein mögliches Risiko oder eine Stärke beziehen.

– **Problemfokussierte Pflegediagnosen** – eine klinische Beurteilung einer *unerwünschten menschlichen Reaktion* auf Gesundheitszustände/Lebensprozesse, die bei einer Person, einer pflegenden Person, Familie, Gruppe oder Gemeinde auftritt.

- **Risikodiagnose** – klinische Beurteilung der *Neigung* einer Person, einer pflegenden Person, Familie, Gruppe oder Gemeinde, eine unerwünschte menschliche Reaktion auf einen bestimmten Gesundheitszustand/Lebensprozesse zu entwickeln.
- **Gesundheitsförderungsdiagnose** – klinische Beurteilung der *Motivation und des Wunsches,* das Wohlbefinden zu verbessern und das Gesundheitspotenzial zu nutzen. Diese Reaktionen werden durch die Bereitschaft ausgedrückt, bestimmte gesundheitsbezogene Verhaltensweisen positiv zu verändern. Sie können in jedem Gesundheitszustand zum Tragen kommen. Ist eine Person nicht in der Lage, ihre Bereitschaft zu einer Änderung/Verbesserung des Verhaltens im Hinblick auf die Gesundheit selbst auszudrücken, kann die Pflegefachperson entscheiden, dass in diesem Fall ein Zustand vorliegt, der ein verbessertes Gesundheitsverhalten erfordert und im Namen des Klienten handeln. Gesundheitsfördernde Reaktionen können bei einer Person, pflegenden Person, Familie, Gruppe oder Gemeinde vorliegen.

Es stellt zwar in der NANDA-I-Taxonomie bislang noch die Ausnahme dar, doch eine Pflegefachperson kann auch ein **Syndrom** diagnostizieren. Unter einem Syndrom versteht man die klinische Beurteilung eines speziellen *Clusters von Pflegediagnosen,* die zusammen auftreten und daher am besten mit ähnlichen Interventionen behandelt werden. Ein Beispiel für eine solche Syndromdiagnose ist das *Chronische Schmerzsyndrom (00255).* Die Pflegediagnose *Chronischer Schmerz* (00133) bezeichnet wiederkehrende oder dauerhaft bestehende Schmerzen, die seit mindestens 3 Monaten anhalten und das Funktionieren im Alltag oder das Wohlbefinden signifikant beeinträchtigen. Das *Chronische Schmerzsyndrom* unterscheidet sich insofern von *Chronischem Schmerz,* als es zusätzlich zum chronischen Schmerz andere menschliche Reaktionen signifikant beeinflusst. Als Syndrom umfasst es daher weitere Pflegediagnosen wie *Gestörtes Schlafmuster* (00198), *Fatigue* (00093), *Beeinträchtigte physische Mobilität* (00085) oder *Soziale Isolation* (00053).

5.2 Grundlegendes zur pflegerischen Diagnostik: Diagnosestellung

Den Pflegeprozess zu gestalten setzt Pflegefachwissen voraus (Theorie/Pflegewissenschaft/zugrundeliegende Pflegekonzepte) (Herdman, 2013). Der Pflegeprozess besteht aus der Einschätzung, Diagnosestellung, Planung möglicher Outcomes und Interventionen sowie Durchführung und Evaluation

(► Abb. 5.2). Auf der Basis von Assessment und klinischer Beurteilung formulieren Pflegefachpersonen Hypothesen oder Erklärungen zu vorhandenen Problemen, Risiken und/oder Möglichkeiten der Gesundheitsförderung. Die Kenntnis zugrundeliegender Konzepte der Pflegewissenschaft hilft dabei, Muster in klinischen Daten zu erkennen oder zutreffende Diagnosen zu stellen.

Gedanklich tauchen die einzelnen Bestandteile des Pflegeprozesses bei Pflegefachpersonen mehr oder weniger gleichzeitig auf. An dieser Stelle sei darauf hingewiesen, dass die Rechtecke in der Abbildung auf der linken Seite die engste Startlinie aufweisen, während sich die am weitesten entfernte Linie auf der rechten Seite befindet. Diese Asymmetrie steht für den Zeitraum, nachdem mit der Datenerhebung begonnen wurde und in dem die Pflegefachperson versucht, durch klinische Entscheidungsfindung und klinische Beurteilung Diagnosen zu stellen, patientenspezifische Outcomes festzulegen und über Interventionen zu entscheiden. Noch während sie diese Tätigkeiten durchführt, kann die Pflegefachperson damit beginnen, ihre Entscheidungen umzusetzen und deren Outcome zu evaluieren (Bachion, 2009).

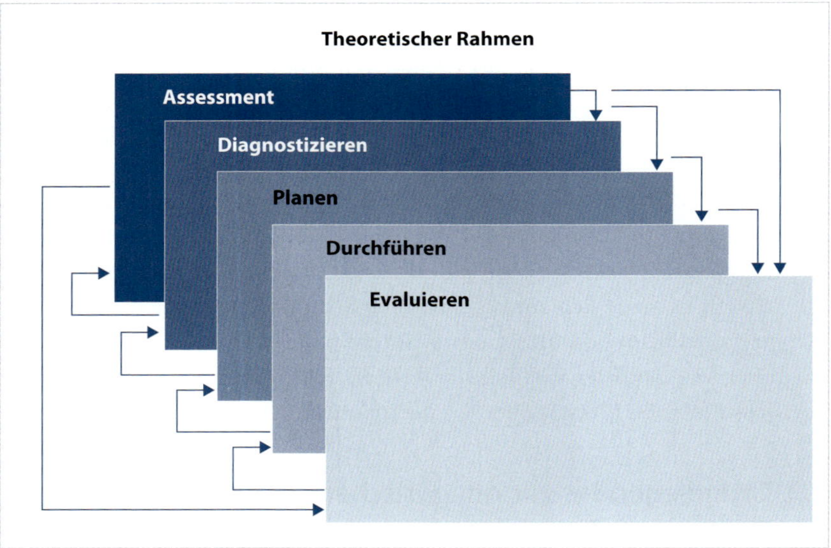

Abb. 5.2 Der Pflegeprozess
Bachion, M.M. (2009). Intrumentos básicos do cuidar: observação, interação e mensuração. [Grundlegende Schritte der pflegerischen Versorgung: Beobachtung, Interaktion und Bewertung]. I Simpósio Brasiliense de Sistematização da Assistência de Enfermagem, 2009. Brasília, Brazil. Abgebildet mit Genehmigung des Autors.

5.3 Grundlegendes zur pflegerischen Diagnostik: Kenntnis der pflegerischen Konzepte

Die Durchführung eines Assessments setzt zunächst die Kenntnis der wichtigsten theoretischen Konzepte oder diagnostischen Fokusse voraus. Wichtige Beispiele aus der pflegerischen Praxis sind unter anderem Atmung, Ausscheidung, Thermoregulation, Physisches Wohlbefinden, Selbstfürsorge und Integrität der Haut. Wenn eine Pflegefachperson diese Konzepte verstanden hat, ist sie in der Lage, Muster in den Daten zu erkennen und genaue, zutreffende Diagnosen zu stellen. So ist es etwa für das Verständnis des theoretischen Konzepts Schmerz aufschlussreich, verschiedene Erscheinungsformen von Schmerz, Theorien zum Thema Schmerz, Risikopopulationen, verwandte pathophysiologische Konzepte (Fatigue, Depression) und Möglichkeiten des Schmerzmanagements zu kennen. Ein umfassendes Verständnis der theoretischen Schlüsselkonzepte wird auch benötigt, um Diagnosen voneinander abzugrenzen.

Um etwa Probleme im Zusammenhang mit Coping und Stresstoleranz zu verstehen, die für eine Population von Immigranten charakteristisch sein könnte, muss eine Pflegefachperson zunächst die theoretischen Kernkonzepte im Zusammenhang mit möglichen Problemen, Risiken oder Möglichkeiten zur Gesundheitsförderung nachvollziehen können. *Geht es der Pflegefachperson lediglich um die Probleme bei Coping und Stresstoleranz*, wird sie möglicherweise die Diagnosen *Risiko einer komplizierten Immigrationstransition* (00260) und *Fehlangepasstes Trauern* (00135) heranziehen; bei Sorge um die Resilienz kann die Diagnose *Beeinträchtigte Resilienz* (00210) in den Vordergrund rücken und bei Problemen, die die Aktivitätenplanung betreffen, wird sie vielleicht auf die Diagnose *Ineffektive Aktivitätenplanung* (00199) stoßen. An diesem Beispiel wird deutlich: All diese Diagnosen hängen mit dem Thema Coping und Stresstoleranz zusammen. Ihnen liegt jedoch nicht dasselbe theoretische Kernkonzept zugrunde. Die Pflegefachperson kann also noch so viele Daten sammeln: Ohne ausreichendes Verständnis der theoretischen Kernkonzepte von Immigrationstransition, Trauern, Resilienz und Aktivitätenplanung werden die Daten, die für eine zutreffende Diagnose erforderlich sind, möglicherweise ausgelassen, oder bei der Auswertung der Daten bleiben Muster unerkannt.

5.4 Assessment

Das Assessment umfasst die Sammlung subjektiver und objektiver Daten (z. B. Vitalzeichen, Gespräch mit dem Patienten/den Angehörigen, körperliche

Untersuchung, Ergebnisse von Laboruntersuchungen und bildgebenden Verfahren) und die Durchsicht der Patientengeschichte, die vom Patienten/den Angehörigen berichtet wird oder in der Patientenakte nachgelesen werden kann. Zusätzlich werden von Pflegefachpersonen Informationen über die Ressourcen (zur Identifizierung von Möglichkeiten zur Gesundheitsförderung) und Risiken (zur Vermeidung oder Verzögerung möglicher Probleme) von Patienten/Angehörigen gesammelt. Assessments sollte ein Theoriegerüst zugrunde liegen. Dazu gehören (jedoch nicht ausschließlich) Pflegetheorien wie die Careful-Nursing-Theorie, die Theorie der interkulturellen Pflege (engl. Culture Care Theory) und die Theorie der transpersonalen Zuwendung (engl. Theory of Transpersonal Caring). Die Bestandteile dieser Theoriegerüste können mithilfe von Rahmenkonzepten für Assessments operationalisiert werden, wie etwa Marjory Gordons Funktionelle Gesundheitsverhaltensmuster (Functional Health Patterns, FHP). Kapitel 7.3 zum Thema Assessment geht näher auf Gordons FHP ein. Pflegezentrierte Rahmenkonzepte ermöglichen es, große Datenmengen in eine überschaubare Anzahl von verwandten Mustern oder Datenkategorien einzuordnen. Einzelheiten hierzu widmet sich das nachstehende Kapitel zum Thema Assessment. Wichtig ist die Tatsache, dass verschiedene Assessment-Ansätze existieren, die von sehr breiten bis hin zu Ansätzen mit engem Fokus reichen. Zu den verschiedenen Ansätzen gehören Assessment-Instrumente zur Risikoeinschätzung, Instrumente für Patientenberichte und vertiefende Pflege-Assessment-Instrumente.

Grundlage für die pflegerische Diagnostik ist die klinische Entscheidungsfindung. Klinische Entscheidungsfindung (Clinical Reasoning) umfasst die klinische Beurteilung der Frage, was mit einem Patienten nicht stimmt, und das Fällen der klinischen Entscheidung, um festzulegen, wie nun weiter vorzugehen ist (Levett-Jones et al. 2010). Bei der klinischen Beurteilung (Clinical Judgment) handelt es sich um „eine Interpretation oder Schlussfolgerung, welche Bedürfnisse, Sorgen oder Gesundheitsprobleme ein Patient haben könnte und/oder die Entscheidung, zu handeln (oder nicht)“ (Tanner, 2006, S. 204). Schlüsselaspekte oder diagnostische Fokusse können sich bereits in einem frühen Stadium des Assessments abzeichnen (z. B. veränderte Integrität der Haut, Vereinsamung) und es der Pflegefachperson ermöglichen, mit der Diagnostik zu beginnen. Angenommen, ein Patient berichtet von Schlaflosigkeit, Reizbarkeit, Sorgen und/oder zeigt angespannte Gesichtszüge, Händezittern und vermehrtes Schwitzen. Dann erkennt eine erfahrene Pflegefachperson die *Angst* (00146) des Patienten an seinem Bericht und/oder an seinem Angstverhalten. Pflegeexpert(inn)en sind in der Lage, aus den Assessmentdaten innerhalb kurzer Zeit Cluster von klinischen Anzeichen herauslesen. Sie können gedanklich nahtlos zu den Pflegediagnosen übergehen. Berufsanfänger werden sich eher schrittweise an passende Pflegediagnosen herantasten.

Als weiteres Beispiel dient der Fall eines Patienten, der bei Bewegung unter Atemnot leidet. Nach einem ersten Assessment kommen mehrere mögliche Diagnosen infrage. Pflegefachpersonen könnten hier auf valide und reliable Instrumente zurückgreifen, die tatsächliche Reaktionen messen. So können die infrage kommenden Diagnosen weiter bewertet werden, bis die Hypothese, die zu Beginn der Diagnostik aufgestellt wurde, bestätigt oder verworfen werden kann. Als Beispiel seien hier die Multidimensionale Dyspnoe-Skala (Multidimensional Dyspnea Scale, Kalluri et al., 2019) genannt, das Internationale Assessment-Tool zum bewegungsarmen Lebensstil (International Sedentary Assessment Tool, Prince et al., 2019) oder der Fragebogen zum bewegungsarmen Lebensstil (Sedentary Behaviour Questionnaire, Rosenberg et al., 2010).

Das Gleiche gilt für folgenden Fall: Wenn nach dem initialen Assessment eine Diagnose aus dem Feld Schmerzbewältigung vermutet wird, können Pflegefachpersonen in Zusammenarbeit mit dem Patienten auf valide und reliable Instrumente zurückgreifen. Auch Skalen zur Risikoerfassung oder Erhebung von Anzeichen/Symptomen einer tatsächlich vorhandenen Reaktion können genutzt werden, um diese Möglichkeit weiter einzuschätzen und diagnostische Hypothesen schließlich bestätigen oder verwerfen zu können. Als Beispiel sind hier die Morse-Sturzskala zu nennen (Morse, 1997) sowie die Multidimensionale Dyspnoe-Skala (Kalluri et al, 2019) und die Braden-Skala (Bergstrom et al., 1987).

5.5 Diagnosestellung

Eine Pflegediagnose ist die klinische Beurteilung der menschlichen Reaktion einer Person, pflegenden Person, Familie, Gruppe oder Gemeinde auf einen Gesundheitszustand/auf Lebensprozesse oder der Neigung zu einer solchen Reaktion (NANDA-I DDC communication, 2019). Sie ist das Outcome des Diagnostic Reasoning (Gordon, 1994), das heißt, sämtlicher Überlegungen, die vor der eigentlichen Diagnosestellung anhand von Erfahrung oder pflegewissenschaftlichen Theorien angestellt wurden. Üblicherweise setzt sich eine Pflegediagnose aus zwei Teilen zusammen: (1) dem Deskriptor bzw. Modifikator und (2) dem Fokus bzw. dem theoretischen Schlüsselkonzept der Diagnose, so wie bei der Diagnose *Ineffektive Aktivitätenplanung* (00199) (► Tab. 5.2). Es gibt einige Ausnahmen, bei denen die Pflegediagnose aus einem einzigen Wort besteht, wie z. B. *Angst* (00146), *Obstipation* (00011),

Tab. 5.2 Bestandteile eines Pflegediagnosetitels

Modifikator	Fokus der Diagnose
Ineffektive	Aktivitätenplanung
Risiko einer	Infektion
Chronische	Verwirrtheit
Beeinträchtigte	physische Mobilität
Bereitschaft für ein verbessertes	Gesundheits-Selbstmanagement

Fatigue (00093) und *Übelkeit* (00134). Bei diesen Diagnosen sind Modifikator und Fokus in diesem einen Begriff enthalten.

Pflegefachpersonen diagnostizieren Gesundheitsprobleme, Gefährdungen und die Bereitschaft zur Förderung der Gesundheit. Dabei sollten problemfokussierte Diagnosen nicht für wichtiger erachtet werden als Risikodiagnosen. Es kommt durchaus vor, dass eine Risikodiagnose sich bei einem Patienten als die Diagnose mit der höchsten Priorität herausstellt. Angenommen, bei einem Patienten, der vor Kurzem in eine Pflegeeinrichtung aufgenommen wurde, wird eine *Beeinträchtigte Integrität der Mundschleimhaut* (00045), *Beeinträchtigte Gedächtnisleistung* (00131), die *Bereitschaft für ein verbessertes Gesundheits-Selbstmanagement* (00293) und ein *Risiko einer Druckschädigung bei einem Erwachsenen* (00304) diagnostiziert. Dann kann es durchaus sein, dass das *Risiko einer Druckschädigung bei einem Erwachsenen* des Patienten die Diagnose mit der höchsten Priorität ist – obwohl mit *Beeinträchtigte Integrität der Mundschleimhaut* und *Beeinträchtigte Gedächtnisleistung* zwei problemfokussierte Diagnosen vorliegen. Besonders wichtig sind Risikodiagnosen, wenn im Rahmen des Assessments beeinflussende Faktoren (z. B. verminderte physische Mobilität, Protein-Energie-Mangelernährung, Dehydration, unzureichendes Wissen der pflegenden Person über Strategien zur Vermeidung von Druckschädigungen) bei einer Person identifiziert wurden, die einer Risikopopulation angehört (ältere Menschen, Personen in Gemeinde-/Altenpflege- oder Reha-Einrichtungen, im Rollstuhl sitzend).

Jede Pflegediagnose besteht aus einem Titel und einer eindeutigen Definition. Wichtig ist an dieser Stelle: Es reicht nicht aus, einfach nur einen Titel zu nennen oder einen Titel aus einer Liste auszuwählen. Pflegefachpersonen sollten wissen, wie die Diagnosen definiert sind, die sie am häufigsten verwenden. Darüber hinaus müssen sie auch die „Diagnoseindikatoren" kennen. Diagnoseindikatoren sind die Informationen, die zur Diagnosestellung und zur Abgrenzung einer Diagnose von anderen möglichen Diagnosen herangezogen werden. Dazu gehören die bestimmenden Merkmale sowie die beeinflussenden Faktoren oder Risikofaktoren (▸ Tab. 5.3). **Bestimmende Merkmale** sind

Tab. 5.3 Die wichtigsten Begriffe auf einen Blick

Begriff	Kurzbeschreibung
Pflegediagnose	Klinische Beurteilung der menschlichen Reaktion oder der Neigung zu einer solchen Reaktion einer Person, pflegenden Person, Familie, Gruppe oder Gemeinde auf einen Gesundheitszustand/auf Lebensprozesse. Eine Pflegediagnose bildet die Grundlage zur Auswahl geeigneter Pflegeinterventionen, mit denen Outcomes erreicht werden sollen, für die die jeweilige Pflegefachperson verantwortlich ist.
Bestimmendes Merkmal	Beobachtbare Hinweise/Folgerungen, die sich als Erscheinungsformen einer problemfokussierten Diagnose, einer Gesundheitsförderungsdiagnose oder eines Syndroms gruppieren. Dazu gehören nicht nur die Anzeichen, die eine Pflegefachperson sehen kann, sondern auch das, was sie hört (z. B. was die zu pflegende Person/die Familie) sagt, spürt oder riecht.
Beeinflussender Faktor	Vorhergehende Faktoren, deren Verhältnis zu der jeweiligen menschlichen Reaktion eine Art Muster erkennen lässt (ätiologische Faktoren). Diese Faktoren müssen durch eigenständige pflegerische Interventionen beeinflusst werden können. Die Interventionen sollten dabei nach Möglichkeit auf die ätiologischen Faktoren abzielen.
Risikofaktor	Einflüsse, die die Neigung einer Person, pflegenden Person, Familie, Gruppe oder Gemeinde zu einer unerwünschten menschlichen Reaktion erhöhen. Diese Faktoren müssen durch eigenständige pflegerische Interventionen beeinflusst werden können. Die Interventionen sollten dabei nach Möglichkeit auf diese ätiologischen Faktoren abzielen.
Risikopopulationen	Gruppen von Personen, die aufgrund gleicher soziodemografischer Merkmale, Kranken-/Familiengeschichte, Wachstums-/Entwicklungsstufe oder ihrer Exponiertheit gegenüber bestimmten Ereignissen/Erfahrungen gleichermaßen dazu neigen, eine bestimmte menschliche Reaktion zu entwickeln. Diese Merkmale können von Pflegefachpersonen nicht beeinflusst werden.
Assoziierte Bedingungen	Medizinische Diagnosen, diagnostische/chirurgische Verfahren, medizinische/chirurgische Geräte oder pharmazeutische Präparate. Diese Bedingungen können von Pflegefachpersonen nicht eigenständig beeinflusst werden.

beobachtbare Hinweise/Folgerungen, die sich als Erscheinungsformen einer Diagnose gruppieren (z. B. Anzeichen oder Symptome). Durch ein Assessment, in dem eine Reihe von bestimmenden Merkmalen identifiziert wird, erhöht sich die Genauigkeit der Pflegediagnose.**Beeinflussende Faktoren** sind ein wesentlicher Bestandteil aller problemfokussierten Pflegediagnosen. Sie werden auch als ätiologische (ursächliche) Faktoren bezeichnet. Darunter werden vorhergehende Faktoren verstanden, deren Verhältnis zur jeweiligen menschlichen Reaktion ein Muster erkennen lässt (z. B. Ursache, beitragender Faktor). Diese Faktoren müssen durch eigenständige pflegerische Interventionen beeinflusst werden können. Die Interventionen sollten dabei nach Möglichkeit auf die ätiologischen Faktoren abzielen. Ein Blick auf die Vorgeschichte des Klienten kann oft dabei helfen, beeinflussende Faktoren zu identifizieren. Wann immer möglich, sollten die pflegerischen Interventionen auf diese beeinflussenden Faktoren ausgerichtet sein, um die zugrunde liegende Ursache der Pflegediagnose gezielt zu beseitigen. **Risikofaktoren** sind Einflüsse, die die Neigung einer Person, pflegenden Person, Familie, Gruppe oder Gemeinde zu einer unerwünschten menschlichen Reaktion (z. B. umgebungsbezogen, psychologisch) erhöhen.

Beobachtbare Hinweise/Folgerungen gruppieren sich als Erscheinungsformen einer problemfokussierten Diagnose oder einer Gesundheitsförderungsdiagnose. Dazu gehören nicht nur die Anzeichen, die eine Pflegefachperson sehen kann, sondern auch das, was sie hört (z. B. was der Patient/die Familie sagt), spürt oder riecht.

Eine Pflegediagnose muss nicht alle Arten von diagnostischen Indikatoren beinhalten (d. h. bestimmende Merkmale, beeinflussende Faktoren und/oder Risikofaktoren). Problemfokussierte Pflegediagnosen enthalten bestimmende Merkmale und beeinflussende Faktoren. Gesundheitsförderungsdiagnosen weisen in der Regel nur bestimmende Merkmale auf, wobei auch beeinflussende Faktoren verwendet werden können, wenn sie zur Eindeutigkeit der Diagnose beitragen. Risikofaktoren kommen nur bei Risikodiagnosen vor.

Genauso muss eine Pflegeplanung nicht alle Arten von Pflegediagnosen enthalten. Das untenstehende Beispiel zeigt, wie problemfokussierte Diagnosen und Risikodiagnosen in der Praxis angewendet werden. Außerdem wird deutlich, dass das Stellen von Pflegediagnosen ein dynamischer Prozess ist.

Die Pflegeplanung für eine 82-jährige Patientin im Krankenhaus enthält die Diagnosen *Risiko eines Sturzes bei Erwachsenen* (00303), *Akuter Schmerz* (00132) und *Defizitäres Flüssigkeitsvolumen* (00027). Die Pflegefachperson weist ihre Kollegin bei der Schichtübergabe darauf hin, dass sich im Anamnesegespräch mit dem Ehemann der Patientin herausstellte, dass er durch den gestiegenen Pflegebedarf seiner Frau im vergangenen Jahr überfordert ist und er sich allein um die gesamte pflegerische Versorgung kümmert. Die Kollegin verspricht, die Pflegeplanung um die Diagnose *Risiko einer Rollenüberlastung der pflegenden Person* (00062) zu ergänzen.

Ein gängiges Schema, mit dem Lernende üben, Pflegediagnosen zu dokumentieren, sieht wie folgt aus: _____ [Pflegediagnose] beeinflusst durch ______ [Ursache/beeinflussenden Faktoren] angezeigt durch ___________ [Symptome/bestimmende Merkmale]. Beispiel: *Ineffektives Stillen* (00104) beeinflusst durch *mütterliche Angst, unzureichende familiäre Unterstützung* und *Verwendung eines Schnullers*, angezeigt durch *Weint an der Brust; Unvermögen, richtig an der Mutterbrust zu saugen* und *Nachhaltiger Gewichtsverlust*. Viele Pflegepädagogen empfinden diese Methode als hilfreich, damit Auszubildende oder Studierende lernen, kritisch zu denken. Gleichzeitig stellt die Methode einen Weg für Lehrpersonen dar, die klinische Entscheidungsfindung zu bewerten. Nicht zuletzt wird oft gefordert, dass die Dokumentation der Pflegediagnosen in der Patientenakte generell nach diesem dreiteiligen Schema erfolgen sollte. NANDA-I ist jedoch nach wie vor der Ansicht, dass es ausreichend ist, lediglich den Diagnosetitel zu dokumentieren, wenn die beeinflussenden Faktoren/Risikofaktoren und bestimmenden Merkmale aus den Assessment-Daten, dem Pflegebericht oder der Pflegeplanung in der Patientenakte hervorgehen, um die Pflegediagnose zu stützen.

Hinzu kommt, dass die meisten elektronischen Patientenakten, die derzeit in Gebrauch sind, die Elemente „beeinflusst von" und „angezeigt durch" gar nicht enthalten. Daher ist es wichtig, dass ein Pflegeassessment-Tool im ePA-System die diagnostischen Indikatoren beinhaltet, die zur Diagnosestellung erforderlich sind, sodass es ausreicht, in der Liste mit den Patientenproblemen lediglich den Diagnosetitel zu dokumentieren. Letzten Endes sagt natürlich die bloße Dokumentation einer Diagnose nichts darüber aus, wie sehr diese Diagnose zutrifft. Ähnlich wie in der Medizin müssen auch wir in der Pflege unsere Diagnoseindikatoren anhand der Patientenakte nachweisen können, um unsere Diagnosen zu stützen. Ohne diese Informationen ist es nicht möglich, zu überprüfen, wie zutreffend eine Diagnose ist, weshalb die Qualität der pflegerischen Versorgung dann entsprechend infrage gestellt werden darf.

5.6 Planung/Durchführung

Nachdem die Pflegediagnosen gestellt wurden, müssen sie priorisiert werden, um festzulegen, welche pflegerischen Aufgaben vorrangig sind. Pflegediagnosen mit hoher Priorität müssen identifiziert werden (d. h. solche mit hoher Dringlichkeit, Diagnosen mit hoher Übereinstimmung bei den bestimmenden Merkmalen, beeinflussenden Faktoren oder Risikofaktoren), sodass die Probleme durch geeignete pflegerische Maßnahmen gezielt gelöst bzw. der

Schweregrad oder das Risiko, dass ein bestimmtes Problem auftreten wird, verringert werden kann (im Fall von Risikodiagnosen).

Mithilfe der Pflegediagnosen werden angestrebte Pflegeergebnisse (Outcomes) festgelegt und schrittweise pflegespezifische Interventionen geplant. Unter einem pflegerischen Outcome verstehen die Autorinnen der Pflegeergebnisklassifikation (NOC) einen „messbaren Zustand, Verhalten oder Wahrnehmung einer Person, einer Familie oder einer Gemeinde, der über einen bestimmten Zeitraum hinweg kontinuierlich gemessen wird und als Reaktion auf die pflegerischen Interventionen gewertet werden kann." Die Pflegeergebnisklassifikation ist ein Beispiel für eine standardisierte Pflegefachsprache, die bei der Pflegeplanung genutzt werden kann, um die Outcomemessung in Bezug auf eine Pflegediagnose darzustellen (Moorhead, Swanson, Johnson, & Maas, 2018, S. 3). Fälschlicherweise gehen Pflegefachpersonen häufig direkt von der Pflegediagnose zur Pflegeintervention über, ohne die gewünschten Outcomes zu beachten. Stattdessen muss zunächst geklärt werden, welches Outcome erreicht werden soll. Erst im Anschluss daran können entsprechende Interventionen festgelegt werden. Die Reihenfolge ist ähnlich wie bei der Planung einer Reise. Wenn jemand einfach ins Auto steigt und losfährt, wird er zwar irgendwo ankommen, aber eben nicht unbedingt dort, wo er eigentlich hin wollte. Sinnvoller ist es, zuerst eine klare Vorstellung davon zu entwickelt, wo man eigentlich hinfahren möchte. Erst dann wählt man eine geeignete Route (Intervention), um diesen Zielort (Outcome) zu erreichen.

Die Autorinnen der Klassifikation der Pflegeinterventionen (Nursing Interventions Classification, NIC) definieren eine Intervention wie folgt: „jede Behandlung, die eine Pflegefachperson auf Grundlage der klinischen Beurteilung und klinischen Wissens durchführt, um die Outcomes eines Patienten/Klienten zu verbessern (Butcher, Bulechek, Dochterman, & Wagner, 2018, S. xii). Die Klassifikation der Pflegeinterventionen (NIC) ist ein Beispiel für eine Taxonomie von Interventionen, die Pflegefachpersonen in verschiedenen Pflege-Settings nutzen können. Indem sie die Erkenntnisse ihrer Profession anwenden, führen Pflegefachpersonen sowohl eigenständige als auch interdisziplinäre Interventionen durch. Dabei überschneiden sich die interdisziplinären Interventionen mit Behandlungen, die andere Akteure der Gesundheitsversorgung anbieten (z. B. Ärzte, Atemtherapeuten, Physiotherapeuten).

Obwohl es sich bei *Hypertension* um eine medizinische Diagnose handelt, führen Pflegefachpersonen bei den betroffenen Klienten, die verschiedene Probleme oder Risikozustände aufweisen, sowohl eigenständige als auch interdisziplinäre Interventionen durch. Oftmals sind es Pflegekräfte, die veranlassen, dass Verlaufsprotokolle geschrieben werden, um die medizinischen Diagnosen für einen Patienten zu managen. Dabei entsteht möglicherweise der Eindruck, sie würden eigenständige pflegerische Interventionen durchführen, da sie nicht auf die unmittelbare Anordnung eines Arztes angewiesen sind, um mit dem Protokoll zu beginnen. Bei diesen Verlaufsprotokollen handelt es sich jedoch um abhängige medizinische Anweisungen, die von Pflegefachpersonen durchgeführt und überwacht werden und nicht um unabhängige pflegerische Interventionen. Pflegefachpersonen führen jedoch eigenständige pflegerische Interventionen bei den Klienten durch, bei denen eine Pflegediagnose wie etwa *Risiko eines instabilen Blutdrucks* (00267) gestellt wurde – einer häufig vorkommenden Pflegediagnose in vielen Settings. Nachdem sie die beeinflussenden Faktoren (ätiologischen Faktoren) für diese Diagnose betrachtet hat, legt die Pflegefachkraft ein geeignetes Outcome für den jeweiligen Patienten fest. Anschließend entscheidet sie, welche pflegerische(n) Intervention(en) zu veranlassen sind, um dieses Outcome zu erreichen, wobei sie sich an den beeinflussenden Faktoren der Diagnose orientiert.

5.7 Kamitsurus dreiteiliges Modell der pflegerischen Praxis

Kamitsurus dreiteiliges Modell der pflegerischen Praxis richtet sich an Pflegefachpersonen und verdeutlicht anschaulich, welche Arten pflegerischer Interventionen von Pflegefachpersonen durchgeführt werden und welche Erkenntnisse den verschiedenen Arten zugrunde liegen.

Oft versorgen Pflegefachpersonen Patienten, die medizinische Probleme haben. Rechtlich betrachtet sind jedoch die Ärzte für die Diagnose und Behandlung dieser medizinischen Probleme verantwortlich. Pflegefachpersonen sind ihrerseits für die Diagnose und Behandlung von Pflegeproblemen verantwortlich. Pflegeprobleme dürfen nicht mit medizinischen Problemen verwechselt werden. Als Pflegefachpersonen benennen wir weder medizinische Diagnosen oder Begriffe um, um daraus Pflegediagnosen zu machen, noch brauchen wir für jede pflegerische Intervention oder Handlung eine Pflegediagnose.

Um diese Aspekte zu verdeutlichen, betrachten wir im Folgenden allgemein, welche Aufgabenbereiche die pflegerische Praxis innerhalb der Gesundheitsversorgung abdeckt, und zwar anhand der *Drei Säulen der pflegerischen Praxis* (Kamitsuru, 2008) ▶ Abb. 5.3. Das Modell stellt drei wesentliche Aufgabenbereiche der pflegerischen Praxis dar, die sich voneinander unterscheiden, aber miteinander verbunden sind. Die klinische Praxis verlangt von Pflegefachpersonen die Durchführung verschiedenster Tätigkeiten.

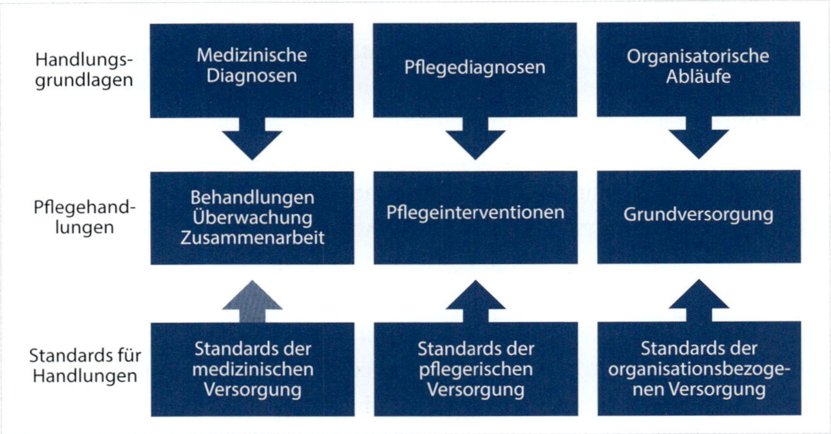

Abb. 5.3 Kamitsurus dreiteiliges Modell der pflegerischen Praxis

Zunächst gibt es Handlungen/Interventionen, die von medizinischen Diagnosen bestimmt werden. Die pflegerischen Tätigkeiten sind dabei auf medizinische Behandlungen, das Beobachten und Überwachen der Patienten und die interdisziplinäre Zusammenarbeit ausgerichtet. Beispiel: Ein Arzt diagnostiziert bei einem bewusstlosen Patienten einen Hirninfarkt und ordnet die intravenöse Gabe (i. v.) von Medikamenten an. Die Pflegefachperson setzt die i. v.-Anordnung vorschriftsgemäß um und beobachtet aufmerksam, wie der Patient auf die Medikamente reagiert. Solche Tätigkeiten werden von Pflegefachpersonen ausgeübt, um den medizinischen Diagnosen zu begegnen. Dabei werden medizinische Versorgungsstandards als Grundlage für pflegerische Tätigkeiten herangezogen.

An zweiter Stelle stehen Handlungen, die von Pflegediagnosen geleitet werden. Eigenständige pflegerische Interventionen bedürfen keiner ärztlichen Genehmigung oder Erlaubnis. Beispiel: Die Pflegefachperson lagert den oben genannten Patienten mit Hirninfarkt in einer Position, die sowohl einer Aspiration als auch einem Dekubitus vorbeugen kann. Außerdem erhält die Ehefrau des Patienten, die sich zuhause noch um eine ältere Person mit Demenzerkrankung kümmert, pflegerische Unterstützung. Pflegediagnosen bilden die Grundlage für diese Art von Tätigkeiten, die Pflegefachpersonen ausüben, und es sind pflegerische Versorgungsstandards, die hier greifen.

Die dritte und letzte Gruppe bilden Handlungen, die organisatorischen Abläufen zuzurechnen sind. Sie stehen meist im Zusammenhang mit Aufgaben, die zur Grundversorgung gehören, wie dem Wechseln von Bettlaken,

Unterstützung bei der Hygiene und der täglichen Körperpflege. Den genannten Tätigkeiten liegen dabei weder spezielle medizinische noch pflegerische Diagnosen zugrunde, sondern vielmehr rein organisatorische Versorgungsstandards.

Alle drei Handlungsfelder zusammen bilden die pflegerische Praxis. Die verschiedenen Tätigkeitsfelder unterliegen unterschiedlichem Expertenwissen und unterschiedlichen Verantwortlichkeiten. Dabei sind alle drei Bereiche gleichermaßen wichtig für das pflegerische Verständnis. Doch nur einer davon bezieht sich auf das spezielle Fachwissen der Profession Pflege – und das ist der Bereich, den wir als Pflegediagnostik kennen. Dieses Modell verdeutlicht auch, warum es nicht zielführend ist, medizinische Diagnosen in Pflegediagnosen umzubenennen. Medizinische Diagnosen sind im Bereich Medizin zweifellos sinnvoll und berechtigt. Medizinische Diagnosen geben jedoch nicht unbedingt Aufschluss über alles, was Pflegefachpersonen bei ihren Patienten wahrnehmen, wie sie deren menschliche Reaktionen beurteilen und welche Interventionen sie an ihnen durchführen. Damit wir als Pflegefachpersonen unsere eigenständige klinische Beurteilung zu unseren Patienten miteinfließen lassen können, arbeiten wir mit speziellen Pflegediagnosen. Damit bilden Pflegediagnosen die Grundlage für eigenständige pflegerische Interventionen.

5.8 Evaluation

Eine Pflegediagnose „bildet die Grundlage zur Auswahl geeigneter Pflegeinterventionen, um Outcomes zu erreichen, die im Verantwortungsbereich der Pflege liegen" (Herdman & Kamitsuru 2018, S. 133). Der Pflegeprozess wird häufig als stufenförmiger Prozess beschrieben. In Wirklichkeit wechselt die Pflegefachperson jedoch immer wieder zwischen den einzelnen Stufen hin und her. So wechseln Pflegefachpersonen zum Beispiel zwischen Assessment und Pflegediagnosen, sobald zusätzliche Informationen gesammelt und zu sinnvollen Mustern gruppiert werden, sodass erneut evaluiert werden muss, ob die gewählte Pflegediagnose noch genau zutrifft. Ebenso werden bei jedem Assessment zum Zustand des Klienten die Wirksamkeit der Interventionen und das Erreichen der definierten Outcomes bewertet. Letztlich sollte nach jedem einzelnen Schritt des Pflegeprozesses eine Evaluation stattfinden – abgesehen von der Abschlussbewertung, nachdem die gesamte Pflegeplanung umgesetzt wurde. Dabei sind folgende Fragen zu berücksichtigen: „Welche Daten habe ich möglicherweise übersehen? Ist die Beurteilung, die ich gerade vornehme, angemessen? Wie sicher bin ich mir mit der Diagnose? Sollte ich vielleicht eine Person, die mehr Erfahrung hat als ich, um Rat bitten? Habe ich die Diagnose mit dem Patienten/der Familie/Gruppe/Gemeinde abgesichert? Sind die Outcomes, die ich erwarte, für diesen Klienten in diesem Setting angemessen, wenn man die Vorschriften zur pflegerischen Praxis in diesem Land/Staat/Region, den tatsächlichen Zustand des Patienten, die Wertvorstellungen/Überzeugungen des Patienten, meine beruflich Expertise und die verfügbaren Ressourcen berücksichtigt? Basieren die gewählten Interventionen auf nachgewiesenen Forschungsergebnissen oder auf reiner Gewohnheit (z. B. „So machen wir das immer“)?

5.9 Grundlegendes zur pflegerischen Diagnostik: Anwendung in der Praxis

Die Erläuterung der Grundlagen der pflegerischen Diagnostik richtet sich zunächst vor allem an Berufsanfängerinnen. Doch auch erfahrene Pflegefachpersonen können insofern von der Beschreibung profitieren, als hier wesentliche Schritte bei der Anwendung von Pflegediagnosen hervorgehoben und Beispiele für Bereiche geliefert werden, in denen es zu Fehlern oder Ungenauigkeiten bei der Diagnostik kommen kann. Ein Schwerpunkt sollte beispielsweise weiterhin darauf liegen, das Wissen über zugrunde liegende theoretische Pflegekonzepte mit dem Assessment und letztlich auch den Pflegediagnosen zu verknüpfen. Der Assessmentprozess und die Interpretation der im Assessment erhobenen Daten wird letztlich dadurch gesteuert, welches Verständnis eine Pflegefachperson für theoretische Schlüsselkonzepte (oder diagnostische Fokusse) hat. Vor diesem Hintergrund diagnostizieren Pflegefachpersonen Gesundheitsprobleme, Risiken und Reaktionen, bei denen Stärken im Vordergrund stehen. Die Diagnose (oder Diagnosen) mit der höchsten Priorität kann aus jeder Diagnosenkategorie stammen; was die Pflegefachperson mithilfe ihrer klinischen Beurteilung festlegt.

Die NANDA-I-Taxonomie bildet das aktuelle Fachwissen der Pflegewissenschaft ab. Damit bietet sie eine Struktur für eine standardisierte Sprache, die zum Austausch über Pflegediagnosen genutzt werden kann. Mit der NANDA-I-Terminologie (bzw. den Diagnosen) können sich Pflegefachpersonen sowohl untereinander als auch mit Kollegen anderer Gesundheitsberufe über das „Was“ austauschen, das ausschließlich der Pflege obliegt. Gleichzeitig kann der Gebrauch von Pflegediagnosen bei der Interaktion mit Patienten und ihren Angehörigen hilfreich sein: Sie können Laien helfen, zu verstehen, worauf sich die Pflegefachpersonen konzentrieren und sie dazu veranlassen, sich selbst in die eigene Versorgung miteinzubringen. Mit der Terminologie können Pflegefachpersonen eine gemeinsame Sprache finden, um Gesundheitsprobleme, Risikozustände und Möglichkeiten der Gesundheitsförderung zu benennen. Die NANDA-I-Pflegediagnosen werden auf der ganzen Welt verwendet und in mehr als 20 Sprachen übersetzt. In einer zunehmend globalisierten und digitalisierten Welt ermöglicht es NANDA-I Pflegefachpersonen, die wissenschaftlich arbeiten, sich in Veröffentlichungen und auf Konferenzen in standardisierter Form über Pflegephänomene auszutauschen und so die Pflegewissenschaft voranzubringen.

Die Pflegediagnosen werden per Peer-Review begutachtet und von Pflegefachpersonen aus Praxis, Forschung und Lehre aus der ganzen Welt zur Annahme/Überprüfung bei NANDA-I eingereicht. In den mehr als 50 Jahren, in denen es die NANDA-I-Terminologie der Pflegediagnosen nunmehr gibt, ist die Zahl der Einreichungen neuer Diagnosen und/oder der Überarbeitungen bestehender Diagnosen kontinuierlich gestiegen. Fortlaufende Einreichungen und Überarbeitungen der NANDA-I werden ihren Wirkungsbereich und ihren Umfang stetig erweitern und zur Evidenz der Terminologie beitragen.

5.10 Kurze Zusammenfassung des Kapitels

In diesem Kapitel wurden die verschiedenen Arten von Pflegediagnosen (d. h. problemfokussierte Diagnosen, Risikodiagnosen und Diagnosen zur Gesundheitsförderung) und die einzelnen Schritte des Pflegeprozesses beschrieben. Der Pflegeprozess setzt beim *Verständnis* der zugrunde liegenden pflegewissenschaftlichen Konzepte und Theorien an. Das *Assessment* erfolgt auf der Basis von Daten, die zunächst gesammelt und nach sinnvollen Mustern geordnet wurden. Die *Diagnosestellung* umfasst die klinische Beurteilung der menschlichen Reaktion einer Person, pflegenden Person, Familie, Gruppe oder Gemeinde oder der Neigung zu einer solchen Reaktion auf einen Gesundheitszustand oder Lebensprozess. Darüber hinaus wurden in diesem Kapitel auch die einzelnen Bestandteile von Pflegediagnosen näher beleuchtet: Titel, Definition und diagnostische Indikatoren (d. h. beeinflussende Faktoren, Risikofaktoren, Risikopopulationen und assoziierte Bedingungen). Da das Assessment eines Patienten typischerweise eine ganze Reihe von Pflegediagnosen generiert, ist eine Priorisierung der Pflegediagnosen erforderlich, nach der sich die Ausführung der pflegerischen Tätigkeiten richtet. Zu den wesentlichen Schritten bei der *Planung/Durchführung* gehört das Festlegen von pflegerischen Outcomes sowie pflegerischen Interventionen, mit denen die ursächlichen Faktoren bzw. Risikofaktoren einer Diagnose beseitigt werden können. Alternativ kann zumindest versucht werden, ihren Einfluss auf das Wohlbefinden der Person, pflegenden Person, Familie, Gruppe oder Gemeinde zu minimieren. Die *Evaluation* findet während des gesamten Pflegeprozesses immer wieder statt und noch einmal umfassend am Ende, wenn die pflegerische Versorgung abgeschlossen wird.

5.11 Literaturangaben

American Psychiatric Association. Diagnostic and Statistical Manual of Mental Disorders. 5th ed. Arlington, VA: American Psychiatric Association; 2013. Available at: dsm.psychiatryonline.org

Bachion MM. [Basic instruments for delivering care: observation, interaction and measurement]. I Simpósio Brasiliense de Sistematização da Assistência de Enfermagem. Brasília, Brazil, 2009 (Portuguese).

Butcher HK, Bulechek GM, Dochterman JM, Wagner CM (eds.). Nursing Interventions Classification (NIC). 7th ed. St. Louis, MO: Elsevier, 2018.

Butryn ML, Arigo D, Raggio GA, Kaufman AI, Kerrigan SG, Forman EM. Measuring the Ability to Tolerate Activity-Related Discomfort: Initial Validation of the Physical Activity Acceptance Questionnaire (PAAQ). Journal of physical activity & health 2015; 12(5): 717–726.

Herdman TH. Manejo de casos empleando diagnósticos de enfermería de la NANDA Internacional [Case management using NANDA International nursing diagnoses]. XXX Congreso FEMAFEE 2013. Monterrey, Mexico.

Kalluri M, Bakal J, Ting W, Younus S. (2019). Comparison of MRC breathlessness scale to a novel multidimensional dyspnea scale (MDDS) for clinical use. In: B46. Idiopathic interstitial pneumonia: natural history (pp. A3371-A3371). American Thoracic Society International Conference, 2019.

Kamitsuru, S. Kango shindan seminar shiryou [Nursing diagnosis seminar handout]. Kango Laboratory, 2008 (Japanese).

Leininger M. Culture care theory: a major contribution to advance transcultural nursing knowledge and practices. J Transcult Nurs 2002; 13(3): 189–201.

Levett-Jones T, Hoffman K, Dempsey J. The „five rights“ of clinical reasoning: an educational model to enhance nursing students' ability to identify and manage clinically „at risk“ patients. Nurse Educ Today 2010; 30 (6): 515–520. https://pubmed.ncbi.nlm.nih.gov/19948370/.

Meehan TC, Timmons F, Burke J. Fundamental care guided by the Careful Nursing Philosophy and Professional Practice Model. Journal of Clinical Nursing 2018; 27: 2260–2273.

Moorhead S, Swanson E, Johnson M, Maas ML (eds.). Nursing Outcomes Classification (NOC): Measurement of health outcomes. 6th ed. St. Louis, MO: Elsevier, 2018.

Prince SA, Butler GP, Roberts KC, Lapointe P, MacKenzie AM, Colley RC, et al. Developing content for national population health surveys: an example using a newly developed sedentary behaviour module. Archives of Public Health 2019; 77(1): 53.

Rosenberg DE, Norman GJ, Wagner N, Patrick K, Calfas KJ, Sallis JF. Reliability and validity of the Sedentary Behavior Questionnaire (SBQ) for adults. Journal of Physical Activity & Health 2010; 7(6): 697–705.

Tanner CA. Thinking like a nurse: a research-based model of clinical judgment in nursing. J Nurs Educ 2006; 45 (6): 204–211. https://pubmed.ncbi.nlm.nih.gov/16780008/.

Watson, J. Caring science as a sacred science. In: McEwen M, Wills E (eds.). Theoretical basis for nursing. Lippincott Williams & Wilkins, 2005.

6 Pflegediagnosen: Eine internationale Terminologie

Susan Gallagher-Lepak, T. Heather Herdman

6.1 Gemeinsamkeiten der Pflege weltweit: Eine Bestandsaufnahme

Nach Angaben der Weltgesundheitsorganisation (WHO, 2013) gibt es weltweit etwa 19 Millionen Pflegefachpersonen und Hebammen. Diese enorme Zahl muss man sich erst einmal vorstellen: 19 Millionen Pflegefachpersonen, die überall auf der Welt in verschiedenen Settings pflegerische Versorgung leisten, verschiedene Sprachen sprechen, unterschiedliche Geräte und Technologien verwenden und zig verschiedene Standards berücksichtigen. Trotz zahlreicher Unterschiede haben die Mitglieder dieser Berufsgruppe vieles gemeinsam, und auch die pflegerische Versorgung, die sie alle vereint, sieht vielfach ähnlich aus.

Pflegefachpersonen haben ähnliche Wertvorstellungen im Hinblick auf ihren Beruf (z. B. Fürsorge, Würde des Patienten, Zusammenarbeit im Team) und teilen grundlegendes pflegerisches Wissen. Im Fokus der Pflege steht die Person (bzw. der Pflegeempfänger). Pflegefachpersonen beschäftigen sich mit den Reaktionen von Personen, pflegenden Personen, Familien, Gruppen und Gemeinden auf Gesundheitszustände und Lebensprozesse.

Sie ziehen die NANDA-I-Pflegediagnosen heran, um die klinische Beurteilung der menschlichen Reaktionen/Lebensprozesse oder die Neigung ihrer Patienten zu solchen Reaktionen in Worte zu fassen. Die klinische Beurteilung der Pflegefachperson „bildet die Grundlage zur Auswahl geeigneter Pflegeinterventionen, um Outcomes zu erreichen, die im Verantwortungsbereich der Pflege liegen“ (Herdman & Kamitsuru 2018, S. 133).

6.2 Pflegerische Ausbildung und Berufspraxis

An vielen Pflegeschulen sind Pflegediagnosen mittlerweile Bestandteil des Lehrplans und werden dort auch mit Outcomes und pflegerischen Interventionen verknüpft. Von entscheidender Bedeutung für die Lehrpläne ist jedoch das Assessment, das eine strukturierte Identifizierung und Validierung der Pflegediagnosen erst ermöglicht. Ebenso wichtig ist, dass Fachpersonal und Verwaltung die Terminologie der Pflegediagnostik kennt und schätzt.

Die Publikation *NANDA-I-Pflegediagnosen: Definitionen und Klassifikation* ist ein zentrales Lehrwerk, das in vielen Pflegeausbildungen zur

Tab 6.1 NANDA-International-Pflegediagnosen: Definitionen und Klassifikation. Übersetzungen

Deutsch	Englisch	Estnisch	Französisch
Indonesisch	Italienisch	Japanisch	Koreanisch
Kroatisch	Lettisch	Niederländisch	Polnisch
Portugiesisch	Rumänisch	Schwedisch	Slowenisch
Spanisch (Europa)	Spanisch (Lateinamerika)	Traditionelles Chinesisch	Tschechisch
Türkisch	Vereinfachtes Chinesisch		

Anwendung kommt und in über 20 Sprachen übersetzt wurde (Tabelle 1.2). Neue Übersetzungssprachen und die Verbreitung der letzten Auflage zeigen, dass in verschiedenen Ländern Afrikas, Asiens, Osteuropas und auf dem indischen Subkontinent unsere Arbeit verstärkt wahrgenommen wird. In letzter Zeit wurde deutlich, dass sich etliche Länder dafür interessieren, NANDA-I in der Pflege einzuführen: Internationale Workshops wurden veranstaltet, NANDA-I-Netzwerkgruppen gegründet, NANDA-I-Konferenzen besucht, Online-Seminare angefragt oder andere Lernprogramme gebucht, um das Wissen über die NANDA-I-Taxonomie und -Terminologie zu erweitern.

Durch ein tiefergehendes Verständnis der pflegerischen Diagnostik und die Tatsache, dass Lernende dem Pflegeprozess bereits in ihrer Ausbildung begegnen und ihn anwenden, erwerben angehende Pflegefachpersonen während ihrer Ausbildung das notwendige Wissen und die Fähigkeiten, die sie für die spätere Berufspraxis als professionell Pflegende brauchen. Sollen die NANDA-I-Pflegediagnosen durchgehend im Lehrplan enthalten sein, so bedeutet dies, dass die entsprechenden Inhalte sowohl in Vorlesungen als auch in praktische Übungen, Simulationen und Praxiseinsätze Eingang finden müssen. Es gibt zahlreiche Möglichkeiten, standardisierte Pflegefachsprachen (standardized nursing languages, SNL), zu denen auch die NANDA-I-Pflegediagnosen gehören, in den Lehrplan zu integrieren. Sehr verbreitet ist es, als praktische Aufgabe Pflegeplanungen schreiben zu lassen. Für Studierende, die sich bereits mit dem Thema Diagnostik auseinandergesetzt haben, kann das eine effektive Lernmethode sein. Lehrmethoden, bei denen Pflegediagnosen in direktem Zusammenhang mit medizinischen Diagnosen vermittelt und standardisierte Pflegepläne für bestimmte Pflegediagnosen gelehrt werden, ohne dass dabei entsprechende Assessment-Daten berücksichtigt oder Interventionen und Outcomes an den Patienten angepasst werden, werden als problematisch erachtet. Pflegefachpersonen sollten medizinische Diagnosen als Teil des

Assessments berücksichtigen. Eine medizinische Diagnose sollte jedoch nie der einzige Grund für die Wahl einer Pflegediagnose sein. Ähnlich verhält es sich mit standardisierten Pflegeplänen: Sie können als Vorlage genutzt werden, müssen jedoch an den Patienten und die speziellen Belange und Bedürfnisse dieses einzelnen Patienten angepasst werden. Dabei orientiert sich die Pflegefachperson an den Informationen aus dem pflegerischen Assessment.

In Settings der Gesundheitsversorgung werden Pflegediagnosen oder „Patientenprobleme" herangezogen, um pflegerelevante Bereiche zu identifizieren und zu priorisieren. Viele Gesundheitseinrichtungen arbeiten mittlerweile mit elektronischen Patientenakten (ePA) und dokumentieren nicht mehr von Hand. NANDA-I hat mit führenden Anbietern elektronischer Patientenakten Lizenzverträge für die Nutzung der Terminologie abgeschlossen. Die ePA-Anbieter passen die NANDA-I-Terminologie individuell an die elektronische Dokumentation der einzelnen Gesundheitseinrichtungen an, sodass die Assessment-Daten durch benutzerspezifische Versionen mit den Diagnosen verbunden werden. Gleichzeitig lizenziert NANDA-I die Terminologie über ihre Verlagspartner direkt an Partnereinrichtungen (z. B. Krankenhäuser, ambulante Pflege, Langzeitpflege). Ein wichtiger Hinweis in diesem Zusammenhang: Es stellt eine Urheberrechtsverletzung dar, wenn die NANDA-I-Terminologie ohne explizite Genehmigung durch NANDA-I in elektronische Patientenakten aufgenommen wird. Das Einverständnis muss in Form eines schriftlichen Vertrags mit dem Verlagspartner vorliegen, der die digitalen Rechte für die jeweilige Sprache verwaltet.

Die Tatsache, dass in elektronischen Patientenakten nun auf eine standardisierte Pflegefachsprache zurückgegriffen werden kann, bietet neue Möglichkeiten, wenn es darum geht, das Zutreffen einer Diagnose zu untersuchen (Übereinstimmung mit den Assessmentdaten und dem aktuellen Zustand des Patienten) oder pflegerische Tätigkeiten und Beobachtungen zu dokumentieren. Dass sowohl bei Pflegefachpersonen in der Ausbildung als auch bei Pflegefachpersonen aus der Praxis Schulungsbedarf besteht, was das Diagnostic Reasoning angeht, haben verschiedene Studien gezeigt (Johnson, Edwards, & Giandinoto, 2017; Larijani & Saatchi, 2019; Freire, Lopes, Keenan & Lopez, 2018). Erst dann, wenn elektronische Patientenakten standardisierte Pflegefachsprachen beinhalten und Diagnosen durch die Verwendung von Daten standardisierter pflegerischer Assessments validiert werden können, kann die Fülle der in der Praxis erhobenen Informationen voll ausgeschöpft werden.

6.3 Fachgesellschaften und Pflegeklassifikationen

In der Fachgesellschaft NANDA-I haben sich Pflegefachpersonen (und andere, die sich für Pflegediagnosen interessieren) zusammengeschlossen, um die Entwicklung und Präzisierung der Terminologie zur Diagnostik voranzubringen. Weitere Ziele sind die Förderung von Best-Practice-Projekten in Ausbildung und Forschung und der Gebrauch der NANDA-I-Terminologie. Zu den Mitgliedern des Verbandes gehören neben Studierenden und beruflich Pflegenden aus der Praxis auch Fachkräfte aus Verwaltung, Lehre, Informatik und Forschung. Dabei stehen die Mitglieder über die Website des Verbandes und diverse Social-Media-Kanäle in Kontakt. Außerdem können sie die Ergebnisse ihrer Forschung auf den NANDA-I-Konferenzen präsentieren und sich austauschen. Über Forschungsprojekte zu den weltweiten Bemühungen, Pflegewissen zu ermitteln und standardisierte Pflegefachsprachen in Berufspraxis, Ausbildung, Informatik und Wissenschaft zu entwickeln und anzuwenden, berichtet die NANDA-I-Mitgliederzeitschrift *International Journal of Nursing Knowledge.*

NANDA-I wurde bereits mit einigen Pflegeklassifikationen verknüpft. Einige davon haben die NANDA-I-Diagnosen (nach Genehmigung) im Laufe der Jahre zu Übungszwecken, für die Ausbildung oder zu Forschungszwecken in ihre eigene Entwicklung eingebunden (markiert mit *). Dazu gehören:

- Das belgische **Nursing Minimum Data Set** (NMDS)
- **Clinical Care Classification** (CCC) System*
- **European Nursing care Pathways** (ENP)
- **International Classification of Function** (ICF)
- **International Classification of Nursing Practice** (ICNP)*
- **Leistungserfassung in der Pflege** (LEP)
- **Nursing Intervention Classification** (NIC), University of Iowa
- **Nursing Outcome Classification** (NOC), University of Iowa
- **Omaha System** (Omaha)*
- **Perioperative Nursing Data Set** (PNDS)*
- **Sundheds-væsenets Klassifikations System** (SKS), die dänische Klassifikation der Pflegeinterventionen.

Der größte Teil der Forschung im Bereich standardisierter Pflegefachsprachen konzentriert sich dabei auf die NANDA-I-Diagnosen, gefolgt von „NNN“. Darunter wird die gemeinsame Verwendung von NANDA-I, der Pflegeergebnisklassifikation NOC, der Pflegeinterventionsklassifikation NIC und ihrer Verbindungen verstanden (Tasten et al., 2014; Herdman & Kamitsuru, 2018;

Moorhead, Swanson, Johnson, & Maas, 2018; Butcher, Bulechek, Dochterman, & Wagner, 2018).

Viele NANDA-I-Begriffe sind außerdem in der systematisierten Nomenklatur der Medizin SNOMED-CT (Systematized Nomenclature of Medicine-Clinical Terms) enthalten, einer internationalen Terminologie mit klinischen Verweisen. Als dieser Text geschrieben wurde, lotete NANDA-I gerade gemeinsam mit Mitgliedern der SNOMED aus, ob es machbar wäre, eine Referenzliste innerhalb von SNOMED CT zu entwickeln, damit Nutzer die NANDA-I-Begriffe in den Patientenakten aufrufen können.

6.4 Weltweite Implementierung

Die Arten, wie Hochschulen und Universitäten, Einrichtungen des Gesundheitswesens, Fachgesellschaften und sogar Regierungsbehörden zusammengearbeitet haben, um die Terminologie pflegerischer Diagnostik zu vermitteln und in die praktische Anwendung zu überführen, sind äußerst vielfältig. In einigen Ländern ist die umfassende Implementierung der Terminologie pflegerischer Diagnostik weit fortgeschritten, da ihre Verwendung gesetzlich vorgeschrieben wurde. In manchen Ländern Lateinamerikas (z. B. Peru, Mexiko, Brasilien) fanden die Umsetzung des Pflegeprozesses und die pflegerische Diagnostik Eingang in Vorschriften für die professionelle Pflege oder in Gesetze. Die nachstehenden Beispiele, alphabetisch nach Ländernamen geordnet, geben einen Überblick darüber, wie weit die Implementierung der NANDA-I-Terminologie in einigen Teilen der Welt vorangeschritten ist.

6.4.1 Brasilien

Seit 1986 ist der brasilianische Pflegerat COFEN (Conselho Federal de Enfermagem) für die Ordnung der professionellen Pflege zuständig. Er schreibt vor, dass die pflegerische Versorgung in allen Einrichtungen des Gesundheitswesens entlang der Schritte des Pflegeprozesses zu erfolgen hat und betont, dass Pflegefachpersonen berechtigt sind, danach zu handeln (Brasilien, 1986, 1987; COFEN, 2002, 2009, 2017). Bevor diese Vorschriften in Kraft traten, setzten sich Pflegefachpersonen in Brasilien für die wissenschaftliche Weiterentwicklung der Pflege ein. In den 1960er und 1970er Jahren trieb Dr. Wanda de Aguiar Horta, von der University of São Paulo (EEUSP), wissenschaftliche Methoden sowie den Gebrauch der Pflegediagnosen und die Arbeit nach dem Pflegeprozess voran (Paula, Nara, & Horta, 1967; Horta, Hara, & Paula, 1971; Horta, 1972; Horta 1977). Gegen Ende der 1980er Jahre führten zwei Gruppen die NANDA-Diagnosen ein: die Fakultät für Krankenpflege in São Paulo (EEUSP) unter der Leitung von Dr. Edna Arcuri und die Universidade Federal da Paraíba (UFPB) unter der Leitung von Dr. Marga Coler (Coler, Nóbrega, Garcia, & Coler-Thayer, 2009; Cruz, 1991).

Durch Veröffentlichungen und Konferenzen wurde das Wissen um die NANDA-Taxonomie und -Terminologie zunehmend verbreitet. Im Jahr 1990 erschien das Handbuch *Nursing diagnosis: a conceptual and practical approach*, das auch eine Übersetzung der überarbeiteten NANDA-I-Taxonomie 1 enthielt (Farias, Nóbrega, Perez, & Coler, 1990). Das erste nationale Symposium zu Pflegediagnosen wurde 1991 vom Instituto Dante Pazzanese de Cardiologia (IDPC) und der Escola Paulista de Enfermagem der UNIFESP in São Paulo auf den Weg gebracht; gefolgt vom ersten Internationalen Symposium zu Pflegediagnosen 1995, das von der EEUSP organisiert wurde. Die erste offizielle Übersetzung der NANDA-Klassifikation wurde 1999 fertiggestellt. Im Jahr 2002 veranstaltete die EPE-Unifesp das 6. Nationale Symposium zu Pflegediagnosen, das zeitgleich mit dem ersten internationalen Symposium zu Pflegeklassifikationen stattfand. Beide Veranstaltungen halfen Pflegefachpersonen dabei, die Zusammenhänge zwischen NANDA, NOC und NIC zu verstehen.

Der Pflegeprozess wird in sämtlichen Pflegeausbildungen bzw. Pflegestudiengängen unterrichtet. Diese Entwicklung wurde teilweise durch die nationalen Richtlinien die Lehrpläne von Pflegestudiengängen angestoßen, die 2001 eingeführt wurden und in denen bestätigt wird, dass Pflegefachpersonen Diagnosen stellen können (Conselho Nacional de Educação, 2001). Die Kommission für die Organisation der pflegerischen Praxis (COMSISTE ABEn Nacional), die 2006 vom Brasilianischen Pflegeverband ABEn (Associação Brasileira de Enfermagem Nacional) gegründet wurde, schult Pflegefachpersonen in der Anwendung des Pflegeprozesses und fördert die erfolgreiche Implementierung sowohl des Pflegeprozesses als auch der standardisierten Pflegefachsprachen in der Praxis (ABEn, 2017a; ABEn 2017b). Auch die akademische Ausbildung trug stark dazu bei, dass der Gebrauch der Pflegediagnosen in Brasilien mittlerweile verbreitet ist. 85 % der 216 öffentlich einsehbaren Abschlussarbeiten und Dissertationen aus den Jahren 2006 bis 2016 beschäftigen sich mit Pflegediagnosen und den NANDA-I-Pflegediagnosen (Hirano, Lopes, & Barros, 2019). Zu den weiteren Ausbildungsinitiativen gehört unter anderem das sogenannte Distance Learning Update Program on Nursing Diagnoses (PRONANDA), das in Brasilien seit 2013 angeboten wird (NANDA International, Herdman, & Carvalho, 2013). Die Einführung einer standardisierten Pflegefachsprache in elektronischen Patientenakten hat ebenfalls dazu beigetragen, dass die NNN nun verstärkt verwendet werden. Seit

2013 wurden von der Verlagsgruppe Grupo A fast 400 Lizenzen an insgesamt 32 Einrichtungen des Gesundheitswesens verkauft.

Doch trotz dieser günstigen Entwicklung kann von einer durchgängigen Implementierung und Anwendung des Pflegeprozesses und standardisierter Pflegefachsprachen im Land keine Rede sein. Ein Beispiel: In 416 Verwaltungseinheiten mit 40 Einrichtungen im Bundesstaat São Paulo wurde von 78,8 % ein Assessment dokumentiert und von 78,8 % Diagnosen. Doch nur 56,0 % dokumentierten sowohl ein Assessment als auch eine Diagnose, Interventionen und Outcomes. Gleichzeitig dokumentierten 5,8 % weder eine Phase des Pflegeprozesses noch einen Pflegebericht (Azevedo, Guedes, Araújo, Maia, & Cruz, 2019). Im Jahr 2020 gründeten Wissenschaflter(innen) aus verschiedenen Regionen des Landes das Forschungsnetzwerk Pflegeprozess RePPE (Rede de Pesquisa em Processo de Enfermagem). Ziel ist es, Wissen zum Pflegeprozess und zu einer standardisierten Pflegefachsprache zu erwerben, zusammenzuführen und zu teilen (RePPE, ohne Datum). Die dauerhafte Förderung von Veranstaltungen durch den Pflegeverband ABEn, aber auch die Aktionen und Fachgespräche am Bett in standardisierter Pflegefachsprache, wie sie beispielsweise vom IDPC, dem Hospital de Clínicas de Porto Alegre (HCPA), und dem Hospital Universitário da USP vorangetrieben werden, sind wertvolle Initiativen zur Weiterentwicklung des Pflegeprozesses und der Implementierung standardisierter Pflegefachsprachen in Brasilien in die Praxis.

6.4.2 Japan

In den 1990er Jahren wünschten sich viele japanische Pflegefachpersonen eine eigenständige Praxis auf Basis von professionellem Wissen und waren daher von Pflegediagnosen fasziniert. Obwohl es keine Vorschrift gibt, die sie zum Gebrauch der Pflegediagnosen verpflichtet, werden Pflegediagnosen in rund 60 % der Krankenhäuser und 50 % der Pflegeschulen genutzt oder unterrichtet. Dabei ist die pflegerische Diagnostik dort nicht Bestandteil des üblichen Pflegelehrplans. Ob in den ersten Studien- oder Ausbildungsjahren Pflegediagnosen gelehrt werden, hängt von der Expertise und den Ansichten des Unterrichtenden an den einzelnen Schulen ab. Da es keine Richtlinien für die Vermittlung von Pflegediagnostik gibt, sind Lehrende oft verunsichert, was oder wie eigentlich unterrichtet werden soll.

In den vergangenen 20 Jahren nahm die Verbreitung von Systemen für elektronische Patientenakten (ePA) im ganzen Land zu, und Pflegediagnosen werden als Teil einer notwendigen standardisierten Sprache betrachtet. Krankenhäuser, die mit pflegediagnostischer Terminologie arbeiten, bieten entsprechende Fortbildungen für ihre Mitarbeiter an. Einige Krankenhäuser engagieren externe Dozenten, die solche Fortbildungen in regelmäßigen Abständen anbieten, während andere sowohl interne als auch externe Dozenten beauftragen, um das Wissen und die diagnostischen Fähigkeiten ihrer Teammitglieder zu verbessern. Für viele Krankenhäuser ist es eine Herausforderung, eigene Dozenten auszubilden und zu halten.

Obwohl sie bereits in ePAs enthalten sind, werden die Vorteile pflegerischer Diagnostik von Führungskräften in der Pflege bisher noch nicht voll ausgeschöpft, wenn es etwa darum geht, die Daten der Pflegediagnostik für eine verbesserte Gesundheitsversorgung zu nutzen (z. B. Personal, Patientenoutcomes). In Japan sind demnach dauerhafte Bemühungen notwendig, um das Wissen und das Vertrauen von Pflegefachpersonen in ihre diagnostischen Beurteilungen zu stärken. Die pflegerische Diagnostik kommt am wirkungsvollsten in Krankenhäusern zum Einsatz, in denen die Mitarbeiter der Pflegeverwaltung sie für die ePA wichtig finden und angehalten sind, das Personal langfristig zu entwickeln.

6.4.3 Mexiko

Seit Beginn der 1970er wurden Schulungsmaßnahmen zum Pflegeprozess von Bildungseinrichtungen und Dienstleistungsinstituten gefördert, vor allem durch den Nationalverband der Pflegeschulen (ANEE), den Nationalverband der Hochschulen und Universitäten (ANUIES) und durch den mexikanischen Pflegeverband (CNE). Durch verschiedene Formen der Zusammenarbeit entstanden Richtlinien und einheitliche Kriterien für Pflegeplanungen sowie Kriterien für die Lehre und Anwendung des Pflegeprozesses mit dem Ziel, die Qualität der pflegerischen Versorgung zu verbessern (Moran, ohne Datum).

Im Jahr 2007 verkündete das Bundesamtsblatt (Diario Oficial de la Federación) die Gründung einer Ständigen Pflegekommission (CPE). Die CPE ist das Beratungsorgan der mexikanischen Bundesregierung in Pflegebelangen. Ihr Ziel ist es, Richtlinien für die Ausbildung und Berufspraxis von Pflegefachpersonen einzuführen. Inzwischen hat die CPE neun Empfehlungen herausgegeben, die das dauerhafte Streben der Gesundheitseinrichtungen nach einer Verbesserung der Qualität pflegerischer Dienstleistungen und die Standardisierung pflegerischer Versorgung stärken sollen. Die bedeutendsten Empfehlungen beziehen sich auf den Pflegeprozess und die praktische Umsetzung des Pflegeprozesses in den einzelnen medizinischen Abteilungen (Empfehlung Nr. 1), die Standardisierung pflegerischer Versorgung durch Pflegepläne (unter Verwendung von Diagnosetiteln) zu den im Vordergrund stehenden

Gesundheitsproblemen (Empfehlung Nr. 2) und beantragen die Entwicklung eines Katalogs für Pflegeplanungen (Empfehlung Nr. 9) (Hernández, 2011).

Der Pflegeprozess wurde in Pflegelehrpläne aufgenommen. Dennoch klafft weiterhin eine Lücke zwischen Theorie und Praxis. Auch eine Implementierung im kleinstmöglichen Rahmen in verschiedenen Settings der Gesundheitsversorgung steht noch aus. Fachkräfte wenden ihr Wissen so an, wie es ihnen von ihrem Berufsstand vermittelt wurde. Dennoch gibt es Unterschiede dabei, wie der Pflegeprozess im akademischen Bereich und wie er im klinischen Bereich umgesetzt wird. Im Krankenhausalltag gibt es nur wenige Pflegefachkräfte, die die NNN als hilfreiches Werkzeug für die Entwicklung einer professionellen Praxis empfinden. Typischerweise legen Pflegefachpersonen mehr Wert auf die Entwicklung technischer Fähigkeiten und Fertigkeiten als auf die Methodenkompetenz, die für die Pflegeplanung erforderlich ist. Das Erheben von Daten (Assessment) wird recht schnell und oft nur unvollständig durchgeführt, wodurch die Entscheidungsfindung im Hinblick auf menschliche Reaktionen begrenzt ist. Pathophysiologischen Reaktionen der Patienten wird mehr Gewicht verliehen, und es dominiert das biomedizinische Modell, das im Krankenhaussetting vorherrscht.

Die Pflege in Mexiko hat Fortschritte gemacht, wenn es um die Art und Weise geht, wie pflegerische Leistungen erbracht werden. Das Gleiche gilt für den Bereich standardisierter Sprache. Um die Entwicklung der Terminologie von Pflegediagnosen weiter voranzutreiben, sind in Mexiko weitere Forschungen unerlässlich.

6.4.4 Peru

Die Pflege in Peru unterliegt einem Entwicklungs- und Wandlungsprozess, sowohl was die Ausbildung als auch was die klinische Praxis anbelangt. Seit 1983 das *Peruanische Universitätsgesetz* verabschiedet wurde, ist es ausschließlich Universitäten vorbehalten, Berufsabschlüsse zu verleihen, und das Curriculum für Pflegeschulen wurde aufgewertet. Der Pflegeprozess – zu dem auch die Identifizierung von Problemen und/oder Bedürfnissen des Patienten gehört – fand Eingang in Pflegekurse. In diesem Kontext wurden zunächst drei Phasen gelehrt: Informationssammlung, Durchführung und Auswertung. So konnten Pflegefachpersonen die Bedürfnisse des Patienten erheben, um Pflegeplanungen für Personen, pflegende Personen, Gruppen, Familien oder Gemeinden erstellen zu können.

In den 1980er Jahren wurde der Pflegeprozess weiterentwickelt, sodass nun mit fünf Phasen gearbeitet wurde: Informationssammlung, Diagnosestellung, Planung, Durchführung und Auswertung. Sowohl bei der Entwicklung als auch bei der Verbreitung dieser Vorgehensweise spielten die Universitäten eine wesentliche Rolle. Die Klassifikation der NANDA-I-Diagnosen wurde zunehmend bekannter, was die Universidad Peruana Cayetano Heredia zum Anlass nahm, ein erstes gemeinsames Projekt zwischen einer Universität und einem Krankenhaus (Hospital Nacional Arzobispo Loayza) zu initiieren: Hochschullehrkräfte schulten die Pflegefachpersonen des Krankenhauses in der Klassifikation der NANDA-I-Pflegediagnosen. Das Projekt wurde an drei weiteren staatlichen Krankenhäusern wiederholt.

Die Unterstützung durch den Berufsverband CEP (Colegio de Enfermeros del Perú) und die Verabschiedung des *Peruanischen Pflegegesetzes* im Jahr 2002 trugen dazu bei, dass die Terminologie der Pflegediagnosen von nun an noch stärker genutzt wurde. Ein Grund hierfür lag darin, dass das Gesetz die Aufnahme des Pflegeprozesses in das pflegerische Dokumentationssystem obligatorisch machte. Die Lehrmethoden variieren je nach Universität, Krankenhaus und Region. Während die NANDA-I-Klassifikation in einigen Settings bereits eingeführt wurde, wird die Implementierung in anderen noch vorbereitet. Im Jahr 2010 fanden erstmals professionelle Zertifizierungen durch das CEP statt, die im Rahmen von Assessments der beruflichen Kompetenz in Evaluationszentren durchgeführt wurden, die wiederum durch das Peruanische System zur Evaluation, Akkreditierung und Zertifizierung der Qualität von Hochschulen (SINEACE) akkreditiert wurden. Zusätzlich wurde der Gebrauch der NANDA-I-Pflegediagnostik im Jahr 2015 an den *Vorschriften zur beruflichen Kompetenz* ausgerichtet. Dazu gehörte der Gebrauch der NANDA-I-Klassifikation in den Evaluierungsinstrumenten, die im Zusammenhang mit dem Pflegeprozess zum Einsatz kamen, wie etwa den Verlaufsberichten. Hieran wird deutlich, wie wichtig eine standardisierte Pflegefachsprache für eine sichere Patientenversorgung ist. Schließlich wurden die Richtlinien zur Pflegerischen Intervention von politischen Einrichtungen wie dem Gesundheitsministerium genehmigt. Von nun an wurde die NANDA-I-Klassifikation im klinischen Bereich der staatlichen Krankenhäuser im ganzen Land genutzt, ebenso wie die „Nursing Progress Notes“, die ebenfalls genehmigt und auf den Websites der entsprechenden Einrichtungen veröffentlicht wurden.

In vielen staatlichen Krankenhäusern wird mittlerweile umfassend mit den NANDA-I-Diagnosen gearbeitet. Derzeit wird an der Einführung der elektronischen Patientenakte gearbeitet, wie es im Implementierungsplan des Nationalen Registers für elektronische Gesundheitsakten vorgesehen ist.

Hochschullehrkräfte, die sich mit der NANDA-I-Diagnostik auseinandersetzen und bestrebt sind, ihr erworbenes Wissen in die Ausbildung von

Pflegefachpersonen einzubringen, sind die treibende Kraft, um die Umsetzung der NANDA-I-Diagnostik weiter voranzubringen. Die NANDA-I-Netzwerkgruppe: Peru wird sich auch weiterhin darum bemühen, das Verständnis und die Implementierung standardisierter Pflegefachsprachen zu verbessern. Dieses Netzwerk trifft sich mit Stakeholdern, um die Pflege sichtbarer zu machen: zum Wohle der Gesellschaft und zum Wohl der Pflegefachkräfte.

6.4.5 Irland

Irland ist ein interessantes Beispiel dafür, wie die NNN in Bildungs- oder Gesundheitsversorgungssettings integriert werden (Murphy, McMullin, Brennan, & Meehan, 2017). Die Umsetzung der „Careful Nursing Philosophy and Professional Practice Models" (Careful Nursing) [dt. in etwa Achtsame Pflegehaltung und Modell der beruflichen Praxis] läuft bereits seit 2009. In der pflegerischen Praxis nimmt die Dimension der praktischen Kompetenz und Exzellenz eine zentrale Rolle ein. Dazu gehören sowohl das Konzept Diagnosen – Outcomes – Interventionen als auch eine Pflegeplanungsstruktur, die NANDA-I berücksichtigt. Ein wichtiger erster Schritt für diese Struktur einer Pflegeplanung besteht darin, die NANDA-I-Pflegediagnosen zu identifizieren, die der Patient hat. Zu dem Zeitpunkt, als dieser Text geschrieben wurde, wurde das „Careful Nursing" gerade in zehn Krankenhäusern und vier Pflegeschulen vornehmlich im Süden und Südwesten von Irland umgesetzt.

Mit der NANDA-I wird in Irland vor allem deswegen gearbeitet, weil Pflegefachpersonen im Krankenhausalltag dazu angehalten sind oder dies von sich aus möchten (zunächst vor allem wegen des Careful Nursing); nicht zuletzt aber auch deswegen, weil die Pflegeleitungen der Krankenhäuser befanden, dass NANDA-I auch am Bett anwendbar ist. Pflegefachpersonen, die in der Praxis tätig sind, haben erkannt, dass die NANDA-I-Pflegediagnosen ihnen die Möglichkeit geben, ihr Wissen zu benennen und den Pflegebedarf der Personen zu diagnostizieren, die sie pflegerisch versorgen. Ausbildende wiederum werden dadurch darin bestärkt, das Wissen zu NANDA-I im Lehrplan sämtlicher Stufen der ersten Studien- oder Ausbildungsjahre an oberste Stelle zu setzen und einzubinden. Dass Pflegefachpersonen aus Praxis und Ausbildung im gemeinsamen Austausch ihre jeweilige Perspektive gegenseitig ergänzen, trägt maßgeblich dazu bei, die Lücke zwischen Theorie und Praxis zu schließen.

6.4.6 Spanien

In Spanien wurde bereits vor über 20 Jahren eine standardisierte Pflegefachsprache eingeführt. Die Implementierung elektronischer Patientenakten war einer der Hauptgründe dafür, dass Pflegefachpersonen dazu übergingen, standardisierte Pflegefachsprachen in der Praxis zu benutzen. Daraufhin zog der Gesetzgeber nach und das Gesundheitsministerium schuf die gesetzlichen Grundlagen dafür, dass eine standardisierte Pflegefachsprache und insbesondere die NNN für die pflegerische Dokumentation verpflichtend wurden. Um zu entscheiden, wie eine solche standardisierte Fachsprache in elektronische Systeme integriert werden könnte, arbeiteten Pflegefachpersonen aus Praxis und Pflegestudiengängen zusammen. Diese Bemühungen wurden fortgesetzt, seit die ersten elektronischen Systeme in Spanien eingeführt wurden. In Spanien besteht kein Zweifel daran, dass die NANDA-I-Pflegediagnosen für die pflegerische Praxis von Nutzen sind. Bei jeder Aktualisierung eines Pflegeprotokolls berücksichtigt das Spanische Gesundheitsministerium die NNN-Fachsprachen.

Hochschulen für Pflege setzten sich ebenso wie viele Pflegefachpersonen aus der Praxis dafür ein, diese Veränderungen im Hinblick auf standardisierte Pflegefachsprachen auf den Weg zu bringen – unabhängig davon, ab sie in Krankenhäusern oder der medizinischen Grundversorgung tätig waren. Der Aufbau einer medizinischen Grundversorgung war ein wichtiger Impuls dafür, dass standardisierte Pflegefachsprachen nun auf allen Ausbildungsstufen unterrichtet wurden, und zwar sowohl in Form von Fortbildungen für Pflegefachkräfte im Beruf als auch an den Hochschulen für Pflege. Im Jahr 1996 wurde der spanische Nomenklatur-, Taxonomie- und Pflegediagnosenverband AENTDE gegründet. Dieses Ereignis nahmen tausende spanische Pflegefachpersonen zum Anlass, sich über NANDA-I zu informieren und mit Kolleginnen von NANDA-I oder anderen internationalen Verbänden die Bedeutung einer standardisierten Pflegefachsprache im Allgemeinen und die von Pflegediagnosen im Besonderen zu diskutieren.

Bei der Implementierung und Anwendung von standardisierten Pflegefachsprachen war das Spanische Gesundheitsministerium jeweils involviert. Zu den ersten Projekten, die in Zusammenarbeit mit dem Spanischen Pflegerat *Consejo Nacional de Enfermería* und AENTDE angegangen wurden, gehörte die Berechnung der Kosten für eine Pflege, die sowohl in Krankenhäusern als auch in Einrichtungen der medizinischen Grundversorgung mit standardisierten Pflegeplanungen arbeitet, die NNN für verschiedene klinische Abläufe beinhalten (Ministerio de Sanidad y Consumo, ohne Datum). Bis zum Jahr 2010 arbeiteten bereits über 100 spanische Krankenhäuser mit dem gleichen elektronischen System („GACELA“), in das die NANDA-I-Pflegediagnosen integriert wurden. In einigen Teilen Spaniens wird dieses System auf allen Ebenen der klinischen Versorgung genutzt.

Zweifelsohne haben elektronische Systeme die Einführung von NANDA-I-Pflegediagnosen in Spanien vereinfacht. In elektronischen Patientenakten ist die standardisierte Pflegefachsprache am stärksten ausgeprägt. Gleichzeitig weist sie dort die höchste Komplexität auf, da sie Assessments, Diagnosen, Outcomes, Indikatoren für Outcomes, Interventionen, Handlungen etc. umfasst, die zusätzlich alle miteinander verknüpft sind. Elektronische Patientenakten sind als Tool dazu gedacht, die Arbeit der Experten zu **vereinfachen**, was sie auch tatsächlich tun. Sowohl die Planung als auch die Dokumentation der Versorgung werden durch ePAs vereinfacht. Die dabei produzierten Daten können zur Steuerung der Versorgung beitragen.

Derzeit deutet alles darauf hin, dass standardisierte Fachsprache allgemein, vor allem aber die NANDA-I-Pflegediagnosen weiterhin zur Anwendung kommen werden. Ein weiterer wichtiger Bereich ist die Integration der SNOMED-Terms (s. o.) in die elektronischen Systeme eines Großteils der europäischen Staaten, was in Spanien in nicht allzu ferner Zukunft geschehen wird. Durch Innovationen in der Informationstechnologie wird es auch weiterhin erforderlich sein, Pflegesoftware und Informationsmanagement ständig zu verbessern, ebenso wie Business Intelligence und Datenbanken, die es ermöglichen, riesige Datenmengen zu analysieren und verschiedene Bereiche der Pflege wie z. B. Führung und Verwaltung, Forschung, evidenzbasierte Pflegeinterventionen und praktische Verbesserungen aufzuwerten.

6.4.7 Vereinigte Staaten

Der US-amerikanische Pflegeverband ANA (American Nurses Association) empfiehlt, dass sich Pflegefachpersonen bei der Dokumentation in Patientenakten am Pflegeprozess orientieren. Sie zählt insgesamt 13 standardisierte Pflegefachsprachen. Von allen Sprachen, die in dieser Liste aufgeführt sind, ist NANDA-I diejenige, die am stärksten beforscht und anerkannt ist (Tastan, Linch, Keenan, Stifter, McKinney, Fahey, Lopez, Yao & Wilkie, 2014). Dass die ANA (American Nurses Association) sich nicht zu einer Stellungnahme durchringen konnte, welche standardisierten Pflegefachsprachen in der klinischen Praxis genutzt werden sollten, hat US-weit für Unmut gesorgt. Dadurch wurde nicht nur die Wichtigkeit des Diagnostic Reasoning in Ausbildung und Praxis untergraben, sondern auch die Bedeutung der klinischen Entscheidungsfindung insgesamt im Zusammenhang mit dem Pflegeprozess. Da es keine berufsständischen Regelungen oder wegweisenden Vorschriften zur pflegerischen Diagnostik und auch keine standardisierten Pflegefachsprachen gibt, die sich auf Outcomes oder Interventionen beziehen, bleibt es bedauerlicherweise den einzelnen Pflegeschulen überlassen, welchen Stellenwert sie der

Terminologie der NANDA-I-Pflegediagnostik bzw. anderen standardisierten Sprachen im Curriculum beimessen. Die Nachteile, die dies für die USA mit sich bringt, sind immens, da es nicht möglich ist, die Informationen aus elektronischen Patientenakten nutzbar zu machen. Die Datennutzung könnten etwa aufzeigen, welchen Einfluss die Pflege auf die Patientenversorgung hat. Außerdem könnten sie Auskunft darüber geben, wie hoch die tatsächlichen Kosten für die pflegerische Versorgung sind und welche Pflegediagnosen zu verlängerten Krankenhausaufenthalten führen, welche zu erhöhten Wiederaufnahmen führen (sog. Drehtüreffekt) und welche Folgeerkrankungen nach sich ziehen, die verhindert werden können.

Wie viele Einrichtungen des Gesundheitswesens in den USA bislang standardisierte Pflegefachsprachen für die elektronische Pflegedokumentation eingeführt haben, ist unklar. In einer der wenigen Studien in diesem Bereich wurde die Arbeit mit elektronischen Patientenakten im US-Bundesstaat Minnesota untersucht, die dort von 92 % der Gesundheitseinrichtungen (z. B. Krankenhäuser, Kliniken, öffentliche Gesundheitseinrichtungen) genutzt werden. Von diesen Einrichtungen griffen nur 30 % auf eine standardisierte Pflegefachsprache zurück (Huard & Monsen, 2017). Es ist jedoch bekannt, dass viele Einrichtungen die Titel der NANDA-I-Pflegediagnosen sehr wohl in ihre Dokumentationssysteme aufnehmen, ohne dafür eine Lizenz zu erwerben. Dabei sind sich die Pflegefachpersonen oft gar nicht im Klaren darüber, dass sie in ihrer Dokumentation NANDA-I-Titel verwenden, weil darauf nicht korrekt hingewiesen wird. Dies betrifft vor allem Pflegefachpersonen, in deren Ausbildungen die pflegerische Diagnostik nicht Bestandteil des Lehrplans war. Dieses Problem betrifft sicherlich nicht nur die USA. Es darf jedoch als Zeichen dafür gesehen werden, dass der Pflege als professioneller, eigenständiger Fachdisziplin nach wie vor die wirtschaftliche Unterstützung fehlt.

Die elektronische Patientenakte ist fester Bestandteil der Gesundheitsversorgung in den USA. Die entscheidende Weichenstellung zu ihrer Einführung erfolgte im Jahr 2009, als mit einem Bundesgesetz, dem sogenannten Health Information Technology for Economic and Clinical Health (HITECH) Act, entsprechende Anreize für Gesundheitseinrichtungen geschaffen wurden. Die Standards des US-Gesundheitsministeriums legen fest, dass elektronische Patientenakten eine aktualisierte Liste mit Problemen bzw. aktuellen Diagnosen enthalten, die die Nutzer auf elektronischem Weg eingeben und anpassen können. Es gibt jedoch keine Standards für die Sprachen, die in diesen Problemlisten zu verwenden sind. Dies hat zur Folge, dass sich die Listen der verschiedenen Gesundheitseinrichtungen stark voneinander unterscheiden und häufig ausschließlich medizinische Diagnosen aufgelistet werden. Auch an dieser Stelle führt fehlende Konsistenz dazu, dass der Pflegeforschung zu einem beträchtlichen Teil der Zugang zu enormen Datenbeständen (Big Data) verwehrt bleibt, die klar definiert und in hoher Qualität vorliegen.

Das augenscheinliche Fehlen von standardisierten Pflegesprachen schafft eine Diskrepanz zwischen Theorie und Praxis: Das Wissen, das Pflegeschulen vermitteln, um angehende Pflegefachpersonen auf die Praxis vorzubereiten hat wenig mit dem zu tun, was Pflegefachpersonen in verschiedenen Gesundheitssettings tatsächlich beobachten und anwenden. Zwar sind die NANDA-I-Pflegediagnosen an vielen Pflegeschulen in den ersten Ausbildungsjahren Bestandteil des Lehrplans. Oft werden sie jedoch bereits sehr früh unterrichtet und nur unzureichend in die Inhalte für Fortgeschrittene integriert, die die Auszubildenden bzw. Studierenden später durchlaufen. Darüber hinaus werden sie oft fälschlicherweise mit medizinischen Diagnosen in Verbindung gebracht. Diagnostic Reasoning wird wenig bis gar nicht unterrichtet; ebenso wenig wird gelehrt, wie eine Assessment-geleitete pflegerische Diagnostik aussehen sollte. Lehrende, die Pflege unterrichten, haben in ihrer Ausbildung oft selbst nur wenige oder eher verwirrende Informationen zum Thema Diagnostik erhalten und sind daher oft unsicher, wie Pflegediagnosen vermittelt werden können. Umso erfreulicher ist die neue partnerschaftliche Zusammenarbeit zwischen dem Boston College und NANDA-I, aus der das Marjory Gordon Program for Knowledge Development and Clinical Reasoning hervorging. Diese Partnerschaft wird die Entwicklung von Unterrichtsmaterialien, Tools und Lehrmethoden voranbringen, sodass Ausbildende künftig Unterstützung finden, wenn sie diagnostische Entscheidungsfindung und die Terminologie von Pflegediagnosen unterrichten und die Entwicklung des Pflegewissens gefördert wird.

6.5 Zusammenfassung

Es braucht eine weltweite Community, um die Terminologie der NANDA-I-Pflegediagnostik zu erweitern, zu unterrichten und zu implementieren. An dieser Stelle soll betont werden: Dieses Thema betrifft Pflegefachpersonen weltweit. Die NANDA-I-Taxonomie ermöglicht es, Bereiche zu klassifizieren, die für professionell Pflegende (diagnostische Fokusse) und für die Patienten, um die wir uns kümmern, relevant sind. Die NANDA-I-Pflegediagnosen beschreiben menschliche Reaktionen auf gesundheitliche Probleme/Lebensprozesse und tragen dazu bei, Outcomes und Interventionen festzulegen. Es ist offensichtlich, dass die NANDA-I-Pflegediagnosen den Prozess der klinischen Entscheidungsfindung unterstützen und als Fachsprache dienen können, um das spezifische Wissen der Disziplin Pflege darzustellen.

An vielen Orten rund um den Globus wird innovativ an der Einführung der Pflegediagnostik gearbeitet (Estland, Slowenien, Italien, Spanien, Brasilien) – zu viele, um sie hier alle einzeln aufzuführen! Zahllose Berufsgruppen sind an diesen Bemühungen beteiligt: neben der klinischen Pflege auch Vertreter aus Pflegepädagogik, Verwaltung, Informatik und Forschung.

Die NANDA-I-Pflegeterminologie ist die einzige standardisierte Pflegefachsprache, die fortwährend aktualisiert wird, wenn es neue Belege aus der Praxis gibt und dabei den entsprechenden Grad der Evidenzkriterien zuordnet, um die gesamte Bandbreite der pflegerischen Praxis bestmöglich abzubilden. Die Pflegediagnosen, die zur Aufnahme (neue Diagnosen) oder Überarbeitung (bereits vorhandene Diagnosen) bei NANDA-I eingereicht werden, stammen von Pflegefachpersonen aus Praxis, Lehre und Forschung und von Pflegeabsolventen. Daher besteht kein Zweifel daran, dass NANDA-I den vielen Millionen Pflegefachpersonen auf der ganzen Welt wertvolle Unterstützung bietet, wenn sie eine klinisches Beurteilung (Pflegediagnosen) der gesundheitlichen Probleme, Risiken und Stärken eines Patienten vornehmen und die entscheidenden Interventionen und Outcomes gezielt zu steuern versuchen.

6.6 Danksagungen der Personen, die an diesem Kapitel mitgewirkt haben

Unser Dank gilt den nachstehenden Expertinnen und Experten, die Beiträge darüber geliefert haben, wie es in ihrem Teil der Welt um die pflegerische Diagnostik bestellt ist.

Brasilien

- Camila Takáo Lopes, PhD, RN, FNI, Direktorin des Diagnosenentwicklungskomitees und Adjunct Professor an der *Escola Paulista de Enfermagem, Universidade Federal de São Paulo* (EPE-Unifesp)
- Alba Lucia Bottura Leite de Barros, PhD, RN, FNI, Full Professor an der EPE-Unifesp, Koordinatorin des Forschungsnetzwerks Pflegeprozess (RePPE) und Forscherin des brasilianischen Rats für Wissenschaftliche und Technologische Entwicklung (CNPq)
- Diná de Almeida Lopes Monteiro da Cruz, BSN, PhD, FNI, Full Senior Professor an der Escola de Enfermagem da Universidade de São Paulo (EEUSP), Forscherin des CNPq

- Emilia Campos de Carvalho, PhD, RN, FNI, Director at Large of NANDA International (2012–2016), Full Senior Professor an der *Escola de Enfermagem de Ribeirão Preto, Universidade de São Paulo* (EERP-USP), Forscherin des CNPq (1987–2019)
- Marcos Venícius de Oliveira Lopes, PhD, RN, FNI, seit 2014 Mitglied des Education and Research Committee of NANDA International, Associate Professor an der *Faculdade de Farmácia, Odontologia e Enfermagem, Universidade Federal do Ceará* (UFC), Mitglied des Nursing Assessor Committee des CNPq
- Miriam de Abreu Almeida, PhD, RN, FNI, Mitglied des Diagnosis Development Committee of NANDA International (2010–2018), Full Professor an der *Escola de Enfermagem, Universidade Federal do Rio Grande* do Sul (UFRGS), Forscherin des CNPq
- Viviane Martins da Silva, PhD, RN, FNI, seit 2018 Mitglied des Education and Research Committee of NANDA International, Associate Professor an der *Faculdade de Farmácia, Odontologia e Enfermagem, Universidade Federal do Ceará* (UFC), Forscherin des CNPq.

Japan

- Shigemi Kamitsuru, PhD, RN, FNI, Nurse Consultant, Präsidentin von NANDA International

Mexiko

- Prof. Dr. Hortensia Castañeda-Hidalgo
- Prof. Ángeles Fang Huerta
- Prof. Dr. Florabel Flores Barrios
- Prof. Dr. Rosalinda Garza Hernández
- Prof. Dr. Nora Hilda González Quirarte
- Prof. Dr. Dolores Eunice Hernández
- Prof. Dr. Concepción Meléndez Méndez

Peru

- Dr. Ruth Aliaga Sánchez
- Dr. Roxana Obando Zegarra
- Mg. Rossana Gonzáles de la Cruz
- Lic. Elver Luyo Valera

Irland

- Therese Meehan, PhD, RGN, Adjunct Associate Professor of Nursing, University College Dublin

- Mary Kemple, MSc., RGN, Assistant Professor of Nursing, University College Dublin
- Catherine (Kay) O'Mahony, MBA, RGN, Assistant Director of Nursing, South/South West Hospital Group

Spanien

- Carme Espinosa i Fresnedo, MSN, FNI, designierte Präsidentin von NANDA International
- Rosa González Gutiérrez-Solano, European Master in Quality, FNI, ehemalige Präsidentin des spanischen Verbands für Nomenklatur, Taxonomie und Pflegediagnosen AENTDE
- Rosa Rifà Ros, PhD, Professor of Fundamental Concepts in Nursing. Ramon Llull University, Barcelona

6.7 Literaturangaben

Associação Brasileira de Enfermagem. Regimento Interno. 2017a. Available from: http://www.abennacional.org.br/site/wp-content/uploads/2019/01/regimento_COMSISTE.pdf.

Associação Brasileira de Enfermagem. Comissão Permanente de Sistematização da Prática de Enfermagem Relatório 2017. 2017b. Available from: http://www.abennacional.org.br/site/wp-content/uploads/2019/01/relatorio_COMSISTE_ABEn-Nacional2017-1.pdf.

Azevedo OA, Guedes ES, Araújo SAN, Maia MM, Cruz DALM. Documentation of the nursing process in public health institutions. Revista da Escola de Enfermagem da USP. 2019; 53: e03471. https://doi.org/10.1590/s1980-220x2018003703 471.

Brasil. Presidência da República. 1986. Lei n. 7498, de 25 de Junho de 1986. http://www.cofen.gov.br/lei-n-749886-de-25-de-junho-de-1986_4161.html.

Brasil. Presidência da República. 1987. Decreto n. 94.406/87 de 08 de Junho de 1987. http://www.cofen.gov.br/decreto-n-9440687_4173.html.

Butcher HK, Bulechek GM, Dochterman JM, Wagner CM (eds.). Nursing Interventions Classification (NIC). 7th ed. St. Louis, MO: Elsevier, 2018.

Coler MS, Nóbrega MML, Garcia TR, Coler-Thayer M. Linking the nature of the person with the nature of nursing through nursing theory and practice and nursing language in Brazil. In: Roy C, Jones DAA. Nursing Knowledge Development and Clinical Practice. New York: Springer, 2007, p.79–91.

Conselho Federal de Enfermagem [COFEN]. 2002. Resolução COFEN-272/2002. http://www.cofen.gov.br/resoluo-cofen-2722002-revogada-pela-resoluao-cofen-n-3582009_4309.html.

Conselho Federal de Enfermagem [COFEN]. 2009. Resolução COFEN-358/2009. http://www.cofen.gov.br/resoluo-cofen-3582009_4384.html.

Conselho Federal de Enfermagem [COFEN]. 2017. Resolução COFEN-564/2017. http://www.cofen.gov.br/resolucao-cofen-no-5642017_59145.html.

Conselho Nacional de Educação. 2001. Resolução CNE/CES Nº 3, de 7 de Novembro de 2001. Institui Diretrizes Curriculares Nacionais do Curso de Graduação em Enfermagem. Available from: http://portal.mec.gov.br/cne/arquivos/pdf/CES 03.pdf

Cruz DALM. Classificações em enfermagem: tensões e contribuições. Revista Saúde 1991; 1(1): 20–31. http://revistas.ung.br/index.php/saude/article/view/65/104.

Farias JN, Nóbrega MML, Perez VLAB, Coler MS. Diagnóstico de enfermagem: uma abordagem conceitual e prática. João Pessoa: Ccs/UFPB, 1990.

Freire VECS, Lopez MVO, Keenan GM, Lopez KD. Nursing students' diagnostic accuracy using computer-based clinical scenario simulation. Nurse Education Today 2018; 71: 240–246. https://pubmed.ncbi.nlm.nih.gov/30340106/.

Herdman TH, Kamitsuru S (eds). NANDA International nursing diagnoses: Definitions and Classification, 2018–2020. New York: Thieme, 2018.

Hernández E. 2011. Proceso enfermero en México y generalidades del proyecto places. Available in: http://www.enlinea.cij.gob.mx/Cursos/Hospitalizacion/pdf/proceso.PDF.

Hirano GSB, Lopes CT, Barros ALBL. Development of research on nursing diagnoses in Brazilian graduate programs. Revista Brasileira de Enfermagem 2019; 72(4): 926–932. https://doi.org/10.1590/0034-7167-2018-0259.

Horta WA. Diagnósticos de enfermagem: estudo básico da determinação da dependência de enfermagem. Revista Brasileira de Enfermagem 1972; 25(4): 267–273. https://www.scielo.br/pdf/reben/v25n4/0034-7176-reben-25-04-0267.pdf.

Horta WA. Diagnóstico de enfermagem-representação gráfica. Revista enfermagem em novas dimensões 1977; 3(2): 75–77.

Horta WA, Hara Y, Paula NS. O ensino dos instrumentos básicos de enfermagem. Revista Brasileira de Enfermagem 1971; 24(3): 159–169.

Huard RJC, Monsen KA. Standardized Nursing Terminology Use in Electronic Health Records in Minnesota. Modern Clinical Medicine Research 2017; 1(1). https://dx.doi.org/10.22606/mcmr.201711003. Retrieved from http://www.isaacpub.org/images/PaperPDF/MCMR_100004_2017052511033162338.pdf.

Johnson L, Edwards KL, Giandinoto J. (2017). A systematic literature review of accuracy in nursing care plans and using standardised nursing language. 2017. Retrieved from https://doi.org/10.1016/j.colegn.2017.09.006.

Larijani TT, Saatchi B. Training of NANDA-I nursing diagnoses (NDs), Nursing Interventions Classification (NIC) and Nursing Outcome Classification (NOC), in Psychiatric Wards: A randomized controlled trial. Nurs Open 2019; 6(2): 612–619. DOI: 10.1002/nop2.244

Ministerio de Sanidad y Consumo, Consejo General de Enfermería. NIPE Project; Normalización de las Intervenciones para la Práctica de la Enfermería. 2002. Retrieved from https://www.mscbs.gob.es/estadEstudios/estadisticas/normalizacion/proyecNIPE.htm.

Moorhead S, Swanson E, Johnson M, Maas ML (eds.). Nursing Outcomes Classification (NOC): Measurement of health outcomes. 6th ed. St. Louis, MO: Elsevier, 2018.

Moran Aguilar Victoria (n.d.). El proceso de atención de enfermería Asociación Nacional de Escuelas de Enfermería, A. C. Undated. Available from: http://publicaciones.anuies.mx/pdfs/revista/Revista19_S 2A1ES.pdf.

Murphy S, McMullin R, Brennan S, Meehan TC. Exploring implementation of the Careful Nursing Philosophy and Professional Practice Model in hospital-based practice. J Nurs Manag 2018; 26:263–273. https://doi.org/10.1111/jonm.12542.

NANDA International, Inc.; Herdman TH, Carvalho EC, organizadoras. PRONANDA Programa de Atualização em Diagnósticos de Enfermagem: Ciclo 1. (Sistema de Educação Continuada a Distância, v. 1). Porto Alegre: Artmed Panamericana, 2013, p.11–145.

North American Nursing Diagnoses Association. Diagnósticos de Enfermagem da NANDA: Definições e Classificação 1999–2000. Porto Alegre: Editora Artes Médicas Sul, 2000.

Paula NS, Nara Y, Horta WA. Ensino do plano de cuidados em fundamentos de enfermagem. Revista Brasileira de Enfermagem 1967; 20(4): 249–263. http://www.teses.usp.br/teses/disponiveis/5/5131/tde-09032010-181608/en.php.

Rede de Pesquisa em Processo de Enfermagem [REPPE]. Undated. Available from: https://repperede.org/.

Tastan S, Linch GCF, Keenan GM, Stifter J, McKinney D, Fahey L, Lopez KD, Yao Y, Wilkie DJ. Evidence for the existing American Nurses Association-recognized standardized nursing terminologies: A systematic review. International Journal of Nursing Studies 2014; 51: 1160–1170. https://doi.org/10.1590/S 0080-62342010000200008.

World Health Organization [WHO]. World Health Statistics 2013. 2013. Retrieved from https://www.who.int/gho/publications/world_health_statistics/2013/en/.

7 Klinische Entscheidungsfindung: Vom Assessment zur Diagnosestellung

Dorothy A. Jones, T. Heather Herdman, Rita de Cássia Gengo e Silva Butcher

7.1 Klinische Entscheidungsfindung: Einführung

In den Gesundheitsdisziplinen wurde bereits mehrfach versucht, Clinical Reasoning, das heißt, die klinische Entscheidungsfindung, zu definieren. Koharchik et al. (2015) konstatieren, dass man sowohl theoretische Vorstellungen als auch Erfahrung benötigt, um zu einer stichhaltigen Schlussfolgerung zu gelangen. In der Pflege beschreibt der Begriff den Prozess beziehungsweise die Art, wie eine Pflegefachperson „die Situation der zu pflegenden Personen erfasst, analysiert und daraus Schlussfolgerungen zieht" (S. 58). Tanner (2006) betrachtet die klinische Entscheidungsfindung als Prozess, durch den Pflegefachpersonen zu einer klinischen Beurteilung gelangen, indem sie mögliche Alternativen gegeneinander abwägen, Belege aus der Praxis bewerten und auf ihre Intuition und das Erkennen wiederkehrender Muster zurückgreifen. In einer Konzeptanalyse zum Clinical Reasoning aus den Jahren 1964–2005 definiert Banning (2008) die klinische Entscheidungsfindung ebenfalls als Anwendung von Wissen und Erfahrung auf eine klinische Situation. Mit der Studie konnte aufgezeigt werden, dass es geeignete Messinstrumente braucht, um zu erfassen, wie sich die klinische Entscheidungsfindung in der pflegerischen Praxis darstellt.

Es ist wichtig, sich bewusst zu machen: Klinische Entscheidungsfindung ist ein Prozess, der stetig von neuen Daten oder Nachweisen aus der Praxis gespeist und immer wieder neugestaltet wird. Es handelt sich dabei nicht um einen linearen Vorgang, der Schritt für Schritt durchlaufen wird, sondern vielmehr um einen Prozess, der sich allmählich herauskristallisiert. Er wird mit der Zeit und häufig im Laufe vieler Begegnungen mit den zu Pflegenden und ihren Angehörigen vollzogen. Hinzu kommt, dass sich dieser Prozess ständig wiederholt. Je mehr Informationen eine Pflegefachperson erhält, desto mehr davon kann sie zu einem Bild zusammenfügen. Dadurch ist sie immer besser in der Lage, Probleme zu erkennen und Muster in Informationen zu entdecken. Bei Personen, die sich noch am Anfang ihrer Pflegelaufbahn befinden, kann dieser Prozess einige Zeit dauern. Pflegefachpersonen mit mehr Erfahrung werden den Prozess hingegen deutlich schneller durchlaufen, da sie im Laufe der Zeit etliche zu pflegende Personen beobachten und ihr Wissen entsprechend erweitern konnten. Nichtsdestotrotz ist jede Situation einer zu pflegenden Person einzigartig. Daher sind Pflegefachpersonen immer wieder gefordert, sich sämtlichen Bestandteilen des Entscheidungsfindungsprozesses mit voller Konzentration zu widmen, um Muster oder Probleme ausfindig machen zu können.

7.2 Klinische Entscheidungsfindung im Pflegeprozess

Viele Fachbeiträge nehmen direkt den Pflegeprozess in Visier und nehmen sich nicht die Zeit, zunächst die theoretischen Konzepte der Pflegewissenschaft zu vermitteln. Der Pflegeprozess fängt jedoch beim Verständnis dieser zugrunde liegenden theoretischen Konzepte an und setzt das Verständnis dieser Konzepte von Pflege und menschlichen Erfahrungen voraus. Wenn wir die theoretischen Konzepte unserer Disziplin nicht verstehen (beziehungsweise die Annahmen, die durch unser Wissen definiert werden), werden wir Schwierigkeiten damit haben, zu erkennen, wie die zu pflegenden Personen, Familien oder Gemeinden die entsprechenden Muster erleben.

Bei einem Konzept handelt es sich um ein Bild oder eine abstrakte Idee. Zentrale Konzepte des Fachbereichs Pflege umfassen die Umwelt, die Gesundheit, die Pflege selbst und die Person (Walker & Avant, 2019). Andere Konzepte ergeben sich daraus, dass wir Phänomene beschreiben, die für die Pflege relevant sind, wie etwa Wohlbefinden, Stress oder Aktivität. Daher ist es äußerst wichtig, dass wir uns dieser Konzepte so bewusst sind (und sie auch so vermitteln), dass Pflegefachpersonen normale menschliche Reaktionen und Muster von abweichenden Reaktionen unterscheiden können, dass wir Risiken oder Bedrohungen für die Gesundheit erkennen und dass wir die Gesundheit und das Wohlbefinden fördern können. Die Anwendung des Pflegeprozesses (Assessment, Diagnosestellung, Planung, Intervention und Auswertung) ist sinnlos, wenn die zugrunde liegenden pflegerischen Konzepte nicht verstanden wurden und wenn wir diese Konzepte nicht auf die individuellen Muster übertragen können, die sich anhand der Daten, die im Rahmen des Assessments gesammelt wurden, herausgebildet haben.

Für Pflegefachpersonen, die nicht auf ein festes Fundament an Konzepten, pflegerelevantem Wissen oder Phänomenen zurückgreifen können, dürfte es schwierig sein, Hypothesen oder Wahrscheinlichkeitsaussagen zu den zu pflegenden Personen und ihrem Erleben zu treffen. Ohne dieses Wissen sind wir nicht in der Lage, ein vertiefendes Assessment durchzuführen und neue Daten beziehungsweise Informationen zu gewinnen, die ein zunächst angenommenes Problem oder eine Diagnose bestätigen oder verwerfen. Auch wenn konzeptuelles Wissen in der Regel nicht Bestandteil des Pflegeprozesses ist, versetzt uns dieses Wissen eher in die Lage, menschliches Erleben ganzheitlich zu erfassen.

Beispiel. Was ist gemeint, wenn wir von der Bildung von Mustern oder von der Zusammenführung von Daten sprechen? Es geht darum, wie unser Verstand aus einer Vielzahl von Einzelbeobachtungen Informationen so zusammenfügt, dass sich daraus ein Gesamtbild ergibt, zu dem uns dann eine bestimmte Bezeichnung einfällt. Betrachten wir zunächst ein nichtklinisches Szenario.

Angenommen, Sie kommen beim Spazierengehen an einer Gruppe Männer vorbei, die in einem Park auf einer Picknickbank sitzen. Ihnen fällt auf, dass die Männer sich mit kleinen, rechteckigen Gegenständen beschäftigen. Dabei reden sie sehr laut; manche schreien sogar, während sie die Gegenstände zwischen sich auf den Tisch schlagen. Die Männer machen einen ziemlich aufgeregten Eindruck, und es wirkt so, als würden sie sich um die Gegenstände streiten. Sie können aber nicht erkennen, worum es sich bei diesen Gegenständen eigentlich handelt oder was genau die Männer damit tun. Sie bleiben stehen, um die Szene zu beobachten, und bemerken, dass sich eine Menschentraube an Zuschauern gebildet hat. Manche der Umstehenden nicken gelegentlich mit dem Kopf oder kommentieren das Geschehen in einer Art, die offenbar ermutigend sein soll. Andere wirken besorgt, und wieder andere sind offenbar genauso verwundert wie Sie selbst und scheinen sich zu fragen, was hier eigentlich gerade vor sich geht.

Theoretische Konzepte und Daten miteinander verbinden. Was geschieht hier? Was beobachten Sie hier eigentlich? Wenn Sie etwas beobachten, womit Sie keinerlei Erfahrung haben, wird es Ihnen vermutlich schwerfallen, zu beschreiben, was Sie gerade sehen. Wenn wir ein theoretisches Konzept nicht verstehen, fällt es uns schwer, unseren Denkprozess fortzusetzen. Gehen wir nun davon aus, Ihnen wurde gesagt, dass Sie Männer beim Mah-Jongg spielen beobachtet haben, einem Brettspiel mit kachelartigen Spielsteinen. Die kachelartigen Spielsteine werden wie Karten verwendet. Allerdings handelt es sich dabei um kleine, rechteckige Gegenstände, die traditionell aus Knochen oder Bambus hergestellt werden. Selbst wenn Sie die Spielregeln von Mah-Jongg nicht kennen, können Sie dennoch das Konzept „Spiel" verstehen. Dieses Wissen hilft Ihnen dabei, die Szenerie vor Ihren Augen anders einzuordnen. Sie könnten die vier Männer als Konkurrenten betrachten, die alle hoffen, das Spiel zu gewinnen, was ihre Aufregung erklären könnte. Sie könnten die erhobenen Stimmen so deuten, dass die Männer nicht wütend schreien, sondern sich gegenseitig scherzhaft verhöhnen. Wenn

Sie erst einmal das Konzept des „Spiels“ verstanden haben, können Sie ein Bild davon entwickeln, was in dieser Szene passiert, und Sie können die gesammelten Daten (Hinweise) so interpretieren, dass sie im Kontext eines Spiels Sinn ergeben. Wäre Ihnen das theoretische Konzept „Spiel“ jedoch völlig fremd, müssten Sie vermutlich weiter herumrätseln, um Ihre Beobachtungen irgendwie einordnen zu können.

Das Ganze lässt sich auf die Vorstellung von Pflegekonzepten (Wissen) in einem klinischen Szenario übertragen. Lena hat ihren ersten Praxiseinsatz als Auszubildende in einer Senioreneinrichtung für betreutes Wohnen. Dabei wird sie von einem Pflegepädagogen, Prof. Meyer, begleitet. An einem ihrer Praxistage führt Lena ein Assessment mit Herrn Schneider durch und wird dabei von ihrem Lehrer unterstützt. Herr Schneider ist 75 Jahre alt und lebt seit zwölf Monaten in der Einrichtung. Er berichtet Lena, dass er sich die ganze Zeit über schlapp und antriebslos fühlt, sich nicht konzentrieren kann und es an den meisten Tagen nicht einmal schafft, sich die Zähne zu putzen. Er macht sich große Sorgen darüber, dass vielleicht etwas mit seinem Herzen nicht stimmt. Lena misst zunächst seine Vitalzeichen. Während sie das tut, bittet sie Herrn Schneider, zu erzählen, wie sein Leben verlaufen ist, seit er in die Einrichtung gezogen ist. Er erklärt, dass er in die Einrichtung ziehen musste, nachdem seine Frau an einem Herzinfarkt verstorben war. Allein sei er nicht in der Lage gewesen, den Haushalt zu bewältigen und die Einkäufe zu machen, und seine einzige Tochter lebe mit ihrem Mann und den vier Kindern im Ausland. Fragen nach Schmerzen in der Brust, Herzklopfen oder Kurzatmigkeit verneint er. Als Prof. Meyer ihn fragt, warum er denkt, dass etwas mit seinem Herzen nicht in Ordnung sei, antwortet er: „Nun ja, in meinem Kopf taucht immer wieder dieser eine Gedanke auf: Hätte ich darauf bestanden, dass meine Frau früher zu einem Kardiologen geht, wäre sie nicht gestorben.“

Lena fragt ihn, wie oft seine Tochter kommt, um ihn zu besuchen. Herr Schneider gibt an, dass sie unmittelbar nach der Beerdigung seiner Frau abreisen musste, da sie und ihr Mann beruflich sehr eingespannt seien und sie ihn seitdem noch nicht besuchen konnte. Normalerweise telefonierten sie jedoch einmal in der Woche miteinander. Er merkt an, dass ihn die Aktivitäten in der Wohneinrichtung eigentlich kaum interessierten, und dass es schwer für ihn gewesen sei, seine Nachbarschaft aufzugeben. Direkt gegenüber lebte ein Paar, mit dem er eng befreundet gewesen sei. Sie hätten sich mindestens dreimal pro Woche zum Abendessen getroffen, zusammen ferngesehen oder Gesellschaftsspiele gespielt, und ein paar Mal seien sie sogar zusammen verreist. Nun würden sie nur noch telefonieren. Obwohl er froh sei, zumindest mit ihnen telefonieren zu können, sei es nicht dasselbe wie gemeinsam mit seiner Frau und ihnen zu Abend zu essen. Er betont, dass es vor allem seine Frau gewesen sei, die die Beziehung zu den Nachbarn aufrechterhalten habe, da sie es gewesen sei, die stets verschiedene Aktivitäten vorgeschlagen und geplant habe. Er hat sogar eine Sprachnachricht von ihr auf seinem Handy, die er jeden Tag anhört, in der sie vorschlägt, dass sie alle zusammen am Wochenende zu einer Feier gehen sollen.

Lena erklärt Herrn Schneider, dass seine Vitalzeichen sehr gut sind. Prof. Meyer vermutet Lena gegenüber, dass Herr Schneider möglicherweise an einer Veränderung in seinem Trauerprozess leidet. Er schlägt vor, ein paar Anpassungen vorzunehmen, um herauszufinden, ob das Herrn Schneider helfen kann, zur Ruhe zu kommen und wieder mit sich im Reinen zu sein. Als erstes schlägt er vor, das Gespräch mit Herrn Schneider und dann mit der zuständigen Pflegefachperson zu suchen, um ihn in einer Gruppe für Trauernde anzumelden. Außerdem regt er an, dass man sich von dem Team beraten lassen kann, das sich um die psychische Gesundheit der Menschen im Pflegeheim kümmert, sodass er seinem Trauerprozess Ausdruck verleihen kann. Weiterhin erklärt er ihr, dass bei Herrn Schneider ein Assessment zur Entwicklung einer klinischen Depression durchgeführt werden sollte. Zu guter Letzt regt er an, mit Herrn Schneider über die Wiederaufnahme des persönlichen Kontakts zu dem befreundeten Paar aus der Nachbarschaft zu sprechen und gemeinsam mit der Leitung des Sozialdienstes zu überlegen, wie er sie besuchen oder sie in die Einrichtung einladen könnte, um ihnen seine neue Wohnung zu zeigen. So könnte Herr Schneider behutsam in seine neue Gemeinschaft einbezogen werden.

Lena ist erstaunt darüber, dass Prof. Meyer beinahe sofort ein potenzielles Problem bei Herrn Schneider erkannt hat. Prof. Meyer macht Lena auf die Pflegediagnose *Fehlangepasstes Trauern* (00301) aufmerksam und sie erkennt, dass seine Assessmentdaten den bestimmenden Merkmalen und beeinflussenden Faktoren dieser Diagnose entsprechen. Lenas Lehrer spricht mit ihr über den Trauerprozess und die Faktoren, die diesen Prozess beeinflussen können, wie zum Beispiel unzureichende soziale Unterstützung (Herrn Schneiders kürzlicher Umzug, die fehlende Verbindung zu seiner Tochter und seinen Freunden). Weil er mit dem normalen Trauerprozess vertraut war, zog er diese Pflegediagnose direkt in Betracht, da er Faktoren erkannt hatte, die zu einer Beeinträchtigung dieses normalen Musters beitragen können. Darüber hinaus hatte er wahrscheinliche ätiologische (beeinflussende) Faktoren identifiziert. Für Lena hingegen, die als Auszubildende noch nicht über das konzeptuelle Wissen verfügte, um diesen Schluss zu ziehen, lag diese Diagnose nicht auf der Hand.

Aus diesem Grund ist es außerordentlich wichtig, sich mit den theoretischen Konzepten vertraut zu machen, auf denen die Diagnosen beruhen. Wenn wir nicht über konzeptuelles Wissen verfügen, auf das wir im Pflegeprozess zurückgreifen können, sind wir nicht in der Lage, die normalen Muster menschlicher Reaktionen einer Person zu verstehen.

7.3 Der Pflegeprozess

Ohne vollständiges pflegerisches Assessment kann weder eine Pflegediagnose gestellt, noch können evidenzbasierte, patientenzentrierte eigenständige pflegerische Interventionen ausgewählt werden. Dabei sollte ein Assessment nicht nur durchgeführt werden, um die leeren Felder in einem Formular oder am Bildschirm auszufüllen. Wenn Ihnen dieses stumpfsinnige Abhaken bekannt vorkommt, ist es an der Zeit, den Sinn und Zweck eines Assessments zu überdenken.

Assessment. Pflegefachpersonen führen Assessments durch, um die ihnen anvertraute Person und ihre Erfahrungen kennenzulernen, die aktuellen Bedürfnisse genau zu erkennen und pflegerische Interventionen durchzuführen, die für diese Person zu bestmöglichen pflegerischen Outcomes führen. Als eigenständige Disziplin hat die Pflege spezielles Wissen entwickelt, aus dem auch die Pflegewissenschaft hervorgegangen ist. Eine Pflegediagnose, also eine klinische Beurteilung, ist das Ergebnis eines pflegerischen Assessments, das den Gesundheitszustand/Lebensprozesse oder die Neigung zu einer bestimmten Reaktion beschreibt. Die Pflegediagnose bildet wiederum die Grundlage zur Auswahl geeigneter pflegerischer Interventionen, mit denen Outcomes erreicht werden sollen, *für die die Pflegefachperson verantwortlich ist*: Der Fokus liegt dabei auf der „menschlichen Reaktion".

Die Einschätzung *menschlicher Reaktionen* im Rahmen eines pflegerischen Assessments ist eine Möglichkeit, pflegerelevante Phänomene zu erkennen und Probleme anzugehen, die in den Einflussbereich der professionellen pflegerischen Praxis fallen. Menschen sind komplexe und dynamische Wesen, die auf ein- und dieselbe Situation individuell unterschiedlich reagieren. Menschliche Reaktionen sind von diversen Faktoren abhängig, darunter genetische und körperliche Faktoren, Gesundheitszustände und Erfahrungen mit Krankheit/Beeinträchtigung. Darüber hinaus werden menschliche Reaktionen auch von Alter, Kultur, Ethnie, religiösen/spirituellen Überzeugungen, Wirtschaft, Geschlecht und familiären Erfahrungen beeinflusst.

Ein Rahmenkonzept für ein umfassendes pflegerisches Assessment, das mit anderen geteilt werden kann, trägt den individuellen Reaktionen unterschiedlicher Personen auf Krankheit, Gesundheit oder Wohlbefinden Rechnung. Pflegediagnosen bieten standardisierte Begriffe zur Beschreibung menschlicher Reaktionen mit eindeutigen Definitionen und Assessmentkriterien, die das Wissen der Pflege widerspiegeln.

Pflegefachpersonen betrachten das Assessment als Gelegenheit, mit der zu pflegenden Person in Kontakt zu kommen beziehungsweise in einen Prozess einzutreten, in dem Daten geteilt und in Informationen umgewandelt werden, bis sie schließlich in aussagekräftige Kategorien für pflegerische Themen eingeordnet werden, die auch als Pflegediagnosen bekannt sind. Das Assessment stellt zudem eine wichtige Gelegenheit dar, pflegerisches Wissen und Engagement in die Versorgung der zu pflegenden Person einzubringen.

Die Beziehung zwischen der Pflegefachperson und der ihr anvertrauten zu pflegenden Person. Die Beziehung zwischen der Pflegefachperson und der ihr anvertrauten zu pflegenden Person ist der Schlüssel zu einer optimalen pflegerischen Praxis (Roy & Jones, 2007, Watson, Smith, 2019). In einer solchen Beziehung lernt die Pflegefachperson das jeweilige Individuum ganzheitlich als Person kennen und Krankheit als einen Teil von Gesundheit zu betrachten (MacLeod, 2011; Smith, 2011, Jones, 2013). Dossey und Keegan (2013, S. 17) beschreiben die Beziehung zwischen der Pflegefachperson und der betroffenen Person/Familie/Gemeinde als „von Selbstwahrnehmung und den Erfahrungen der zu pflegenden Person von Gesundheit und Krankheit geprägt sowie dem Versuch, eine sorgende Beziehung und wirksame Kommunikation zu entwickeln und aufrechtzuerhalten."

Pflegerisches Wissen, Expertise, Fähigkeiten und Fertigkeiten sowie Werte tragen dazu bei, Vertrauen aufzubauen und mit einem Menschen in eine echte Verbindung zu treten. Im praktischen Setting ermöglicht es das konkrete Versorgungsumfeld der Pflegefachperson, die ihr anvertraute Person durch den Aufbau einer Beziehung kennenzulernen. Der Umgang mit den zu Pflegenden und ihren Angehörigen erfordert Präsenz, Aufmerksamkeit, bewusstes Zuhören und Beobachten. Diese Reaktionen helfen dabei, die professionelle Rolle der Pflegefachperson bei der Durchführung einer rentablen, qualitativ hochwertigen, sicheren, wissensbasierten Patientenversorgung zu verwirklichen (Jones, 2013).

Die Verbindung zwischen der Pflegefachperson und der zu pflegenden Person ist eine beidseitige Versorgungserfahrung (Newman, 2008). Sie bewirkt, dass die Pflege über das reine *Tun* (das Fokussieren auf Aufgaben, die dabei helfen, die Versorgung zu „managen") hinausgeht und mit einem ganzheitlichen *Verständnis* dessen erfolgt, was die zu pflegende Person durchlebt sowie mit der *Identifikation* wechselseitiger Bedürfnisse und *der Bereitstellung* von Informationen, die der Person dabei helfen, sich auf Veränderungen einzulassen und Handlungen vorzunehmen, die Änderungen herbeiführen können (Newman, 2008; Jones, 2013).

Bewusst und authentisch Da-Sein. Bewusstes Da-Sein erfordert einen „aufrichtigen Dialog, Sich-Einlassen, uneingeschränkte Zuwendung und Offenheit, Achtsamkeit, die sich frei entfalten kann und Einssein in Transzendenz." (Smith, 2011). Wenn sich Pflegefachpersonen jemandem zuwenden, lenken sie ihre gesamte Aufmerksamkeit auf die Gegenwart und nehmen ihre Umgebung vollkommen bewusst wahr.

Durch authentische Präsenz der Pflegefachperson in einer Pflegesituation wird das Engagement gefördert und die Beziehung gestärkt (Newman, 2008; Newman, Smith, Pharris und Jones, 2008). Diese Erfahrung kann sowohl bei der Pflegefachperson als auch bei der zu pflegenden Person tiefgreifende Veränderungen auslösen. Da-Sein ist eine Frage des Bewusstseins. Es spiegelt sich in ganzheitlichen Wesen und damit sowohl in der Pflegefachperson als auch in der zu pflegenden Person wider (Chase, 2011).

Indem sie ganz bewusst präsent ist, kann eine Pflegefachperson verbale und non-verbale Äußerungen wahrnehmen. Sie reagiert dann auf eine Situation, die jetzt, in diesem Moment stattfindet. Zugang zum Erleben der zu pflegenden Person zu finden, hilft dabei, nachzuvollziehen, was für das Individuum wichtig ist. Es fördert die Reflexion, lenkt die Aufmerksamkeit verstärkt auf Wahlmöglichkeiten, Handlungen und Verhaltensweisen, die der Gesundheit zuträglich sind und gewährt Einblicke, die zu Erkenntnissen, Veränderung und persönlichem Wandel führen können (Jones, 2013, 2006; Newman, 2008; Jones & Flanagan, 2007; Doona, Chase & Haggerty, 1999).

Wenn es der Pflegefachperson gelingt, einen geschützten Raum zu schaffen, fühlt sich die zu pflegende Person vielleicht ausreichend wohl, um sich zu öffnen und ihre Ängste und Sorgen zum Ausdruck zu bringen (Jones, 2013). Beim gemeinsamen Assessment entwickelt die zu pflegende Person möglicherweise ein neues Bewusstsein, gewinnt Erkenntnisse (Newman, 2008) und erkennt neue Möglichkeiten, persönliche Veränderungen in ihrem Leben vorzunehmen, sodass sie sich fortan vielleicht Handlungen oder Aktivitäten zuwendet, die die Gesundheit fördern. Willis et al. zufolge ist „Sinn das Verständnis von Lebenserfahrungen und ihren Bedeutungen, das ein Mensch entwickelt hat. Was diese Erfahrungen bedeuten, wird daraus abgeleitet, wie ebendiese Erfahrungen verarbeitet wurden“ (2008, S. E34).

Die Person kennen. „Die zu pflegende Person zu kennen umfasst einen komplexen Vorgang, in dem die Pflegefachperson eine bestimmte zu pflegende Person als einzigartiges Individuum verstehen lernt. Dadurch wird die klinische Entscheidungsfindung verbessert (Whittemore, 2000, S. 75). Benner (1984) beschrieb erstmals die Fähigkeit einer Pflegefachperson damit, dass sie eine Person und ihr Umfeld aufmerksam wahrnehme und „intuitiv“ die Reaktion verspüre, eine Situation zu bewerten. Dies wird oftmals mit der klinischen Expertise von Pflegefachpersonen assoziiert. Es kann vorkommen, dass eine Pflegefachperson ihre Eindrücke wie folgt beschreibt: „Ich weiß nicht, was es ist, aber ich weiß, dass etwas nicht stimmt.“ Man könnte es als *intuitives Wissen* bezeichnen, wenn eine Pflegefachperson eine komplexe Reihe von Hinweisen erkennen kann, die auf ein potenzielles Problem oder eine Situation hindeuten, ohne dass sie diese Reaktion jedoch benennen kann.

Indem Pflegefachpersonen Erfahrungen sammeln und die Reaktionen bestimmter Populationen über einen längeren Zeitraum hinweg beobachten, erweitern sie ihr Wissen und können Informationen (Hinweise) schneller verarbeiten, da sie Reaktionen als normal oder problematisch einordnen können. Wenn eine Pflegefachperson eine zu pflegende Person über einen längeren Zeitraum hinweg versorgt, kann sie Veränderungen in ihrem Reaktionsmuster immer sensibler wahrnehmen. Dadurch, dass sie sich immer wieder mit der Einschätzung beschäftigt, sammelt sie immer mehr Wissen über das Reaktionsmuster der zu pflegenden Person und ist dadurch in der Lage, schnell zu urteilen (Gordon, 1994). Generell ist es wichtig, dass Pflegefachpersonen sich bemühen, geeignete Assessmentdaten zu gewinnen, um klinische Beurteilungen oder Pflegediagnosen in jeder Situation validieren zu können.

Das pflegerische Assessment und die Beziehung zwischen Pflegefachperson und zu pflegender Person tragen zu einer höheren Patientenzufriedenheit und zu einer erhöhten Sichtbarkeit der Pflege in der Praxis bei. Watson & Smith (2004) erörterten die Wichtigkeit einer sorgenden Beziehung, die sie als wesentliches Merkmal der Fachdisziplin Pflege bezeichneten. In einer Studie von Somerville aus dem Jahr 2009 beschrieben zu Pflegende das Gefühl, dass „ihre“ Pflegefachperson sie wirklich kennt. Sie fühlten sich „anerkannt als einzigartiges menschliches Wesen, fühlten sich in der Versorgungsumgebung sicher, spürten eine Verbundenheit mit der Pflegefachperson, die sie als sinnvoll empfanden, und fühlten sich durch die Pflegefachperson darin bestärkt, die eigene Versorgung aktiv mitzugestalten“ (S. 3). Die Daten, die aus dieser ersten qualitativen Studie hervorgingen, flossen in die Entwicklung der *Patients' Perceptions of Feeling Known by Their Nurse Scale, PPFKNS* (Somerville, 2009, dt. in etwa Skala zum Gefühl von Patienten von ihrer Pflegekraft gesehen zu werden) mit ein. Dabei handelt es sich um eine valide und zuverlässige Skala, die aus vier Elementen besteht und verwendet werden kann, um das Gefühl des „Gesehenwerdens" von zu Pflegenden durch ihre Pflegefachperson zu bewerten.

Das pflegerische Assessment: Ein ganzheitlicher Prozess. „Es gibt viele verschiedene Ansätze, die Pflegefachpersonen helfen können, die Reaktion einer Person auf eine Krankheit zu verstehen und die Verhaltensänderungen nachzuvollziehen, die sie ausprobieren, um einen gesünderen Lebensstil zu fördern" (Jones, 2013, S. 95). Pflegetheorien (Newman, 2008; Roy, 2007) bieten spezielle Ansätze, um menschliches Erleben zu verstehen und können allein oder in ein Assessment-Konzept integriert genutzt werden, wie etwa das Assessment der Funktionellen Gesundheitsverhaltensmuster (Functional Health Pattern [FHP] Assessment, Gordon, 1994). Jede Theorie bietet ein Gerüst, anhand dessen die Daten zum Erleben der zu pflegenden Person untersucht werden können. Die Reaktionen einer zu pflegenden Person mithilfe des Konzepts der Funktionellen Gesundheitsverhaltensmuster zu ordnen, kann eine Möglichkeit darstellen, das Wissen, das anhand einer Theorie entwickelt wurde um Wissen aus der pflegerischen Praxis zu ergänzen. Das erworbene Wissen kann dabei helfen, pflegewissenschaftliche Erkenntnisse zu erweitern.

Methoden zur Einschätzung und Datenerhebung. Der Verlauf/das Gespräch und die Problemlösung stellen zwei Ansätze dar, die Pflegefachpersonen helfen können, das Erleben der zu pflegenden Person zu erfassen. Die beiden Ansätze bieten verschiedene Möglichkeiten, auf Daten zuzugreifen und sie zu analysieren. Auch die entsprechenden Interventionen und Outcomes unterscheiden sich in Struktur und Beschreibung. Sie wurden entwickelt, um zu verstehen, inwiefern Lebenserfahrungen das Leben, die Gesundheit und das Wohlbefinden beeinflussen.

Einschätzung: Der Gesprächsansatz. Die Einschätzung im Verlauf findet im Rahmen eines Gesprächs statt. Bei dieser Methode handelt es sich um einen induktiven Einschätzungs-Ansatz, der sich auf „die Art einer Beziehung, die sowohl die Pflegefachperson als auch die zu pflegende Person verändert" konzentriert (Newman et al., 2008). Die Datensammlung erfolgt weniger systematisch, und ihr Inhalt geht aus zielgerichteten Erörterungen innerhalb der

Beziehung zwischen Pflegefachperson und der zu pflegenden Person hervor. Die Pflegefachperson kann das Gespräch mit einer offenen Frage beginnen, etwa „Können Sie mir erzählen, wie Ihr Tag für Sie war?“

Wenn die Pflegefachperson in diesem Moment wirklich „da“ ist und aufmerksam zuhört, wird die zu pflegende Person von sich erzählen. Bei Bedarf kann die Pflegefachperson Rückfragen stellen, um zusätzliche Informationen zu erhalten, neue Informationen oder mehr Klarheit zu gewinnen. Ereignisse und Menschen, die Teil des Erlebens des Individuums sind, können dabei helfen, Lebensereignissen und Reaktionen einen Sinn zu verleihen. Dabei findet eine wechselseitige Interaktion zwischen der Pflegefachperson und der zu pflegenden Person statt. Bedeutende Informationen im Rahmen des Gesprächs zu besprechen, ist hilfreich, um in der Fülle der Informationen Muster ausfindig machen zu können (Flanagan, 2009; Newman, 2008). Margaret Newmans theoretisches Konzept innerhalb des Health as Expanding Consciousness (HEC) [dt. in etwa Gesundheit als Bewusstseinserweiterung] ist ein Beispiel für eine solche Einschätzung im Verlauf. Ziel der Einschätzung im Verlauf/des Gesprächsansatzes ist es, „den Sinn zu erfassen“ und das Muster des großen Ganzen zu erkennen. Die Reflexion und der gemeinsame Austausch tragen zu einer erhöhten Aufmerksamkeit und Reflexion bei und unterstützen Veränderungen (Newman, 2008).

Einschätzung: Der Problemlöseansatz. Unter einer Problemlösung versteht man einen deduktiven Denkprozess, der einen systematischen Ansatz zur Datensammlung beinhaltet. Während die einen dies als linearen Vorgang betrachten, argumentieren andere damit, dass klinische Beurteilungen zurückgenommen und Diagnosen neu bewertet werden müssen, sobald neue Daten verfügbar sind (Gordon, 1994). Der Problemlöseansatz geht auf eine Sichtweise zurück, die Menschen als ganzheitliche, biopsychosoziale Wesen betrachtet, die mit ihrem Umfeld interagieren (funktionieren) und von ihrem Alter, ihrem Entwicklungsstand, Gesundheitszustand sowie ihrer Kultur und Ethnie geprägt werden (Jones, 2007).

Beim Problemlöseansatz fließen sowohl subjektive als auch objektive Daten in das Assessment und die nachfolgende Identifizierung von Problemen ein. Die Benennung des Problems (der Pflegediagnose) und die Identifizierung der wahrscheinlichen Ursache (beeinflussende Faktoren) steuern die Interventionen, die entwickelt wurden, um das entstehende Problem zu beheben oder zu verringern und Risiken zu reduzieren. Das Functional Health Pattern Assessment (siehe oben) ist ein Beispiel für den Problemlöseansatz im Rahmen eines Assessments.

Subjektive und objektive Daten. Pflegefachpersonen sammeln und dokumentieren zwei Arten von Daten zum Erleben der zu pflegenden Person: Subjektive und objektive Daten. Während die Ärzteschaft ihre medizinischen Diagnosen stärker auf objektive als auf subjektive Daten stützt, berücksichtigen Pflegefachpersonen bei den Pflegediagnosen beide Arten von Daten (Gordon, 2008). Dabei gewinnen Pflegefachpersonen die subjektiven Daten im Rahmen des Assessments oder durch Befragung der zu pflegenden Person.

Unter *subjektiven Daten* werden Informationen verstanden, die aus mündlichen Aussagen der zu Pflegenden zu ihren Empfindungen, Gedanken und Erfahrungen im Zusammenhang mit ihrer Gesundheit, ihrem Alltag, mit Trost, Beziehungen und so weiter hervorgehen. Eine zu pflegende Person kann zum Beispiel sagen: „Ich muss mich mehr um meine Gesundheit kümmern", oder „Mein Partner spricht mit mir nie über etwas Wichtiges".

Auch Familienmitglieder/eng befreundete Personen können diese Art von Daten zur Verfügung stellen, wenngleich Patientendaten nach Möglichkeit von der Person (Familie/Gemeinde) selbst stammen sollten, da es sich hier um ihre eigenen Daten handelt. Manchmal ist die zu pflegende Person jedoch nicht in der Lage, subjektive Daten anzugeben, sodass die Pflegefachperson auf die anderen genannten Quellen angewiesen ist. So kann es beispielsweise bei einer zu pflegenden Person mit schwerer Demenz, die sich nicht mehr verbal ausdrücken kann, erforderlich sein, dass Familienmitglieder subjektive Informationen liefern, die auf ihrer Kenntnis des Verhaltens dieser Person beruhen. Zum Beispiel könnte ein erwachsenes Kind einer Patientin der Pflegefachperson mitteilen: „Beim Essen hört sie immer gern leise Musik. Das scheint sie zu beruhigen".

Unter *objektiven Daten* versteht man Informationen, die Pflegefachpersonen bei zu pflegenden Personen beobachten. Diese Daten werden manchmal auch als empirische Daten oder messbare Nachweise bezeichnet. Objektive Daten werden durch körperliche Untersuchungen und diagnostische Testverfahren gewonnen. „Beobachten" meint in diesem Zusammenhang nicht nur das eigentliche Sehen, sondern vielmehr den Gebrauch sämtlicher Sinne und Messverfahren. So haben Pflegefachpersonen beispielsweise das allgemeine Erscheinungsbild der zu Pflegenden im Blick, achten auf ihre Lungengeräusche, nehmen vielleicht den fauligen Geruch einer Wunddrainage wahr und erfühlen die Hauttemperatur, wenn sie die Person berühren. Darüber hinaus verwenden Pflegefachpersonen verschiedene Instrumente und Hilfsmittel, um numerische Daten über die zu pflegende Person zu sammeln (z. B. Körpergewicht, Blutdruck, Sauerstoffsättigung, Schmerzstärke). Um zuverlässige und präzise objektive Daten zu erhalten, müssen Pflegefachpersonen über entsprechende Kenntnisse und Fertigkeiten zur körperlichen Einschätzung und zur Nutzung standardisierter Tools oder Überwachungsgeräte verfügen.

Problemlösung und pflegerisches Assessment. Bis heute verfügt die Pflege nicht über eine standardisierte Assessmentmethode. Zwar gibt es diverse Assessmentformen, die von Pflegefachpersonen entwickelt wurden, um Daten zu erheben, doch im Gegensatz zu den Systemen in der Medizin nutzen Pflegefachpersonen eine Vielzahl von Strategien, um Patienteninformationen zu gewinnen. Es gibt Settings, in denen Pflegefachpersonen einen Kopf-bis-Fuß-Ansatz benutzen. Andere arbeiten mit Assessment-Checklisten, und wieder andere entwickeln verschiedene Assessment-Bögen, die sich auf ein spezielles Thema konzentrieren (z. B. zur Schmerzeinschätzung oder zur Einschätzung des Sturzrisikos).

All diese Tools liefern zwar Daten, doch die gewonnenen Informationen sind oft unvollständig. Indem die Hauptbeschwerden der zu pflegenden Person erörtert oder gesundheitliche Probleme dargestellt werden, steht das Krankheitserleben im Vordergrund. Damit fehlt diesen Methoden ein ganzheitlicher Ansatz, um im Rahmen der Beziehung zwischen Pflegefachperson und zu pflegender Person die Reaktionen der zu pflegenden Person auf Gesundheit und Krankheit zu verstehen. Innerhalb des problemlösenden Ansatzes für das Assessment bieten Gordons elf Funktionelle Gesundheitsverhaltensmuster (Gordon, 1994) einen pflegegeleiteten, systematischen Ansatz, um die Reaktionen einer Person auf Krankheit und Gesundheitsförderung zu verstehen.

Das Assessmentkonzept Funktionelle Gesundheitsverhaltensmuster. Gordon (1994) konstatiert, dass ein strukturiertes Assessment Pflegefachpersonen hilft, sich zu fokussieren, zu organisieren und subjektive und objektive klinische Daten zusammenzuführen. Das Assessment der Funktionellen Gesundheitsverhaltensmuster (Functional Health Patterns, FHP) bietet Pflegefachpersonen einen standardisierten, ganzheitlichen Versorgungsansatz, der für die Sammlung von subjektiven und objektiven Daten nützlich ist, und zwar unabhängig von klinischem Setting, Kultur, Population, Alter oder Gesundheitszustand. Die Daten werden im Rahmen der pflegerischen Versorgung gesammelt und von der Pflegefachperson in die Pflegesituation einbezogen, wenn es darum geht, die Patientenprobleme herauszuarbeiten (vorläufige Hypothesen) sowie klinische Beurteilungen/Pflegediagnosen zu überprüfen und zu validieren. Ziel des Assessments ist es, herauszufinden, was die jeweilige Person unter einer optimalen funktionellen Gesundheit versteht. Die

Bestimmung erfolgt dabei anhand der Einschätzung mithilfe der elf FHP (Gordon, 2008, 1994).

Das Assessment der Funktionellen Gesundheitsverhaltensmuster beschreibt die Stärken und Funktionen des Klienten, wie er seine Lebensweise managt sowie den allgemeinen Gesundheitszustand für jedes Muster. In ▶ Tab. 7.1 sind die einzelnen Verhaltensmuster dargestellt; außerdem einige mögliche Fragen,

Tab. 7.1 Funktionelle Gesundheitsverhaltensmuster (Functional Health Patterns, FHP) und Beispielfragen

Gesundheitsverhaltensmuster	Beispielfragen
Wahrnehmung und Umgang mit der eigenen Gesundheit	– Wie würden Sie Ihre Gesundheit insgesamt einschätzen und warum? – Was bedeutet Gesundheit für Ihr Leben? – Sind Sie mit Ihrem derzeitigen Gesundheitszustand zufrieden? – Was tun Sie regelmäßig für Ihre Gesundheit?
Ernährung und Stoffwechsel	– Können Sie Ihre üblichen Essgewohnheiten sowie Ihre tägliche Nahrungs- und Flüssigkeitsaufnahme beschreiben? – Essen Sie drei Mahlzeiten pro Tag? – Haben Sie Zugang zu geeigneter Nahrung? – Nehmen Sie tagsüber kleinere Zwischenmahlzeiten zu sich? – Essen Sie, wenn Sie unter Stress stehen? Beschreiben Sie.
Ausscheidung	– Wie oft lassen Sie innerhalb von 24 Stunden Wasser? – Wachen Sie für gewöhnlich nachts auf, weil Sie Wasser lassen müssen? Beschreiben Sie Ihre normalen Stuhlgewohnheiten. – Nehmen Sie regelmäßig Abführmittel?
Aktivität und Bewegung	– Beschreiben Sie, welchen Aktivitäten Sie normalerweise im Alltag nachgehen. – Treiben Sie normalerweise jede Woche Sport? Beschreiben Sie. – Wie fühlen Sie sich nach dem Sport/nach körperlicher Betätigung? – Wie geht es Ihnen beim Treppensteigen?
Schlaf und Ruhe	– Wie viele Stunden schlafen Sie nachts? – Wachen Sie nachts auf, weil Sie zur Toilette müssen? – Fühlen Sie sich erholt, wenn Sie aufwachen? – Haben Sie genug Energie für Ihre Alltagsaktivitäten? – Legen Sie sich zwischendurch kurz hin? Beschreiben Sie.
Kognition und Perzeption	– Wie können Sie am besten lernen? – Haben Sie oft Schmerzen? – Wie gehen Sie mit Schmerzen um?

Tab. 7.1 *Fortsetzung*

Gesundheitsverhaltensmuster	Beispielfragen
Rollen und Beziehungen	– Wer ist Ihre größte Unterstützung? – Sind Sie mit Ihren derzeitigen Beziehungen zufrieden? – Können Sie aktuelle Rollen und Verantwortlichkeiten innerhalb Ihrer Familie beschreiben? Wie ist es mit der Verwandtschaft? – Sind Sie mit Ihrer aktuellen Arbeit zufrieden?
Selbstwahrnehmung und Selbstkonzept	– Was mögen Sie an sich selbst? – Sind Sie zufrieden mit dem, was Sie erreicht haben? Gibt es Dinge, die Sie in Zukunft gerne tun würden? – Was würden Sie als Ihre Stärken beschreiben? – Gibt es etwas, das Sie an sich selbst gern ändern würden?
Bewältigungsverhalten (Coping) und Stresstoleranz	– Wie würden Sie Ihr derzeitiges Stresslevel beschreiben? – Gibt es Dinge in Ihrem Leben, die Sie als stressig empfinden? Beschreiben Sie. – Wie gehen Sie mit stressigen Situationen um? – Beeinträchtigt Stress Sie in Ihren Beziehungen/Ihrer Arbeit?
Sexualität und Reproduktion	– Fühlen Sie sich mit Ihrer Sexualität wohl? Beschreiben Sie. – Sind Sie sexuell aktiv? – Führen Sie eine Beziehung? – Haben Sie Kinder?
Werte und Überzeugungen	– Was schätzen Sie im Leben am meisten? – Was gibt Ihrem Leben Sinn? – Hat Gesundheit für Sie eine essenzielle Bedeutung? Was tun Sie, um gesund zu bleiben? – Was hoffen Sie, in Ihrem Leben zu erreichen?

denen bei dem jeweiligen Muster nachgegangen werden könnte. Relevante Phänomene, die von der Pflegefachperson ausfindig gemacht wurden, helfen dabei, die pflegerische Versorgung zu steuern und die Sichtbarkeit des pflegerischen Beitrags zu den Patientenergebnissen zu steigern.

Während des Assessments entsteht anhand der Daten, die für jedes einzelne Muster gesammelt wurden, eine Geschichte. Diese Geschichte enthält Informationen über die Gesundheit der zu pflegenden Person und ihre Reaktion auf akute oder chronische Krankheiten. Wenn Pflegefachpersonen mit der betroffenen Person ein Assessment der Funktionellen Gesundheitsverhaltensmuster durchführen, stellen sie gezielt Fragen, die sie immer mehr ausweiten (oder vertiefen), bis sich ein klares Bild der funktionellen Gesundheit abzeichnet. Sowie die Daten gesammelt und geprüft wurden, geben die gewonnenen Informationen Aufschluss darüber, wie die jeweilige Person die Funktion wahrnimmt, und zwar in Kombination mit den objektiven (messbaren) Daten zu ihrem Gesundheitszustand. Nachdem das Assessment beendet wurde, führt die Pflegefachperson die Informationen aus allen elf Mustern zusammen, um Risiken, Probleme und Stärken ausfindig zu machen (Jones, 2013).

Daher ist es unerlässlich, alle elf Muster zu bewerten, bevor eine klinische Beurteilung der zu analysierenden Informationen vorgenommen wird. Dabei kann ► Tab. 7.1 hinzugezogen werden, um relevante Daten zu den normalen Reaktionen einer Person zu erfassen, ebenso wie Veränderungen bestimmter Muster. Es gilt jedoch zu bedenken, dass sämtliche Assessmentdaten in jedem einzelnen Muster möglicherweise noch einmal angepasst werden müssen. Ändern sich einzelne Daten, ist ein erneutes Zusammenführen der Daten sowie eine Neubewertung der ursprünglichen Pflegediagnosen erforderlich.

Die verschiedenen FHP-Assessmentformate. Innerhalb des FHP-Assessmentkonzepts gibt es verschiedene Formate zur Datenerhebung: Teilassessments, Screening-Assessments und vertiefende Assessments. Ein **Teilassessment** bezieht sich auf Daten, die zu einem bestimmten Zeitpunkt für verschiedene Muster zusammengetragen wurden. Das ist zum Beispiel der Fall, wenn eine Pflegefachperson bei einer zu pflegenden Person mit Adipositas Daten zu Ernährung und Stoffwechsel oder zu Aktivität und Bewegung erhoben hat. Auch hier ist es wichtig, dass beim Sammeln von Daten zu einem einzelnen Muster keine abschließende klinische Beurteilung stattfindet, bevor nicht Daten zu allen elf Mustern vorliegen.

Ein **Screening-Assessment** mag auf den ersten Blick dem Teilassessment ähneln. Im Gegensatz zu diesem kann es jedoch auch einzelne Informationen aus allen elf Mustern beinhalten. Werden zum Beispiel Daten mithilfe eines Formulars erhoben, kann dort etwa die Eintragung der Vitalzeichen vorgesehen sein. Die Pflegefachperson erhebt also diese Daten und trägt sie in das Assessment-Formular ein. In dem Formular können Informationen zu den verschiedenen physiologischen Systemen der zu pflegenden Person abgefragt werden, und die Pflegefachperson füllt die entsprechenden Felder aus (Herzrhythmus, Herzgeräusche, Fußpulse, Lungengeräusche, Darmgeräusche usw.) und ergänzt allgemeine Daten zur psychosozialen Situation und spirituellen Vorstellungen. Solange jedoch im Assessment keine umfassenderen Daten inklusive der Krankengeschichte der Patientin erhoben wurden, sind die

Informationen, die zur Bestätigung der Pflegediagnose benötigt werden, unzureichend (Jones & Lunney et al., 2011; Lunney, 2009).

Unter einem **vollständigen Assessment** versteht man die lückenlose Evaluation sämtlicher Gesundheitsverhaltensmuster. Die Durchführung einer solchen Auswertung nimmt normalerweise 30 bis 60 Minuten in Anspruch. Die Pflegefachperson überlegt sich eine Reihe von Einstiegsfragen sowie tiefergehende Fragen, um mehr über die Empfindungen der zu pflegenden Person bei jedem einzelnen Muster zu erfahren (Herdman & Kamitsuru, 2018; Gordon, 2004, 1994; Jones & Lepley, 1986). Ein vollständiges Assessment, das alle elf Gesundheitsverhaltensmuster in den Blick nimmt, kann der Pflegefachperson dabei helfen, zu entscheiden, ob es weitere menschliche Reaktionen gibt, die auf ein Problem oder auf mögliche Risiken hindeuten oder Möglichkeiten zur Förderung der Gesundheit aufzeigen. Letztendlich ist ein vollständiges Assessment entscheidend dafür, dass die Daten zusammengeführt und eine Pflegediagnose bestimmt werden kann. Es ist ausschlaggebend für die Ursachenfindung oder die Identifizierung auslösender Faktoren, an denen sich die pflegerische Interventionen orientieren. Ein vollständiges Assessment trägt maßgeblich dazu bei, dass das für die zu pflegende Person gewünschte Outcome erreicht wird.

Instrumente zur Erhebung der Funktionellen Gesundheitsverhaltensmuster (FHP). Mit einer kürzlich durchgeführten Literaturrecherche wurde versucht, herauszufinden, welche Patientendaten für Pflegefachpersonen in Forschung, Lehre und Praxis besonders relevant sind und entsprechend genutzt werden. Ziel war es, ein standardisiertes umfassendes Screening-Instrument für das pflegerische Assessment auf den neuesten Stand zu bringen. Angesichts der enormen Menge von Publikationen, die sich verschiedensten Assessment-Tools widmen, wurde die Suche auf die Instrumente eingegrenzt, die sich auf die Funktionellen Gesundheitsverhaltensmuster (FHP) oder auf Elemente des Minimum Data Sets (MDS) beziehen. Mit dieser Suchstrategie fanden sich insgesamt 384 Publikationen in drei verschiedenen Datenbanken, von denen 14 in die endgültige Stichprobe aufgenommen wurden. Dabei wurden 11 validierte Items beziehungsweise Tools für das pflegerische Assessment ausfindig gemacht.

Bei acht der ausgewählten Studien lag der Schwerpunkt auf der physiologischen und psychologischen Funktionsfähigkeit. Ranegger, Hackl und Ammenwerth (2014) fanden heraus, dass demografische Patientendaten, Erkrankungen, Probleme (pflegerisches Assessment und Diagnostik, Risikoassessment), Pflegeoutcomes, pflegerische Interventionen, Versorgungsgrad sowie Daten der Gesundheitseinrichtung Bestandteil des österreichischen Minimum-Data-Sets sein sollten. Shimanouchi, Uchida, Kamei, Sasaki und Shinoda (2001) stellten fest, dass die Präzisierung des Assessment-Formulars für die ambulante Pflege, das Informationen zu Angehörigen, pflegender Person, Lebenssituation und pflegerischer Versorgung enthielt, die Dokumentationszeit signifikant verkürzte und dazu beitrug, die Bedürfnisse der zu pflegenden Person zu erfassen.

Drei Instrumente, die auf das FHP-Konzept zurückgehen, dienten der Einschätzung von Patienten mit Kopf-Hals-Krebs sowie älteren Personen und wurden in klinischen Settings und im Unterricht genutzt. Bei allen Instrumenten waren die FHP in irgendeiner Weise abgeändert worden: Entweder hatte man sie mit Zusätzen versehen, Teile gestrichen, Bezeichnungen geändert oder zwei FHP miteinander kombiniert. Beyea & Matzo (1989) und Fernández-Sola, Granero-Molina, Mollinedo-Mallea, Gonzales, Aguilera-Manrique & Ponce (2012) hatten keine körperliche Einschätzung in ihr FHP-Assessment integriert. Daher ergänzten sie ihre Tools um einen Abschnitt für die körperliche Untersuchung. In dem Tool, das von Rodrigues, Cunha, Aquino, Rocha, Mendes, Firmeza et al. (2018) entwickelt worden war, wurden Aktivität & Bewegung und Schlaf & Ruhe zu einem Muster namens Aktivität & Ruhe zusammengefasst. Ein Abschnitt namens Sicherheit & Schutz wurde hinzugefügt und ein weiteres FHP wurde umbenannt.

In der Literatur sind verschiedene standardisierte Tools zu finden, die im Rahmen von Gordons FHP entwickelt wurden (Rodriquez, Cunha et al., 2018, Zega, D'Agostino, 2014, Jones, Barrett et al., 1997). Dabei stellt insbesondere das *Functional Health Pattern Assessment Screening Tool* (FHPAST) ein umfassendes, zuverlässiges und valides Instrument zur systematischen Erfassung funktioneller Gesundheitsverhaltensmuster von zu pflegenden Personen dar (Jones & Foster, 1999).

Das Functional Health Pattern Assessment Screening Tool (FHPAST). Oft bedient man sich Screening Assessment Tools, um zeitlichen Herausforderungen und der Verfügbarkeit der zu Pflegenden zu begegnen (Jones, 2013). Jedes Item wird mit einem kurzen Erklärungssatz vorgestellt, der Bezug auf die Definitionen der Funktionellen Gesundheitsverhaltensmuster und die zugehörige Literatur nimmt. Das ursprüngliche Instrument wurde im Lauf der Jahre unter Berücksichtigung neuer Forschungsergebnisse immer wieder angepasst, sodass das aktuelle Tool mittlerweile 57 Items enthält, die die 11 FHP repräsentieren (Jones, Foster, Flanagan & Duffy, 2012; Beyea & Matzo, 1989). Auch jetzt wird wieder an der Überprüfung und Anpassung gearbeitet.

Das FHPAST ist in der klinischen Praxis hilfreich, um Gesundheitsprobleme oder -risiken zu visualisieren und gleichzeitig zu ordnen, und um die Reaktionen einer zu pflegenden Person auf Krankheit oder Veränderungen des Gesundheitszustands langfristig nachzuvollziehen. Fachleute aus Praxis und Wissenschaft können dem Tool Informationen zur Bereitschaft zur Gesundheitsförderung der zu pflegenden Person entnehmen. Es gibt Aufschluss darüber, inwiefern die zu pflegende Person auf pflegerische Interventionen anspricht und wie es um die Outcomes der zu pflegenden Person bestellt ist (Jones, Foster, Flanagan & Duffy, 2012).

Die Screening-Fragen werden von der zu pflegenden Person oder einer von ihr bestimmten Person beantwortet (z. B. Angehörige oder Pflegefachperson). In der Praxis kann die Pflegefachperson die Daten aus dem FHPAST einsehen, bevor sie die zu pflegende Person aufsucht. Sie kann Probleme oder Risiken der Person gesondert betrachten, nach weiteren Informationen suchen und einzelne Muster genauer untersuchen, indem sie ein umfassenderes Assessment durchführt. Das FHPAST kann beim pflegerischen Assessment als „roter Faden" dienen, da es der Pflegefachperson ermöglicht, innerhalb kurzer Zeit auf die Belange der zu pflegenden Person einzugehen. Außerdem liefert es Informationen über Änderungen des Gesundheitszustands oder hilft dabei, Risiken oder Stärken ausfindig zu machen.

Zur Übersetzung des FHPAST. Im Lauf der Zeit wurde das FHPAST (Functional Health Pattern Assessment Screening Tool) in zahlreiche Sprachen übersetzt. Damit auch Fachleute aus Praxis und Wissenschaft in anderen Kulturen mit dem FHPAST arbeiten können, muss das Tool übersetzt, kulturell angepasst und anhand einer Stichprobe validiert werden, die für die jeweilige Kultur repräsentativ ist. Barros, Michel & Nobrega (2003) nahmen etwa eine Validierung der FHPAST-Version mit 58 Items für Brasilien vor. Obwohl sich das Tool, das zuvor ins Portugiesische übersetzt worden war, als außerordentlich zuverlässig erwies, merkten die Autorinnen an, dass weitere sprachliche Anpassungen erforderlich sind, wenn das FHPAST die brasilianische Kultur berücksichtigen soll. Ein neueres Instrument wird gerade begutachtet. Es wurde im Hinblick auf die weitere Validierung der geänderten brasilianischen FHPAST-Version überarbeitet (FHPAST-VBR).

7.4 Literaturangaben

Barros ALBL, Michel JLM, Nóbrega MML. Translation, utilization and psychometric properties of the functional health assessment screening tool with patients in Brazil. International Journal of Nursing Terminologies and Classifications 2002; 14: 17.

Banning M. Clinical reasoning and its application to nursing: concepts and research studies. Nurse Education in Practice 2008; 8(3): 177–183.

Beyea S, Matzo M. Assessing elders using the functional health pattern assessment model. Nurse Educator 1989; 14(5): 32–37.

Capovilla FC, Capovilla AGS, Macedo EC. Analisando as rotas lexical e perilexical na leitura em voz alta: efeitos da lexicalidade, familiaridade, extensão, regularidade, estrutura silábica e complexidade grafêmica do item e de escolaridade do leitor sobre o tempo de reação, duração e segmentação na pronúncia. In: Pasquali L. Instrumentação psicológica: fundamentos e práticas. Porto Alegre: Artmed, 2010.

Chase S. Response to the concept of nursing presence. State of the Science Scholarly Inquiry for Nursing Practcice: an International Journal 2001;15: 323–327.

Chase SK. Clinical judgment and communication in nurse practitioner practice. Philadelphia, PA: F.A. Davis, 2004.

Doona ME, Chase SK, Haggerty LA. Nursing presence: As real as a milky way, bar. Journal of Holistic Nursing 1999; 17(1): 54–70.

Dossey BM, Keegan L. Holistic nursing: A handbook for practice. 6th ed. Burlington, MA: Jones and Bartlett Learning, 2013.

Fernández-Sola C, Granero-Molina J, Mollinedo-Mallea J, de Gonzales MHP, Aguilera-Manrique G, Ponce, ML. Development and validation of an instrument for initial nursing assessment. Revista da Escola de Enfermagem da USP 2012; 46(6): 1415–1422. https://dx.doi.org/10.1590/S 0080-62342012000600019.

Flanagan J. Patient and nurse experiences of theory-based care. Nursing Science Quarterly 2009; 22(2): 160–172.

Gordon M. Nursing diagnosis: Process and application. New York, NY: McGraw-Hill, 1982.

Gordon M. Nursing Diagnosis: Process and application. 3rd ed. St. Louis: Mosby, 1994.

Gordon M. Assess Notes: Nursing assessment and diagnostic reasoning. Philadelphia, PA: FA Davis, 2008.

Gordon M. Manual of nursing diagnosis. Philadelphia, PA: F. A. Davis, 2010.

Herdman TH. Manejo de casos empleando diagnósticos de enfermería de la NANDA Internacional. [Case management using NANDA International nursing diagnoses]. XXX CONGRESO FEMAFEE 2013. Monterrey, Mexico: 2013 (Spanish).

Ives Erickson J, Jones D, Ditomassi M. Fostering nurse-led care at the bedside. Indianapolis, Indiana: Sigma Theta Tau International, 2013.

Jones D, Baker B, Lepley M. Health assessment across the lifespan. New York, NY: McGraw Hill, 1984.

Jones D, Lepley M. Health assessment manual. New York, NY: McGraw-Hill, 1986.

Jones D, Barrett F. Development and testing of a functional health pattern assessment-screening tool. In: Rantz M, LeMone P. Classification of nursing diagnoses: proceedings of the twelfth conference. Glendale, CA: CINAHL Information Systems, 1997.

Jones D, Foster F. Further development and testing of a functional health pattern assessment-screening tool. In: Rantz M, LeMone P. Classification of nursing diagnoses: Proceedings of the thirteenth conference, North American Nursing Diagnosis Association. Celebrating the 25th anniversary of NANDA. Glendale, CA: CINAHL Information Systems, 1999.

Jones D. Health as expanding consciousness. Nursing Science Quarterly 2006; 19(4): 330–332.

Jones D. A synthesis of philosophical perspectives for knowledge development. In: Roy C, Jones DA (eds.). Nursing Knowledge Development and Clinical Practice. New York, NY: Springer Publishing, 2007, p. 163–176.

Jones D, Flanagan J. Guest editorial. International Journal of Nursing Terminologies and Classifications 2007; Winter-Feb/March.

Jones D, Lunney M, Keegan G, Moorhead S. Standardized nursing languages: Essential for nursing workforce. In: Debisette A, Vessey J (eds.). Annual Review of Nursing Research, Volume 28: Nursing Workforce Issues. New York, NY: Springer, 2010, p. 253–294.

Jones D, Duffy ME, Flanagan J, Foster F. Psychometric evaluation of the functional health pattern assessment-screening tool (FHPAST). Int J Nurs Terminol Knowledge 2012; 23: 140–145. https://doi.org/10.1111/j.2047–30952012.01224.x

Jones D. Nurse patient relationship: Knowledge transforming practice at the bedside, In: Ives Erickson J, Jones DA, Ditomassi M (eds.). Fostering nurse-led care at the bedside. Indianapolis, Indiana: Sigma Theta Tau International, 2013, Chapter 5, p. 55–121.

Lunney M. Critical thinking to achieve positive health outcomes: Nursing case studies and analysis. 2nd ed. Ames, lA.: Wiley Blackwell, 2009.

Koharchik L, Caputi L, Robb M, Culleiton AL. Fostering Clinical Reasoning in Nursing: How can instructors in practice settings impart this essential skill? American Journal of Nursing 2015; 115(1): 58–61.

MacLeod C. Understanding the experiences of spousal caregivers in health as expanding consciousness. Advances in Nursing Science 2011; 24(3): 245–255.

Newman MA. Health as expanding consciousness. 2nd ed. Sudbury, MA: NLN Press, 1994.

Newman MA. Transforming presence: The difference that nursing makes. Sudbury, MA: Jones and Bartlett, 2008.

Newman MA, Smith M, Pharris M, Jones D. Focus of the discipline revisited. Advances in Nursing Science 2008; 31(1): E16–27.

Picard C, Jones D. Giving voice to what we know: Margaret Newman's theory of health as expanding consciousness in nursing practice, education and research. Sudbury, MA: Jones and Bartlett, 2005.

Ranegger R, Hackl WO, Ammenwerth E. A Proposal for an Austrian Nursing Minimum Data Set (NMDS): A Delphi Study. Applied Clinical Informatics 2014; 5(2): 538–547. http://doi.org/10.4338/ACI-2014-04-RA-0027.

Rodrigues AB, Cunha GH, Aquino CBQ, Rocha SR, Mendes CRS, Firmeza MA, et al. Head and neck cancer: validation of a data collection instrument. Rev Bras Enferm 2018; 71: 1899–1906. http://dx.doi.org/10.1590/0034–7167–2017–0227.

Roy C, Jones DA. Nursing knowledge development and clinical practice. New York, NY: Springer, 2007.

Shimanouchi S, Uchida E, Kamei T, Sasaki A, Shinoda M. Development of an assessment sheet for home care. International Journal of Nursing Practice 2001; 7(3): 140–145.

Simmons, B. Clinical reasoning: concept analysis. Journal of Advanced Nursing 2009; 66(5): 1151–1158.

Smith M. Integrative review of research related to Margaret Newman's theory of health as expanding consciousness. Advances in Nursing Science 2011; 24(3): 256–272.

Somerville J. Development and psychometric testing of patient's perception of feeling known by their nurse scale. International Journal of Human Caring 2009; 13(4): 38–43.

Tanner C. Thinking like a nurse: a research-based model of clinical judgment in nursing. Journal of Nursing Education 2006; 45(6): 204–211.

Walker LO, Avant KC. Strategies for Theory Construction in Nursing. 6th ed. New York, NY: Pearson, Prentice Hall, 2019.

Watson J. Unitary caring science: The philosophy of praxis in nursing. Louisville, CO: Press of Colorado, 2018.

Willis DG, Grace PJ, Roy C. A central unifying focus for the discipline: facilitating humanization, meaning, choice, quality of life, and healing in living and dying. Advances in Nursing Science 2008; 31(1): E28–40.

Young AM, Kidston S, Banks MD, Mudge AM, Isenring EA. Malnutrition screening tools: comparison against two validated nutrition assessment methods in older medical inpatients. Nutrition 2013; 29(1): 101–106.

Zega M, D'Agostino F, Bowles KH, De Marinis MG, Rocco G, Vellone E, et al. Development and validation of a computerized assessment form. Int J Nurs Terminol Knowledge 2014; 25: 22–29. https://doi.org/10.1111/2047-30951200.

8 Anwendung in der klinischen Praxis: Datenanalyse als Voraussetzung für das Stellen von Pflegediagnosen

T. Heather Herdman, Dorothy A. Jones, Camila Takáo Lopes

8.1 Informationen gruppieren/Muster erkennen

Im letzten Kapitel wurde erklärt, was man unter dem Sammeln von objektiven und subjektiven Daten versteht. Nachdem eine Pflegefachperson Daten zusammengetragen und daraus Informationen abgeleitet hat, besteht der nächste Schritt darin, Folgendes herauszufinden: Welche menschlichen Reaktionen zeigt die zu pflegende Person, die mir anvertraut ist? Diese Frage kann die Pflegefachperson nur dann vollständig beantworten, wenn sie über ein tiefergehendes Verständnis der verschiedenen Pflegetheorien und -modelle sowie verwandter Disziplinen verfügt. Hinzu kommen – wie bereits mehrfach erwähnt – die theoretischen Konzepte, die den Pflegediagnosen selbst zugrunde liegen.

Kurz gesagt: Wenn wir nicht wissen, wie wir mit den gesammelten Daten umgehen müssen, sind sämtliche Assessmentmethoden zwecklos. Abbildung ► Abb. 8.1 zeigt, wie sich subjektive und objektive Daten in aussagekräftige Informationen umwandeln lassen, indem man ebendiese Daten mit dem Wissen der Profession Pflege in Beziehung setzt. Das Beispiel bezieht sich auf den Fallbericht von Frau N., einer 36-jährigen Frau mit einem HbA1c-Wert von 9,0 % und einem exsudierenden Ulkus im Bereich des Innenknöchels. Ohne das Wissen, wie hoch ein normaler Blutzuckerspiegel ist, könnte die Pflegefachperson, die Frau N. einschätzt, nicht erkennen, dass der HbA1c-Wert der Patientin von dieser Norm abweicht. Und ohne ein Verständnis der Theorien zur Integrität des Gewebes, zu Schmerz und zur Einstellung des Blutzuckerspiegels wäre sie womöglich auch nicht in der Lage, weitere Neigungen oder problematische Reaktionen der betroffenen Frau zu erkennen.

8.2 Mögliche Pflegediagnosen identifizieren (diagnostische Hypothesen)

An diesem Punkt des Entscheidungsfindungs- oder Problemlöseprozesses betrachtet die Pflegefachperson die zusammengetragenen Informationen vor der Frage, ob sich darin ein Muster erkennen lässt. Dadurch bekommt sie eine Vorstellung davon, welche menschlichen Reaktionen die zu pflegende Person

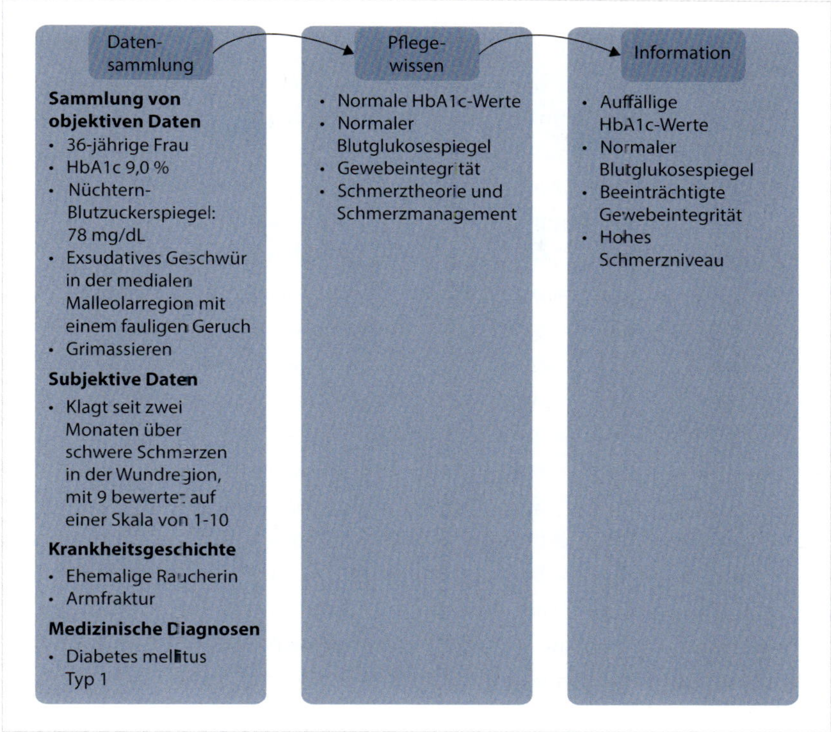

Abb. 8.1 Fallbericht Frau N.: Aus Daten werden Informationen

möglicherweise gerade durchlebt. Dabei zieht die Pflegefachperson zunächst sämtliche potenziellen Pflegediagnosen in Betracht, die ihr spontan einfallen. Bei erfahrenen Pflegefachpersonen sind diese Überlegungen innerhalb weniger Sekunden abgeschlossen. Personen, die sich noch am Anfang ihrer beruflichen Laufbahn oder in Ausbildung befinden, werden wahrscheinlich auf die Unterstützung erfahrenerer Pflegefachpersonen oder Lehrpersonen angewiesen sein, die ihnen helfen, ihre Gedanken systematisch zu ordnen.

Um in den Daten Muster erkennen zu können, muss man mit den theoretischen Konzepten vertraut sein, die den einzelnen Diagnosen zugrunde liegen. Ein Beispiel: Stellen Sie sich vor, Sie pflegen Herrn L., der vor 14 Tagen mit einem infizierten Ulkus am Knöchel, das septisch wurde, ins Krankenhaus kam. Normalerweise lebt Herr L. bei seiner Tochter Johanna, die seine wichtigste Bezugsperson ist, seinem Schwiegersohn Leon und den beiden Enkelkindern (3 und 6 Jahre alt). Vor zwei Monaten beschlossen Johanna und Leon, sich scheiden zu lassen. In diesem Zusammenhang begann Johanna, sich einen Job zu suchen. Gleichzeitig führte sie Gespräche mit Personen, die sich bei ihr beworben hatten, um die Pflege von Herrn L. zu übernehmen. In dieser Zeit infizierte sich die Wunde am Knöchel und Herr L. musste mit Atembeschwerden ins Krankenhaus gebracht werden.

Nun soll er aller Voraussicht nach in der kommenden Woche entlassen werden. Wenn Johanna ihn besucht, wirkt sie sichtlich müde. Auf Nachfrage gesteht sie ein, dass sie kaum Schlaf findet, weil sie es noch nicht geschafft hat, einen Job zu finden und Herrn L. nicht in ein Pflegeheim geben möchte. Sie fürchtet jedoch, dass sie sich eine Pflegekraft nicht leisten können wird.

Im Gespräch mit Johanna beobachten Sie, dass sie frustriert und nervös wirkt. Sie kommt immer wieder darauf zurück, dass sie nicht sicher ist, ob sie das Richtige für Herrn L. und ihre Kinder getan hat. Sie ist überzeugt, dass die Infektion dadurch verursacht wurde, dass sie ihren Vater während des Scheidungsprozesses schlecht versorgt hat. Es ist offensichtlich, dass sie sehr besorgt um ihren Vater ist. Sie erwähnt aber auch, dass ihre jüngere Tochter am Vortag beinahe von einem Auto überfahren worden sei: Während sie auf das spielende Kind aufgepasst hatte, sei sie eingenickt und hätte fast nicht mitbekommen, dass die Kleine versuchte, auf die Straße zu rennen.

Was sollen Sie nun mit dieser Fülle von Informationen anfangen? Ohne ein tiefergehendes Verständnis von Familiendynamik, Stress, Bewältigungsmechanismen, Rollenbelastungen und Theorien zur Trauerbewältigung werden Sie damit vielleicht nicht viel anfangen können. Sie wissen zwar, dass Herr L. einen schweren Infekt hat. Doch kämen Sie auch auf die Idee, gleichzeitig die Familie in den Blick zu nehmen und nach einer Ursache (beeinflussende Faktoren) oder weiteren Daten (bestimmende Merkmale) zu suchen, um eine treffende Diagnose für Johanna stellen zu können?

Selbst wenn Sie formal nur für Herrn L. zuständig sind: Können Sie wirklich die Bedürfnisse von Herrn L. berücksichtigen, wenn Ihnen nicht bewusst ist, was gerade in der Familie los ist? Eine solche Situation kann dazu führen, dass sich die Pflegefachperson ausschließlich auf die zu pflegende Person konzentriert, anstatt die Familie und ihren Einfluss auf die Outcomes der zu pflegenden Person mitzuberücksichtigen. Es kann auch vorkommen, dass die Pflegefachperson durchaus die Notwendigkeit erkennt, zu thematisieren, was mit Johanna geschieht. Fehlt ihr aber das grundlegende Wissen zu den zuvor genannten Theorien, wird sie vielleicht einfach „irgendeine Diagnose aus einer Liste herauspicken“, um ihre Reaktion zu beschreiben. Erst das konzeptuelle Wissen zu einzelnen Pflegediagnosen versetzt eine Pflegefachperson in die Lage, die gesammelten Daten passend zu interpretieren und sich auf ein vertiefendes Assessment vorzubereiten.

Mit diesem konzeptuellen Wissen im Hinterkopf werden Sie beginnen, die erhobenen Daten mit anderen Augen zu betrachten: Sie werden aus den reinen Daten aufschlussreiche Informationen herauslesen können. Sie werden beobachten, wie sich diese Informationen allmählich zu Mustern zusammenfügen bzw. sich „ein Bild davon machen“, was vielleicht gerade mit der Person geschieht, um die Sie sich kümmern. Gehen Sie noch einmal zurück zu ▶ Abb. 8.1. Mit dem entsprechenden konzeptuellen Pflegewissen über Blutzuckerspiegel, Gewebeintegrität, Schmerztheorien und Schmerzmanagement werden Sie vielleicht anfangen, aus den Informationen vorläufige mögliche Pflegediagnosen herauszulesen, wie zum Beispiel:

- Risiko eines instabilen Blutglukosespiegels (00179)
- Beeinträchtigte Integrität des Gewebes (00044)
- Akuter Schmerz (00132)

Dabei reicht es nicht aus, einfach nur einen Diagnosetitel „auszuwählen/auszusuchen/herauszupicken“. Leider geben sich Pflegefachpersonen häufig mit diesem Schritt zufrieden: Sie erstellen eine Liste von Pflegediagnosen und gehen entweder direkt zum Handeln über (indem sie Interventionen festlegen) oder „picken“ sich aus der erstellten Liste eine Pflegediagnose heraus, die so klingt, als könnte sie ganz gut zum Zustand der zu pflegenden Person passen. Dabei orientieren sie sich einfach am Diagnosetitel – in der Annahme, dass er für das steht, was ihnen selbst am plausibelsten erscheint – und wählen dann entsprechende Interventionen für ebendiese Diagnosen aus. Andere wiederum legen zunächst das Ergebnis fest, das sie erreichen wollen und richten ihre Interventionen kurzerhand an diesem Outcome aus. All diese Vorgehensweisen sind nicht dazu geeignet, Diagnosen zu stellen, und können zu unbefriedigenden Patientenoutcomes führen.

Um eine Pflegediagnose stellen zu können, müssen sämtliche verfügbaren Informationen zusammengeführt werden. Nur so kann entschieden werden, wo das eigentliche Problem liegt, und zwar auf Grundlage objektiver und subjektiver Daten (bestimmender Merkmale) und dessen, was die Reaktion vermutlich hervorruft (beeinflussende Faktoren). Ziel ist es, die Interventionen zu erkennen, die an dieser Stelle am besten geeignet sind und das angestrebte Outcome zu erreichen. Solange das eigentliche Problem *und seine Ursache (*Ätiologie*)* unbekannt sind, können die ausgewählten Interventionen in einem konkreten Fall sogar völlig ungeeignet sein. Wer zutreffende Diagnosen stellen will, muss sie auch überprüfen – und das erfordert ein zusätzliches vertiefendes Assessment, das auf individuellen Daten der zu pflegenden Person basiert. Nur so kann eine Diagnose bestätigt beziehungsweise widerlegt oder eine mögliche Diagnose ausgeschlossen werden. Nur wenn wir unser Pflegewissen dazu nutzen, die Ausprägungen der Reaktionen der zu pflegenden Person auf die Erfahrung von Krankheit/Gesundheit einzuordnen, kann eine Pflegediagnose gestellt werden: Das ist der Dreh- und Angelpunkt, auf den es bei der Diagnosestellung angesichts der Reaktion einer Person, pflegenden Person, Familie, Gruppe oder Gemeinde ankommt.

8.3 Die Diagnose präzisieren

Wenn Sie die Informationen aus Ihrem Assessment betrachten, gilt es zu entscheiden: Handelt es sich bei den Reaktionen (Wahrscheinlichkeiten) um normale Reaktionen, abnormale (oder ungewöhnliche) Reaktionen oder um Reaktionen, die auf ein Risiko (bzw. die Neigung dazu) oder eine Stärke hindeuten? Aspekte, die als auffällig eingestuft oder als Anfälligkeit betrachtet werden, sollten im Zusammenhang mit einer problemfokussierten oder einer Risikodiagnose betrachtet werden. Bereiche, in denen die zu pflegende Person den Wunsch nach einer Verbesserung äußert (z. B., sich gesünder zu ernähren), sollten als potenzielle Gesundheitsförderungsdiagnose betrachtet werden.

Wenn ein Teil der Daten für von der Norm abweichend befunden wurde, muss ein vertiefendes Assessment durchgeführt werden, um eine zutreffende Diagnose stellen zu können. Es kann nicht oft genug betont werden: Wenn Daten nur gesammelt werden, um damit ein nötigtes Formular auszufüllen und dabei nicht berücksichtigt wird, wie relevant diese Daten sind, können wichtige Daten leicht übersehen werden. Gehen wir noch einmal zurück zu Abbildung ► Abb. 8.1, die sich auf den ersten Fall in diesem Kapitel bezieht: Frau N. Die Pflegefachperson könnte ihr Assessment an dieser Stelle abschließen und einfach zu den Diagnosen *Risiko eines instabilen Blutglukosespiegels*, *Beeinträchtigte Integrität des Gewebes* und *Akuter Schmerz* übergehen. Sie könnte Analgetika verabreichen, einen Verband anlegen, die Patientin schulen und anleiten, wie sie ihr Insulin korrekt spritzen muss, wie man Verbände anlegt und was sie zum Beispiel beachten muss, wenn sie zuhause Schmerzmittel einnimmt. All diese Maßnahmen mögen durchaus hilfreich sein. Dennoch hätte die Pflegefachperson einige wichtige Aspekte außer Acht gelassen, die, wenn sie nicht behandelt werden, den Gesundheitszustand von Frau N. weiter verschlechtern würden.

Die zuständige Pflegefachperson verstand, dass es hier ein tiefergehendes Assessment brauchte. So erfuhr sie, dass die Patientin vor Kurzem wieder geheiratet hatte und erkannte, welche Bereiche ihrer Familienprozesse möglicherweise relevant sein könnten und wie es um Beziehungen und die persönliche Identität bestellt ist (▶ Abb. 8.2). Sie erfuhr, dass Frau N. Schwierigkeiten hatte, die mit der turbulenten neuen Lebenssituation einhergingen (kürzliche Wiederheirat, Umzug in das Haus ihres Mannes, Familienkonflikte, Änderungen im Sportverhalten, vergessene Insulingaben, Streitereien auf der Arbeit). Sie stellte jedoch auch Stärken fest: Frau N. erfuhr große Unterstützung durch ihre Mutter. Außerdem äußerte sie den Wunsch, besser mit ihrer neuen Situation umgehen zu können. Beides sind äußerst wichtige Aspekte, die unbedingt in den Pflegeplan integriert werden sollten! Nach diesem zusätzlichen vertiefenden Assessment konnte die Pflegefachperson ihre Liste mit infrage kommenden Diagnosen überarbeiten:

- Risiko eines instabilen Blutglukosespiegels (00179)
- Beeinträchtigte Integrität des Gewebes (00044)
- Akuter Schmerz (00132)
- Relokationsstresssyndrom (00114)
- Gestörte persönliche Identität (00121)
- Dysfunktionale Familienprozesse (00063)
- Ineffektive Beziehung (00223)
- Unterbrochene Familienprozesse (00060)
- Beeinträchtigte Gedächtnisleistung (00131)
- Bereitschaft für eine verbesserte Resilienz (00212)

8.4 Potenzielle Pflegediagnosen bestätigen/widerlegen

Sobald neue Daten erhoben und zu Informationen umgewandelt werden, ist es an der Zeit, die diagnostischen Hypothesen zu überdenken. Dabei müssen vor allem drei Überlegungen angestellt werden:

- Hat sich die Datenlage durch das vertiefende Assessment dahingehend geändert, dass nun eine oder mehrere potenzielle Diagnosen ausgeschlossen und damit von der Liste gestrichen werden können?
- Weist das vertiefende Assessment auf neue Diagnosen hin, an die Sie vorher noch gar nicht gedacht hatten?
- Wie können ähnliche Diagnosen voneinander abgegrenzt werden?

Entscheidend ist, dass andere Pflegefachpersonen damit fortfahren können, die Diagnose zu validieren. Dazu muss für sie nachvollziehbar sein, wie Sie zu Ihrer Diagnose gekommen sind. Aus diesem Grund ist es wichtig, standardisierte Formulierungen wie die NANDA-I-Pflegediagnosen zu verwenden, die nicht nur einen Diagnosetitel (z. B. *Dysfunktionale Familienprozesse* (00063)),

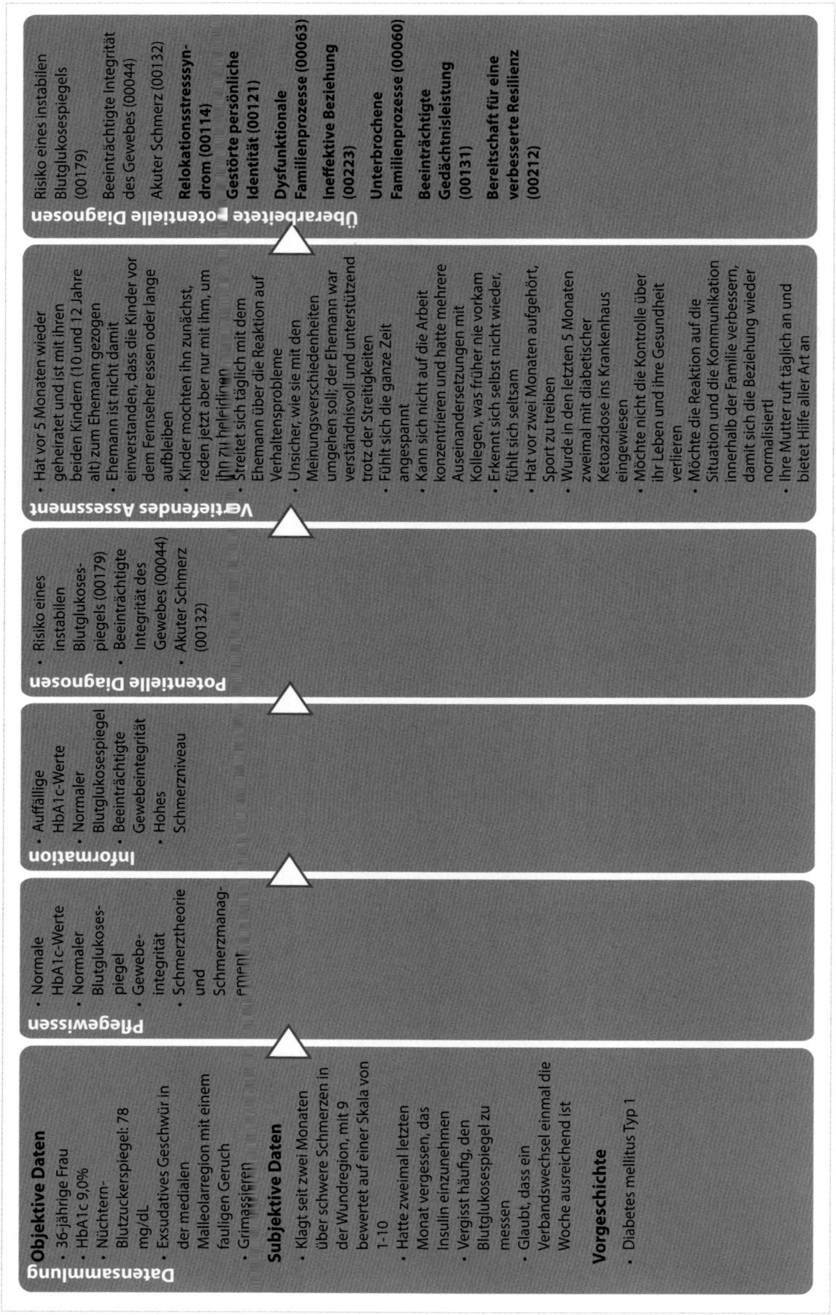

Abb. 8.2 Fallbericht Frau N.: Vertiefendes Assessment

sondern auch eine Definition und Kriterien für das Assessment (bestimmende Merkmale und beeinflussende Faktoren oder Risikofaktoren) beinhalten, damit andere Kollegen die Diagnose weiter validieren oder gegebenenfalls widerlegen können, wenn sich die Datenlage bei einer zu pflegenden Person geändert hat.

Die zuständige Pflegefachperson hätte sich auch einfach eine Formulierung ausdenken können, wie zum Beispiel *Ineffektive Kommunikation in der Familie*, um die Probleme zu beschreiben, die sie im Gespräch heraushören konnte, als Frau N. von der Kommunikation mit ihrem neuen Ehemann erzählte und davon, wie ihre Kinder und er zueinander stehen. Doch was genau wäre unter dieser Diagnose verstehen? Wie wäre sie definiert, und wie sollten andere Pflegefachpersonen auf genau diese Diagnose kommen, wenn sie ihre Assessments durchgeführt haben? Begriffe, die von Pflegefachpersonen spontan am Krankenbett gebildet werden, ohne validierte Definitionen und – was noch wichtiger ist – Assessmentkriterien, haben *keine* feste Bedeutung und *können* klinisch nicht validiert oder bestätigt werden. Natürlich kann es im Einzelfall vorkommen, dass keine NANDA-I-Pflegediagnose zu dem Muster passt, das Sie bei einer zu pflegenden Person erkannt haben. In diesem Fall ist es sicherer, *den Zustand detailliert zu beschreiben*, anstatt sich einen Begriff „auszudenken", unter dem jede Pflegefachperson etwas anderes versteht. Würde man zehn Pflegefachpersonen bitten, die „ausgedachte" Diagnose *Ineffektive Kommunikation in der Familie* zu definieren und bestimmende Merkmale und beeinflussende Faktoren zu nennen, würde man höchstwahrscheinlich zehn verschiedene Definitionen und eine schier endlose Liste mit diagnostischen Indikatoren erhalten, die infrage kommen könnten. Für die Gesundheit und das Wohlbefinden der uns anvertrauten Personen ist das weder hilfreich noch sicher.

8.5 Infrage kommende Diagnosen ausschließen

Das vertiefende Assessment dient unter anderem dazu, eine oder mehrere der in Betracht gezogenen Diagnosen ausschließen zu können. Dazu werden die gewonnenen Informationen zusammengeführt und mit dem abgeglichen, was man über diese Diagnosen weiß. Entscheidend dabei ist, dass jede Diagnose durch die Assessmentdaten gestützt sein muss. Diagnosen, die nicht ausreichend durch die NANDA-I-Assessmentkriterien (bestimmende Merkmale, beeinflussende Faktoren oder Risikofaktoren) und/oder durch ätiologische Faktoren (die eine Diagnose verursachen oder dazu beitragen) gestützt sind, treffen bei dieser zu pflegenden Person nicht zu. Wichtig ist auch, dass die beeinflussenden Faktoren (oder Risikofaktoren) von Pflegefachpersonen eigenständig behandelt werden können müssen. Anders gesagt: Medizinische Diagnosen oder ärztlich angeordnete Behandlungsmaßnahmen können zwar assoziierte Bedingungen darstellen, sind aber keine beeinflussenden Faktoren (oder Risikofaktoren). Kann eine Pflegefachperson die Auswirkungen eines ätiologischen Faktors nicht eigenständig beseitigen oder verringern, handelt es sich nicht um einen beeinflussenden Faktor (oder Risikofaktor).

Bei einem erneuten Blick auf ▶ Abb. 8.2 wird schnell deutlich, dass einige der infrage kommenden Diagnosen, die Frau N.s Pflegefachperson erwog, von der Liste gestrichen werden können, weil sie offenbar nicht valide sind. Manchmal kann es hilfreich sein, die Diagnosen nebeneinanderzulegen und sich bei einem Vergleich auf die bestimmenden Merkmale und beeinflussenden Faktoren zu konzentrieren, die aus dem Assessment und der Anamnese hervorgingen. Ein Beispiel dafür, wie ein solcher Vergleich von Diagnosen aus derselben Domäne aussehen kann, findet sich in (▶ Tab. 8.1).

Die Pflegefachperson, die Frau N. versorgt, kann so zum Beispiel die Diagnosen *Relokationsstresssyndrom* und *Beeinträchtigte Gedächtnisleistung* unmittelbar ausschließen. Obwohl Frau N. angibt, dass sie sich permanent angespannt fühlt, führt der Pflegefachmann dies eher auf ihre *persönliche Identität, Familienprozesse und Beziehung* zurück als auf eine Störung infolge des Umfeldwechsels oder auf eine anhaltende Unfähigkeit, sich an etwas zu erinnern.

8.6 Neue Diagnosen, die infrage kommen

Wie der Fall von Frau N. zeigt (▶ Abb. 8.2), ist es durchaus möglich, dass sich aus einer veränderten Datenlage neue Informationen und damit auch neue Diagnosen ergeben. Dieselben Fragen, die gestellt wurden, um potenzielle Diagnosen ausschließen zu können, sollten nun auch bei diesen neuen Diagnosen gestellt werden.

8.7 Ähnliche Diagnosen voneinander abgrenzen

Es ist hilfreich, die Anzahl der potenziellen Diagnosen einzugrenzen, indem man Diagnosen unter die Lupe nimmt, die sich sehr ähnlich sind, aber jeweils ein Unterscheidungsmerkmal aufweisen, durch das die eine Diagnose besser zur betroffenen Person passt als die andere. Kehren wir noch einmal zu unserer Patientin, Frau N., zurück. Nach dem vertiefenden Assessment hat die Pflegefachperson elf mögliche Diagnosen notiert. Davon konnte sie zwei Diagnosen bereits ausschließen, sodass nun noch neun potentielle Diagnosen

Tab. 8.1 Fallbericht Frau N.: Diagnosen aus derselben Domäne vergleichen

Diagnose	Dysfunktionale Familienprozesse	Ineffektive Beziehung	Unterbrochene Familienprozesse
Domäne	7. Rollenbeziehungen	7. Rollenbeziehungen	7. Rollenbeziehungen
Klasse	2. Familienbeziehungen	3. Erfüllung einer Rolle	2. Familienbeziehungen
Definition	Familienfunktionalität, die das Wohlbefinden der Familienmitglieder nicht unterstützt.	Ein partnerschaftliches Verhaltensmuster, das unzureichend ist, um gegenseitige Bedürfnisse zu erfüllen.	Unterbrechung der kontinuierlichen Familienfunktionalität, die das Wohlbefinden der Familienmitglieder nicht unterstützt.
Bestimmende Merkmale	– Widersprüchliche Kommunikationsmuster – Eskalierender Konflikt – Schwierigkeiten, sich an Veränderungen anzupassen – Verbaler Kindesmissbrauch – Drückt Anspannung aus	– Ungleichgewicht in der Zusammenarbeit in der Partnerschaft – Unzufriedenheit mit der komplementären Beziehung zwischen den Partnern – Ineffektive Kommunikation mit dem Partner	– Veränderung der Machtallianzen – Veränderungen der Rituale – Veränderungen der Beziehungsmuster – Veränderungen der Mitwirkung an Entscheidungsfindungen – Verändertes Kommunikationsmuster – Veränderte Konfliktlösung in der Familie
Beeinflussende Faktoren/ Risikofaktoren	– Ineffektive Coping-Strategien – Inadäquate Problemlösungsfähigkeiten	– Inadäquate Kommunikationsfähigkeiten – Übermäßiger Stress	– Schwierigkeiten mit der Verschiebung der Machtverhältnisse innerhalb der Familie

übrig geblieben sind. Ein Ansatz, die Diagnosen voneinander abzugrenzen besteht darin, nachzuschauen, wo sie in der NANDA-I-Taxonomie verortet sind. Dadurch wird klarer, wie die Diagnosen im weiten Feld pflegerischen Wissens zu Domänen und Subkategorien oder Gruppen von Pflegediagnosen mit ähnlichen Eigenschaften (Klassen) zusammengefasst wurden.

Nachdem sie bereits zwei Diagnosen verworfen hat, zieht die Pflegefachperson noch folgende Diagnosen in Betracht: drei Diagnosen aus der Domäne Rollenbeziehungen (*Dysfunktionale Familienprozesse, Ineffektive Beziehung* und *Unterbrochene Familienprozesse*), zwei Diagnosen aus der Domäne Coping/Stresstoleranz (*Ineffektives Coping* und *Bereitschaft für eine verbesserte Resilienz*); eine aus der Domäne Ernährung (*Risiko eines instabilen Blutglukosespiegels*), eine aus der Domäne Selbstwahrnehmung (*Gestörte persönliche Identität*), eine aus der Domäne Sicherheit/Schutz (*Beeinträchtigte Integrität des Gewebes*) und eine aus der Domäne Comfort (*Akuter Schmerz*). Die Pflegefachperson stellt fest, dass *Dysfunktionale Familienprozesse, Ineffektive Beziehung, Unterbrochene Familienprozesse* und *Gestörte persönliche Identität* zum *Syndrom einer gestörten Familienidentität* gehören.

Wenn Sie die Patienteninformationen vor dem Hintergrund ähnlicher Pflegediagnosen überdenken, gehen Sie folgende Fragen durch:

- Ist der Fokus der Diagnosen ähnlich oder gibt es Unterschiede?
- Wenn der Fokus der Diagnosen ähnlich ist, ist dann einer spezifischer als der andere?
- Führt eine Diagnose möglicherweise zu einer anderen Diagnose, die bereits gestellt wurde? Könnte sie also der ursächliche Faktor dieser anderen Diagnose sein?

Führt sich die Pflegefachperson vor Augen, was sie über Frau N. weiß, kann sie anhand dieser Fragen die Antworten durchgehen, die aus ihrer Sicht als potenzielle Diagnosen infrage kommen. Klar ist, dass Frau N. eine Verletzung hat, die im Zusammenhang mit ihrem Diabetes steht (*Beeinträchtigte Integrität des Gewebes*). Es scheint, dass ihre Neigung zu Abweichungen des Glukosespiegels von den normalen Werten (*Risiko eines instabilen Blutglukosespiegels*) eine Folge ihres enormen Stresses ist, der durch das *Syndrom einer gestörten Familienidentität* entsteht. Obwohl die Pflegefachperson sich natürlich auch um ihre Schmerzen kümmert und ihre Verletzung versorgen muss, geht sie daher davon aus, dass sie diese Probleme langfristig am ehesten dadurch angehen kann, dass sie sich ihres *Syndroms einer gestörten Familienidentität* annimmt, in dem sie die eigentlichen Ursachen für den aktuellen Gesundheitszustand sieht.

Nach einem Gespräch mit Frau N. scheint die Gesundheitsförderungsdiagnose *Bereitschaft für eine verbesserte Resilienz* am besten geeignet, sie darin zu unterstützen, sich Ziele zur Regulierung ihres Blutzuckerspiegels und ihrer Familienidentität zu setzen, während sie ihre Fähigkeit stärkt, die Kontrolle über ihr Leben zurückzugewinnen und ihre Resilienz zu verbessern.

Die Pflegefachperson erkennt, dass die Patientin den Wunsch geäußert hat, ihre Resilienz zu stärken und spürt, dass es eine positivere Wirkung auf sie haben könnte, aus einer gesundheitsfördernden Perspektive mit ihr an diesem Problem zu arbeiten (*Bereitschaft für eine verbesserte Resilienz*). In Verbindung mit dem zuvor erwähnten Eindruck, dass das *Risiko eines instabilen Blutglukosespiegels* über eine Zielsetzung im Zusammenhang mit der Gesundheitsförderungsdiagnose angegangen werden könnte, erscheint ihr diese Diagnose für Frau N. besser geeignet. Sie spürt, dass es unerlässlich ist, ihre Familienidentität anzuerkennen und mit ihr an dieser Reaktion zu arbeiten.

Zu guter Letzt muss ein Umgang mit dem *Akuten Schmerz* gefunden werden, an dem Frau N. leidet. Da eines der Ziele darin besteht, sie zu verstärkter körperlicher Betätigung anzuregen, um ihren Blutzuckerspiegel zu senken und das allgemeine Wohlbefinden zu fördern, ist es wichtig, ihren Comfort zu verbessern, damit die Schmerzen sie nicht davon abhalten, ihr Aktivitätsniveau zu erhöhen.

8.8 Stellen der Diagnose/Priorisieren

Nachdem das Assessment durchgeführt, Reaktionsmuster erkannt und Pflegediagnosen erarbeitet, präzisiert und samt Ursache endgültig festgelegt wurden, können gemeinsam mit der zu pflegenden Person pflegerische Interventionen geplant werden. Nachdem die Pflegefachperson alles überprüft hat, was sie über ihre Patientin, Frau N. weiß, könnte sie die folgenden fünf zentralen Diagnosen eingegrenzt haben:

- Risiko eines instabilen Blutglukosespiegels (00179)
- Beeinträchtigte Integrität des Gewebes (00044)
- Akuter Schmerz (00132)
- Syndrom einer gestörten Familienidentität (00283)
- Bereitschaft für eine verbesserte Resilienz (00212)

Um es noch einmal zu betonen: Der Pflegeprozess stellt einen fortlaufenden Prozess dar, in dem die Diagnose immer wieder neu überprüft werden muss. Das bedeutet, dass sich die Diagnosen oder die Priorisierung der Diagnosen ändern können, sobald mehr Daten zur Verfügung stehen oder sich der

Gesundheitszustand der zu pflegenden Person verändert. Gehen wir kurz zurück zum Screening-Assessment, das die Pflegefachperson zu Anfang mit Frau N. durchgeführt hat. Spätestens jetzt wird deutlich: Ohne weiteres Vertiefen hätte sie die ausschlaggebenden Diagnosen *Syndrom einer gestörten Familienidentität* und Möglichkeit zur Gesundheitsförderung für Frau N. (*Bereitschaft für eine verbesserte Resilienz*) nicht erkannt. Womöglich hätte sie eine Pflegeplanung erstellt zu Problematiken, die die eigentlichen Schwierigkeiten gar nicht berücksichtigten.

Der Fall zeigt: Es ist schlicht nicht sinnvoll, einfach nur eine Pflegediagnose „herauszupicken", die irgendwie zur medizinischen Diagnose passt. Das vertiefende, fortlaufende Assessment förderte wesentlich mehr Informationen über Frau N. zutage. Diese Informationen können nun genutzt werden: Nicht nur, um eine zutreffende Pflegediagnose zu stellen, sondern auch, um realistische Outcomes und Interventionen festzulegen, die ihren individuellen Bedürfnissen am ehesten gerecht werden.

8.9 Zusammenfassung

Das Assessment ist eine zentrale Aufgabe für professionell Pflegende. Es erfordert Fachkenntnisse zu Pflegetheorien, theoretischen Konzepten und zu den Kernbereichen der Pflege, auf deren Basis die Pflegediagnosen entwickelt wurden. Daten lediglich deshalb zu erheben, um damit Pflichtfelder in Formularen oder am Computerbildschirm ausfüllen zu können, darf als reine Zeitverschwendung bezeichnet werden. Ganz sicher trägt ein solches Vorgehen nicht dazu bei, die individuelle Versorgung der zu Pflegenden zu unterstützen. Der Aufbau einer tragfähigen Beziehung kann der Pflegefachperson helfen, die ihr anvertraute Person und ihre Erfahrungen mit Gesundheit und Krankheit kennenzulernen. Mit einem systematischen Pflegeassessment-Ansatz wie zum Beispiel Gordon's Functional Health Pattern Assessment steht der Pflegefachperson ein Rahmen für das Assessment zur Verfügung, an dem sie sich bei der Datenerhebung orientieren kann. Mit den so gewonnenen Daten kann eine passende Diagnose gestellt und ursächliche Faktoren gefunden werden, die eine Wirkung auf pflegerische Interventionen und evidenzgeleitete Outcomes erkennen lassen. Die Entwicklung, Präzisierung und Priorisierung von Pflegediagnosen auf Basis von Datenanalysen und dem Zusammenführen dieser Daten (Synthese) zeichnen professionelle Pflege aus.

Die Einschätzung, gefolgt von dem Zusammenführen der Daten, ist für die Diagnosestellung essenziell. Diagnosen, die ohne Assessment ausgewählt werden, können unzutreffend sein, zu ungeeigneten Outcomes führen oder wirkungslose beziehungsweise überflüssige Interventionen für Diagnosen nach sich ziehen, die für die zu pflegende Person überhaupt nicht relevant sind. Im schlimmsten Fall kann es passieren, dass die wichtigste klinische Beurteilung völlig übersehen wird.

8.10 Literaturangaben

Bellinger G, Casstro D, Mills A. Date, Information, Knowledge, and Wisdom. http://otec.uoregon.edu/data-wisdom.htm.

Bergstrom N, Braden BJ, Laguzza A, Holman V. (1987). The Braden Scale for predicting pressure sore risk. Nursing Research 1987; 36(4): 205–210.

Cambridge University Press. Cambridge Dictionary Online. 2020. Available from: https://dictionary.cambridge.org/us/. Accessed 2020 Aug 29.

Centers for Disease Control & Prevention. About adult BMI. 2015. Accessed: https://www.cdc.gov/healthyweight/assessing/bmi/adult_bmi/.

Gordon M. Nursing diagnosis: Process and application. 3 rd ed. St. Louis, MO: Mosby, 1994.

Gordon M. Assess Notes: Nursing assessment and diagnostic reasoning. Philadelphia, PA: FA Davis, 2008.

Herdman TH. (2013). Manejo de casos empleando diagnósticos de enfermería de la NANDA Internacional. [Case management using NANDA International nursing diagnoses]. XXX CONGRESO FEMAFEE 2013. Monterrey, Mexico, 2013. (Spanish).

Koharchik L, Caputi L, Robb M, Culleiton AL. Fostering Clinical Reasoning in Nursing: How can instructors in practice settings impart this essential skill? American Journal of Nursing 2015; 115(1): 58–61.

Oliver D, Britton M, Seed P, Martin FC, Hopper AH. Development and evaluation of evidence based risk assessment tool (STRATIFY) to predict which elderly inpatients will fall: case-control and cohort studies. BMJ 1997; 315: 1049–1053.

Rencic J. Twelve tips for teaching expertise in clinical reasoning. Medical Teacher 2011; 33(11): 887–892.

Tanner C. Thinking like a nurse: a research-based model of clinical judgment in nursing. Journal of Nursing Education 2006; 45(6): 204–211.

9 Einführung in die NANDA-International-Taxonomie der Pflegediagnosen

T. Heather Herdman, Shigemi Kamitsuru

9.1 Einführung in die Taxonomie

Die NANDA International, Inc. hat eine standardisierte *Terminologie* in Form von Pflegediagnosen erarbeitet. Diese wurden nach einem bestimmten Klassifikationsschema, genauer gesagt einer *Taxonomie* geordnet. Doch was versteht man überhaupt unter einer Taxonomie, und wie unterscheidet sich eine Taxonomie von einer Terminologie? Klären wir zunächst einmal, was eine Taxonomie eigentlich ist.

Unter einer *Terminologie* versteht man die Gesamtheit der in einem Fachgebiet üblichen Fachwörter und -ausdrücke. (Duden Online, 2021).

In der Pflege ist es die NANDA-I-*Terminologie* der Pflegediagnosen, die definierte Begriffe (Diagnosetitel) enthält, die zur Beschreibung klinischer Beurteilungen durch Pflegefachpersonen verwendet werden: die eigentlichen Diagnosen. Eine Definition für die NANDA-I-*Taxonomie* könnte wie folgt lauten: „eine systematische Aufstellung der Phänomene/klinischen Beurteilungen, die das Wissen der Disziplin Pflege ausmachen". Etwas einfacher ausgedrückt ist die NANDA-I-Taxonomie der Pflegediagnosen ein Klassifikationsschema, das uns dabei hilft, pflegerelevante Konzepte (pflegerische Beurteilungen oder Pflegediagnosen) zu ordnen. Unter einer Klassifikation versteht man das Einordnen, die Einteilung in aufgestellte Klassen bzw. die Einordnung von Objekten in Klassen anhand von Merkmalen (Duden Online, 2021; Pschyrembel Online, 2021).

Eine *Taxonomie* ist der „Zweig der Systematik, der sich mit der Einordnung der Lebewesen in systematische Kategorien befasst", die allgemeinere Bedeutung ist die „Einordnung in ein bestimmtes System" (Duden Online, 2021). Eine *Taxonomie* kann mit einem Aktenschrank verglichen werden: In einer Schublade (Domäne) legt man z. B. alle Informationen ab, die mit dem Thema Rechnungen/Schulden zu tun haben. Zu diesem Zweck befinden sich innerhalb der Schublade vielleicht verschiedene Hängeregister (Klassen) für die verschiedenen Arten von Rechnungen/Schulden: Haushalt, Auto, Gesundheit, Kinderbetreuung, Haustiere usw. In den jeweiligen Hängeregistern (Klassen) werden dann die einzelnen Rechnungen zu den verschiedenen Forderungen (Pflegediagnosen) aufbewahrt. Eine Taxonomie, die bis heute in der Biologie verwendet wird, wurde im Jahr 1735 von dem schwedischen

Naturforscher Carl von Linné entwickelt. Er identifizierte zunächst drei Naturreiche (Tiere, Pflanzen, Mineralien), die dann wiederum in Klassen, Ordnungen, Gattungen und Arten unterteilt wurden (Quammen, 2007). Der überarbeiteten Variante dieser Taxonomie aus der Biologie sind Sie wahrscheinlich im Biologieunterricht oder in Biologievorlesungen schon einmal begegnet.

Unter einer *Terminologie* hingegen versteht man die Sprache, die zur Beschreibung einer bestimmten Sache verwendet wird; die Sprache, die in einer bestimmten Disziplin verwendet wird, um das Fachwissen zu beschreiben. Pflegediagnosen stellen somit eine fachspezifische Sprache dar. Aus diesem Grund sprechen wir von der *Terminologie* des Pflegewissens, wenn wir uns auf die eigentlichen Pflegediagnosen beziehen. Steht hingegen die Art und Weise im Vordergrund, in der wir die NANDA-I-Diagnosen strukturieren oder kategorisieren, sprechen wir von der *Taxonomie*.

Klassifikationssysteme im Gesundheitswesen bezeichnen Fachwissen. An ihnen wird deutlich, worin für eine bestimmte Gruppe von Fachleuten die wesentlichen Wissensbereiche ihrer Disziplin bestehen. Damit erfüllen Taxonomien im Bereich Gesundheit verschiedene Funktionen:

- sie spiegeln das Wissen und die praktischen Bereiche einer bestimmten Profession wider
- sie ordnen Phänomene anhand von Veränderungen des Gesundheitszustands, Prozessen und Mechanismen, die für Fachleute relevant sind
- sie zeigen die logische Verbindung zwischen den Faktoren auf, die von den Fachleuten der jeweiligen Disziplin kontrolliert oder beeinflusst werden können (von Krogh, 2011)

Stellen wir uns eine Taxonomie einmal im Zusammenhang mit einem Beispiel aus dem Alltag vor. Wenn Sie Lebensmittel einkaufen müssen, gehen Sie dazu in einen Supermarkt. Gehen wir davon aus, dass in Ihrem Viertel ein neuer Supermarkt eröffnet wurde, die *Klassifizierte Lebensmittel GmbH*. Sie beschließen, dort einzukaufen. Als Sie den Laden betreten, stellen Sie fest, dass er ganz anders sortiert ist als der Laden, in dem Sie normalerweise einkaufen. Zur besseren Orientierung erhalten Sie jedoch am Eingang einen Flyer mit einem Plan, der zeigt, wie der neue Laden aufgebaut ist (► Abb. 9.1).

Es stellt sich heraus, dass der Supermarkt sämtliche Lebensmittel in acht Hauptkategorien bzw. Gänge einsortiert hat: Proteine, Getreideprodukte, Gemüse, Obst, Fertiggerichte, Snacks, Feinkost und Getränke. Diese Kategorien/Gänge könnten auch als „Domänen" bezeichnet werden: größere

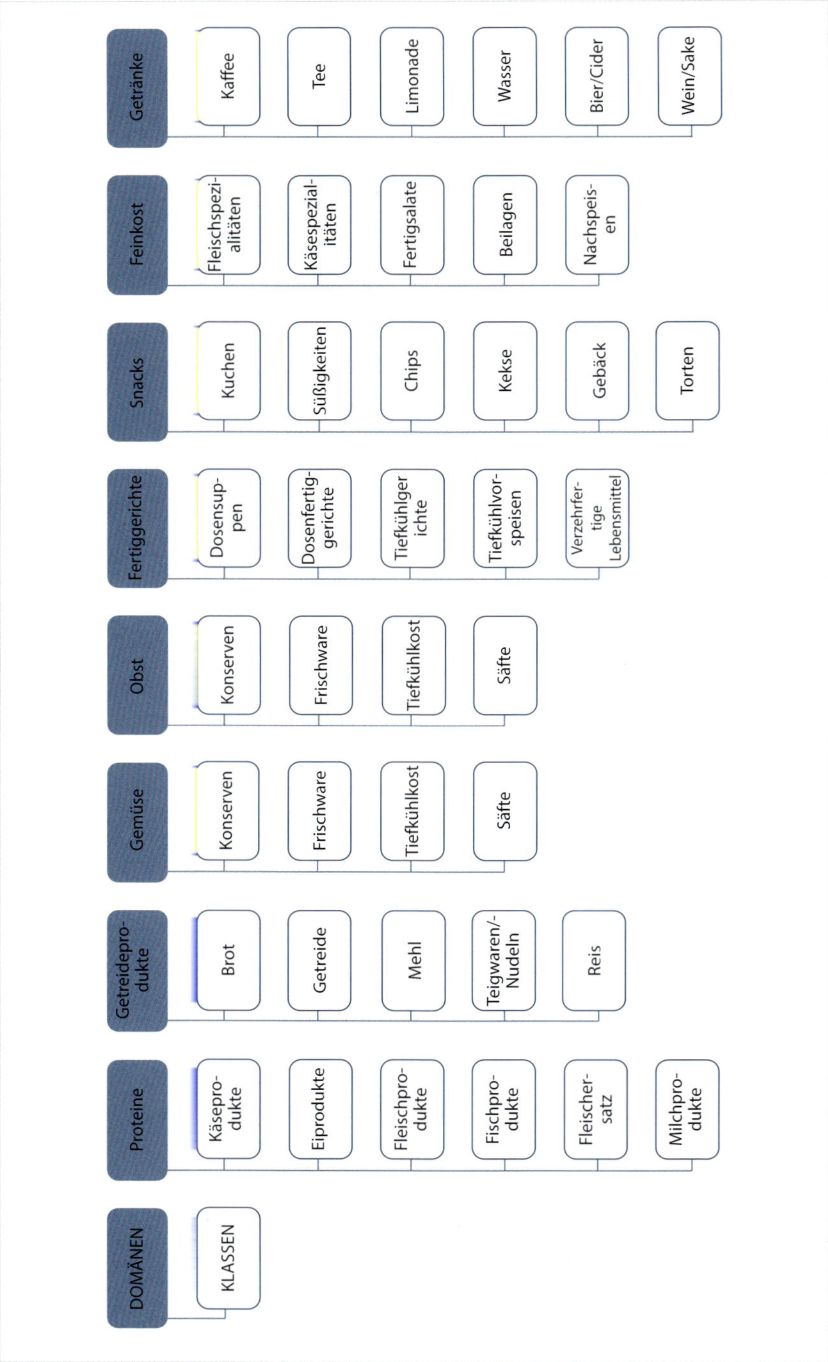

Abb. 9.1 Domänen und Klassen der Klassifizierten Lebensmittel GmbH.

Bereiche innerhalb der Klassifikation, die Phänomene in Hauptgruppen unterteilen. In diesem Fall sind mit Phänomenen „Lebensmittel" gemeint.

Auf dem Plan sieht man außerdem, dass neben den acht Gängen zusätzlich für jeden Gang einige Stichworte aufgeführt sind, die erläutern, welche Arten von Lebensmitteln dort zu finden sind. Für den Gang (die Domäne) „Getränke" werden z. B. die sechs Unterkategorien „Kaffee", „Tee", „Limonade", „Wasser", „Bier" und „Wein/Sake" genannt. Diese Unterkategorien könnte man auch als „Klassen" von Produkten bezeichnen, die zur „Domäne" Getränke gehören.

Eine der Grundregeln bei der Entwicklung von Taxonomien ist, dass sich die einzelnen Klassen gegenseitig ausschließen sollten. Anders ausgedrückt: Ein bestimmtes Lebensmittel sollte nicht in mehreren Klassen zu finden sein. Auch wenn dieses Ziel nicht immer konsequent umgesetzt werden kann, sollte man es dennoch zumindest anstreben, da es die Anwendung der Struktur deutlich erleichtert. Wenn man den Cheddar sowohl im Gang mit den Eiweißprodukten als auch im Gang mit den Snacks findet, ist es ungleich schwieriger, das vorliegende Klassifikationssystem nachzuvollziehen.

Ein weiterer Blick auf den Supermarkt-Plan zeigt, dass dieser um einige zusätzliche Informationen ergänzt werden sollte (► Abb. 9.2). Jeder Gang wird noch etwas näher beschrieben und gibt eine genauere Vorstellung davon, welche Lebensmittel in die verschiedenen Gänge einsortiert wurden. Als Beispiel werden in ► Abb. 9.2 die einzelnen Getränkesorten aufgelistet, die im Gang „Getränke" angeboten werden. Auch hier sind wieder die sechs „Klassen" aufgeführt, diesmal allerdings um zusätzliche Angaben ergänzt. Sie stehen für verschiedene Arten (oder theoretische Konzepte) von Getränken, die ähnliche Eigenschaften aufweisen, sodass sie in einer gemeinsamen Gruppe zusammengefasst werden können.

Mit diesem Wissen können wir unseren Einkaufszettel nun problemlos abarbeiten. Auf der Suche nach Kräuterlimonade würde man beispielsweise den Gang für Getränke aufsuchen und dort recht schnell das Regal mit der Aufschrift „Limonaden" finden. Hier würde man feststellen, dass dort tatsächlich die gewünschte Kräuterlimonade steht. Die Suche nach Grüntee (lose) würde genauso ablaufen: Sie gehen in den Getränkegang, finden dort das Regal mit der Aufschrift „Tee" und entdecken darin schließlich den „Grüntee, lose".

Die Lebensmitteltaxonomie soll Kaufinteressierten dabei helfen, möglichst schnell herauszufinden, wo im Supermarkt die gewünschten Lebensmittel zu finden sind. Ohne diese Informationen müssten sie sämtliche Gänge nach den gesuchten Produkten durchforsten und versuchen, ein System hinter der

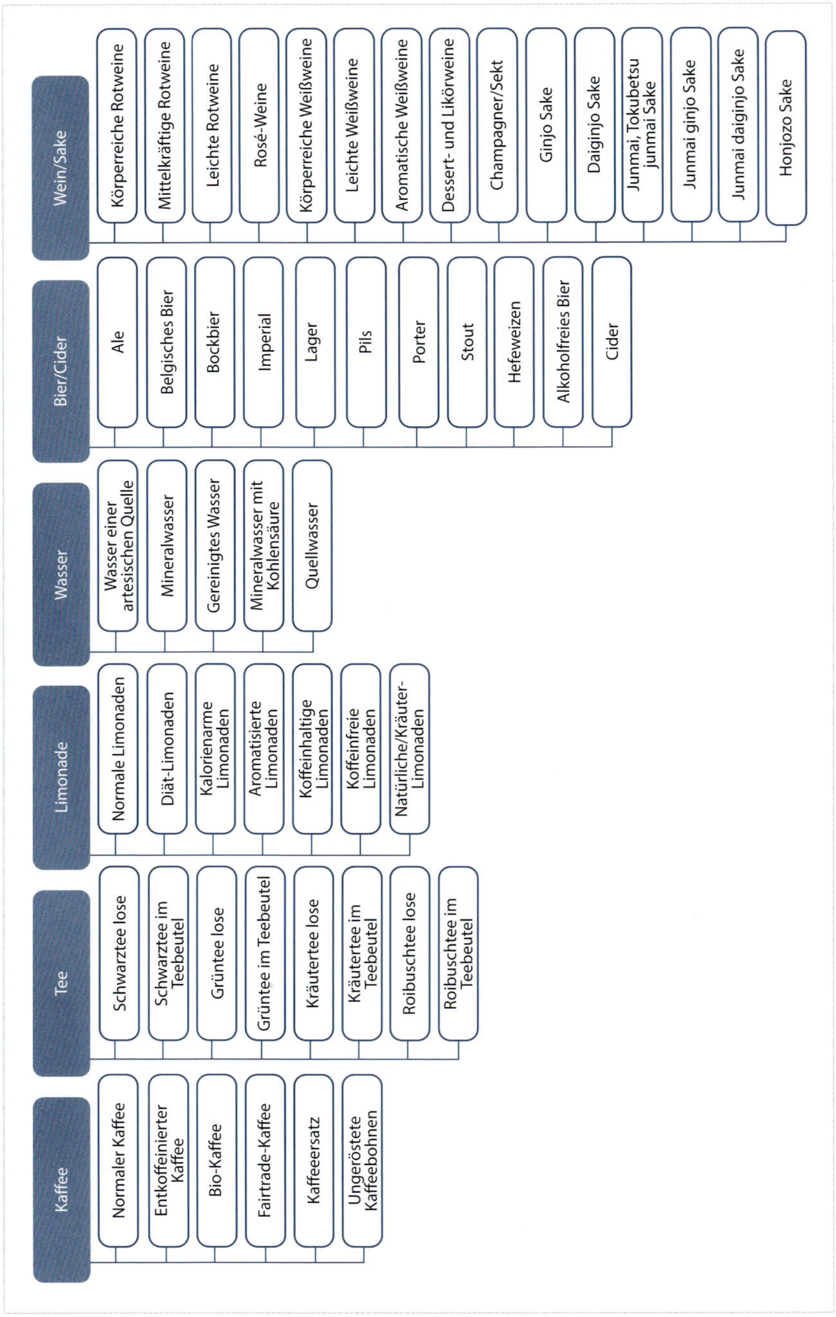

Abb. 9.2 Klassen und Arten (Konzepte) von Getränken bei der Klassifizierten Lebensmittel GmbH.

Sortierung der Produkte zu entdecken. Je nach Größe des Supermarkts könnte das eine äußerst frustrierende und verwirrende Angelegenheit werden. Um das zu vermeiden, wird vom Filialpersonal am Eingang des Supermarkts eine Mind-Map bzw. eine Kundeninfo überreicht, mit dem Kaufinteressierte schnell einen Überblick darüber bekommen können, wie die Lebensmittel im Supermarkt einsortiert wurden, damit das Einkaufen leichter wird.

Spätestens jetzt dürfte nachvollziehbar sein, wie schwierig es ist, eine Taxonomie zu entwickeln, die die theoretischen Konzepte möglichst eindeutig, präzise und konsequent klassifiziert. Um noch einmal das Bild des Supermarkts zu bemühen: Wären hier andere Möglichkeiten denkbar, wie man die Artikel im Laden zu Gruppen zusammenfassen könnte?

Am Beispiel der Lebensmitteltaxonomie wird deutlich: Überschneidungen zwischen den Konzepten und Klassen in einer Logik, die für alle Kaufinteressierten einleuchtend ist, lassen sich nicht vermeiden. So ist beispielsweise Tomatensaft in der Domäne *Gemüse* (Gemüsesäfte) enthalten, *nicht* aber in der Domäne *Getränke*. Für die einen wird diese Kategorisierung völlig klar und logisch sein, während es für andere einleuchtender wäre, sämtliche Getränke an derselben Stelle anzubieten. Wichtig ist, dass die Unterscheidung zwischen den Bereichen klar definiert ist: dass also beispielsweise sämtliche Gemüse und Gemüseprodukte in die Gemüse-Domäne einsortiert werden, während die Getränke-Domäne ausschließlich Getränke enthält, die nicht aus Gemüse gewonnen werden. Allerdings könnte man bei dieser Unterscheidung wiederum argumentieren, dass Wein und Apfelwein dann ja beim Obst und Bier und Sake bei den Getreideprodukten stehen müssten.

An Taxonomien wird fortlaufend gearbeitet: Sie wachsen, entwickeln und verändern sich – bisweilen sogar grundlegend –, da das Wissen zum jeweils beforschten Fachgebiet immer weiter wächst. Die Frage, wie man relevante Phänomene verschiedener Disziplinen am besten strukturiert, kann daher Anlass zu intensiven Diskussionen geben. Es gibt immer unterschiedliche Möglichkeiten, wie man Dinge kategorisieren kann. Den „einzig wahren" Weg gibt es dabei nicht. Ziel ist es, einen logischen und konsistenten Weg zu finden, Dinge mit ähnlichen Eigenschaften so zu kategorisieren, dass eine Überschneidung von theoretischen Konzepten und Klassen möglichst vermieden wird. Ziel der Anwenderinnen und Anwender der Taxonomie ist es wiederum, zu verstehen, nach welcher Logik ähnliche Konzepte in die jeweiligen Domänen und Klassen einsortiert wurden, damit sie ein bestimmtes Konzept bei Bedarf schnell finden können.

9.2 Wie kann pflegerisches Wissen systematisch geordnet werden?

Berufsgruppen ordnen das ihnen eigene Wissen nach konsistenten, logischen und konzeptuellen Kriterien, um das jeweilige Fachgebiet deutlich zu umreißen und seine praktische Relevanz hervorzuheben. Kenntnisse zum Thema Diagnostik sind wesentlicher Bestandteil des Fachwissens der verschiedenen Berufsgruppen des Gesundheitswesens. Für die klinische Praxis sind sie unerlässlich. Kenntnisse über Pflegediagnosen müssen daher so systematisiert werden, dass die professionelle Pflegepraxis legitimiert und der Zuständigkeitsbereich der Pflegeprofession gefestigt wird (Abbott, 1988).

In der NANDA-I-Taxonomie der Pflegediagnosen werden die einzelnen Domänen und Klassen anhand einer hierarchischen Grafik veranschaulicht (▸ Abb. 9.3). Die Diagnosen selbst sind in dieser Grafik nicht enthalten – obwohl sie theoretisch natürlich dazu gehören. Mit den inzwischen 267 Diagnosen wäre die Grafik allerdings sehr unübersichtlich geworden.

Das Wichtigste für die Pflege ist, dass die Arbeit mit der Klassifikation der Diagnosen praktikabel ist. Versucht eine Pflegefachperson, eine Diagnose zu stellen, der sie in der Praxis eher selten begegnet, so muss sie die Taxonomie nach einer bestimmten Logik durchsuchen können, um passende Informationen zu weiteren, möglicherweise relevanten Diagnosen zu finden. Obwohl die NANDA-I-Taxonomie II (▸ Abb. 9.3) *nicht* als Bezugsrahmen für das Pflegeassessment gedacht ist, bietet sie eine Struktur zur Klassifizierung von Pflegediagnosen in klar definierte Domänen und Klassen.

Wie eine grafische Darstellung der gesamten Taxonomie mit sämtlichen Pflegediagnosen aussehen würde, verdeutlicht ▸ Abb. 9.4 am Beispiel einer einzigen Domäne mit den zugehörigen Klassen und Pflegediagnosen. Es wird deutlich, dass die Fülle an Informationen nur schwer grafisch sinnvoll darstellbar ist.

Pflegewissen beinhaltet die Reaktionen, Risiken und Stärken von Personen, pflegenden Personen, Familien, Gruppen und Gemeinden. Gemäß von Krogh (2011) soll die NANDA-I-Taxonomie folgende Funktionen erfüllen:

- das Wissen der Disziplin Pflege modellhaft umreißen bzw. in Form einer kognitiven Karte abbilden
- besagtes Wissen mitsamt den Perspektiven und Theorien benennen und vermitteln
- besagtem Wissen eine ordnende Struktur geben
- als unterstützendes Werkzeug für die klinische Entscheidungsfindung dienen
- eine Möglichkeit aufzeigen, Pflegediagnosen in elektronischen Patientenakten zu strukturieren.

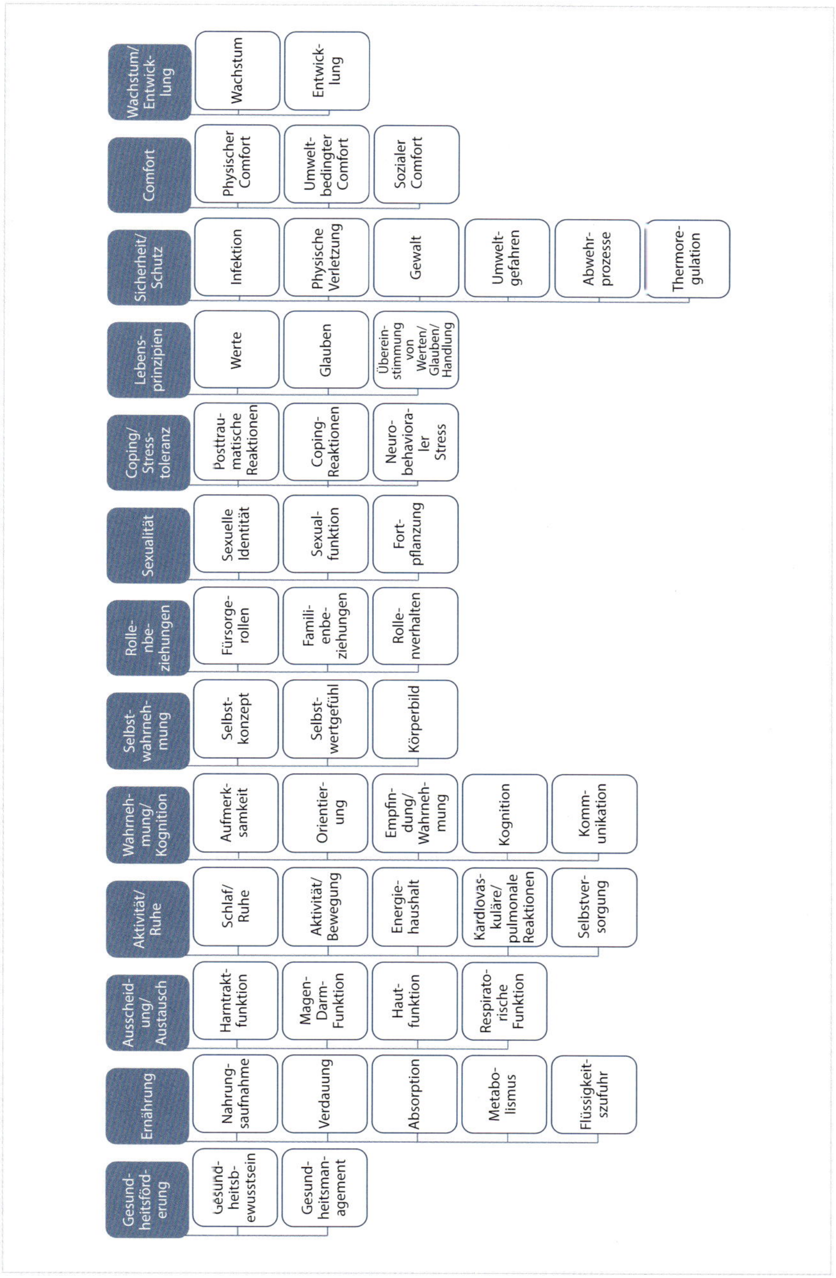

Abb. 9.3 NANDA-I-Taxonomie II Domänen und Klassen

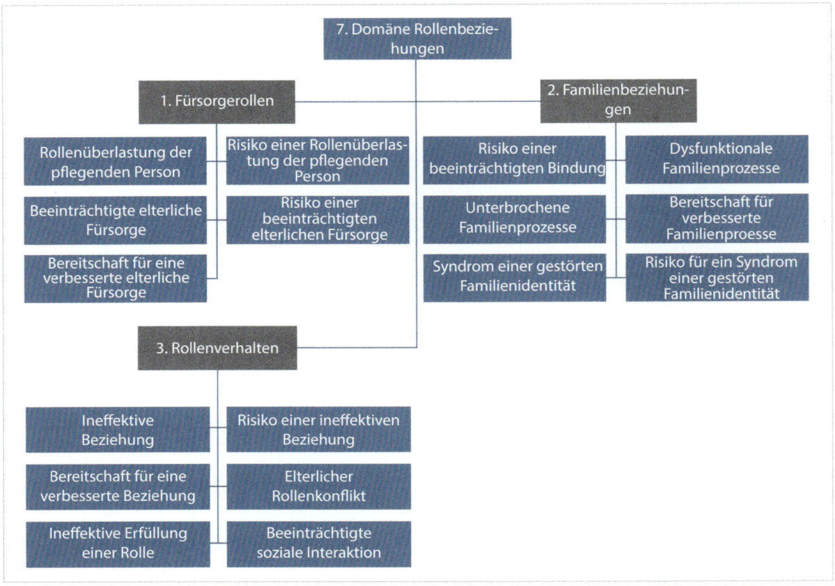

Abb. 9.4 NANDA-I-Domäne 7: Rollenbeziehungen, mit Klassen und Pflegediagnosen

9.3 Wie arbeitet man mit der NANDA-I-Taxonomie?

In erster Linie stellt die Taxonomie eine Möglichkeit dar, um Pflegephänomene zu kategorisieren. Darüber hinaus kann sie jedoch auch für einige andere Aufgaben genutzt werden. Sie kann zum Beispiel Lehrende dabei unterstützen, ein Pflege-Curriculum zu entwickeln. Ebenso kann sie einer Pflegefachperson helfen, eine Diagnose zu finden, die sie vielleicht nur selten benutzt, aber für eine bestimmte zu pflegende Person benötigt. Diese beiden Situationen werden in den nachstehenden Unterkapiteln näher betrachtet.

9.3.1 Pflege-Curricula strukturieren

Obwohl die NANDA-I-Pflegetaxonomie nicht als Bezugsrahmen für das Pflegeassessment gedacht ist, kann sie zur Strukturierung der Ausbildung herangezogen werden. So kann ein Curriculum beispielsweise um die Domänen und Klassen herum aufgebaut werden, sodass die Module an den theoretischen Kernkonzepten der pflegerischen Praxis ausgerichtet werden können, die in den einzelnen NANDA-I-Domänen kategorisiert sind.

Ein Modul könnte beispielsweise um die Domäne Rollenbeziehungen herum entwickelt werden (▸ Abb. 9.4), mit Unterrichtseinheiten, die sich an den einzelnen Taxonomieklassen orientieren. In Einheit 1 läge der

Schwerpunkt entsprechend auf den Versorgungsrollen, und es würde eine tiefergehende Auseinandersetzung mit dem Konzept der elterlichen Fürsorge stattfinden: Was versteht man darunter? Wie wirkt sie sich auf die Gesundheit der Person und der Familie aus? Mit welchen typischen Problemen elterlicher Fürsorge sind unsere zu Pflegenden konfrontiert? Bei welchen zu Pflegenden sind diese Zustände am ehesten zu erwarten? Was sind die Hauptursachen? Welche Folgen hat es, wenn diese Zustände nicht diagnostiziert und/oder behandelt werden? Wie können wir diese Zustände verhindern, behandeln und/oder verbessern? Wie können wir mit den Symptomen umgehen?

Ein Pflege-Curriculum, das um die Schlüsselkonzepte pflegerischen Wissens herum aufgebaut wurde, ermöglicht es Auszubildenden und Studierenden, pflegewissenschaftliche Kenntnisse wirklich zu verstehen und eine entsprechende Expertise zu entwickeln. Gleichzeitig lernen sie die damit verbundenen medizinischen Diagnosen und Erkrankungen kennen und verstehen, denen sie in der täglichen Praxis begegnen werden.

Werden Kurse auf diese Weise konzipiert, können angehende Pflegefachpersonen viel über das Fachwissen der Disziplin Pflege erfahren. Bindung, Familienprozesse, Beziehung, Rollenkonflikt, Erfüllung einer Rolle und Soziale Interaktion sind die wesentlichen Schlüsselkonzepte von Domäne 7, Rollenbeziehungen (▶ Abb. 9.4). Bevor wir mögliche oder tatsächlich vorhandene Probleme in diesen Bereichen ausfindig machen können, müssen wir in der Lage sein, zunächst die „neutralen Zustände“ nachzuvollziehen.

Um etwa *Erfüllung einer Rolle* als theoretisches Kernkonzept pflegerischer Praxis nachvollziehen zu können, ist ein intensives Verständnis von Anatomie, Physiologie, Pathophysiologie (mit den dazugehörigen medizinischen Diagnosen) sowie Reaktionen aus anderen Domänen erforderlich, die mit Problemen bei der Rollenerfüllung einhergehen könnten. Wer das Konzept der Erfüllung einer Rolle (den „normalen“ bzw. neutralen Zustand) einmal wirklich verstanden hat, kann den abnormalen Zustand wesentlich leichter erkennen, da man weiß, was man sehen sollte, wenn die Rollenerfüllung funktionieren würde. Werden diese Erwartungen nicht erfüllt, vermutet man relativ schnell, dass möglicherweise ein Problem vorliegen könnte (oder dass das Risiko besteht, dass sich ein Problem entwickeln könnte). Orientiert sich der Pflegeunterricht an den genannten Schlüsselkonzepten, können Lehrende der Pflege zunächst gezielt das Wissen der Disziplin Pflege vermitteln, bevor sie die damit verbundenen medizinischen Diagnosen und/oder interdisziplinäre Fragen einführen. Entsprechend können Pflegefachpersonen ihrerseits zunächst Pflegephänomene betrachten, um dann ihr spezifisches Wissen zum Patienten im interdisziplinären Kontext einzubringen und so zu einer verbesserten pflegerischen Versorgung beizutragen. Diese Informationen fließen dann in die Überlegungen zu realistischen Patientenoutcomes und evidenzbasierten Interventionen mit ein (weisungsabhängige und eigenständige pflegerische Interventionen), die Pflegefachpersonen durchführen, um die ihr anvertraute Person möglichst optimal zu versorgen, sodass sie die Outcomes erreichen kann, die in den Zuständigkeitsbereich der Pflege fallen.

9.3.2 Pflegediagnosen identifizieren, die über das eigene Fachgebiet hinausgehen

Pflegefachpersonen entwickeln im Laufe der Zeit Expertenwissen zu den Pflegediagnosen, denen sie in ihrem klinischen Alltag am häufigsten begegnen. Eine Pflegefachperson, die überwiegend im Bereich der Reproduktionsmedizin pflegerisch tätig ist, wird demnach über eine umfassende Expertise in Bezug auf Schlüsselkonzepte wie *Sexualfunktion, Schwangerschafts-, Geburts- und Wochenbettverlauf, Stillen* und *Elterliche Fürsorge* verfügen, um nur einige zu nennen. Dabei wird es jedoch vorkommen, dass bei Patientinnen, die in erster Linie aufgrund von Schwangerschaftskomplikationen pflegerisch versorgt werden, weitere Probleme auftreten, die die Aufmerksamkeit der Pflegefachperson beanspruchen. In solchen Situationen kann die NANDA-I-Taxonomie dabei helfen, infrage kommende Diagnosen für die jeweiligen Patientinnen zu bestimmen. Dadurch, dass sie Assessmentdaten/diagnostische Indikatoren benennt, die für eine schnelle und gleichzeitig zutreffende Diagnosestellung erforderlich sind, wird die Fähigkeit der Pflegefachperson zur klinischen Entscheidungsfindung gestärkt.

Angenommen, Sie haben gerade die 36-jährige Patientin Frau L. aufgenommen. Sie befindet sich in der 34. Schwangerschaftswoche und wird wegen einer schweren Präeklampsie behandelt. Ihnen fällt auf, dass sie unruhig und angespannt ist. Die Patientin erzählt Ihnen, dass häusliche Gewalt und Stalking durch ihren Ex-Partner sie bisher von der Schwangerschaftsvorsorge abgehalten habe; die letzten drei Monate habe sie mit ihrer 3-jährigen Tochter in einer Einrichtung für schutzsuchende Frauen gelebt. Ihre Eltern seien bei einem Erdrutsch ums Leben gekommen, als sie 12 war, sodass sie ihre Jugend in einem Waisenhaus verbracht hatte. Obwohl sie weder Verwandte noch enge Freunde hat, die sie um Hilfe bitten könnte, hat Frau L. schon viele Schwierigkeiten überwunden. Ihr Body-Mass-Index (BMI) liegt bei 38,6. Obwohl sie eine chronische Hypertonie hat, hat sie die verschriebenen Antihypertensiva ein Jahr lang nicht genommen, da sie sich die Medikamente nicht leisten konnte. Ihr aktueller Blutdruck beträgt 168/110. Sie hat Angst vor einer möglichen Notentbindung.

Als Pflegefachperson haben Sie noch nicht viele Patientinnen mit einem derart komplexen Hintergrund versorgt. Sie wollen Frau L.s Risiko und/oder ihre Probleme abbilden, sind sich aber nicht sicher, welche Pflegediagnose am besten zu dieser Patientin und der Situation passt. Ein Blick in die Taxonomie hilft Ihnen dabei, schnell eine kognitive Karte zu entwerfen, mit der Sie weitere Informationen zu möglicherweise relevanten Diagnosen finden können (▸ Abb. 9.5).

Sie sind besorgt über Frau L.s Reaktion im Zusammenhang mit ihrer Resilienz. Daher werfen Sie einen raschen Blick in die Taxonomie und landen in Domäne 9 (Coping/Stresstoleranz), Klasse 2 (Coping-Reaktionen). Dort stellen Sie fest, dass es drei Diagnosen in Verbindung mit Resilienz gibt, und dass Sie die Definitionen und diagnostischen Indikatoren überprüfen können, um die am ehesten zutreffende Diagnose für Ihre Patientin zu bestimmen. Auf diese Weise mit der Taxonomie zu arbeiten, kann Ihnen bei der klinischen Entscheidungsfindung helfen. Es unterstützt Sie dabei, sich effektiv und effizient in einer Fülle von Informationen/Wissen (267 Diagnosen!) zurechtzufinden. Eine Überprüfung der

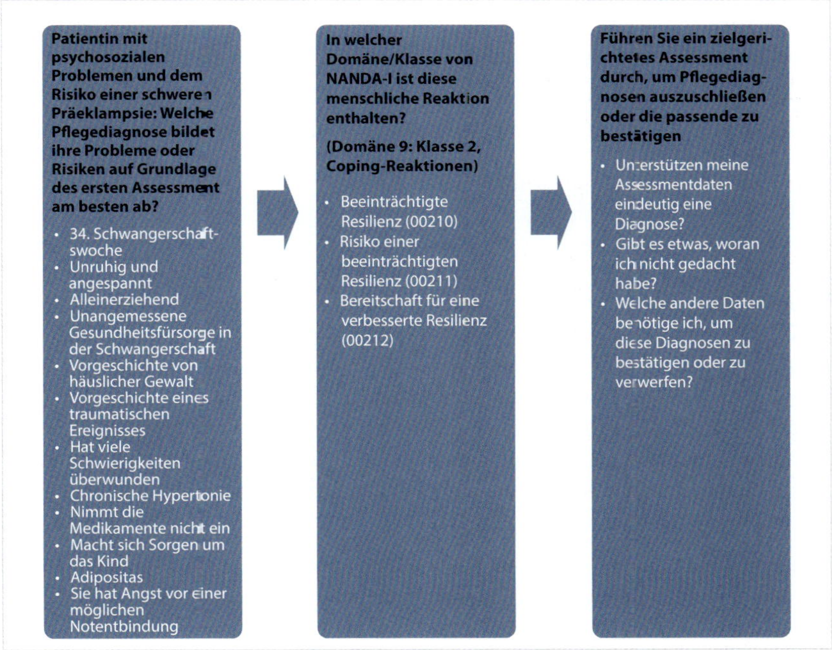

Abb. 9.5 Verwendung der NANDA-I-Taxonomie zur Identifikation und Validierung von Pflegediagnosen, die nicht zum Spezialgebiet der jeweiligen Pflegefachperson gehören

Risikofaktoren oder beeinflussenden Faktoren und bestimmenden Merkmale dieser drei Diagnosen kann Ihnen 1.) zusätzliche Daten liefern, die Sie benötigen, um eine fundierte Entscheidung zu treffen und/oder 2.) es Ihnen ermöglichen, Ihr Assessment anhand dieser diagnostischen Indikatoren abzugleichen, um Ihre Patientin treffend zu diagnostizieren.

Wenn Sie sich in Erinnerung rufen, welche zu Pflegenden Sie in letzter Zeit betreut haben: Fiel es Ihnen bei einem von ihnen schwer, seine oder ihre menschlichen Reaktionen zu diagnostizieren? Waren Sie sich unsicher, wie Sie potenzielle Diagnosen identifizieren können? Durch die Art, wie die Diagnosen in Klassen und Domänen eingruppiert wurden, kann Ihnen die Anwendung der Taxonomie dabei helfen, infrage kommende Diagnosen ausfindig zu machen, wobei die jeweiligen Klassen und Domänen für spezielle Bereiche stehen. Denken Sie jedoch daran: ***Einfach nur die Diagnosetitel durchzuschauen und eine Diagnose „herauszupicken", hat mit sicherer Versorgung nichts zu tun!*** Es ist notwendig, dass Sie stets die Definition und die diagnostischen Indikatoren (bestimmende Merkmale, beeinflussende Faktoren oder Risikofaktoren) jeder einzelnen Diagnose überprüfen, die Sie in Betracht ziehen. So können Sie leichter erkennen, welche zusätzlichen Daten Sie eventuell noch erheben müssen, oder ob Ihre Daten bereits ausreichen, um die menschliche Reaktion der betroffenen Person treffend zu diagnostizieren.

Der Fallbericht von Herrn S. veranschaulicht, wie die Arbeit mit der Taxonomie Sie bei der Identifizierung potenzieller Diagnosen unterstützen kann.

Fallbericht: Herr S.

Ihr Patient Herr S., ein 87-jähriger Witwer, hat mit starken, stechenden Schmerzen im rechten Hüftbereich zu kämpfen. Seit dem Tod seiner Frau vor zwei Jahren lebt er in einer Einrichtung für betreutes Wohnen. Den Mitarbeitern dort fiel auf, dass er sehr unruhig ist und Anzeichen von starken Schmerzen zeigt, sobald sie ihn beim Gehen unterstützen wollen. Daher veranlassten sie, dass er ins Krankenhaus eingeliefert wird, um eine mögliche Fraktur auszuschließen und zu klären, ob er vielleicht eine Hüftgelenksprothese braucht. Sie wiesen darauf hin, dass seine andere Hüfte bereits vor drei Jahren aufgrund von Osteoporose ersetzt wurde. Die Operation damals hatte sich offenbar als sehr erfolgreich erwiesen.

In der rechten Hüftgegend sind weder Ödeme noch blaue Flecken erkennbar. Herr S. klagt jedoch eindeutig über Schmerzen, wenn man den Bereich abtastet. In den unteren Extremitäten hat er beidseits gute periphere Pulse und eine Kapillarfüllungszeit von 4 Sekunden. Aus seiner Krankengeschichte geht hervor, dass er mit 80 Jahren einen Hirninfarkt erlitten hat. In seiner Krankenakte steht, dass er zu Anfang rechtsseitig gelähmt war und die Fähigkeit zu sprechen komplett verloren hatte. Er erhielt intravenös rt-PA (Alteplase), einen Gewebe-Plasminogenaktivator (tPA), und erlangte Mobilität und Sprachfähigkeit vollständig wieder. Er verbrachte 26 Tage stationär in einem Rehabilitationszentrum, erhielt Sprach-, Physio- und Ergotherapie und konnte sich nach seiner Entlassung zuhause wieder selbstständig versorgen. Abgesehen von einer mittelschweren koronaren Herzkrankheit ist seine Krankengeschichte unauffällig. Die Mitarbeiterin der Einrichtung, die ihn begleitet, gibt an, dass Herr S. bis vor wenigen Wochen aktiv gewesen sei, bevor er begann, über Schmerzen zu klagen. Er ging gern tanzen (Gesellschaftstänze) und trainierte regelmäßig in der Einrichtung. Oft sah man ihn durch das Gebäude schlendern und sich mit anderen unterhalten, und bei schönem Wetter spazierte er über das Gelände der Einrichtung. Die Mitarbeiterin berichtet außerdem, dass er sich in letzter Zeit von sozialen Aktivitäten zurückgezogen und nicht mehr an Aktivitäten teilgenommen habe, die ihm normalerweise Spaß machten. Das Pflegeteam habe dies auf sein ausgeprägtes körperliches Unwohlsein zurückgeführt.

Was Ihnen bei Herrn S. jedoch am meisten auffällt, ist, dass er verschlossen wirkt, kaum spricht und selten Blickkontakt aufnimmt. Er hat große Mühe, Ihre Fragen zu beantworten, und die Begleitperson aus der Einrichtung antwortet oft an seiner Stelle, anstatt ihn selbst antworten zu lassen. Obwohl seine Sprachfähigkeit nicht beeinträchtigt zu sein scheint, fällt es ihm offensichtlich schwer, selbst einfache Fragen zu beantworten, etwa nach seinem Alter oder danach, in welchem Jahr seine Frau verstorben ist.

Nachdem Sie Ihr Assessment abgeschlossen haben und seine Krankengeschichte durchgegangen sind, vermuten Sie, dass bei Herrn S. ein kognitives Problem vorliegt. Allerdings haben Sie wenig Erfahrung mit dieser Thematik. Sie müssen sich also die potenziellen Diagnosen etwas genauer ansehen. Da Sie von einem kognitiven Problem ausgehen, sehen Sie in der NANDA-I-Taxonomie nach, um herauszufinden, wo entsprechende Diagnosen nach dieser Logik eingeordnet wurden. Sie stellen fest, dass sich Domäne 5 (Wahrnehmung/Kognition) mit dem menschlichen Informationsverarbeitungssystem, d. h. mit Aufmerksamkeit, Orientierung, Empfindung, Wahrnehmung, Kognition und Kommunikation befasst. Da Sie Probleme im Zusammenhang mit der Kognition vermuten, gehen Sie davon aus, dass diese Domäne relevante Diagnosen enthalten wird. Schnell stoßen Sie auf Klasse 4, Kognition. Nach Durchsicht dieser Klasse erwägen Sie drei potenzielle Diagnosen: **Akute Verwirrtheit, Chronische Verwirrtheit** und **Beeinträchtigte Gedächtnisleistung.**

An dieser Stelle sollten Sie sich weitere Fragen stellen, wie zum Beispiel: Welche anderen menschlichen Reaktionen sollte ich ausschließen oder berücksichtigen? Nach welchen anderen sichtbaren bestimmenden Merkmalen/Symptomen und darüber hinausgehenden Beschwerden oder beeinflussenden Faktoren sollte ich suchen, um die Diagnosen bestätigen zu können?

Nachdem Sie die Definitionen und diagnostischen Indikatoren (beeinflussende Faktoren, bestimmende Merkmale und Risikofaktoren) überprüft haben, diagnostizieren Sie bei Herrn S. **Chronische Verwirrtheit** (00129).

Abschließend sollten Sie sich fragen: Gibt es etwas, woran ich nicht gedacht habe? Stelle ich eine Diagnose, für die ich keine ausreichenden Nachweise habe? Wenn Sie der Meinung sind, dass Sie die richtige Diagnose gestellt haben, gehen Sie zu folgenden Fragen über: Welche Outcomes sind für Herrn S. realistisch und erreichbar? Welche evidenzbasierten Pflegemaßnahmen sollten in Erwägung gezogen werden? Wie kann ich später evaluieren, ob sie wirksam waren oder nicht?

9.4 Die Entstehung der NANDA-I-Taxonomie der Pflegediagnosen II im Überblick

Im Jahr 1987 veröffentlichte NANDA-I die Taxonomie I, deren Struktur sich an nordamerikanischen Pflegemodellen orientierte. Im Jahr 2002 wurde sie von der Taxonomie II abgelöst, die aus dem Assessment-Bezugsrahmen der Funktionellen Gesundheitsverhaltensmuster von Dr. Marjory Gordon abgeleitet wurde. Dieser Assessment-Bezugsrahmen ist vermutlich der Assessment-Bezugsrahmen für die Pflege, der weltweit am häufigsten verwendet wird.

► Tab. 9.1 zeigt die Domänen, Klassen und Pflegediagnosen auf und wo sie derzeit in der NANDA-I-Taxonomie II verortet sind.

Tab. 9.1 Domänen, Klassen und Pflegediagnosen in der NANDA-I-Taxonomie II

Domäne/Klasse/ Code der Diagnose	Fokus der Diagnose	Definition der Domäne/Klasse; Diagnose
Domäne 1: Gesundheitsförderung		**Das Bewusstsein des Wohlbefindens oder die Normalität einer Funktion und die angewendeten Strategien, um die Kontrolle des Wohlbefindens oder die Normalität einer Funktion aufrechtzuerhalten und diese(s) zu verstärken**
Klasse 1: Gesundheitsbewusstsein		**Erkennen der normalen Funktion und des Wohlbefindens**
00097	Engagement in ablenkenden Aktivitäten	Vermindertes Engagement in ablenkenden Aktivitäten
00262	Gesundheitskompetenz	Bereitschaft für eine verbesserte Gesundheitskompetenz
00168	Lebensstil	Bewegungsarmer Lebensstil

Tab. 9.1 *Fortsetzung*

Domäne/Klasse/ Code der Diagnose	Fokus der Diagnose	Definition der Domäne/Klasse; Diagnose
Klasse 2: Gesundheitsmanagement		**Identifizieren, Kontrollieren, Durchführen und Integrieren von Aktivitäten, um die Gesundheit und das Wohlbefinden aufrechtzuerhalten**
00290	Weglaufversuch	Risiko eines Weglaufversuchs
00257	Frailty-Syndrom im Alter	Frailty-Syndrom im Alter
00231	Frailty-Syndrom im Alter	Risiko eines Frailty-Syndroms im Alter
00307	Engagement für physische Bewegung	Bereitschaft für ein verbessertes Engagement für physische Bewegung
00215	Gesundheit	Unzureichender Gesundheitszustand einer Gemeinde
00188	Gesundheitsverhalten	Risikobehaftetes Gesundheitsverhalten
00292	Verhaltensweisen zur Erhaltung der Gesundheit	Ineffektive Verhaltensweisen zur Erhaltung der Gesundheit
00276	Gesundheits-Selbstmanagement	Ineffektives Gesundheits-Selbstmanagement
00293	Gesundheits-Selbstmanagement	Bereitschaft für ein verbessertes Gesundheits-Selbstmanagement
00294	Gesundheits-Selbstmanagement	Ineffektives Gesundheits-Selbstmanagement der Familie
00300	Verhaltensweisen bei der Haushaltsführung	Ineffektive Verhaltensweisen bei der Haushaltsführung
00308	Verhaltensweisen bei der Haushaltsführung	Risiko ineffektiver Verhaltensweisen bei der Haushaltsführung
00309	Verhaltensweisen bei der Haushaltsführung	Bereitschaft für verbesserte Verhaltensweisen bei der Haushaltsführung
00043	Schutz	Ineffektiver Selbstschutz
Domäne 2: Ernährung		**Die Aktivitäten der Einnahme, der Assimilierung und des Gebrauchs von Nährstoffen zum Zweck des Erhalts und der Wiederherstellung von Gewebe und der Energieerzeugung**
Klasse 1: Nahrungsaufnahme		**Aufnahme von Essen oder Nährstoffen in den Körper**
00002	Ausgeglichene Ernährung	Unausgeglichene Ernährung: weniger als der Körper benötigt
00163	Ernährung	Bereitschaft für eine verbesserte Ernährung[a]

Tab. 9.1 *Fortsetzung*

Domäne/Klasse/ Code der Diagnose	Fokus der Diagnose	Definition der Domäne/Klasse; Diagnose
00216	Muttermilchproduktion	Unzureichende Muttermilchproduktion
00104	Stillen	Ineffektives Stillen
00105	Stillen	Unterbrochenes Stillen
00106	Stillen	Bereitschaft für verbessertes Stillen
00269	Ernährungsweise	Ineffektive Ernährungsweise von Jugendlichen
00270	Ernährungsweise	Ineffektive Ernährungsweise von Kindern
00271	Ernährungsweise von Säuglingen	Ineffektive Ernährungsweise von Säuglingen
00232	Adipositas	Adipositas
00233	Übergewicht	Übergewicht
00234	Übergewicht	Risiko eines Übergewichts
00295	Saug-Schluck-Reaktion des Säuglings	Ineffektive Saug-Schluck-Reaktion des Säuglings
00103	Schlucken	Beeinträchtigtes Schlucken
Klasse 2: Verdauung		**Die physikalischen und chemischen Aktivitäten, die Nahrung in Substanzen umwandeln, die für die Absorption und Assimilation geeignet sind**
		Derzeit keine
Klasse 3: Absorption		**Der Vorgang der Nährstoffaufnahme durch das Körpergewebe**
		Derzeit keine
Klasse 4: Metabolismus		**Die chemischen und physikalischen Prozesse, die in lebenden Organismen und Zellen stattfinden, zur Entwicklung und Verwendung des Protoplasmas, Erzeugung von Ausscheidungsstoffen und Energie mit der Freisetzung von Energie für alle vitalen Prozesse**
00179	Blutglukosespiegel	Risiko eines instabilen Blutglukosespiegels
00194	Hyperbilirubinämie	Neonatale Hyperbilirubinämie
00230	Hyperbilirubinämie	Risiko einer neonatalen Hyperbilirubinämie
00178	Leberfunktion	Risiko einer beeinträchtigten Leberfunktion
00296	Metabolisches Syndrom	Risiko eines metabolischen Syndroms

Tab. 9.1 *Fortsetzung*

Domäne/Klasse/ Code der Diagnose	Fokus der Diagnose	Definition der Domäne/Klasse; Diagnose
Klasse 5: Flüssigkeitszufuhr		**Aufnahme und Absorption von Flüssigkeiten und Elektrolyten**
00195	Ausgeglichener Elektrolythaushalt	Risiko eines unausgeglichenen Elektrolythaushalts
00025	Ausgeglichenes Flüssigkeitsvolumen	Risiko eines unausgeglichenen Flüssigkeitsvolumens[b]
00027	Flüssigkeitsvolumen	Defizitäres Flüssigkeitsvolumen
00028	Flüssigkeitsvolumen	Risiko eines defizitären Flüssigkeitsvolumens
00026	Flüssigkeitsvolumen	Übermäßiges Flüssigkeitsvolumen
Domäne 3: Ausscheidung und Austausch		**Sekretion und Exkretion von Ausscheidungsprodukten des Körpers**
Klasse 1: Harntraktfunktion		**Der Prozess der Sekretion, Resorption und Ausscheidung von Urin**
00297	Behinderungsassoziierte Inkontinenz	Behinderungsassoziierte Harninkontinenz
00016	Ausscheidung	Beeinträchtigte Harnausscheidung
00310	Inkontinenz	Mischharninkontinenz
00017	Inkontinenz	Stressharninkontinenz
00019	Inkontinenz	Dranghahrninkontinenz
00022	Inkontinenz	Risiko einer Dranghahrninkontinenz
00023	Retention	Harnretention
00322	Retention	Risiko einer Harnretention
Klasse 2: Magen-Darm-Funktion		**Der Prozess der Absorption und Ausscheidung von Endprodukten der Verdauung**
00011	Obstipation	Obstipation
00015	Obstipation	Risiko einer Obstipation
00012	Obstipation	Wahrgenommene Obstipation
00235	Funktionelle Obstipation	Chronische funktionelle Obstipation
00236	Funktionelle Obstipation	Risiko einer chronischen funktionellen Obstipation
00319	Kontinenz	Beeinträchtigte Stuhlkontinenz
00013	Diarrhö	Diarrhö
00196	Gastrointestinale Motilität	Dysfunktionale gastrointestinale Motilität
00197	Gastrointestinale Motilität	Risiko einer dysfunktionalen gastrointestinalen Motilität

Tab. 9.1 *Fortsetzung*

Domäne/Klasse/ Code der Diagnose	Fokus der Diagnose	Definition der Domäne/Klasse; Diagnose
Klasse 3: Hautfunktion		**Der Prozess der Sekretion und Ausscheidung durch die Haut**
		Derzeit keine
Klasse 4: Respiratorische Funktion		**Der Prozess des Gasaustauschs und der Ausscheidung der Stoffwechselend-produkte**
00030	Gasaustausch	Beeinträchtigter Gasaustausch
Domäne 4: Aktivität/Ruhe		**Erzeugung, Erhalt, Verbrauch oder Gleichgewicht der Energieressourcen**
Klasse 1: Schlaf/Ruhe		**Schlummer, Erholung, Behaglichkeit, Entspannung oder Inaktivität**
00095	Schlafstörung	Schlafstörung
00096	Schlaf	Schlafmangel
00165	Schlaf	Bereitschaft für einen verbesserten Schlaf
00198	Schlafmuster	Gestörtes Schlafmuster
Klasse 2: Aktivität/ Bewegung		**Körperteile bewegen (Mobilität), Arbeiten oder Handlungen häufig (aber nicht immer) gegen Widerstand durchführen**
00298	Aktivitätstoleranz	Verminderte Aktivitätstoleranz
00299	Aktivitätstoleranz	Risiko einer verminderten Aktivitätstoleranz
00040	Inaktivitäts-Syndrom	Risiko eines Inaktivitäts-Syndroms
00091	Mobilität	Beeinträchtigte Mobilität im Bett
00085	Mobilität	Beeinträchtigte physische Mobilität
00089	Mobilität	Beeinträchtigte Mobilität mit dem Rollstuhl
00237	Sitzen	Beeinträchtigtes Sitzen
00238	Stehen	Beeinträchtigtes Stehen
00090	Transferfähigkeit	Beeinträchtigte Transferfähigkeit
00088	Gehfähigkeit	Beeinträchtigte Gehfähigkeit
Klasse 3: Energiehaushalt		**Ein dynamischer Zustand der Harmonie zwischen Aufnahme und Verbrauch von Ressourcen**
00273	Ausgeglichenes Energiefeld	Unausgeglichenes Energiefeld
00093	Fatigue	Fatigue
00154	Ruheloses Umhergehen	Ruheloses Umhergehen

Tab. 9.1 *Fortsetzung*

Domäne/Klasse/ Code der Diagnose	Fokus der Diagnose	Definition der Domäne/Klasse; Diagnose
Klasse 4: Kardiovaskuläre/ pulmonale Reaktionen		**Kardiopulmonale Mechanismen, die Aktivität/Ruhe unterstützen**
00032	Atemmuster	Ineffektives Atemmuster
00029	Herzleistung	Verminderte Herzleistung
00240	Herzleistung	Risiko einer verminderten Herzleistung
00311	Kardiovaskuläre Funktion	Risiko einer beeinträchtigten kardiovaskulären Funktion
00278	Selbstmanagement einer Lymphödems	Ineffektives Selbstmanagement eines Lymphödems
00281	Selbstmanagement einer Lymphödems	Risiko eines ineffektiven Selbstmanagements eines Lymphödems
00033	Spontanatmung	Beeinträchtigte Spontanatmung
00267	Stabiler Blutdruck	Risiko eines instab len Blutdrucks
00291	Thrombose	Risiko einer Thrombose
00200	Gewebedurchblutung	Risiko einer verminderten kardialen Gewebedurchblutung
00201	Gewebedurchblutung	Risiko einer ineffektiven zerebralen Gewebedurchblutung
00204	Gewebedurchblutung	Ineffektive periphere Gewebedurchblutung
00228	Gewebedurchblutung	Risiko einer ineffektiven peripheren Gewebedurchblutung
00034	Weaning	Dysfunktionales Weaning
00318	Weaning	Dysfunktionales Weaning bei Erwachsenen
Klasse 5: Selbstversorgung		**Fähigkeit, Aktivitäten zur Pflege des eigenen Körpers und der Körperfunktionen durchzuführen**
00108	Selbstversorgung Körperpflege	Selbstversorgungsdefizit Körperpflege
00109	Selbstversorgung Sich-Kleiden	Selbstversorgungsdefizit Sich-Kleiden
00102	Selbstversorgung Nahrungsaufnahme	Selbstversorgungsdefizit Nahrungsaufnahme
00110	Selbstversorgung Toilettenbenutzung	Selbstversorgungsdefizit Toilettenbenutzung

Tab. 9.1 *Fortsetzung*

Domäne/Klasse/ Code der Diagnose	Fokus der Diagnose	Definition der Domäne/Klasse; Diagnose
00182	Selbstversorgung	Bereitschaft für eine verbesserte Selbstversorgung
00193	Selbstvernachlässigung	Selbstvernachlässigung
Domäne 5: Wahrnehmung/ Kognition		**Das menschliche Informationsverarbeitungssystem einschließlich Aufmerksamkeit, Orientierung, Empfindung, Wahrnehmung, Kognition und Kommunikation**
Klasse 1: Aufmerksamkeit		**Geistige Bereitschaft wahrzunehmen und zu beobachten**
00123	Einseitiger Neglect	Einseitiger Neglect
Klasse 2: Orientierung		**Bewusstsein von Zeit, Ort und Person**
		Derzeit keine
Klasse 3: Empfindung/ Wahrnehmung		**Erhalten von Informationen über Tastsinn, Geschmack, Geruch, Sehen, Hören und Kinästhesie und das Verstehen dieser Sinnesinformationen, das im Benennen, Assoziieren bzw. in der Mustererkennung resultiert**
		Derzeit keine
Klasse 4: Kognition		**Verwenden des Gedächtnisses, Lernens, Denkens, Problemlösens, Abstrahierens, Beurteilens, der Einsicht, der intellektuellen Fähigkeit, des Rechnens und der Sprache**
00128	Verwirrtheit	Akute Verwirrtheit
00173	Verwirrtheit	Risiko einer akuten Verwirrtheit
00129	Verwirrtheit	Chronische Verwirrtheit
00251	Emotionale Kontrolle	Labile emotionale Kontrolle
00222	Impulskontrolle	Ineffektive Impulskontrolle
00126	Wissen	Defizitäres Wissen
00161	Wissen	Bereitschaft für verbessertes Wissen
00131	Gedächtnisleistung	Beeinträchtigte Gedächtnisleistung
00279	Denkprozess	Gestörter Denkprozess
Klasse 5: Kommunikation		**Senden und Empfangen von verbalen und nonverbalen Informationen**
00157	Kommunikation	Bereitschaft für eine verbesserte Kommunikation
00051	Verbale Kommunikation	Beeinträchtigte verbale Kommunikation

Tab. 9.1 *Fortsetzung*

Domäne/Klasse/ Code der Diagnose	Fokus der Diagnose	Definition der Domäne/Klasse; Diagnose
Domäne 6: Selbstwahrnehmung		**Bewusstsein über das eigene Selbst**
Klasse 1: Selbstkonzept		**Die Wahrnehmung(en) über das gesamte Selbst**
00124	Hoffnung	Hoffnungslosigkeit
00185	Hoffnung	Bereitschaft für verbesserte Hoffnung
00174	Menschenwürde	Risiko einer gefährdeten Menschenwürde
00121	Persönliche Identität	Gestörte persönliche Identität
00225	Persönliche Identität	Risiko einer gestörten persönlichen Identität
00167	Selbstkonzept	Bereitschaft für ein verbessertes Selbstkonzept
Klasse 2: Selbstwertgefühl		**Bewertung des eigenen Werts, der eigenen Fähigkeit, Bedeutung und des eigenen Erfolgs**
00119	Selbstwertgefühl	Chronisch geringes Selbstwertgefühl
00224	Selbstwertgefühl	Risiko eines chronisch geringen Selbstwertgefühls
00120	Selbstwertgefühl	Situationsbedingtes geringes Selbstwertgefühl
00153	Selbstwertgefühl	Risiko eines situationsbedingten geringen Selbstwertgefühls
Klasse 3: Körperbild		**Eine geistige Vorstellung des eigenen Körpers**
00118	Körperbild	Gestörtes Körperbild
Domäne 7: Rollenbeziehungen		**Die positiven und negativen Beziehungen und Verbindungen zwischen Personen oder Gruppen und die Mittel, mit denen diese Bindungen ausgedrückt werden**
Klasse 1: Versorgungsrollen		**Sozial erwartete Verhaltensmuster von Personen, die Pflege ausüben, aber keine professionell Pflegenden sind**
00056	Elterliche Fürsorge	Beeinträchtigte elterliche Fürsorge
00057	Elterliche Fürsorge	Risiko einer beeinträchtigten elterlichen Fürsorge
00164	Elterliche Fürsorge	Bereitschaft für eine verbesserte elterliche Fürsorge

Tab. 9.1 *Fortsetzung*

Domäne/Klasse/ Code der Diagnose	Fokus der Diagnose	Definition der Domäne/Klasse; Diagnose
00061	Rollenüberlastung	Rollenüberlastung der pflegenden Person
00062	Rollenüberlastung	Risiko einer Rollenüberlastung der pflegenden Person
Klasse 2: Familienbeziehungen		**Verbindungen von Personen, die biologisch oder durch eine Wahlentscheidung miteinander verwandt sind**
00058	Bindung	Risiko einer beeinträchtigten Bindung
00283	Syndrom einer gestörten Familienidentität	Syndrom einer gestörten Familienidentität
00284	Syndrom einer gestörten Familienidentität	Risiko für ein Syndrom einer gestörten Familienidentität
00063	Familienprozesse	Dysfunktionale Familienprozesse
00060	Familienprozesse	Unterbrochene Familienprozesse
00159	Familienprozesse	Bereitschaft für verbesserte Familienprozesse
Klasse 3: Erfüllung einer Rolle		**Qualität der Funktion in sozial erwarteten Verhaltensmustern**
00223	Beziehung	Ineffektive Beziehung
00229	Beziehung	Risiko einer ineffektiven Beziehung
00207	Beziehung	Bereitschaft für eine verbesserte Beziehung
00064	Rollenkonflikt	Elterlicher Rollenkonflikt
00055	Erfüllung einer Rolle	Ineffektive Erfüllung einer Rolle
00052	Soziale Interaktion	Beeinträchtigte soziale Interaktion
Domäne 8: Sexualität		**Sexuelle Identität, Sexualfunktion und Fortpflanzung**
Klasse 1: Sexuelle Identität		**Der Zustand, eine bestimmte Person zu sein, hinsichtlich der Sexualität bzw. des Geschlechts**
		Derzeit keine
Klasse 2: Sexualfunktion		**Das Vermögen oder die Fähigkeit, an sexuellen Aktivitäten teilzunehmen**
00059	Sexualfunktion	Sexuelle Dysfunktion
00065	Sexualverhalten	Ineffektives Sexualverhalten

Tab. 9.1 *Fortsetzung*

Domäne/Klasse/ Code der Diagnose	Fokus der Diagnose	Definition der Domäne/Klasse; Diagnose
Klasse 3: Fortpflanzung		**Jeder Prozess, durch den Menschen entstehen**
00221	Schwangerschafts-, Geburts- und Wochenbettverlauf	Ineffektiver Schwangerschafts-, Geburts- und Wochenbettverlauf
00227	Schwangerschafts-, Geburts- und Wochenbettverlauf	Risiko eines ineffektiven Schwangerschafts-, Geburts- und Wochenbettverlaufs
00208	Schwangerschafts-, Geburts- und Wochenbettverlauf	Bereitschaft für einen verbesserten Schwangerschafts-, Geburts- und Wochenbettverlauf
00209	Mutter-Fötus-Dyade	Risiko einer gestörten Mutter-Fötus-Dyade
Domäne 9: Coping/Stresstoleranz		**Mit Lebensereignissen/Lebensprozessen fertig werden**
Klasse 1: Posttraumatische Reaktionen		**Reaktionen, die nach einem physischen oder psychischen Trauma auftreten**
00260	Immigrationstransition	Risiko einer komplizierten Immigrationstransition
00141	Posttraumatisches Syndrom	Posttraumatisches Syndrom
00145	Posttraumatisches Syndrom	Risiko eines posttraumatischen Syndroms
00142	Vergewaltigungssyndrom	Vergewaltigungssyndrom
00114	Relokationsstresssyndrom	Relokationsstresssyndrom
00149	Relokationsstresssyndrom	Risiko eines Relokationsstresssyndroms
Klasse 2: Coping-Reaktionen		**Der Prozess, mit umweltbedingtem Stress umzugehen**
00199	Aktivitätenplanung	Ineffektive Aktivitätenplanung
00226	Aktivitätenplanung	Risiko einer ineffektiven Aktivitätenplanung
00146	Angst	Angst
00071	Coping	Defensives Coping
00069	Coping	Ineffektives Coping
00158	Coping	Bereitschaft für ein verbessertes Coping
00077	Coping	Ineffektives gemeinschaftliches Coping

Tab. 9.1 *Fortsetzung*

Domäne/Klasse/ Code der Diagnose	Fokus der Diagnose	Definition der Domäne/Klasse; Diagnose
00076	Coping	Bereitschaft für ein verbessertes gemeinschaftliches Coping
00074	Coping	Gefährdetes familiäres Coping
00073	Coping	Eingeschränktes familiäres Coping
00075	Coping	Bereitschaft für ein verbessertes familiäres Coping
00147	Todesangst	Todesangst
00072	Verleugnung	Ineffektive Verleugnung
00148	Furcht	Furcht
00301	Trauern	Fehlangepasstes Trauern
00302	Trauern	Risiko eines fehlangepassten Trauerns
00285	Trauern	Bereitschaft für ein verbessertes Trauern
00241	Stimmungsregulation	Beeinträchtigte Stimmungsregulation
00125	Macht	Machtlosigkeit
00152	Macht	Risiko einer Machtlosigkeit
00187	Macht	Bereitschaft für eine verbesserte Selbstbestimmung
00210	Resilienz	Beeinträchtigte Resilienz
00211	Resilienz	Risiko einer beeinträchtigten Resilienz
00212	Resilienz	Bereitschaft für eine verbesserte Resilienz
00137	Kummer	Chronischer Kummer
00177	Stress	Stressüberlastung
Klasse 3: Neurobehavioraler Stress		**Verhaltensreaktionen, die die Nerven- und Gehirnfunktion widerspiegeln**
00258	Akutes Substanzentzug-Syndrom	Akutes Substanzentzug-Syndrom
00259	Akutes Substanzentzug-Syndrom	Risiko eines akuten Substanzentzug-Syndroms
00009	Autonome Dysreflexie	Autonome Dysreflexie
00010	Autonome Dysreflexie	Risiko einer autonomen Dysreflexie
00264	Neonatales Entzugssyndrom	Neonatales Entzugssyndrom
00116	Organisiertes Verhalten	Desorganisiertes Verhalten des Säuglings
00115	Organisiertes Verhalten	Risiko eines desorganisierten Verhaltens des Säuglings

Tab. 9.1 *Fortsetzung*

Domäne/Klasse/ Code der Diagnose	Fokus der Diagnose	Definition der Domäne/Klasse; Diagnose
00117	Organisiertes Verhalten	Bereitschaft für eine verbesserte Organisation des Verhaltens des Säuglings
Domäne 10: Lebensprinzipien		**Prinzipien, die dem Ausführen, Denken und Verhalten von/gegenüber Handlungen, Gewohnheiten oder Institutionen zugrunde liegen und als wahr angesehen werden oder einen inneren Wert haben**
Klasse 1: Werte		**Die Identifikation und das Einstufen bevorzugter Verhaltensweisen oder Endzustände**
		Derzeit keine
Klasse 2: Glauben		**Ansichten, Erwartungen oder Beurteilungen (gegen)über Handlungen, Gewohnheiten oder Institutionen, die als wahr angesehen werden oder einen inneren Wert haben**
00068	Spirituelles Wohlbefinden	Bereitschaft für ein verbessertes spirituelles Wohlbefinden
Klasse 3: Übereinstimmung von Werten/Glauben/Handlung		**Die Übereinstimmung oder das erreichte Gleichgewicht zwischen Werten, Glauben und Handlungen**
00184	Entscheidungsfindung	Bereitschaft für eine verbesserte Entscheidungsfindung
00083	Entscheidungskonflikt	Entscheidungskonflikt
00242	Emanzipierte Entscheidungsfindung	Beeinträchtigte emanzipierte Entscheidungsfindung
00244	Emanzipierte Entscheidungsfindung	Risiko einer beeinträchtigten emanzipierten Entscheidungsfindung
00243	Emanzipierte Entscheidungsfindung	Bereitschaft für eine verbesserte emanzipierte Entscheidungsfindung
00175	Moralischer Disstress	Moralischer Disstress
00169	Religiosität	Beeinträchtigte Religiosität
00170	Religiosität	Risiko einer beeinträchtigten Religiosität
00171	Religiosität	Bereitschaft für eine verbesserte Religiosität
00066	Spiritueller Disstress	Spiritueller Disstress
00067	Spiritueller Disstress	Risiko eines spirituellen Disstresses

Tab. 9.1 *Fortsetzung*

Domäne/Klasse/ Code der Diagnose	Fokus der Diagnose	Definition der Domäne/Klasse; Diagnose
Domäne 11: Sicherheit/Schutz		**Freiheit von Gefahr, physischer Verletzung oder Schäden des Immunsystems, Bewahrung vor Verlust und Schutz der Sicherheit**
Klasse 1: Infektion		**Reaktion des Wirts nach dem Eindringen pathogener Erreger**
00004	Infektion	Risiko einer Infektion
00266	Infektion der chirurgischen Eingriffsstelle	Risiko einer Infektion der chirurgischen Eingriffsstelle
Klasse 2: Physische Verletzung		**Körperliche(r) Schaden oder Verletzung**
00031	Atemwegsclearance	Ineffektive Atemwegsclearance
00039	Aspiration	Risiko einer Aspiration
00206	Blutung	Risiko einer Blutung
00048	Zahnstatus	Beeinträchtigter Zahnstatus
00219	Augentrockenheit	Risiko einer Augentrockenheit
00277	Selbstmanagement einer Augentrockenheit	Ineffektives Selbstmanagement einer Augentrockenheit
00261	Mundtrockenheit	Risiko einer Mundtrockenheit
00303	Sturz	Risiko eines Sturzes bei Erwachsenen
00306	Sturz	Risiko eines Sturzes bei Kindern
00035	Verletzung	Risiko einer Verletzung[c]
00245	Verletzung	Risiko einer Hornhautverletzung
00320	Verletzung	Verletzung des Mamillen-Areola-Komplexes
00321	Verletzung	Risiko einer Verletzung des Mamillen-Areola-Komplexes
00250	Verletzung	Risiko einer Harnwegsverletzung
00087	Perioperativer Lagerungsschaden	Risiko eines perioperativen Lagerungsschadens[c]
00220	Thermische Verletzung	Risiko einer thermischen Verletzung[c]
00045	Integrität der Mundschleimhaut	Beeinträchtigte Integrität der Mundschleimhaut
00247	Integrität der Mundschleimhaut	Risiko einer beeinträchtigten Integrität der Mundschleimhaut
00086	Neurovaskuläre Funktion	Risiko einer peripheren neurovaskulären Dysfunktion

Tab. 9.1 *Fortsetzung*

Domäne/Klasse/ Code der Diagnose	Fokus der Diagnose	Definition der Domäne/Klasse; Diagnose
00038	Physisches Trauma	Risiko eines physischen Traumas
00213	Trauma	Risiko einer vaskulären Verletzung
00312	Druckschädigung	Druckschädigung bei einem Erwachsenen
00304	Druckschädigung	Risiko einer Druckschädigung bei einem Erwachsenen
00313	Druckschädigung	Druckschädigung bei einem Kind
00286	Druckschädigung	Risiko einer Druckschädigung bei einem Kind
00287	Druckschädigung	Druckschädigung bei einem Säugling
00288	Druckschädigung	Risiko einer Druckschädigung bei einem Säugling
00205	Schock	Risiko eines Schocks
00046	Integrität der Haut	Beeinträchtigte Integrität der Haut
00047	Integrität der Haut	Risiko einer beeinträchtigten Integrität der Haut
00156	Plötzlicher Tod	Risiko eines plötzlichen Kindstodes
00036	Erstickung	Risiko einer Erstickung
00100	Postoperative Erholung	Verzögerte postoperative Erholung
00246	Postoperative Erholung	Risiko einer verzögerten postoperativen Erholung
00044	Integrität des Gewebes	Beeinträchtigte Integrität des Gewebes
00248	Integrität des Gewebes	Risiko einer beeinträchtigten Integrität des Gewebes
Klasse 3: Gewalt		**Die Anwendung übermäßiger Stärke oder Kraft, um eine Verletzung oder einen Missbrauch zu verursachen**
00272	Weibliche Genitalverstümmelung	Risiko einer weiblichen Genitalverstümmelung
00138	Gegen andere Personen gerichtete Gewalttätigkeit	Risiko einer gegen andere Personen gerichteten Gewalttätigkeit
00140	Gegen sich selbst gerichtete Gewalttätigkeit	Risiko einer gegen sich selbst gerichteten Gewalttätigkeit
00151	Selbstverstümmelung	Selbstverstümmelung
00139	Selbstverstümmelung	Risiko einer Selbstverstümmelung
00289	Suizidales Verhalten	Risiko eines suizidales Verhaltens

Tab. 9.1 *Fortsetzung*

Domäne/Klasse/ Code der Diagnose	Fokus der Diagnose	Definition der Domäne/Klasse; Diagnose
Klasse 4: Umweltgefahren		**Gefahrenquellen in der Umgebung**
00181	Kontamination	Kontamination
00180	Kontamination	Risiko einer Kontamination
00265	Berufsbedingte Verletzung	Risiko für eine berufsbedingte Verletzung
00037	Vergiftung	Risiko einer Vergiftung
Klasse 5: Abwehrprozesse		**Die Prozesse, durch die das Selbst sich vor der Außenwelt schützt**
00218	Nachteilige Reaktion auf jodhaltige Kontrastmittel	Risiko einer nachteiligen Reaktion auf jodhaltige Kontrastmittel
00217	Allergische Reaktion	Risiko einer allergischen Reaktion
00042	Allergische Reaktion auf Latex	Risiko einer allergischen Reaktion auf Latex
Klasse 6: Thermoregulation		**Der physiologische Prozess der Wärme- und Energieregulation innerhalb des Körpers zum Zwecke des Schutzes des Organismus**
00007	Hyperthermie	Hyperthermie
00006	Hypothermie	Hypothermie
00253	Hypothermie	Risiko einer Hypothermie
00280	Hypothermie	Neonatale Hypothermie
00282	Hypothermie	Risiko einer neonatalen Hypothermie
00254	Perioperative Hypothermie	Risiko einer perioperativen Hypothermie
00008	Thermoregulation	Ineffektive Thermoregulation
00274	Thermoregulation	Risiko einer ineffektiven Thermoregulation
Domäne 12: Comfort		**Gefühl des geistigen, physischen oder sozialen Wohlbefindens oder der Behaglichkeit**
Klasse 1: Physischer Comfort		**Gefühl des Wohlbefindens oder der Behaglichkeit und/oder der Freiheit von Schmerz**
00214	Comfort	Beeinträchtigter Comfort
00183	Comfort	Bereitschaft für verbesserten Comfort
00134	Übelkeit	Übelkeit
00132	Schmerz	Akuter Schmerz
00133	Schmerz	Chronischer Schmerz
00255	Chronisches Schmerzsyndrom	Chronisches Schmerzsyndrom[d]
00256	Geburtsschmerz	Geburtsschmerz[d]

Tab. 9.1 *Fortsetzung*

Domäne/Klasse/ Code der Diagnose	Fokus der Diagnose	Definition der Domäne/Klasse; Diagnose
Klasse 2: Umweltbedingter Comfort		**Gefühl des Wohlbefindens oder der Behaglichkeit in/mit der eigenen Umgebung**
00214	Comfort	Beeinträchtigter Comfort
00183	Comfort	Bereitschaft für verbesserten Comfort
Klasse 3: Sozialer Comfort		**Gefühl des Wohlbefindens oder der Behaglichkeit mit den eigenen sozialen Situationen**
00214	Comfort	Beeinträchtigter Comfort
00183	Comfort	Bereitschaft für verbesserten Comfort
00054	Vereinsamung	Risiko der Vereinsamung
00053	Soziale Isolation	Soziale Isolation
Domäne 13: Wachstum/ Entwicklung		**Altersangemessene Zunahme physischer Dimensionen, Reifung der Organsysteme bzw. Progression durch entwicklungsbezogene Meilensteine**
Klasse 1: Wachstum		**Zunahme der physischen Dimensionen oder Reifung der Organsysteme**
		Derzeit keine
Klasse 2: Entwicklung		**Fortschreitende oder rückläufige Entwicklung über eine Reihe von anerkannten Meilensteinen im Leben**
00314	Entwicklung	Verzögerte kindliche Entwicklung
00305	Entwicklung	Risiko einer verzögerten kindlichen Entwicklung
00315	Motorische Entwicklung	Verzögerte motorische Entwicklung des Säuglings
00316	Motorische Entwicklung	Risiko einer verzögerten motorischen Entwicklung des Säuglings

[a] Den Herausgeberinnen ist bewusst, dass dieses Konzept nicht in alphabetischer Reihenfolge vorliegt. Stattdessen wurde entschieden, sämtliche Diagnosen mit dem Fokus „Ernährung“ aufeinanderfolgend aufzuführen.
[b] Den Herausgeberinnen ist bewusst, dass dieses Konzept nicht in alphabetischer Reihenfolge vorliegt. Stattdessen wurde entschieden, sämtliche Diagnosen mit dem Fokus „Flüssigkeitsvolumen“ aufeinanderfolgend aufzuführen.
[c] Den Herausgeberinnen ist bewusst, dass dieses Konzept nicht in alphabetischer Reihenfolge vorliegt. Stattdessen wurde entschieden, sämtliche Diagnosen mit dem Fokus „Verletzung“ aufeinanderfolgend aufzuführen.
[d] Den Herausgeberinnen ist bewusst, dass dieses Konzept nicht in alphabetischer Reihenfolge vorliegt. Stattdessen wurde entschieden, sämtliche Diagnosen mit dem Fokus „Schmerz“ aufeinanderfolgend aufzuführen.

9.5 Literaturangaben

Abbott A. The Systems of Professions. Chicago, IL: The University of Chicago Press, 1988.

Quammen D. A passion for order. National Geographic Magazine. 2007. Available at: ngm.nationalgeographic.com/print/2007/06/Linnaeus-name-giver/david-quammen-text (retrieved November 1, 2013).

Von Krogh G. Taxonomy III Proposal. NANDA International Latin American Symposium. Sao Paulo, Brazil. May, 2011.

10 Spezifizierungen und Definitionen in der NANDA-International-Taxonomie der Pflegediagnosen

T. Heather Herdman, Silvia Caldeira

10.1 Die Struktur der Taxonomie II

Der Begriff Taxonomie ist definiert als „Zweig der Systematik, der sich mit der Einordnung der Lebewesen in systematische Kategorien befasst", die allgemeinere Bedeutung ist die „Einordnung in ein bestimmtes System" (Duden Online, 2021). In einer Taxonomie gibt es Domänen beziehungsweise „Interessenbereiche oder Gebiete, über die man die Kontrolle hat" und Klassen, das heißt, „Gruppen ... mit ähnlicher Struktur" (Cambridge Dictionary Online, 2017).

Diese Definition lässt sich auf eine Taxonomie für Pflegediagnosen übertragen. Genauer gesagt geht es darum, die diagnostischen Fokusse, die für die Pflege relevant sind, ihren vermuteten natürlichen Beziehungen entsprechend systematisch zu klassifizieren. Die Taxonomie II ist in drei Ebenen gegliedert: Domänen, Klassen und Pflegediagnosen. ▸ Abb. 9.3 zeigt, wie die Domänen und Klassen der Taxonomie II aufgebaut sind; ▸ Tab. 9.1 stellt die Taxonomie II mit ihren 13 Domänen, 47 Klassen und derzeit 267 Pflegediagnosen dar.

Die Taxonomie II ist durch einen 32-Bit-Integer dargestellt (beziehungsweise besteht die Darstellung aus einem fünfstelligen Code, falls die Benutzerdatenbank eine andere Notation verwendet). Diese Struktur gewährleistet Stabilität: Der Aufbau der Klassifikation kann erweitert und weiterentwickelt werden, ohne dass die Codes geändert werden müssen, wenn neue Diagnosen hinzugefügt oder Diagnosen präzisiert oder überarbeitet werden. Neu aufgenommenen Diagnosen werden neue Codes zugewiesen.

Die Code-Struktur der Taxonomie II folgt den Empfehlungen der National Library of Medicine (NLM) für Terminologie-Codes im Gesundheitswesen. Die NLM empfiehlt, dass die Codes keine Informationen über das klassifizierte theoretische Konzept enthalten, wie es bei der Code-Struktur der Taxonomie I der Fall war: Diese enthielt Informationen zur Einordnung und zur Hierarchieebene der jeweiligen Diagnose.

Bei der NANDA-I-Terminologie handelt es sich um eine anerkannte Pflegefachsprache, die die Kriterien des Committee for Nursing Practice Information Infrastructure (CNPII) der American Nurses Association (ANA) erfüllt (Lundberg et al., 2008). Der Vorteil einer anerkannten Pflegesprache besteht darin, dass das Klassifikationssystem mit seiner praxistauglichen Terminologie als Unterstützung für die pflegerische Praxis Akzeptanz findet. Die Terminologie ist auch im Health Level Seven International (HL 7) als Terminologie zur Identifizierung von Pflegediagnosen in elektronischen Nachrichten registriert, die zwischen verschiedenen klinischen Informationssystemen hin- und hergeschickt werden. Dabei handelt es sich um einen IT-Kommunikationsstandard bzw. ein Set von Standards für verschiedene Bereiche des Gesundheitswesens (www.HL 7.org).

10.2 Die NANDA-I-Taxonomie II: Ein multiaxiales System

Bei den NANDA-I-Diagnosen handelt es sich um theoretische Konzepte, die mithilfe eines multiaxialen Systems erstellt wurden. Eine Achse im Sinne der NANDA-I-Taxonomie II ist dabei operational definiert als eine Dimension der menschlichen Reaktion, die im diagnostischen Prozess näher betrachtet wird. Insgesamt gibt es sieben Achsen. Das *NANDA-I-Modell einer Pflegediagnose* stellt die sieben Achsen und ihre Beziehung zueinander dar.

- Achse 1: Fokus der Diagnose
- Achse 2: Subjekt der Diagnose (Person, pflegende Person, Familie, Gruppe, Gemeinde usw.)
- Achse 3: Beurteilung (beeinträchtigt, ineffektiv usw.)
- Achse 4: Lokalisation (oral, peripher, zerebral usw.)
- Achse 5: Alter (Neugeborenes, Säugling, Kind, Erwachsener usw.)
- Achse 6: Zeit (chronisch, akut, intermittierend)
- Achse 7: Status der Diagnose

Die Achsen lassen sich in den Titeln der Pflegediagnosen aus den entsprechenden Parametern ablesen. Manchmal werden sie dort explizit genannt, wie zum Beispiel bei den Diagnosen *Unzureichender Gesundheitszustand einer Gemeinde* und *Dysfunktionale Familienprozesse*, in denen die jeweiligen Subjekte der Diagnose, nämlich die beiden Parameter „Gemeinde“ und „Familie“ aus Achse 2 (Subjekt der Diagnose) namentlich enthalten sind. „Ineffektiv“ und „dysfunktional“ sind zwei Parameter von Achse 3 (Beurteilung).

In anderen Fällen ist die Achse implizit enthalten, wie zum Beispiel bei der Diagnose *Ineffektives Sexualverhalten*, bei der mit dem Subjekt der Diagnose (Achse 2) stets die zu pflegende Person gemeint ist. Es gibt jedoch auch Diagnosen, für die einzelne Achsen nicht relevant sind. Entsprechend kommen diese dann im Diagnosetitel auch nicht vor. So ist zum Beispiel die Zeit (Achse 6) nicht für jede Diagnose von Bedeutung. Für Diagnosen, bei denen das

Subjekt nicht explizit genannt wird, gilt: NANDA-I definiert einen Patienten als „Person, pflegende Person, Familie, Gruppe oder Gemeinde".

Achse 1 (Fokus der Diagnose) und Achse 3 (Beurteilung) sind jedoch unverzichtbare Bestandteile einer Pflegediagnose. Gelegentlich beinhaltet der Fokus der Diagnose auch die Beurteilung (z. B. *Furcht*). In solchen Fällen wird im Diagnosetitel nicht ausdrücklich zwischen der Beurteilung und dem Fokus der Diagnose unterschieden. Achse 2 (Subjekt der Diagnose) ist ebenfalls wesentlicher Bestandteil der Diagnose, wobei sie, wie bereits beschrieben, teilweise implizit mitgedacht und dann im Diagnosetitel nicht explizit erwähnt wird. Das Diagnosenentwicklungskomitee hat entschieden, dass die ersten drei Achsen für die Einreichung zwingend erforderlich sind. Die anderen Achsen hingegen sind optional und können berücksichtigt werden, wenn dies zur Eindeutigkeit der Diagnose beiträgt.

Eine vor Kurzem durchgeführte grundlegende statistische Analyse der Diagnosetitel ergab, dass für die NANDA-I-Pflegediagnosen (PD) 2018–2020 Achse 1 (Fokus) mit verschiedenen Begriffen der anderen Achsen kombiniert wurde. Ausgenommen waren Situationen, in denen der PD-Titel aus einem einzigen Wort bestand (z. B. Angst, Furcht, Adipositas). Achse 3 (Beurteilung) erwies sich als die Achse, auf die am zweithäufigsten zurückgegriffen wurde. Sie war bei 82 % der PD in der Struktur enthalten. Die verbliebenen Achsen wurden bei nur 18 % der PD und damit weniger ausgiebig genutzt (Miguel, Romeiro, Martins, Casaleiro, Caldeira & Herdman, 2019).

Obwohl mit Ausgabe 2021–2023 der NANDA-I-Terminologie einige Ergänzungen hinzugekommen sind, gibt es nach wie vor einige wenige PD, deren Titel sich auf die Populationen ältere Personen (n = 2), Kinder und Jugendliche (n = 9) und Neugeborene (n = 4) beziehen. Daher scheint es, dass Pflegediagnosen nur bedingt für Populationen geeignet sind, die sich aufgrund ihrer speziellen Eigenschaften von der allgemeinen Population so unterscheiden, dass sie einzigartig sind. Somit sind es zwei Tatsachen, die zeigen, dass die Arbeit an passenden PD-Titeln noch keineswegs abgeschlossen ist: Zum einen stimmt das klinische Bild nicht mit der Realität der genannten Personengruppen überein, was zum Beispiel differenzierte bestimmende Merkmale, beeinflussende Faktoren und/oder Risikofaktoren anbelangt. Zum anderen sind die Entscheidungen, die die jeweils zuständigen Pflegefachpersonen treffen, komplex (Miguel, Romeiro, Martins, Casaleiro, Caldeira & Herdman, 2019).

Würde man die PD-Titel so abändern, dass sie für spezielle Kontexte, Umfelder und Populationen passend sind, könnte das die Qualität der pflegerischen Versorgung verbessern. Ein solcher Prozess würde die fünf

Grundprinzipien („5 rights") der klinischen Entscheidungsfindung, die von Levett-Jones et al. (2010) eingeführt wurden, implizit beinhalten. Gleichzeitig würde ein solcher Anpassungsprozess die notwendige Evidenzbasis für die NANDA-I-Terminologie schaffen, wenn sich die Hierarchie der PD in der Taxonomie II im Zuge dessen als sinnvoll erweist, oder aber die Forderung nach geeigneteren und eindeutigeren Domänen und Klassen nach sich ziehen (Miguel, Romeiro, Martins, Casaleiro, Caldeira & Herdman, 2019).

NANDA-I unterstützt Entwicklungen, die die Detailgenauigkeit der PD-Titel betreffen, und zwar insbesondere im Hinblick auf ihre multiaxiale Struktur. Ziel ist es, die Detailgenauigkeit und Präzision des diagnostischen Prozesses zu erhöhen, der bekanntermaßen einen wesentlichen Teil der klinischen Entscheidungsfindung und der klinischen Praxis ausmacht.

10.3 Definitionen der Achsen

10.3.1 Achse 1: Fokus der Diagnose

Der diagnostische Fokus ist der wichtigste Bestandteil des diagnostischen Konzepts, gewissermaßen das Hauptelement oder das Grundthema, von dem die Entwicklung der jeweiligen Diagnose ausgeht. Er benennt die „menschliche Reaktion", die den Kern der Diagnose ausmacht.

Der diagnostische Fokus kann aus einem einfachen oder einem zusammengesetzten Substantiv (Kompositum) bestehen. Besteht er aus einem Kompositum (z. B. *Stimmungsregulation*), so wird der diagnostische Fokus durch die einzelnen Teile in seiner Bedeutung spezifiziert: Fügt man die beiden Substantive (Stimmung + Regulation) zu einem neuen Begriff zusammen, ergibt sich eine andere Bedeutung, als wenn die beiden Substantive jeweils einzeln für sich stehen würden. Teilweise wird ein Substantiv (*Disstress*) mit einem Adjektiv (*spirituell*) kombiniert, um den Fokus der Diagnose, *Spiritueller Disstress*, zu beschreiben.

In einzelnen Fällen stimmen diagnostischer Fokus und diagnostisches Konzept vollkommen überein, wie etwa bei der Diagnose *Hyperthermie* (00007). Dazu kommt es, wenn die Pflegediagnose so beschrieben wurde, dass sie einen möglichst hohen Nutzen für die Praxis hat und die explizite Ausweisung eines diagnostischen Fokus hier keine Bereicherung im Sinne einer weiteren Abstraktionsebene darstellen würde. Es kann durchaus schwierig sein, genau zu bestimmen, wo der Fokus einer Diagnose liegen soll. So stellt sich beispielsweise beim Gebrauch der Diagnose *Stressharninkontinenz* (00017) die Frage: Liegt der Fokus der Diagnose nur auf *Inkontinenz*? Oder auf *Harninkontinenz*? In diesem Beispiel stellt *Inkontinenz* den Fokus dar, während es sich bei *Harn-* um einen Lokalisationsparameter (Achse 4) handelt, der den

Fokus näher bestimmt. *Inkontinenz* an sich ist jedoch ein Beurteilungsparameter, der auch für sich allein stehen kann und dadurch, unabhängig von der Lokalisation, den diagnostischen Fokus darstellt.

Es gibt jedoch auch Fälle, in denen die pflegerische Aussagekraft für die Praxis verloren ginge, wenn man beim diagnostischen Fokus die Lokalisation (Achse 4) wegließe. Betrachtet man beispielsweise den Fokus der Diagnose *Risiko einer weiblichen Genitalverstümmelung*: Liegt der Fokus der Diagnose hier auf *Genitalverstümmelung* oder nur auf *Verstümmelung*? Ebenso bei der Diagnose *Beeinträchtigte Integrität der Haut*: Liegt der Fokus der Diagnose hier auf der *Integrität* oder auf der *Integrität der Haut*? Um zu entscheiden, worin der Fokus einer Diagnose nun im Wesentlichen besteht, wird überlegt, welches Element am relevantesten für die pflegerische Praxis sein könnte. Außerdem wird eruiert, ob der Begriff eine menschliche Reaktion abbildet. *Verstümmelung* kann einen Akt oder Vorgang meinen, bei dem eine Gliedmaße zerstört, entfernt oder schwer verletzt wird. Daher ist es wichtig, *weibliche Genitalverstümmelung* als diagnostischen Fokus zu bestimmen. Ähnlich verhält es sich mit dem Begriff *Integrität*: Damit wird unter anderem die Eigenschaft bezeichnet, ehrlich zu sein und festen moralischen Grundsätzen anzuhängen. Auch hier spiegeln die Eigenschaften jedoch keine menschliche Reaktion wider; mit der Diagnose einer beeinträchtigten Integrität der Haut haben sie absolut nichts zu tun. *Integrität der Haut* hingegen bezieht sich auf die Gesundheit der Haut und stellt eine menschliche Reaktion dar. Und schließlich gibt es Fälle, in denen der Fokus auf den ersten Blick ähnlich scheint, sich bei näherer Betrachtung dann doch unterscheidet: *gegen andere Personen gerichtete Gewalttätigkeit* und *gegen sich selbst gerichtete Gewalttätigkeit* etwa sind zwei verschiedene menschliche Reaktionen und werden daher in der Taxonomie II unterschiedlichen Fokussen zugeordnet. Die diagnostischen Fokusse der NANDA-I-Pflegediagnosen sind in ▶ Tab. 10.1 aufgelistet.

10.3.2 Achse 2: Subjekt der Diagnose

Mit dem Subjekt der Diagnose ist die Person oder Personengruppe gemeint, der eine Pflegediagnose zugedacht ist. Achse 2 umfasst die Parameter Person, pflegende Person, Familie, Gruppe und Gemeinde, die allesamt die NANDA-I-Definition des Begriffs „Patient“ repräsentieren:

- *Person*: Ein einzelner Mensch in Abgrenzung zu anderen; ein Individuum.
- *Pflegende Person*: Ein Familienmitglied oder eine unterstützende Person, die sich regelmäßig um ein Kind, eine kranke oder ältere Person oder einen Menschen mit Behinderung kümmert.

Tab. 10.1 Diagnostische Fokusse der NANDA-I-Pflegediagnosen.

- Adipositas
- Aktivitätenplanung
- Aktivitätstoleranz
- Akutes Substanzentzug-Syndrom
- Allergische Reaktion
- Allergische Reaktion auf Latex
- Angst
- Aspiration
- Atemmuster
- Atemwegsclearance
- Augentrockenheit
- Ausgeglichene Ernährung
- Ausgeglichener Elektrolythaushalt
- Ausgeglichenes Energiefeld
- Ausgeglichenes Flüssigkeitsvolumen
- Ausscheidung
- Autonome Dysreflexie
- Behinderungsassoziierte Inkontinenz
- Berufsbedingte Verletzung
- Beziehung
- Bindung
- Blutglukosespiegel
- Blutung
- Chronisches Schmerzsyndrom
- Comfort
- Coping
- Denkprozess
- Diarrhö
- Druckschädigung
- Einseitiger Neglect
- Elterliche Fürsorge
- Emanzipierte Entscheidungsfindung
- Emotionale Kontrolle
- Engagement für physische Bewegung
- Engagement in ablenkenden Aktivitäten
- Entscheidungsfindung
- Entscheidungskonflikt
- Entwicklung
- Erfüllung einer Rolle
- Ernährung
- Ernährungsweise
- Ernährungsweise von Säuglingen
- Erstickung
- Familienprozesse
- Fatigue
- Flüssigkeitsvolumen
- Frailty-Syndrom im Alter
- Funktionelle Obstipation
- Furcht
- Gasaustausch
- Gastrointestinale Motilität
- Geburtsschmerz
- Gedächtnisleistung
- Gegen andere Personen gerichtete Gewalttätigkeit
- Gegen sich selbst gerichtete Gewalttätigkeit
- Gehfähigkeit
- Gesundheit
- Gesundheitskompetenz
- Gesundheits-Selbstmanagement
- Gesundheitsverhalten
- Gewebedurchblutung
- Herzleistung
- Hoffnung
- Hyperbilirubinämie
- Hyperthermie
- Hypothermie
- Immigrationstransition
- Impulskontrolle
- Inaktivitäts-Syndrom
- Infektion
- Infektion der chirurgischen Eingriffsstelle
- Inkontinenz
- Integrität der Haut
- Integrität der Mundschleimhaut
- Integrität des Gewebes
- Kardiovaskuläre Funktion
- Kommunikation
- Kontamination
- Kontinenz
- Körperbild
- Kummer
- Lebensstil
- Leberfunktion
- Macht
- Menschenwürde
- Metabolisches Syndrom
- Mobilität
- Moralischer Disstress
- Motorische Entwicklung
- Mundtrockenheit
- Mutter-Fötus-Dyade
- Muttermilchproduktion
- Nachteilige Reaktion auf jodhaltige Kontrastmittel
- Neonatales Entzugssyndrom
- Neurovaskuläre Funktion
- Obstipation
- Organisiertes Verhalten
- Perioperative Hypothermie
- Perioperativer Lagerungsschaden
- Persönliche Identität
- Physisches Trauma
- Plötzlicher Tod
- Postoperative Erholung
- Posttraumatisches Syndrom
- Religiosität
- Relokationsstresssyndrom
- Resilienz
- Retention
- Rollenkonflikt
- Rollenüberlastung
- Ruheloses Umhergehen
- Saug-Schluck-Reaktion des Säuglings
- Schlaf
- Schlafmuster
- Schlafstörung
- Schlucken
- Schmerz
- Schock
- Schutz
- Schwangerschafts-, Geburts- und Wochenbettverlauf
- Selbstkonzept
- Selbstmanagement einer Augentrockenheit
- Selbstmanagement einer Lymphödems
- Selbstvernachlässigung
- Selbstversorgung
- Selbstversorgung Körperpflege
- Selbstversorgung Nahrungsaufnahme
- Selbstversorgung Sich-Kleiden
- Selbstversorgung Toilettenbenutzung
- Selbstverstümmelung
- Selbstwertgefühl
- Sexualfunktion
- Sexualverhalten
- Sitzen
- Soziale Interaktion
- Soziale Isolation
- Spiritueller Disstress
- Spirituelles Wohlbefinden
- Spontanatmung
- Stabiler Blutdruck
- Stehen
- Stillen
- Stimmungsregulation
- Stress
- Sturz
- Suizidales Verhalten
- Syndrom einer gestörten Familienidentität
- Thermische Verletzung
- Thermoregulation
- Thrombose
- Todesangst
- Transferfähigkeit
- Trauern
- Trauma
- Übelkeit
- Übergewicht
- Verbale Kommunikation
- Vereinsamung
- Vergewaltigungssyndrom
- Vergiftung
- Verhaltensweisen bei der Haushaltsführung
- Verhaltensweisen zur Erhaltung der Gesundheit
- Verletzung
- Verleugnung
- Verwirrtheit
- Weaning
- Weglaufversuch
- Weibliche Genitalverstümmelung
- Wissen
- Zahnstatus

- *Familie*: Zwei oder mehr Menschen, die eine dauerhafte Beziehung unterhalten, wechselseitige Verpflichtungen wahrnehmen, gemeinsam Sinn finden und bestimmte Verpflichtungen gegenüber anderen (verwandtschaftlich verbundenen und/oder frei gewählten) Personen teilen.
- *Gruppe*: Mehrere Personen mit gemeinsamen Eigenschaften.
- *Gemeinde*: Personengruppe, die am selben Ort und unter derselben Führung/Verwaltung lebt. Beispiele hierfür sind Quartiere und Städte.

Wird das Subjekt der Diagnose nicht explizit genannt, ist grundsätzlich die Person gemeint. Es ist jedoch ebenso gut möglich, solche Diagnosen auch für die anderen Subjekte der Diagnose in Betracht zu ziehen. So könnte die Diagnose *Furcht* (00148) bei einer Person Anwendung finden, die eine erlernte Reaktion auf eine Bedrohung zeigt und sich in einem ungewohnten Setting befindet, abgeschnitten von ihrem Unterstützungssystem. Belegt wird die Diagnose durch das subjektive Erleben der Gefühle Grauen, Panik und Schrecken und dadurch, dass die betroffene Person an Fatigue, einer Veränderung in der physiologischen Reaktion und Anorexie leidet. Die Diagnose könnte jedoch auch auf eine Gemeinde zutreffen, die ständiger Gewalt ausgesetzt ist (z. B. durch einen anhaltenden Krieg oder Gewalt, die von Gangs ausgeübt wird) und deren Mitglieder nur unzureichend Kontrolle über ihr Umfeld oder zu wenig Ressourcen haben, um die Probleme innerhalb der Gemeinschaft zu bekämpfen. Die Mitglieder der Gemeinde berichten von Belastungssymptomen wie Beklommenheit, Rückgang der Produktivität, Vermeidungsverhalten, erhöhter Wachsamkeit und einer engen Fokussierung auf die Ursache der Angst.

10.3.3 Achse 3: Beurteilung

Unter einer Beurteilung wird ein Deskriptor oder Modifikator verstanden, der die Bedeutung des diagnostischen Fokus einschränkt oder spezifiziert. In Kombination mit dem Fokus der Diagnose bildet die Beurteilung desselben durch die Pflegefachperson die eigentliche Diagnose. Sämtliche Definitionen, die hier verwendet werden, sind im englischsprachigen Oxford Lexico (Oxford University Press; 2019) zu finden, sofern sie nicht anderweitig spezifiziert wurden. Die Parameter von Achse 3 sind in ► Tab. 10.2 aufgelistet.

10.3.4 Achse 4: Lokalisation

Die Lokalisation bezeichnet Körperteile/Körperregionen und/oder die zugehörigen Funktionen: die verschiedenen Gewebearten, Organe, anatomischen Bereiche oder Strukturen. Sämtliche Definitionen, die hier verwendet werden,

Tab. 10.2 Definitionen der Beurteilungsparameter aus Achse 3, NANDA-I-Taxonomie II

Beurteilung	Definition
Beeinträchtigt (impaired)	Geschwächt oder beschädigt (etwas, vornehmlich eine Fähigkeit oder Funktion)
Bereitschaft für (readiness)	Zustand, in dem man vollkommen auf etwas vorbereitet ist; Wille, etwas zu tun; Dringlichkeit, Schnelligkeit oder Unverzüglichkeit
Bewegungsarm (sedentary)	Neigung dazu, zu viel Zeit im Sitzen zu verbringen; Inaktivität in jedweder Form; gekennzeichnet durch viel Sitzen und wenig körperliche Betätigung
Defensiv (defensive)	Dazu verwendet oder beabsichtigt, sich zu verteidigen oder zu schützen; aus Angst vor Herausforderungen oder um Kritik zu vermeiden
Defizitär/Defizit (deficient/ deficit)	Von einer bestimmten Eigenschaft oder einem Inhaltsstoff nicht genug haben; Fehlen einiger Elemente oder Merkmale
Deprivation (deprivation)	Schädliches Fehlen von materiellen Leistungen, die in einer Gesellschaft als grundlegende Bedürfnisse betrachtet werden; Nicht-Vorliegen oder Vorenthalten von etwas, das als Notwendigkeit gilt
Desorganisiert (disorganized)	Nicht sinnvoll geplant und kontrolliert; unfähig, die eigenen Aktivitäten effizient zu planen
Drang- (urge)	Starker Wunsch oder Impuls
Dysfunktional (dysfunctional)	Nicht normal oder unpassend funktionierend; in einer Art und Weise von den Normen für soziales Verhalten abweichend, die als schlecht angesehen wird
Emanzipiert (emancipated)	Frei von rechtlichen, sozialen oder politischen Restriktionen
Fehlangepasst (maladaptive)	Passt sich nicht ausreichend oder in geeigneter Weise an das Umfeld oder die Situation an
Funktionell (functional)	Bezogen auf eine(n) bestimmte(n) Tätigkeit, Zweck oder Aufgabe; bezieht sich auf die Art, wie etwas arbeitet oder funktioniert
Gefährdet (compromised)	Auslöser dafür, verwundbar zu werden oder weniger effektiv zu funktionieren
Gering (low)	Unterhalb der durchschnittlichen Menge, des Ausmaßes oder der Intensität; klein; enthält kleinere Mengen eines Inhaltsstoffes als üblich; steht im Hinblick auf Wichtigkeit oder Klasse auf einer niedrigeren Stufe als andere Menschen oder Dinge
Gestört (disturbed)	Unterbrechung des normalen Musters oder der normalen Funktion; unter emotionalen und mentalen Gesundheitsproblemen leidend oder daraus hervorgehend

Tab. 10.2 *Fortsetzung*

Beurteilung	Definition
Inadäquat (inadequate)	Von einer bestimmten Eigenschaft oder einem Inhaltsstoff nicht genug haben; Fehlen einiger Elemente oder Merkmale
Ineffektiv (ineffective)	Keinerlei bedeutende oder gewünschte Wirkung erzielend
Instabil (unstable)	Anfällig für Veränderungen; dafür, etwas nicht zu schaffen oder zusammenzubrechen; nicht im Gleichgewicht bleibend; Neigung zu psychiatrischen Problemen oder plötzlichen Stimmungsschwankungen
Kompliziert (complicated)	Aus vielen miteinander verbundenen Teilen oder Elementen bestehend, ineinander verstrickt; beinhaltet viele verschiedene und unübersichtliche Aspekte; beinhaltet zusätzliche Schwierigkeiten
Labil (labile)	Anfällig für Änderungen; leicht zu ändern, von oder charakterisiert durch Emotionen, die leicht hervorgerufen oder frei ausgedrückt werden und die dazu neigen, sich schnell und spontan zu ändern; emotional instabil
Misch- (mixed)	Aus unterschiedlichen Eigenschaften oder Elementen bestehend
Risiko einer/eines (risk for)	Situation, in der man einer Gefahr ausgesetzt ist; Möglichkeit, dass etwas Unerfreuliches oder Unerwünschtes passieren wird
Risikobehaftet (risk-prone)	Neigung, sich von Optionen anziehen zu lassen oder Bereitschaft, Optionen in Kauf zu nehmen, die ein potenziell hohes Verlustrisiko beinhalten [Übersetzung der englischsprachigen Definition aus dem Dictionary of the American Psychological Association, 2020]
Situationsbedingt (situational)	Bezieht sich auf oder ist abhängig von einer Reihe von Gegebenheiten oder Sachverhalten; hängt mit dem Ort oder der Umgebung eines Ortes zusammen
Überlastet (overload)	Hat zu viel von etwas, typischerweise von etwas Unerwünschtem; stellt zu hohe Anforderungen an etwas
Übermäßig (excess)	Die notwendige, erlaubte oder gewünschte Menge wird überschritten
Unausgeglichen (imbalanced)	Fehlende Ausgewogenheit oder fehlendes Verhältnis von Dingen, die miteinander in Beziehung stehen
Unterbrochen (interrupted)	Ein Geschehen für kurze Zeit aufhalten [Übersetzung der englischsprachigen Definition aus dem Cambridge Dictionary Online]
Unzureichend (insufficient)	Fehlende Menge; nicht genug
Verbessert (enhanced)	Gestärkte, erhöhte oder weiter verbesserte Eigenschaft, Wert oder Ausmaß von etwas

Tab. 10.2 *Fortsetzung*

Beurteilung	Definition
Verhindert (disabled)	Eingeschränkt in der Bewegung, Wahrnehmung oder im Hinblick auf Aktivitäten
Vermindert (decreased)	Im Hinblick auf Größe, Menge, Intensität oder Ausprägung kleiner
Verzögert (delayed)	Später, verspätet, langsamer als üblich oder aufgeschoben
Wahrgenommen (perceived)	Sich (über etwas) bewusst oder (etwas) gewahr werden; etwas realisieren oder verstehen; (etwas) durch die Nutzung der eigenen Sinne gewahr werden, insbesondere des Sehsinnes; (etwas oder jemanden) auf eine bestimmte Art und Weise interpretieren oder betrachten

sind Übersetzungen aus dem englischsprachigen *Oxford Lexico* (Oxford University Press; 2019), sofern sie nicht anderweitig spezifiziert wurden. Die Parameter der Achse 4 sind in Tabelle ► Tab. 10.3 aufgelistet.

10.3.5 Achse 5: Alter

Mit dem Alter wird angegeben, zu welcher Altersgruppe die Person gehört, die als Subjekt der Diagnose gilt (Achse 2). Die Parameter der Achse 5 sind nachstehend aufgeführt. Bis auf die der älteren und hochaltrigen Person stammen sämtliche Definitionen von der Weltgesundheitsorganisation (2013):

- *Fötus*: ein ungeborenes Kind mit mehr als 8 Wochen nach der Empfängnis, bis zur Geburt
- *Neugeborenes*: ein < 28 Tage altes Kind
- *Säugling*: ein < 1 Jahr altes Kind
- *Kind*: eine Person ≤ 19 Jahre, es sei denn ein nationales Gesetz definiert eine Person zu einem früheren Zeitpunkt als einen Erwachsenen
- *Jugendliche(r)*: eine Person im Alter von 10 bis einschließlich 19 Jahren
- *Erwachsene(r)*: eine > 19 Jahre alte Person, es sei denn ein nationales Gesetz definiert eine Person zu einem früheren Zeitpunkt als einen Erwachsenen
- *Ältere Person*: 65–84 Jahre
- *Hochaltrige Person*: ≥ 85 Jahre

10.3.6 Achse 6: Zeit

Die Zeit gibt an, wie lange der Fokus der Diagnose (Achse 1) andauert. Zu Achse 6 gehören folgende Parameter:

- *Akut*: Dauer < 3 Monate
- *Chronisch*: Dauer ≥ 3 Monate

Tab. 10.3 Lokalisationen und ihre Definition; Achse 4, NANDA-I-Taxonomie II

Begriff	Definition
Darm (bowel)	An den Magen anschließender Teil des Verdauungstrakts; Intestinum
Defensiv (defensive)	Dazu verwendet oder beabsichtigt, sich zu verteidigen oder zu schützen; aus Angst vor Herausforderungen oder um Kritik zu vermeiden
Defizitär/Defizit (deficient/deficit)	Von einer bestimmten Eigenschaft oder einem Inhaltsstoff nicht genug haben; Fehlen einiger Elemente oder Merkmale
Gastrointestinal (gastrointestinal)	Den Magen-Darm-Trakt betreffend
Genital (genital)	Die äußeren Fortpflanzungsorgane einer Person
Gewebe (tissue)	Jedwede Art der verschiedenen Materialien, aus denen der Mensch besteht; besteht aus bestimmten Zellen und ihren Produkten
Harn- (urinary)	Das System von Organen, Strukturen und Röhren betreffend oder bezeichnend, die Urin produzieren und ableiten; umfasst bei Säugetieren Niere, Harnleiter, Blase und Harnröhre
Haut (skin)	Dünne Gewebsschicht, die die natürliche äußere Hülle des Körpers darstellt
Kardial (cardiac)	Das Herz betreffend
Kardiovaskulär (cardiovascular)	Herz und Blutgefäße betreffend
Körper (body)	Physische Struktur aus Knochen, Muskeln, Fettgewebe und Organen, aus der eine Person besteht; physischer und sterblicher Teil des Menschen in Abgrenzung zu Geist oder Seele
Leber (liver)	Großes, aus mehreren Lappen bestehendes Drüsenorgan im Bauchraum; an zahlreichen Stoffwechselprozessen beteiligt
Lymph- (lymph)	Farblose Flüssigkeit, die weiße Blutkörperchen enthält, das Gewebe reinigt und über das lymphatische System in den Blutkreislauf abfließt
Mamillen-Areola-Komplex (nipple-areolar complex)	Pigmentierter Bereich des Brusthügels mit erhabener Struktur im Zentrum; Hauptmerkmal der Brust (Nimboriboonporn & Chuthapisith, 2014)
Mund (mouth)	Von den Lippen begrenzte Öffnung und Höhle im unteren Teil des menschlichen Gesichts, durch die Nahrung aufgenommen wird und durch die Sprache und andere Lautäußerungen hervorgebracht werden
Neurovaskulär (neurovascular)	Neurale und vaskuläre Strukturen enthaltend; des oder das Nerven-/Gefäßsystem oder das Zusammenspiel der beiden Systeme betreffend
Oral (oral)	Den Mund betreffend
Peripher (peripheral)	Nahe der Körperoberfläche, bezieht sich meist auf den Blutkreislauf und das Nervensystem

Tab. 10.3 *Fortsetzung*

Begriff	Definition
Schleimhäute (mucous membranes)	Epithelgewebe, die Schleim absondern und viele Körperhöhlen und röhrenförmige Organe einschließlich des Darms und der Atemwege auskleiden
Trakt (tract)	Wichtiger Durchgangsbereich im Körper, umfangreiches Bündel von Nervenfasern oder andere durchgehende längliche anatomische Struktur oder Region
Vaskulär (vascular)	Bezieht sich auf, beeinflusst oder besteht aus einem oder mehreren Gefäßen; insbesondere Blutgefäßen
Venös (venous)	Eine oder die Venen betreffend; das dunkelrote, sauerstoffarme Blut in Venen und Lungenarterien betreffend
Zerebral (cerebral)	Das Großhirn betreffend; eher intellektuell als emotional oder physisch

- *Intermittierend*: Aufhörend und wieder beginnend in Intervallen, periodisch, zyklisch
- *Kontinuierlich*: Ununterbrochen, fortwährend, ohne aufzuhören

10.3.7 Achse 7: Status der Diagnose

Der Statuts der Diagnose gibt an, ob ein Problem/Syndrom tatsächlich vorliegt, ob die Wahrscheinlichkeit besteht, dass es auftritt oder ob die Diagnose als Gesundheitsförderungsdiagnose eingeordnet werden kann. Achse 7 enthält folgende Parameter:

- *(Problemfokussiert)*: Unerwünschte menschliche Reaktion auf einen Gesundheitszustand/Lebensprozess, der im gegenwärtigen Moment besteht (Syndrom-Diagnosen eingeschlossen). *Hinweis:* Bei problemfokussierten Diagnosen ist der jeweilige Status im Titel implizit enthalten. Problemfokussierte Diagnosen werden nicht durch einen Standardbegriff als solche gekennzeichnet.
- *Bereitschaft für*: Motivation und Wunsch, das Wohlbefinden zu verbessern und das Potenzial für die menschliche Gesundheit zu nutzen, das im gegenwärtigen Moment vorhanden ist (Pender et al. 2006)
- *Risiko einer/eines*: Anfälligkeit dafür, in der Zukunft eine unerwünschte menschliche Reaktion auf Gesundheitszustände/Lebensprozesse zu entwickeln.

Die Parameter der Achse 7 (Status) werden derzeit nicht in allen NANDA-I-Diagnosetiteln explizit genannt (Miguel, Romeiro, Martins, Casaleiro, Caldeira, & Herdman, T.H., 2019). Implizit ist die Achse jedoch in den einzelnen Diagnosen enthalten, da sie auf die Art der Diagnose verweist, die anhand des

Titels deutlich wird. Für den nächsten Bearbeitungszyklus ist vom Diagnoseentwicklungskomitee eine Diskussion darüber vorgesehen, ob Achse 7 weiterhin Bestandteil des multiaxialen Systems bleiben soll oder nicht.

10.4 Entwickeln und Einreichen einer Pflegediagnose

Eine Pflegediagnose entsteht durch das Kombinieren von Parametern der Achsen 1 (Fokus der Diagnose), 2 (Subjekt der Diagnose) und 3 (Beurteilung). Damit sie entsprechend eindeutig ist, wird sie um Parameter der anderen Achsen ergänzt. Forschende oder interessierte Pflegefachpersonen beginnen zunächst mit dem Fokus der Diagnose (Achse 1) und fügen dann den entsprechenden Beurteilungsparameter (Achse 3) hinzu.

Dabei sollte man daran denken, dass diese beiden Achsen manchmal zu einem einzigen diagnostischen Konzept zusammengefügt werden, wie es etwa bei der Pflegediagnose *Furcht* (00148) der Fall ist. Anschließend wird das Subjekt der Diagnose bestimmt (Achse 2). Handelt es sich beim Subjekt der Diagnose um eine Person, so muss dies nicht extra erwähnt werden. NANDA-I unterstützt ausdrücklich die Berücksichtigung multiaxialer Aspekte bei der Entwicklung von Diagnosetiteln. Ziel ist es, die Spezifität und Genauigkeit des diagnostischen Prozesses zu erhöhen, da dieser bekanntlich einen wesentlichen Teil der klinischen Entscheidungsfindung und der klinischen Praxis ausmacht. Überlegen Sie daher bei einer eventuellen Einreichung bitte, ob die Einbeziehung weiterer Achsen eine Differenzierung ermöglicht, durch die die Diagnose präziser wird. Letzteres wäre für die klinische Entscheidungsfindung hilfreich. Ein Beispiel: Bei Überprüfung der Diagnosen *Neonatale Hypothermie* (00280) und *Hypothermie* (00006) zeigt sich, dass sich die bestimmenden Merkmale und beeinflussenden Faktoren stark voneinander unterscheiden, was auf die Einbeziehung des Parameters von Achse 5 (Neugeborenes) zurückzuführen ist.

Was NANDA-I nicht unterstützt, ist die *zufällige Konstruktion* von diagnostischen Konzepten durch reines Zusammenwürfeln von Parametern der verschiedenen Achsen, um spontan einen Diagnosetitel zu kreieren für die Beurteilungen, die aus einem Patientenassessment hervorgehen. Wird ein klinisches Problem bzw. werden Bereiche diagnostischer Fokusse ausfindig gemacht, für die kein NANDA-I-Titel existiert, so sollten diese in der Dokumentation sorgfältig beschrieben werden, um sicherzustellen, dass andere Pflegefachpersonen/Angehörige des Gesundheitssystems die klinische Beurteilung genau interpretieren.

Wenn Diagnosen für die klinische Praxis oder für die Dokumentation einfach dadurch erstellt werden, dass Parameter aus unterschiedlichen Achsen zusammengewürfelt werden, ohne evidenzbasiert eine Definition oder andere Bestandteile der Diagnose zu erarbeiten (bestimmende Merkmale, beeinflussende Faktoren sowie gegebenenfalls Risikofaktoren, assoziierte Bedingungen und Risikopopulationen), so wird dadurch das Ziel zunichte gemacht, eine standardisierte Sprache als Methode einzuführen, um die klinische Beurteilung und Praxis tatsächlich abzubilden, mit Fachinformation zu unterstützen und anzuleiten.

Für die Patientensicherheit ist dies enorm wichtig, da es ohne die entsprechende Kenntnis der diagnostischen Teilelemente nicht möglich ist, diagnostische Genauigkeit zu gewährleisten. Wenn dort, wo die pflegerische Versorgung stattfindet, willkürlich pflegerische Begriffe gebildet werden, kann dies zu einer Fehlinterpretation des klinischen Problems/des Fokusbereichs führen. Dadurch kann es zu ungeeigneten Outcomes und pflegerischen Interventionen kommen, die in dieser Situation wenig Sinn ergeben. Außerdem wird es dadurch unmöglich, die Häufigkeit des Auftretens bestimmter Pflegediagnosen im Detail zu erforschen oder im Zusammenhang mit Pflegediagnosen Studien zu Outcomes oder Interventionen durchzuführen: Wenn für eine Diagnose die einzelnen Bestandteile nicht eindeutig festgelegt wurden (Definitionen, bestimmende Merkmale, beeinflussende Faktoren oder Risikofaktoren), ist es nicht möglich, herauszufinden, ob das untersuchte Konzept tatsächlich das gemeinte Phänomen repräsentiert.

Die Ausführungen zum Aufbau diagnostischer Konzepte in diesem Kapitel sollen daher vor allem eines: In der Praxis Tätige darüber informieren, wie diagnostische Konzepte entwickelt werden. Außerdem soll Klarheit für Personen geschaffen werden, die Diagnosen entwickeln, die zur Aufnahme in die NANDA-I-Taxonomie vorgelegt werden sollen. **Dies darf jedoch *nicht* dahingehend falsch verstanden werden, dass NANDA-I das „Zusammenbasteln" von Diagnosetiteln am Patientenbett** unterstützt.

10.5 Ausblick: Die Arbeit mit den Achsen

NANDA International wird sich auf die Überarbeitung von Diagnosen konzentrieren, die derzeit in der Terminologie enthalten sind, aber seit Einführung der Evidenzkriterien im Jahr 2002 als „überholt" gelten. Es gibt über 50 solcher Diagnosen, die bei der nächsten Ausgabe aus der Terminologie entfernt werden, falls die geplante Revision bis dahin nicht durchgeführt wurde. Daher bitten wir darum, zum jetzigen Zeitpunkt keine neuen Diagnosen zu entwickeln. Wir möchten uns stattdessen zunächst darauf konzentrieren, bestehende Diagnosen auf das Mindest-Evidenzlevel von 2.1 zu bringen und das Evidenzlevel anderer Diagnosen zu erhöhen.

Ein weiterer Schwerpunkt soll darauf gelegt werden, den klinischen Nutzen von diagnostischen Indikatoren (bestimmenden Merkmalen und beeinflussenden Faktoren oder Risikofaktoren) zu verbessern. Unser Ziel ist es, durch klinische Forschung und Metaanalysen/-synthesen herauszufinden, welche bestimmenden Merkmale für eine Diagnose erforderlich sind („entscheidende bestimmende Merkmale") und welche für die klinische Praxis irrelevant sind, sodass sie entfernt werden können. Dadurch werden wir Pflegefachpersonen am Patientenbett noch besser bei der Entscheidungsfindung unterstützen können.

Falls Sie bereits damit begonnen haben, die Entwicklung neuer Pflegediagnosen voranzutreiben oder Diagnosen bei bestimmten Patientenpopulationen klinisch zu validieren, raten wir Ihnen, sich vor der Einreichung mit den neuen Leitlinien vertraut zu machen. Zu guter Letzt müssen Interventionen, die bestimmte beeinflussende Faktoren der Pflegediagnosen am wirkungsvollsten beeinflussen, durch evidenzbasierte Forschung gestützt werden. Leider ist ein Großteil der Literatur zu Interventionen bislang auf die Symptomkontrolle ausgerichtet (es werden vor allem die bestimmenden Merkmale in den Blick genommen). Diese ist zwar wichtig, versetzt uns aber nicht in die Lage, den diagnostizierten Zustand vollständig zu beheben.

10.6 Literaturangaben

American Psychological Association. Dictionary. 2020. Available from: https://dictionary.apa.org/. Access 2020 Aug 29.

Caldeira SMA, Chaves ECL, Carvalho EC, Vieira MMS. Validation of nursing diagnoses: the differential diagnostic validation model as a strategy. Revista de Enfermagem UFPE 2012; 6(6): 1441–1445.

Cambridge University Press. Cambridge Dictionary Online. 2020. Available from: https://dictionary.cambridge.org/us/. Access 2020 Aug 29.

Levett-Jones T, Hoffman K, Dempsey J, Jeong S, Noble D, Norton CA, Roche J, Hickey, N. The 'five rights' of clinical reasoning: An educational model to enhance nursing students' ability to identify and manage clinically 'at risk' patients. Nurse Education Today 2010; 30(6): 515–520.

Lundberg C, Warren J, Brokel J, et al. Selecting a standardized terminology for the electronic health record that reveals the impact of nursing on patient care. Online J Nurs Inform 2008; 12(2). Available at: http://ojni.org/12_2/lundberg.pdf

Matos FGOA, Cruz DALM. Development of an instrument to evaluate diagnosis accuracy. Rev Esc Enferm USP 2009; 43: 1087–1095.

Miguel S, Romeiro J, Martins H, Casaleiro T, Caldeira S, Herdman TH. „Call for the Use of Axial Terms“: Toward Completeness of NANDA-I Nursing Diagnoses Labels. Int J Nurs Knowl 2019; 30(3): 131–136.

Nimboriboonporn A, Chuthapisith S. Nipple-areola complex reconstruction. Gland Surg 2014; 3(1): 35-42. https://doi.org/10.3978/j.issn.2227-684X.2014.02.06.

Oxford University Press. Oxford English Living Dictionary Online. Oxford University Press: Oxford, 2019. Available at: https://en.oxforddictionaries.com.

Paans W, Nieweg RMB, van der Schans CP, Sermeus W. What factors influence the prevalence and accuracy of nursing diagnoses documentation in clinical practice? A systematic literature review. J Clin Nurs 2011; 20(17–18): 2386–2403. https://pubmed.ncbi.nlm.nih.gov/21676043/.

Pender NJ, Murdaugh CL, Parsons MA. Health Promotion in Nursing Practice. 5th ed. Upper Saddle River, NJ: Pearson Prentice-Hall, 2006.

World Health Organization. Definition of key terms. 2013. Available at: http://www.who.int/hiv/pub/guidelines/arv2013/intro/keyterms/en/.

World Health Organization. Health topics: Infant, newborn. 2013. Available at: http://www.who.int/topics/infant_newborn/en/.

11 Glossar

T. Heather Herdman, Shigemi Kamitsuru, Camila Takáo Lopes

11.1 Pflegediagnose

Klinische Beurteilung einer menschlichen Reaktion oder der Neigung zu einer solchen Reaktion auf einen Gesundheitszustand/Lebensprozesse, die eine Person, pflegende Person, Familie, Gruppe oder Gemeinde zeigt. Eine Pflegediagnose bildet die Grundlage zur Auswahl pflegerischer Interventionen, mit denen Outcomes erreicht werden sollen, für die die Pflegefachperson verantwortlich ist (konsentiert auf der neunten NANDA-Konferenz; ergänzt 2009, 2013 und 2019).

11.1.1 Problemfokussierte Pflegediagnose

Klinische Beurteilung einer unerwünschten menschlichen Reaktion auf Gesundheitszustände/Lebensprozesse, die eine Person, pflegende Person, Familie, Gruppe oder Gemeinde zeigt.

Damit aus einer menschlichen Reaktion eine problemfokussierte Diagnose abgeleitet werden kann, müssen folgende Elemente vorliegen: bestimmende Merkmale, die sich nach einem Muster aus zusammenhängenden Hinweisen oder Schlussfolgerungen zu Gruppen zusammenstellen lassen sowie beeinflussende Faktoren.

11.1.2 Gesundheitsförderungsdiagnose

Klinische Beurteilung der Motivation und des Wunsches, das Wohlbefinden zu verbessern und das Gesundheitspotenzial zu nutzen, die sich bei einer Person, pflegenden Person, Familie, Gruppe oder Gemeinde zeigen.

Diese Reaktionen werden durch die Bereitschaft ausgedrückt, bestimmte gesundheitsbezogene Verhaltensweisen positiv zu verändern. Sie können in jedem Gesundheitszustand zum Tragen kommen. Ist eine Person nicht in der Lage, ihre Bereitschaft zu einem verbesserten Gesundheitsverhalten auszudrücken, kann die Pflegefachperson entscheiden, dass in diesem Fall ein Zustand vorliegt, der ein verbessertes Gesundheitsverhalten erfordert und im Namen der zu pflegenden Person handeln. Gesundheitsfördernde Reaktionen können bei einer Person, pflegenden Person, Familie, Gruppe oder Gemeinde vorliegen.

Damit aus einer menschlichen Reaktion eine Gesundheitsförderungsdiagnose abgeleitet werden kann, müssen folgende Elemente vorliegen: bestimmende Merkmale, die sich nach einem Muster aus zusammenhängenden

Hinweisen oder Schlussfolgerungen zu Gruppen zusammenstellen lassen, an denen deutlich wird, dass der Wunsch besteht, das derzeitige Verhalten oder eine Reaktion zu verbessern. Dies gilt auch für bestimmende Merkmale, die eine solche Möglichkeit bei zu Pflegenden erkennen lassen, die die eigene Bereitschaft hierzu nicht selbst ausdrücken können.

11.1.3 Risikopflegediagnose

Klinische Beurteilung der Anfälligkeit dafür, eine unerwünschte menschliche Reaktion auf Gesundheitszustände/Lebensprozesse zu entwickeln, die sich bei einer Person, pflegenden Person, Familie, Gruppe oder Gemeinde zeigt.

Damit eine Risikodiagnose gestellt werden kann, müssen folgende Elemente vorliegen: Risikofaktoren, die zu einer erhöhten Anfälligkeit beitragen.

11.1.4 Syndrom

Klinische Beurteilung eines speziellen Clusters von Pflegediagnosen, die gemeinsam auftreten und daher am besten gemeinsam und mit ähnlichen Interventionen behandelt werden.

Damit eine Syndrom-Diagnose gestellt werden kann, müssen folgende Elemente vorliegen: bestimmende Merkmale, die aus zwei oder mehr Pflegediagnosen bestehen, sowie beeinflussende Faktoren. Es können auch andere bestimmende Merkmale hinzugezogen werden, die keine Pflegediagnosen sind, sofern sie mit ähnlichen Interventionen behandelt werden können.

11.2 Diagnostische Achsen

11.2.1 Achse

Achse wurde operational wie folgt definiert: Dimension der menschlichen Reaktion, die im diagnostischen Prozess näher betrachtet wird. Es gibt sieben Achsen, die dem internationalen Standardreferenzmodell für eine Pflegediagnose entsprechen.

- Achse 1: Fokus der Diagnose
- Achse 2: Subjekt der Diagnose (Person, pflegende Person, Familie, Gruppe, Gemeinde)
- Achse 3: Beurteilung (beeinträchtigt, ineffektiv usw.)
- Achse 4: Lokalisation (Blase, auditorisch, zerebral usw.)
- Achse 5: Alter (Neugeborenes, Säugling, Kind, Erwachsener usw.)
- Achse 6: Zeit (chronisch, akut, intermittierend)
- Achse 7: Status der Diagnose (problemfokussiert, Risiko, Gesundheitsförderung)

Die Achsen lassen sich in den Titeln der Pflegediagnosen aus den Parametern ablesen, die dort genannt sind. Manchmal werden sie dort explizit genannt, wie zum Beispiel bei den Diagnosen *Unzureichender Gesundheitszustand einer Gemeinde* und *Dysfunktionale Familienprozesse*, bei denen die jeweiligen Subjekte der Diagnose, nämlich die beiden Parameter „Gemeinde“ und „Familie“ aus Achse 2 (Subjekt der Diagnose) namentlich enthalten sind. Die beiden Parameter „Ineffektiv“ und „gefährdet“ gehören zu Achse 3 (Beurteilung).

In einigen Fällen ist die Achse nur implizit enthalten, wie z. B. bei der Diagnose *Verminderte Aktivitätstoleranz*, wo mit dem Subjekt der Diagnose (Achse 2) immer der Patient gemeint ist. Für einige Diagnosen sind nicht alle Achsen relevant und dementsprechend auch nicht Teil des Pflegediagnosetitels. So ist zum Beispiel die Achse Zeit nicht für jede Diagnose von Bedeutung. Bei Diagnosen, in denen das Subjekt der Diagnose nicht explizit genannt wird, sei daran erinnert, dass NANDA-I unter einem Patienten per definitionem „eine Person, pflegende Person, Familie, Gruppe oder Gemeinde“ versteht.

Achse 1 (Fokus der Diagnose) und Achse 3 (Beurteilung) sind unverzichtbare Bestandteile einer Pflegediagnose. Hin und wieder ist jedoch die Beurteilung (z. B. Übelkeit) bereits im Fokus der Diagnose enthalten. In solchen Fällen wird im Diagnosetitel nicht noch einmal ausdrücklich zwischen der Beurteilung und dem Fokus der Diagnose unterschieden. Achse 2 (Subjekt der Diagnose) ist ebenfalls wesentlicher Bestandteil der Diagnose, wobei sie, wie bereits beschrieben, teilweise implizit mitgedacht und dann im Diagnosetitel nicht mehr explizit erwähnt wird. Das Diagnosenentwicklungskomitee besteht darauf, dass diese ersten drei Achsen bei der Einreichung zwingend vorhanden sein müssen. Die anderen Achsen sind optional und können verwendet werden, wenn die Diagnose dadurch eindeutiger wird.

11.2.2 Definitionen der Achsen

Achse 1: Fokus der Diagnose

Der diagnostische Fokus ist der wichtigste Bestandteil des diagnostischen Konzepts, gewissermaßen das Hauptelement oder das Grundthema, von dem die Entwicklung der jeweiligen Diagnose ausgeht. Er benennt die „menschliche Reaktion“, die den Kern der jeweiligen Diagnose ausmacht.

Der diagnostische Fokus kann aus einem einfachen oder einem zusammengesetzten Substantiv (Kompositum) bestehen. Besteht er aus einem Kompositum (z. B. Stimmungsregulation), so wird der diagnostische Fokus durch die einzelnen Teile in seiner Bedeutung spezifiziert: Fügt man die beiden Substantive (Stimmung + Regulation) zu einem neuen Begriff zusammen, ergibt sich eine andere Bedeutung, als wenn die beiden Substantive jeweils einzeln für sich stehen würden. Häufig kann ein Adjektiv (spirituell) mit einem

Substantiv (Disstress) kombiniert werden, um den Fokus der Diagnose *Spiritueller Disstress* zu bezeichnen (siehe ▸ Tab. 10.1).

Achse 2: Subjekt der Diagnose

Person(en), denen eine Pflegediagnose zugedacht ist. Folgende Parameter der Achse 2 verdeutlichen, was NANDA-I per definitionem unter einem „Patienten" versteht:

- *Person*: Ein einzelner Mensch in Abgrenzung zu anderen; ein Individuum.
- *Pflegende Person*: Ein Familienmitglied oder eine unterstützende Person, die sich regelmäßig um ein Kind, eine kranke oder ältere Person oder einen Menschen mit Behinderung kümmert.
- *Familie*: Zwei oder mehr Menschen, die eine dauerhafte Beziehung unterhalten, wechselseitige Verpflichtungen wahrnehmen, gemeinsam Sinn finden und bestimmte Verpflichtungen gegenüber anderen (verwandtschaftlich verbundenen und/oder frei gewählten) Personen teilen.
- *Gruppe*: Mehrere Personen mit gemeinsamen Eigenschaften.
- *Gemeinde*: Personengruppe, die am selben Ort und unter derselben Führung/Verwaltung lebt. Beispiele hierfür sind Quartiere und Städte.

Achse 3: Beurteilung

Deskriptor oder Modifikator, der die Bedeutung des diagnostischen Fokus einschränkt oder näher spezifiziert. Der Fokus der Diagnose und die Beurteilung desselben durch die Pflegefachperson bilden zusammen die eigentliche Diagnose. Welche Parameter Achse 3 enthält, zeigt ▸ Tab. 10.2.

Achse 4: Lokalisation

Bezeichnet Körperteile/Körperregionen und/oder die zugehörigen Funktionen: die verschiedenen Gewebearten, Organe, anatomischen Bereiche oder Strukturen. Welche Lokalisationen es in Achse 4 gibt, geht aus ▸ Tab. 10.3 hervor.

Achse 5: Alter

Gibt an, zu welcher Altersgruppe die Person gehört, die als Subjekt der Diagnose gilt (Achse 2). Die Parameter der Achse 5 sind nachstehend aufgeführt. Bis auf die der älteren und hochaltrigen Person stammen sämtliche Definitionen von der Weltgesundheitsorganisation (2013):

- *Fötus*: ein ungeborenes Kind mit mehr als 8 Wochen nach der Empfängnis, bis zur Geburt
- *Neugeborenes*: ein < 28 Tage altes Kind
- *Säugling*: ein < 1 Jahr altes Kind

- *Kind*: eine Person ≤ 19 Jahre, es sei denn ein nationales Gesetz definiert eine Person zu einem früheren Zeitpunkt als einen Erwachsenen
- *Jugendliche(r)*: eine Person im Alter von 10 bis einschließlich 19 Jahren
- *Erwachsene(r)*: eine > 19 Jahre alte Person, es sei denn ein nationales Gesetz definiert eine Person zu einem früheren Zeitpunkt als einen Erwachsenen
- *Ältere Person*: 65–84 Jahre
- *Hochaltrige Person*: ≥ 85 Jahre

Achse 6: Zeit
Gibt an, wie lange das diagnostische Konzept (Achse 1) andauert. Achse 6 enthält folgende Parameter:
- *Akut*: Dauer < 3 Monate
- *Chronisch*: Dauer > 3 Monate
- *Intermittierend*: Aufhörend und wieder beginnend in Intervallen, periodisch, zyklisch
- *Kontinuierlich*: Ununterbrochen, fortwährend, ohne aufzuhören

Achse 7: Status der Diagnose
Gibt an, ob ein Problem/Syndrom tatsächlich vorliegt, ob die Wahrscheinlichkeit besteht, dass es auftritt oder ob die Diagnose als Gesundheitsförderungsdiagnose eingeordnet werden kann. Die Parameter der Achse 7 sind: problemfokussiert, Gesundheitsförderung und Risiko.

11.3 Bestandteile einer Pflegediagnose

11.3.1 Diagnosetitel (engl. diagnosis label)
Bewusst gewählter Name einer Diagnose, der mindestens den Fokus der Diagnose (aus Achse 1) und die pflegerische Beurteilung (aus Achse 3) deutlich macht. Dabei handelt es sich um einen prägnanten Begriff oder eine Phrase, die ein Muster aus zusammenhängenden Hinweisen wiedergibt. Er kann Modifikatoren enthalten.

11.3.2 Definition
Liefert eine klare und präzise Erläuterung, beschreibt die Bedeutung eines Begriffs und hilft dabei, ihn von ähnlichen Diagnosen abzugrenzen.

11.3.3 Bestimmende Merkmale (engl. defining characteristics)
Beobachtbare Hinweise/Folgerungen, die sich als Erscheinungsformen einer problemfokussierten Diagnose, einer Gesundheitsförderungsdiagnose oder eines Syndroms gruppieren. Dazu gehören nicht nur die Anzeichen, die eine

Pflegefachperson sehen kann, sondern auch das, was sie hört (z. B. was die zu pflegende Person/die Familie) sagt, spürt oder riecht.

11.3.4 Risikofaktoren (engl. risk factors)

Einflüsse, die die Neigung einer Person, pflegenden Person, Familie, Gruppe oder Gemeinde zu einer unerwünschten menschlichen Reaktion erhöhen. Diese Faktoren müssen durch eigenständige pflegerische Interventionen beeinflusst werden können. Die Interventionen sollten dabei nach Möglichkeit auf diese ätiologischen Faktoren abzielen.

11.3.5 Beeinflussende Faktoren (engl. related factors)

Vorhergehende Faktoren, deren Verhältnis zu der jeweiligen menschlichen Reaktion ein Muster erkennen lässt. Solche Faktoren können wie folgt beschrieben werden: In Verbindung gebracht mit, in Zusammenhang mit, oder zu dieser Reaktion beitragend. Diese Faktoren müssen durch eigenständige pflegerische Interventionen beeinflusst werden können. Die Interventionen sollten dabei nach Möglichkeit auf die ätiologischen Faktoren abzielen. Problemfokussierte Pflegediagnosen und Syndrome müssen beeinflussende Faktoren beinhalten. Gesundheitsförderungsdiagnosen können beeinflussende Faktoren enthalten, wenn dies dazu beiträgt, die Diagnose zu veranschaulichen.

11.3.6 Risikopopulationen (engl. at-risk populations)

Gruppen von Personen, die aufgrund gleicher soziodemografischer Merkmale, Kranken-/Familiengeschichte, Wachstums-/Entwicklungsstufe oder ihrer Exponiertheit gegenüber bestimmten Ereignissen/Erfahrungen gleichermaßen dazu neigen, eine bestimmte menschliche Reaktion zu entwickeln. Diese Merkmale können nicht durch eigenständige pflegerische Interventionen beeinflusst werden.

11.3.7 Assoziierte Bedingungen (engl. associated conditions)

Medizinische Diagnosen, diagnostische/chirurgische Verfahren, medizinische/chirurgische Geräte oder pharmazeutische Präparate. Diese Bedingungen können nicht durch eigenständige pflegerische Interventionen beeinflusst werden.

11.4 Definitionen von Begriffen, die mit Pflegediagnosen in Verbindung gebracht werden

11.4.1 Eigenständige pflegerische Interventionen

Interventionen, die von einer professionellen Pflegefachperson veranlasst werden können und über die einfache Überwachung, das Hinzuziehen anderer

Berufsgruppen sowie die Einhaltung organisatorischer Abläufe hinausgehen und/oder nicht auf Anweisung von anderen Angehörigen der Gesundheitsberufe in die Wege geleitet werden. Sie sind in professionellen Pflegestandards oder entsprechenden Vorschriften festgelegt.

11.4.2 Pflegesensitive Outcomes

Messbarer Zustand, Verhalten oder Wahrnehmung einer Person, pflegenden Person, Gruppe, Familie oder Gemeinde als Reaktion auf pflegerische Interventionen.

11.4.3 Pflegeplanung

Umfasst Pflegediagnosen, Outcomes und individuelle pflegerische Interventionen, basierend auf einem vollständigen pflegerischen Assessment und dem Verständnis der Ziele und Wünsche der Person, pflegenden Person, Gruppe, Familie oder Gemeinde, die Pflege empfangen soll.

11.5 Definitionen zur Klassifikation von Pflegediagnosen

11.5.1 Klassifikation

Unter einer Klassifikation versteht man das Einordnen, die Einteilung in aufgestellte Klassen bzw. die Einordnung von Objekten in Klassen anhand von Merkmalen (Duden Online, 2021; Pschyrembel Online, 2021).

11.5.2 Abstraktionsgrad

Zeigt an, wie konkret/abstrakt ein Konzept ist:

- Äußerst abstrakte Konzepte sind theoretischer Art. Sie können nicht direkt gemessen werden, werden durch konkrete Konzepte definiert, schließen konkrete Konzepte mit ein, sind losgelöst von jeglichem konkreten Fall, sind zeit- und raumunabhängig, weisen eher allgemeine Deskriptoren auf und sind in der klinischen Praxis nicht unbedingt hilfreich, wenn es um die Planung der Behandlung geht.
- Konkrete Konzepte können gemessen und beobachtet werden. Sie sind zeitlich und räumlich begrenzt, stellen eine bestimmte Kategorie dar, sind eher exklusiv, benennen eine reale Sache oder eine Klasse von Dingen, sind natürlich begrenzt und können in der klinischen Praxis hilfreich sein, wenn es um die Planung der Behandlung geht.

11.5.3 Terminologie

Gesamtheit der in einem Fachgebiet üblichen Fachwörter und -ausdrücke (Duden Online, 2021).

11.5.4 Taxonomie

Zweig der Systematik, der sich mit der Einordnung der Lebewesen in systematische Kategorien befasst; Einordnung in ein bestimmtes System (Duden Online, 2021).

11.6 Literaturangaben

Oxford University Press. Oxford English Living Dictionary Online. Oxford University Press: Oxford, 2020. Available at: https://en.oxforddictionaries.com.

Pender NJ, Murdaugh CL, Parsons MA. Health Promotion in Nursing Practice. 5th ed. Upper Saddle River, NJ: Pearson Prentice-Hall, 2006.

World Health Organization. Definition of key terms. 2013. Available at: https://www.who.int/hiv/pub/guidelines/arv2013/intro/keyterms/en/

World Health Organization. Health topics: infant, newborn. 2013. Available at: https://www.who.int/infant-newborn/en/.

Teil 4
Die NANDA-International-Pflegediagnosen

NANDA International, Inc. Nursing Diagnoses: Definitions and Classification 2021–2023, 12th Edition.
Edited by T. Heather Herdman, Shigemi Kamitsuru, and Camila Takáo Lopes.

Unterstützende Originalliteratur ist verfügbar unter: www.recom.eu/nanda-2021-2023-literatur.

Domäne 1. Gesundheitsförderung

Das Bewusstsein des Wohlbefindens oder die Normalität einer Funktion und die angewendeten Strategien, um die Kontrolle des Wohlbefindens oder die Normalität einer Funktion aufrechtzuerhalten und diese(s) zu verstärken

Klasse 1. Gesundheitsbewusstsein
Erkennen der normalen Funktion und des Wohlbefindens

Code	Diagnose	Seite
00097	Vermindertes Engagement in ablenkenden Aktivitäten	221
00262	Bereitschaft für eine verbesserte Gesundheitskompetenz	222
00168	Bewegungsarmer Lebensstil	223

Klasse 2. Gesundheitsmanagement
Identifizieren, Kontrollieren, Durchführen und Integrieren von Aktivitäten, um die Gesundheit und das Wohlbefinden aufrechtzuerhalten

Code	Diagnose	Seite
00290	Risiko eines Weglaufversuchs	225
00257	Frailty-Syndrom im Alter	227
00231	Risiko eines Frailty-Syndroms im Alter	229
00307	Bereitschaft für ein verbessertes Engagement für physische Bewegung	231
00215	Unzureichender Gesundheitszustand einer Gemeinde	232
00188	Risikobehaftetes Gesundheitsverhalten	233
00292	Ineffektive Verhaltensweisen zur Erhaltung der Gesundheit	234
00276	Ineffektives Gesundheits-Selbstmanagement	236
00293	Bereitschaft für ein verbessertes Gesundheits-Selbstmanagement	238
00294	Ineffektives Gesundheits-Selbstmanagement der Familie	239

NANDA International, Inc. Nursing Diagnoses: Definitions and Classification 2021–2023, 12th Edition.
Edited by T. Heather Herdman, Shigemi Kamitsuru, and Camila Takáo Lopes.

Unterstützende Originalliteratur ist verfügbar unter: www.recom.eu/nanda-2021-2023-literatur.

Domäne 1 • Klasse 1 • Diagnosencode 00097 • Decreased diversional activity engagement

Vermindertes Engagement in ablenkenden Aktivitäten

Fokus der Diagnose: Engagement in ablenkenden Aktivitäten
Zugelassen 1980 • Überarbeitet 2017 • Evidenzlevel 2.1

Definition
Verminderte(s) Stimulation, Interesse oder Beteiligung an Erholungs- oder Freizeitaktivitäten.

Bestimmende Merkmale

- Veränderte Stimmung
- Langeweile
- Drückt Unzufriedenheit mit der Situation aus
- Flacher Affekt
- Häufige Nickerchen
- Physischer Konditionsabbau

Beeinflussende Faktoren

- Gegenwärtiges Umfeld lässt keine Beteiligung an Aktivitäten zu
- Umweltbedingte Einschränkungen
- Beeinträchtigte physische Mobilität
- Inadäquate verfügbare Aktivitäten
- Unzureichende Motivation
- Unzureichende physische Ausdauer
- Physische Beschwerden
- Psychologischer Disstress

Risikopopulationen

- Personen mit Altersextremen
- Personen mit längerem Krankenhausaufenthalt
- Personen mit längerer Institutionalisierung

Assoziierte Bedingungen

- Verordnete Mobilitätseinschränkung
- Therapeutische Isolation

Unterstützende Originalliteratur ist verfügbar unter www.recom.eu/nanda-2021-2023-literatur.

Domäne 1 • Klasse 1 • Diagnosencode 00262 • Readiness for enhanced health literacy

Bereitschaft für eine verbesserte Gesundheitskompetenz

Fokus der Diagnose: Gesundheitskompetenz
Zugelassen 2016 • Evidenzlevel 2.1

Definition
Ein Muster der Verwendung und Entwicklung von Fertigkeiten und Kompetenzen (Bildung, Wissen, Motivation, Kultur und Sprache) zum Auffinden, Verstehen, Evaluieren und Anwenden von Gesundheitsinformationen und -konzepten, um tägliche Gesundheitsentscheidungen zum Fördern und Erhalten der Gesundheit, zum Reduzieren von Gesundheitsrisiken und zum Verbessern der allgemeinen Lebensqualität treffen zu können, welches gestärkt werden kann.

Bestimmende Merkmale

- Drückt den Wunsch aus, für alltägliche Gesundheitsbedürfnisse die Fähigkeit zu lesen, zu schreiben, zu sprechen und Zahlen zu interpretieren zu verbessern
- Drückt den Wunsch aus, das Bewusstsein für kommunale und/oder staatliche Prozesse, welche die öffentliche Gesundheit beeinflussen, zu steigern
- Drückt den Wunsch aus, die gesundheitsbezogene Kommunikation mit Gesundheitsdienstleistern zu verbessern
- Drückt den Wunsch aus, das Wissen über aktuelle Gesundheitsdeterminanten in Bezug auf die soziale und physische Umwelt zu erweitern
- Drückt den Wunsch aus, die Entscheidungsfindung im Bereich der persönlichen Gesundheitsversorgung zu verbessern
- Drückt den Wunsch aus, die soziale Unterstützung zum Wohle der Gesundheit zu verbessern
- Drückt den Wunsch aus, das Verständnis von Bräuchen/Sitten und Überzeugungen zu verbessern, um Gesundheitsentscheidungen zu treffen
- Drückt den Wunsch aus, das Verständnis von Gesundheitsinformationen zu verbessern, um Gesundheitsleistungen auszuwählen
- Drückt den Wunsch aus, ausreichend Informationen zu erhalten, um sich im Gesundheitssystem zurechtzufinden

Unterstützende Originalliteratur ist verfügbar unter www.recom.eu/nanda-2021-2023-literatur.

Domäne 1 • Klasse 1 • Diagnosencode 00168 • Sedentary lifestyle

Bewegungsarmer Lebensstil

Fokus der Diagnose: Lebensstil
Zugelassen 2004 • Überarbeitet 2020 • Evidenzlevel 3.2

Definition
Eine erworbene Verhaltensweise, die durch Aktivitäten im Wachzustand gekennzeichnet ist, die einen geringen Energieaufwand erfordern.

Bestimmende Merkmale

- Durchschnittliche tägliche physische Aktivität ist geringer als für Alter und Geschlecht empfohlen
- Wählt einen bewegungsarmen Tagesablauf
- Treibt in der Freizeit keinen Sport
- Drückt eine Vorliebe für bewegungsarme Aktivitäten aus
- Führt die meisten Aufgaben im Liegen aus
- Führt die meisten Aufgaben im Sitzen aus
- Physischer Konditionsabbau

Beeinflussende Faktoren

- Konflikt zwischen kulturellen Überzeugungen und Gesundheitspraktiken
- Verminderte Aktivitätstoleranz
- Schwierigkeiten bei der Anpassung von Bereichen für physische Aktivität
- Überschreitet die Bildschirmzeitempfehlungen für das Alter
- Beeinträchtigte physische Mobilität
- Unzureichendes Interesse an physischen Aktivitäten
- Unzureichendes Wissen über die Folgen von Bewegungsmangel
- Unzureichendes Wissen über den gesundheitlichen Nutzen von physischer Aktivität
- Unzureichende Motivation für physische Aktivität
- Unzureichende Ressourcen für physische Aktivität
- Inadäquate Vorbilder
- Unzureichende soziale Unterstützung
- Unzureichende Fähigkeiten zum Zeitmanagement
- Unzureichendes Training, um sich physisch zu betätigen
- Geringe Selbstwirksamkeit
- Geringes Selbstwertgefühl
- Negatives Gefühl gegenüber physischer Aktivität
- Schmerzen
- Elternverhalten, das die physische Aktivität des Kindes hemmt
- Wahrgenommene physische Behinderung
- Wahrgenommenes Sicherheitsrisiko

Risikopopulationen

- Jugendliche
- Personen ≥ 60 Jahre
- Personen, die in städtischen Gebieten leben
- Personen, die mit einem Partner zusammenleben
- Personen mit hohem Bildungsniveau
- Personen mit hohem sozioökonomischem Status
- Personen mit erheblichen Zeitproblemen
- Verheiratete Personen
- Frauen

Unterstützende Originalliteratur ist verfügbar unter www.recom.eu/nanda-2021-2023-literatur.

Domäne 1 • Klasse 2 • Diagnosencode 00290 • Risk for elopement attempt

Risiko eines Weglaufversuchs

Fokus der Diagnose: Weglaufversuch
Zugelassen 2020 • Evidenzlevel 2.1

Definition
Anfälligkeit für das Verlassen einer Gesundheitseinrichtung oder eines ausgewiesenen Bereichs gegen die Empfehlung oder ohne Kommunikation mit dem Gesundheitspersonal oder den pflegenden Personen, welches die Sicherheit und/oder Gesundheit gefährden könnte.

Risikofaktoren

- Wutverhalten
- Unzufriedenheit mit der aktuellen Situation
- Ausgangssuchendes Verhalten
- Frustration über Verzögerungen des Therapieregimes
- Unzureichende Wachsamkeit der pflegenden Person
- Unzureichendes Interesse an der Verbesserung der Gesundheit
- Unzureichende soziale Unterstützung
- Wahrgenommene Komplexität des Therapieregimes
- Als übermäßig wahrgenommene familiäre Verpflichtungen
- Als übermäßig wahrgenommene Verantwortung in zwischenmenschlichen Beziehungen
- Wahrgenommene Sicherheitsmängel in der Umgebung
- Ständiges Wandering (ruheloses Umhergehen)
- Psychomotorische Unruhe
- Selbstverletzungsabsicht
- Substanzmissbrauch

Risikopopulationen

- Wirtschaftlich benachteiligte Personen
- Wohnungslose Personen
- Personen, die gegen ihren Willen in einen bestimmten Bereich gebracht wurden
- Personen, die immer wieder ihre Entlassung verlangen
- Personen, die sich < drei Wochen im Krankenhaus befinden
- Personen, die in der Vorgeschichte weggelaufen sind
- Personen, die sich in der Vergangenheit nicht an das Therapieregime gehalten haben
- Personen mit Selbstverletzungen in der Vorgeschichte
- Personen mit beeinträchtigtem Urteilsvermögen
- Männer
- Ältere Erwachsene mit kognitiven Störungen
- Arbeitslose Personen
- Junge Erwachsene

Assoziierte Bedingungen

- Autismus-Spektrum-Störung
- Entwicklungsbedingte Behinderungen
- Mentale Störungen

Unterstützende Originalliteratur ist verfügbar unter www.recom.eu/nanda-2021-2023-literatur.

Domäne 1 • Klasse 2 • Diagnosencode 00257 • Frail elderly syndrome

Frailty-Syndrom im Alter

Fokus der Diagnose Frailty-Syndrom im Alter
Zugelassen 2013 • Überarbeitet 2017 • Evidenzlevel 2.1

Definition
Dynamischer Zustand eines instabilen Gleichgewichts, welches den alten Menschen beeinflusst, der eine Verschlechterung in einem oder mehreren Gesundheitsbereichen (physisch, funktional, psychologisch oder sozial) erlebt und zu einer erhöhten Anfälligkeit für gesundheitliche Beeinträchtigungen, insbesondere Behinderung, führt.

Bestimmende Merkmale

- Selbstversorgungsdefizit Körperpflege (00108 • *Bathing self-care deficit*)
- Verminderte Aktivitätstoleranz (00298 • *Decreased activity tolerance*)
- Verminderte Herzleistung (00029 • *Decreased cardiac output*)
- Selbstversorgungsdefizit Sich-Kleiden (00109 • *Dressing self-care deficit*)
- Fatigue (00093 • *Fatigue*)
- Selbstversorgungsdefizit Nahrungsaufnahme (00102 • *Feeding self-care deficit*)
- Hoffnungslosigkeit (00124 • *Hopelessness*)
- Unausgeglichene Ernährung: weniger als der Körper benötigt (00002 • *Imbalanced nutrition: less than body requirements*)
- Beeinträchtigte Gedächtnisleistung (00131 • *Impaired memory*)
- Beeinträchtigte physische Mobilität (00085 • *Impaired physical mobility*)
- Beeinträchtigte Gehfähigkeit (00088 • *Impaired walking*)
- Soziale Isolation (00053 • *Social isolation*)
- Selbstversorgungsdefizit Toilettenbenutzung (00110 • *Toileting self-care deficit*)

Beeinflussende Faktoren

- Angst
- Kognitive Dysfunktion
- Verminderte Energie
- Verminderte Muskelkraft
- Erschöpfung
- Sturzangst
- Beeinträchtigte Haltungsbalance
- Unzureichendes Wissen über modifizierbare Faktoren
- Unzureichende soziale Unterstützung
- Malnutrition
- Neurobehaviorale Manifestationen
- Adipositas
- Traurigkeit
- Bewegungsarmer Lebensstil

Risikopopulationen

- Wirtschaftlich benachteiligte Personen
- Personen > 70 Jahre
- Personen mit längerem Krankenhausaufenthalt
- Personen, die > 5 Sekunden brauchen, um 4 Meter zu gehen
- Alleinlebende Personen
- Personen, die auf engstem Raum leben
- Personen mit Stürzen in der Vorgeschichte
- Personen mit niedrigem Bildungsniveau
- Personen mit unbeabsichtigtem Verlust von 25 % des Körpergewichts innerhalb eines Jahres
- Personen mit unbeabsichtigtem Gewichtsverlust > 4,5 kg in einem Jahr
- Sozial vulnerable Personen
- Frauen

Assoziierte Bedingungen

- Anorexie
- Blutgerinnungsstörungen
- Chronische Erkrankung
- Verminderte 25-Hydroxy-Vitamin-D-Konzentration im Blutserum
- Depression
- Endokrine regulatorische Dysfunktion
- Mentale Störungen
- Sarkopenie
- Sarkopenische Adipositas
- Empfindungsstörungen
- Unterdrückte inflammatorische Reaktion

Unterstützende Originalliteratur ist verfügbar unter www.recom.eu/nanda-2021-2023-literatur.

Domäne 1 • Klasse 2 • Diagnosencode 00231 • Risk for frail elderly syndrome

Risiko eines Frailty-Syndroms im Alter

Fokus der Diagnose: Frailty-Syndrom im Alter
Zugelassen 2013 • Überarbeitet 2017 • Evidenzlevel 2.1

Definition
Anfälligkeit für einen dynamischen Zustand des instabilen Gleichgewichts, welches den älteren Menschen beeinflusst, der eine Verschlechterung in einem oder mehreren Gesundheitsbereichen (physisch, funktional, psychologisch oder sozial) erlebt, und zu einer erhöhten Anfälligkeit für gesundheitliche Beeinträchtigungen, insbesondere Behinderung, führt.

Risikofaktoren

- Angst
- Kognitive Dysfunktion
- Verminderte Energie
- Verminderte Muskelkraft
- Erschöpfung
- Sturzangst
- Beeinträchtigte Haltungsbalance
- Unzureichendes Wissen über modifizierbare Faktoren
- Unzureichende soziale Unterstützung
- Malnutrition
- Neurobehaviorale Manifestationen
- Adipositas
- Traurigkeit
- Bewegungsarmer Lebensstil

Risikopopulationen

- Wirtschaftlich benachteiligte Personen
- Personen > 70 Jahre
- Personen mit längerem Krankenhausaufenthalt
- Personen, die > 5 Sekunden brauchen, um 4 Meter zu gehen
- Alleinlebende Personen
- Personen, die auf engstem Raum leben
- Personen mit Stürzen in der Vorgeschichte
- Personen mit niedrigem Bildungsniveau
- Personen mit unbeabsichtigtem Verlust von 25 % des Körpergewichts innerhalb eines Jahres
- Personen mit unbeabsichtigtem Gewichtsverlust > 4,5 kg in einem Jahr
- Sozial vulnerable Personen
- Frauen

Assoziierte Bedingungen

- Anorexie
- Blutgerinnungsstörungen
- Chronische Erkrankung

- Verminderte 25-Hydroxy-Vitamin-D-Konzentration im Blutserum
- Depression
- Endokrine regulatorische Dysfunktion
- Mentale Störungen
- Sarkopenie
- Sarkopenische Adipositas
- Empfindungsstörungen
- Unterdrückte inflammatorische Reaktion

Unterstützende Originalliteratur ist verfügbar unter www.recom.eu/nanda-2021-2023-literatur.

Domäne 1 • Klasse 2 • Diagnosencode 00307 • Readiness for enhanced exercise engagement

Bereitschaft für ein verbessertes Engagement für physische Bewegung

Fokus der Diagnose: Engagement für physische Bewegung
Zugelassen 2020 • Evidenzlevel 2.1

Definition
Ein Muster zur Umsetzung von physischer Aktivität, das durch geplante, strukturierte, sich wiederholende Körperbewegungen gekennzeichnet ist und gestärkt werden kann.

Bestimmende Merkmale

- Drückt den Wunsch aus, die Autonomie bei Aktivitäten des täglichen Lebens zu erhöhen
- Drückt den Wunsch aus, die Kompetenz zur Interaktion mit der physischen und sozialen Umwelt zu verbessern
- Drückt den Wunsch aus, das Wissen über die Umgebungsbedingungen für die Teilnahme an physischer Aktivität zu erweitern
- Drückt den Wunsch aus, das Wissen über die Möglichkeiten zur Teilnahme an physischer Aktivität in der Gruppe zu erweitern
- Drückt den Wunsch aus, das Wissen über die technischen Voraussetzungen für die Teilnahme an physischen Aktivitäten zu erweitern
- Drückt den Wunsch aus, das Wissen über den Bedarf an physischer Aktivität zu erweitern
- Drückt den Wunsch aus, die physischen Fähigkeiten zu verbessern
- Drückt den Wunsch aus, das physische Erscheinungsbild zu verbessern
- Drückt den Wunsch aus, die physische Kondition zu verbessern
- Drückt den Wunsch aus, die Motivation zur Teilnahme an einem Bewegungsprogramm aufrechtzuerhalten
- Drückt den Wunsch aus, physische Fähigkeiten zu erhalten
- Drückt den Wunsch aus, das physische Wohlbefinden durch physische Aktivität zu erhalten
- Drückt den Wunsch aus, die Erwartungen anderer bezüglich der Pläne für physische Aktivität zu erfüllen

Unterstützende Originalliteratur ist verfügbar unter www.recom.eu/nanda-2021-2023-literatur.

Domäne 1 • Klasse 2 • Diagnosencode 00215 • Deficient community health

Unzureichender Gesundheitszustand einer Gemeinde

Fokus der Diagnose: Gesundheit
Zugelassen 2010 • Evidenzlevel 2.1

Definition
Vorhandensein eines oder mehrerer Gesundheitsprobleme oder Faktoren, die das Wohlbefinden beeinträchtigen oder das Risiko von Gesundheitsproblemen, die von einer Gruppe oder Bevölkerung erlebt werden, erhöhen.

Bestimmende Merkmale

- Gesundheitsprobleme, die von einer Gruppe oder Populationen erlebt werden
- Keine Programme zur Verbesserung des Wohlbefindens einer Gruppe oder Population verfügbar
- Keine Programme zur Behebung von Gesundheitsproblemen einer Gruppe oder Population verfügbar
- Keine Programme zur Prävention von Gesundheitsproblemen einer Gruppe oder Population verfügbar
- Keine Programme zur Reduzierung von Gesundheitsproblemen einer Gruppe oder Population verfügbar
- Risiko eines stationären Aufenthaltes für eine Gruppe oder Population
- Risiko von physiologischen Auswirkungen auf eine Gruppe oder Population
- Risiko von psychologischen Auswirkungen auf eine Gruppe oder Population

Beeinflussende Faktoren

- Inadäquater Zugang zu Gesundheitsdienstleistern
- Unzureichende Konsumentenzufriedenheit mit Programmen
- Unzureichendes Fachwissen innerhalb der Gemeinde
- Inadäquate Gesundheitsressourcen
- Unzureichendes Budget des Programms
- Inadäquater Evaluationsplan des Programms
- Inadäquates Outcome des Programms
- Inadäquate soziale Unterstützung für Programme
- Programme, die Gesundheitsprobleme unvollständig angehen

Unterstützende Originalliteratur ist verfügbar unter www.recom.eu/nanda-2021-2023-literatur.

Domäne 1 • Klasse 2 • Diagnosencode 00188 • Risk-prone health behavior

Risikobehaftetes Gesundheitsverhalten

Fokus der Diagnose: Gesundheitsverhalten
Zugelassen 1986 • Überarbeitet 1998, 2006, 2008, 2017 • Evidenzlevel 2.1

Definition
Beeinträchtigte Fähigkeit, den Lebensstil/die Verhaltensweisen derart zu verändern, dass das Level des Wohlbefindens verbessert wird.

Bestimmende Merkmale

- Misserfolg beim Versuch, ein optimales Kontrollgefühl zu erreichen
- Misserfolg beim Versuch, Gesundheitsproblemen vorzubeugen
- Spielt Veränderung des Gesundheitszustands herunter
- Akzeptiert die Veränderung des Gesundheitszustands nicht
- Rauchen
- Substanzmissbrauch

Beeinflussende Faktoren

- Unzureichende soziale Unterstützung
- Unzureichendes Verständnis von Gesundheitsinformationen
- Geringe Selbstwirksamkeit
- Negative Wahrnehmung des Gesundheitsdienstleisters
- Negative Wahrnehmung der empfohlenen Gesundheitsstrategie
- Soziale Angst
- Stressoren

Risikopopulationen

- Wirtschaftlich benachteiligte Personen
- Personen mit familiärer Vorgeschichte von Alkoholismus

Unterstützende Originalliteratur ist verfügbar unter www.recom.eu/nanda-2021-2023-literatur.

Domäne 1 • Klasse 2 • Diagnosencode 00292 • Ineffective health maintenance behaviors

Ineffektive Verhaltensweisen zur Erhaltung der Gesundheit

Fokus der Diagnose: Verhaltensweisen zur Erhaltung der Gesundheit
Zugelassen 2020 • Evidenzlevel 2.1

Definition
Unzureichendes Management von Gesundheitswissen, -einstellungen und -praktiken, die Gesundheitshandlungen zugrunde liegen, um das Wohlbefinden zu erhalten oder zu verbessern bzw. Krankheiten und Verletzungen vorzubeugen.

Bestimmende Merkmale

- Misserfolg beim Versuch, Gesundheitsproblemen vorzubeugen
- Misserfolg beim Ergreifen von Maßnahmen, die den Risikofaktor reduzieren
- Unzureichendes Einhalten eines Handlungsplans
- Unzureichende Gesundheitskompetenz
- Unzureichendes Interesse an der Verbesserung der Gesundheit
- Unzureichendes Wissen über grundlegende Gesundheitspraktiken
- Ineffektive Alltagsentscheidungen, um das Gesundheitsziel zu erreichen
- Muster des Mangels an gesundheitsorientiertem Verhalten

Beeinflussende Faktoren

- Kognitive Dysfunktion
- Konkurrierende Forderungen
- Konkurrierende Lebensstilpräferenzen
- Konflikt zwischen kulturellen Überzeugungen und Gesundheitspraktiken
- Konflikt zwischen Gesundheitsverhalten und sozialen Normen
- Konflikte zwischen spirituellen Überzeugungen und Gesundheitspraktiken
- Depressive Symptome
- Erschwerter Zugang zu Gemeinderessourcen
- Schwierigkeiten, sich in komplexen Gesundheitssystemen zurechtzufinden
- Schwierigkeiten bei der Entscheidungsfindung
- Inadäquate Gesundheitsressourcen
- Unzureichende soziale Unterstützung
- Unzureichendes Vertrauen in das Gesundheitsfachpersonal
- Personen mit wenig Erfahrung in der Entscheidungsfindung
- Ineffektive Kommunikationsfähigkeiten
- Ineffektive Coping-Strategien

- Ineffektives familiäres Coping
- Geringe Selbstwirksamkeit
- Fehlangepasstes Trauern
- Neurobehaviorale Manifestationen
- Wahrgenommene Vorurteile
- Wahrgenommene Schikane
- Spiritueller Disstress

Risikopopulationen

- Wirtschaftlich benachteiligte Personen
- Personen aus Familien mit ineffektivem familiärem Coping
- Personen mit Gewalt in der Vorgeschichte
- Männer
- Ältere Erwachsene
- Junge Erwachsene

Assoziierte Bedingungen

- Chronische Erkrankung
- Entwicklungsbedingte Behinderungen
- Mentale Störungen
- Störungen der motorischen Fähigkeiten

Unterstützende Originalliteratur ist verfügbar unter www.recom.eu/nanda-2021-2023-literatur.

Domäne 1 • Klasse 2 • Diagnosencode 00276 • Ineffective health self-management

Ineffektives Gesundheits-Selbstmanagement

Fokus der Diagnose: Gesundheits-Selbstmanagement
Zugelassen 2020 • Evidenzlevel 3.3

Definition
Unzureichendes Management der Symptome, des Therapieregimes, der physischen, psychosozialen und spirituellen Konsequenzen und der Lebensstiländerungen, die mit dem Leben mit einer chronischen Erkrankung einhergehen.

Bestimmende Merkmale

- Verschlechterung der Krankheitszeichen
- Verschlechterung der Krankheitssymptome
- Zeigt Krankheitsfolgeerscheinungen
- Drückt Unzufriedenheit mit der Lebensqualität aus
- Nichteinhaltung von Terminen mit dem Gesundheitsdienstleister
- Misserfolg bei der Integration des Therapieregimes in den Alltag
- Misserfolg beim Ergreifen von Maßnahmen, die den Risikofaktor reduzieren
- Achtet nicht auf Krankheitszeichen
- Achtet nicht auf Krankheitssymptome
- Ineffektive Alltagsentscheidungen, um das Gesundheitsziel zu erreichen

Beeinflussende Faktoren

- Kognitive Dysfunktion
- Konkurrierende Forderungen
- Konkurrierende Lebensstilpräferenzen
- Konflikt zwischen kulturellen Überzeugungen und Gesundheitspraktiken
- Konflikt zwischen Gesundheitsverhalten und sozialen Normen
- Konflikt zwischen spirituellen Überzeugungen und Therapieregime
- Verminderte wahrgenommene Lebensqualität
- Depressive Symptome
- Erschwerter Zugang zu Gemeinderessourcen
- Schwierigkeiten, mit einem komplexen Therapieregime zurechtzukommen
- Schwierigkeiten, sich in komplexen Gesundheitssystemen zurechtzufinden
- Schwierigkeiten bei der Entscheidungsfindung
- Unzureichendes Einhalten eines Handlungsplans
- Unzureichende Gesundheitskompetenz
- Unzureichendes Wissen über das Therapieregime
- Unzureichende Anzahl von Handlungshinweisen
- Inadäquate Vorbilder

- Unzureichende soziale Unterstützung
- Personen mit wenig Erfahrung in der Entscheidungsfindung
- Eingeschränkte Fähigkeit, Aspekte des Therapieregimes durchzuführen
- Geringe Selbstwirksamkeit
- Negative Gefühle gegenüber dem Therapieregime
- Neurobehaviorale Manifestationen
- Nichtakzeptanz der Erkrankung
- Wahrgenommenes Hindernis für das Therapieregime
- Wahrgenommene soziale Stigmatisierung im Zusammenhang mit der Erkrankung
- Substanzmissbrauch
- Unrealistische Wahrnehmung der Schwere der Erkrankung
- Unrealistische Wahrnehmung der Anfälligkeit für Folgeerscheinungen
- Unrealistische Wahrnehmung des Behandlungsnutzens

Risikopopulationen

- Kinder
- Wirtschaftlich benachteiligte Personen
- Personen, die unerwünschte Arzneimittelwirkungen zeigen
- Personen mit Betreuungsverantwortung
- Personen mit ineffektivem Gesundheits-Selbstmanagement in der Vorgeschichte
- Personen mit niedrigem Bildungsniveau
- Ältere Erwachsene

Assoziierte Bedingungen

- Asymptomatische Erkrankung
- Entwicklungsbedingte Behinderungen
- Hochakute Krankheit
- Neurokognitive Störungen
- Polypharmazie
- Signifikante Komorbidität

Unterstützende Originalliteratur ist verfügbar unter www.recom.eu/nanda-2021-2023-literatur.

Domäne 1 • Klasse 2 • Diagnosencode 00293 • Readiness for enhanced health self-management

Bereitschaft für ein verbessertes Gesundheits-Selbstmanagement

Fokus der Diagnose: Gesundheits-Selbstmanagement
Zugelassen 2020 • Evidenzlevel 2.1

Definition
Muster eines adäquaten Managements der Symptome, des Therapieregimes, der physischen, psychosozialen und spirituellen Konsequenzen und der Lebensstiländerungen, die mit dem Leben mit einer chronischen Erkrankung einhergehen, das gestärkt werden kann.

Bestimmende Merkmale

- Drückt den Wunsch aus, die Akzeptanz der Erkrankung zu verbessern
- Drückt den Wunsch aus, die Alltagsentscheidungen zu verbessern, um Gesundheitsziele zu erreichen
- Drückt den Wunsch aus, sich mehr um die Nachsorge zu kümmern
- Drückt den Wunsch aus, die Entscheidungsfindung zu verbessern
- Drückt den Wunsch aus, das Therapieregime besser in den Alltag zu integrieren
- Drückt den Wunsch aus, das Management der Risikofaktoren zu verbessern
- Drückt den Wunsch aus, das Management von Anzeichen zu verbessern
- Drückt den Wunsch aus, das Management von Symptomen zu verbessern
- Drückt den Wunsch aus, das Erkennen von Krankheitszeichen zu verbessern
- Drückt den Wunsch aus, das Erkennen von Krankheitssymptomen zu verbessern
- Drückt den Wunsch aus, die Zufriedenheit mit der Lebensqualität zu verbessern

Unterstützende Originalliteratur ist verfügbar unter www.recom.eu/nanda-2021-2023-literatur.

Domäne 1 • Klasse 2 • Diagnosencode 00294 • Ineffective family health self-management

Ineffektives Gesundheits-Selbstmanagement der Familie

Fokus der Diagnose: Gesundheits-Selbstmanagement
Zugelassen 2020 • Evidenzlevel 2.1

Definition
Unzureichendes Management der Symptome, des Therapieregimes, der physischen, psychosozialen und spirituellen Folgen und der Lebensstiländerungen, die mit dem Leben mit der chronischen Erkrankung eines oder mehrerer Familienmitglieder einhergehen.

Bestimmende Merkmale

- Überlastung der pflegenden Person
- Verminderte Aufmerksamkeit für Krankheiten bei einem oder mehreren Familienmitgliedern
- Depressive Symptome der pflegenden Person
- Verschlechterung der Krankheitszeichen bei einem oder mehreren Familienmitgliedern
- Verschlechterung der Krankheitssymptome bei einem oder mehreren Familienmitgliedern
- Versäumnis, Maßnahmen zur Reduzierung eines Risikofaktors bei einem oder mehreren Familienmitgliedern zu ergreifen
- Ineffektive Alltagsentscheidungen zur Erfüllung des familiären Gesundheitsziels
- Ein oder mehrere Familienmitglieder berichten über Unzufriedenheit mit der Lebensqualität

Beeinflussende Faktoren

- Kognitive Dysfunktion
- Eine oder mehrere pflegende Personen mit kognitiver Dysfunktion
- Konkurrierende Anforderungen an die Familie
- Konkurrierende Lebensstilpräferenzen innerhalb der Familie
- Konflikt zwischen Gesundheitsverhalten und sozialen Normen
- Konflikt zwischen spirituellen Überzeugungen und Therapieregime
- Erschwerter Zugang zu Gemeinderessourcen
- Schwierigkeiten bei der Bewältigung der mit der Erkrankung verbundenen Rollenänderungen
- Schwierigkeiten, mit einem komplexen Therapieregime zurechtzukommen

- Schwierigkeiten, sich in komplexen Gesundheitssystemen zurechtzufinden
- Schwierigkeiten bei der Entscheidungsfindung
- Familienkonflikt
- Unzureichendes Einhalten eines Handlungsplans
- Unzureichende Gesundheitskompetenz der pflegenden Person
- Unzureichendes Wissen über das Therapieregime
- Unzureichende Anzahl von Handlungshinweisen
- Unzureichende soziale Unterstützung
- Ineffektive Kommunikationsfähigkeiten
- Ineffektive Coping-Fähigkeiten
- Eingeschränkte Fähigkeit, Aspekte des Therapieregimes durchzuführen
- Geringe Selbstwirksamkeit
- Negative Gefühle gegenüber dem Therapieregime
- Nichtakzeptanz der Erkrankung
- Wahrgenommenes Hindernis für das Therapieregime
- Wahrgenommene soziale Stigmatisierung im Zusammenhang mit der Erkrankung
- Substanzmissbrauch
- Unrealistische Wahrnehmung der Schwere der Erkrankung
- Unrealistische Wahrnehmung der Anfälligkeit für Folgeerscheinungen
- Unrealistische Wahrnehmung des Behandlungsnutzens
- Nicht-unterstützende Familienbeziehungen

Risikopopulationen

- Wirtschaftlich benachteiligte Familien
- Familien mit Mitgliedern, die von einer verzögerten Diagnose betroffen sind
- Familien mit Mitgliedern mit einem niedrigen Bildungsniveau
- Familien mit Mitgliedern, die nur über begrenzte Erfahrung in der Entscheidungsfindung verfügen
- Familien mit Frühgeborenem

Assoziierte Bedingungen

- Chronische Erkrankung
- Mentale Störungen
- Neurokognitive Störungen
- Terminale Erkrankung

Unterstützende Originalliteratur ist verfügbar unter www.recom.eu/nanda-2021-2023-literatur.

Domäne 1 • Klasse 2 • Diagnosencode 00300 • Ineffective home maintenance behaviors

Ineffektive Verhaltensweisen bei der Haushaltsführung

Fokus der Diagnose: Verhaltensweisen bei der Haushaltsführung
Zugelassen 2020 • Evidenzlevel 2.1

Definition
Unbefriedigendes Wissens- und Handlungsmuster für die sichere Pflege/Instandhaltung der häuslichen Umgebung/des Wohnraums.

Bestimmende Merkmale

- Unordentliche Umgebung
- Schwierigkeiten, ein gemütliches Umfeld aufrechtzuerhalten
- Versäumnis, um Unterstützung bei der Haushaltsführung zu bitten
- Haushaltsbezogene Ängste
- Haushaltsbezogener Stress
- Beeinträchtigte Fähigkeit, Finanzen zu verwalten
- Negativer Gefühlszustand gegenüber der Haushaltsführung
- Vernachlässigte Schmutzwäsche
- Muster von hygienebedingten Erkrankungen
- Ansammlung von Müll
- Unsichere Kochausrüstung
- Unhygienisches Umfeld

Beeinflussende Faktoren

- Kognitive Dysfunktion
- Konkurrierende Forderungen
- Depressive Symptome
- Schwierigkeiten bei der Entscheidungsfindung
- Umweltbedingte Einschränkungen
- Beeinträchtigte physische Mobilität
- Beeinträchtigte Haltungsbalance
- Unzureichendes Wissen über die Haushaltsführung
- Unzureichendes Wissen über soziale Ressourcen
- Inadäquate organisatorische Fähigkeiten
- Inadäquate Vorbilder
- Unzureichende soziale Unterstützung
- Unzureichende physische Ausdauer
- Neurobehaviorale Manifestationen
- Machtlosigkeit
- Psychologischer Disstress

Risikopopulationen

- Wirtschaftlich benachteiligte Personen
- Alleinlebende Personen
- Ältere Erwachsene

Assoziierte Bedingungen

- Depression
- Mentale Störungen
- Neoplasmen
- Neurokognitive Störungen
- Empfindungsstörungen
- Gefäßerkrankungen

Unterstützende Originalliteratur ist verfügbar unter www.recom.eu/nanda-2021-2023-literatur.

Domäne 1 • Klasse 2 • Diagnosencode 00308 • Risk for ineffective home maintenance behaviors

Risiko ineffektiver Verhaltensweisen bei der Haushaltsführung

Fokus der Diagnose: Verhaltensweisen bei der Haushaltsführung
Zugelassen 2020 • Evidenzlevel 2.1

Definition
Anfälligkeit für ein unbefriedigendes Wissens- und Handlungsmuster für die sichere Pflege/Instandhaltung der häuslichen Umgebung/des Wohnraums, welches die Gesundheit beeinträchtigen könnte.

Risikofaktoren

- Kognitive Dysfunktion
- Konkurrierende Forderungen
- Depressive Symptome
- Schwierigkeiten bei der Entscheidungsfindung
- Umweltbedingte Einschränkungen
- Beeinträchtigte physische Mobilität
- Beeinträchtigte Haltungsbalance
- Unzureichendes Wissen über die Haushaltsführung
- Unzureichendes Wissen über soziale Ressourcen
- Inadäquate organisatorische Fähigkeiten
- Inadäquate Vorbilder
- Unzureichende soziale Unterstützung
- Unzureichende physische Ausdauer
- Neurobehaviorale Manifestationen
- Machtlosigkeit
- Psychologischer Disstress

Risikopopulationen

- Wirtschaftlich benachteiligte Personen
- Alleinlebende Personen
- Ältere Erwachsene

Assoziierte Bedingungen

- Depression
- Mentale Störungen
- Neoplasmen
- Neurokognitive Störungen
- Empfindungsstörungen
- Gefäßerkrankungen

Unterstützende Originalliteratur ist verfügbar unter www.recom.eu/nanda-2021-2023-literatur.

Domäne 1 • Klasse 2 • Diagnosencode 00309 • Readiness for enhanced home maintenance behaviors

Bereitschaft für verbesserte Verhaltensweisen bei der Haushaltsführung

Fokus der Diagnose: Verhaltensweisen bei der Haushaltsführung
Zugelassen 2020 • Evidenzlevel 2.1

Definition
Wissens- und Handlungsmuster zur sicheren Aufrechterhaltung der häuslichen Umgebung/des Wohnraums, das gestärkt werden kann.

Bestimmende Merkmale

- Drückt den Wunsch aus, das Gefühl gegenüber häuslichen Aufgaben zu verbessern
- Drückt den Wunsch aus, die Einstellung zur Haushaltsführung zu verbessern
- Drückt den Wunsch aus, den Comfort der Umgebung zu verbessern
- Drückt den Wunsch aus, die Sicherheit im Haushalt zu erhöhen
- Drückt den Wunsch aus, die Hygiene im Haushalt zu verbessern
- Drückt den Wunsch aus, die Fähigkeiten im Wäschemanagement zu verbessern
- Drückt den Wunsch aus, die organisatorischen Fähigkeiten zu verbessern
- Drückt den Wunsch aus, die Regulierung der Finanzen zu verbessern
- Drückt den Wunsch aus, die Müllentsorgung zu verbessern

Unterstützende Originalliteratur ist verfügbar unter www.recom.eu/nanda-2021-2023-literatur.

Domäne 1 • Klasse 2 • Diagnosencode 00043 • Ineffective protection

Ineffektiver Selbstschutz

Fokus der Diagnose: Schutz
Zugelassen 1990 • Überarbeitet 2017, 2020 • Evidenzlevel 3.2

Definition
Abnehmende Fähigkeit, sich vor inneren und äußeren Gefahren, wie Krankheit oder Verletzung, zu schützen.

Bestimmende Merkmale

- Verändertes Schwitzen
- Anorexie
- Frösteln
- Husten
- Desorientierung
- Dyspnoe
- Drückt Juckreiz aus
- Fatigue
- Beeinträchtigte physische Mobilität
- Beeinträchtigte Gewebeheilung
- Schlafstörung
- Leukopenie
- Niedriger Serum-Hämoglobinspiegel
- Fehlangepasste Stressreaktion
- Neurosensorische Beeinträchtigung
- Druckschädigung
- Psychomotorische Unruhe
- Thrombozytopenie
- Schwäche

Beeinflussende Faktoren

- Depressive Symptome
- Schwierigkeiten, mit einem komplexen Therapieregime zurechtzukommen
- Hoffnungslosigkeit
- Unzureichender Impfschutz
- Ineffektives Gesundheits-Selbstmanagement
- Geringe Selbstwirksamkeit
- Malnutrition
- Physischer Konditionsabbau
- Substanzmissbrauch

Assoziierte Bedingungen

- Blutgerinnungsstörungen
- Erkrankungen des Immunsystems
- Neoplasmen
- Pharmazeutische Präparate
- Therapieregime

Domäne 2. Ernährung

Die Aktivitäten der Einnahme, der Assimilierung und des Gebrauchs von Nährstoffen zum Zweck des Erhalts und der Wiederherstellung von Gewebe und der Energieerzeugung

Klasse 1. Nahrungsaufnahme
Aufnahme von Essen oder Nährstoffen in den Körper

Code	Diagnose	Seite
00002	Unausgeglichene Ernährung: weniger als der Körper benötigt	249
00163	Bereitschaft für eine verbesserte Ernährung	251
00216	Unzureichende Muttermilchproduktion	252
00104	Ineffektives Stillen	253
00105	Unterbrochenes Stillen	255
00106	Bereitschaft für verbessertes Stillen	256
00269	Ineffektive Ernährungsweise von Jugendlichen	257
00270	Ineffektive Ernährungsweise von Kindern	259
00271	Ineffektive Ernährungsweise von Säuglingen	261
00232	Adipositas	263
00233	Übergewicht	265
00234	Risiko eines Übergewichts	267
00295	Ineffektive Saug-Schluck-Reaktion des Säuglings	269
00103	Beeinträchtigtes Schlucken	271

Klasse 2. Verdauung
Die physikalischen und chemischen Aktivitäten, die Nahrung in Substanzen umwandeln, die für die Absorption und Assimilation geeignet sind

Code	Diagnose	Seite
	Diese Klasse enthält derzeit keine Diagnosen	

Klasse 3.	Absorption Der Vorgang der Nährstoffaufnahme durch das Körpergewebe	
Code	Diagnose	Seite
	Diese Klasse enthält derzeit keine Diagnosen	

Klasse 4.	Metabolismus Die chemischen und physikalischen Prozesse, die in lebenden Organismen und Zellen stattfinden, zur Entwicklung und Verwendung des Protoplasmas, Erzeugung von Ausscheidungsstoffen und Energie mit der Freisetzung von Energie für alle vitalen Prozesse	
Code	Diagnose	Seite
00179	Risiko eines instabilen Blutglukosespiegels	273
00194	Neonatale Hyperbilirubinämie	275
00230	Risiko einer neonatalen Hyperbilirubinämie	276
00178	Risiko einer beeinträchtigten Leberfunktion	277
00296	Risiko eines metabolischen Syndroms	278

Klasse 5.	Flüssigkeitszufuhr Aufnahme und Absorption von Flüssigkeiten und Elektrolyten	
Code	Diagnose	Seite
00195	Risiko eines unausgeglichenen Elektrolythaushalts	279
00025	Risiko eines unausgeglichenen Flüssigkeitsvolumens	280
00027	Defizitäres Flüssigkeitsvolumen	281
00028	Risiko eines defizitären Flüssigkeitsvolumens	282
00026	Übermäßiges Flüssigkeitsvolumen	283

NANDA International, Inc. Nursing Diagnoses: Definitions and Classification 2021–2023, 12th Edition.
Edited by T. Heather Herdman, Shigemi Kamitsuru, and Camila Takáo Lopes.

Unterstützende Originalliteratur ist verfügbar unter: www.recom.eu/nanda-2021-2023-literatur.

Domäne 2 • Klasse 1 • Diagnosencode 00002 • Imbalanced nutrition: less than body requirements

Unausgeglichene Ernährung: weniger als der Körper benötigt

Fokus der Diagnose: Ausgeglichene Ernährung
Zugelassen 1975 • Überarbeitet 2000, 2017, 2020 • Evidenzlevel 2.1

Definition
Nährstoffzufuhr, die unzureichend für die Deckung des Stoffwechselbedarfs ist.

Bestimmende Merkmale

- Bauchkrämpfe
- Abdominalschmerz
- Körpergewicht unterhalb des Idealgewichtsbereichs für Alter und Geschlecht
- Kapillare Fragilität (Gefäßbrüchigkeit)
- Obstipation
- Verzögerte Wundheilung
- Diarrhö
- Übermäßiger Haarausfall
- Nahrungsaufnahme liegt unterhalb der empfohlenen Tagesdosis (RDA)
- Hyperaktive Darmgeräusche
- Hypoglykämie
- Inadäquates Wachstum des Kopfumfangs für Alter und Geschlecht
- Inadäquater Größenzuwachs für Alter und Geschlecht
- Lethargie
- Muskelhypotonie
- Neonatale Gewichtszunahme < 30 g pro Tag
- Blasse Schleimhäute
- Gewichtsverlust bei angemessener Nahrungsaufnahme

Beeinflussende Faktoren

- Veränderte Geschmackswahrnehmung
- Depressive Symptome
- Schwierigkeiten beim Schlucken
- Aversion gegenüber Nahrungsmittel
- Ungenaue Informationen
- Inadäquate Nahrungsmittelversorgung
- Inadäquates Interesse an Nahrung
- Unzureichendes Wissen über den Nährstoffbedarf
- Verletzte Wangentasche
- Unzureichende Muttermilchproduktion
- Unterbrochenes Stillen
- Fehleinschätzung der Fähigkeit zur Nahrungsaufnahme
- Sättigungsgefühl sofort nach der Nahrungsaufnahme
- Entzündete Wangentasche
- Geschwächte Schluckmuskulatur
- Schwächung der Kaumuskulatur

Risikopopulationen

- Leistungssportler
- Vertriebene Personen
- Wirtschaftlich benachteiligte Personen
- Personen mit niedrigem Bildungsniveau
- Frühgeborene Säuglinge

Assoziierte Bedingungen

- Körperdysmorphe Störungen
- Erkrankungen des Verdauungssystems
- Immunsuppression
- Kwashiorkor (Hungerödem)
- Malabsorptions-Syndrom
- Mentale Störungen
- Neoplasmen
- Neurokognitive Störungen
- Parasitäre Störungen

Domäne 2 • Klasse 1 • Diagnosencode 00163 • Readiness for enhanced nutrition

Bereitschaft für eine verbesserte Ernährung

Fokus der Diagnose: Ernährung
Zugelassen 2002 • Überarbeitet 2013 • Evidenzlevel 2.1

Definition
Verhaltensmuster der Nährstoffaufnahme, welches gestärkt werden kann.

Bestimmende Merkmale

- Drückt den Wunsch aus, die Ernährung zu verbessern

Domäne 2 • Klasse 1 • Diagnosencode 00216 • Insufficient breast milk production

Unzureichende Muttermilchproduktion

Fokus der Diagnose: Muttermilchproduktion
Zugelassen 2010 • Überarbeitet 2017 • Evidenzlevel 3.1

Definition
Ungenügende Menge an Muttermilch, um den Ernährungszustand eines Säuglings oder Kindes zu gewährleisten.

Bestimmende Merkmale

- Fehlen der Milchproduktion bei Stimulation der Brustwarzen
- Die abgepumpte Menge an Muttermilch ist niedriger als für den Säugling vorgeschrieben
- Verzögerte Milchproduktion
- Obstipation des Säuglings
- Häufiges Schreien des Säuglings
- Versucht, häufig an der Brust zu saugen
- Lehnt es ab, an der Brust zu saugen
- Säugling scheidet geringe Menge an konzentriertem Urin aus
- Gewichtszunahme des Säuglings < 500 g in einem Monat
- Verlängerte Stilldauer
- Wenig ausdauerndes Saugen an der Brust

Beeinflussende Faktoren

- Ineffektives Ansaugen an der Brust
- Ineffektiver Saugreflex
- Säugling lehnt es ab, an der Brust zu trinken
- Unzureichendes mütterliches Flüssigkeitsvolumen
- Unzureichende Gelegenheit zum Saugen an der Brust
- Unzureichende Saugzeit an der Brust
- Mütterlicher Alkoholkonsum
- Mütterliche Malnutrition
- Mütterliches Rauchen
- Mütterliches Therapieregime

Risikopopulationen

- Frauen, die während des Stillens schwanger werden

Unterstützende Originalliteratur ist verfügbar unter www.recom.eu/nanda-2021-2023-literatur.

Domäne 2 • Klasse 1 • Diagnosencode 00104 • Ineffective breastfeeding

Ineffektives Stillen

Fokus der Diagnose: Stillen
Zugelassen 1988 • Überarbeitet 2010, 2013, 2017 • Evidenzlevel 3.1

Definition
Schwierigkeit bei der Versorgung mit Muttermilch, was den Ernährungszustand des Säuglings/Kindes gefährden könnte.

Bestimmende Merkmale

Säugling oder Kind

- Windet sich an der Brust
- Weint an der Brust
- Schreien innerhalb der ersten Stunde nach dem Stillen
- Quengeln innerhalb der ersten Stunde nach dem Stillen
- Unvermögen, richtig an der Mutterbrust zu saugen
- Inadäquater Stuhlgang
- Unzureichende Gewichtszunahme
- Lehnt das Anlegen an die Brust ab
- Nachhaltiger Gewichtsverlust
- Reagiert nicht auf andere beruhigende Maßnahmen
- Wenig ausdauerndes Saugen an der Brust

Mutter

- Unzureichende Entleerung beider Brüste beim Stillen
- Unzureichende Zeichen einer Oxytocinausschüttung
- Wahrgenommener Mangel an Muttermilch
- Anhaltend wunde Brustwarzen nach der ersten Woche

Beeinflussende Faktoren

- Phase II der Laktogenese tritt verzögert ein
- Unzureichende familiäre Unterstützung
- Unzureichendes Wissen der Eltern über Stilltechniken
- Unzureichendes Wissen der Eltern über die Bedeutung des Stillens
- Ineffektive Saug-Schluck-Reaktion des Säuglings
- Unzureichende Muttermilchproduktion
- Unzureichende Gelegenheit zum Saugen an der Brust
- Unterbrochenes Stillen
- Mütterliches Gefühl der Ambivalenz
- Mütterliche Angst
- Mütterliche Brustanomalie
- Mütterliche Fatigue
- Mütterliche Adipositas
- Mütterliche Schmerzen
- Verwendung eines Schnullers
- Zusätzliche Ernährung mit einem Stillhütchen

Risikopopulationen

- Personen mit einer Vorgeschichte von Brustoperationen
- Personen mit früherem Misserfolg beim Stillen
- Mütter von Frühgeborenen
- Frühgeborene Säuglinge
- Frauen mit kurzem Mutterschaftsurlaub

Assoziierte Bedingungen

- Oropharyngealer Defekt

Unterstützende Originalliteratur ist verfügbar unter www.recom.eu/nanda-2021-2023-literatur.

Domäne 2 • Klasse 1 • Diagnosencode 00105 • Interrupted breastfeeding

Unterbrochenes Stillen

Fokus der Diagnose: Stillen
Zugelassen 1992 • Überarbeitet 2013, 2017 • Evidenzlevel 2.2

Definition
Eine Unterbrechung in der Kontinuität, Milch aus der Brust zuzuführen, die das Gelingen des Stillens und/oder den Ernährungszustand des Säuglings/Kindes gefährden könnte.

Bestimmende Merkmale
- Nicht ausschließliches Stillen

Beeinflussende Faktoren
- Abruptes Abstillen
- Trennung von Mutter und Kind

Risikopopulationen
- Berufstätige Mütter
- Kinder im Krankenhaus
- Säuglinge im Krankenhaus
- Frühgeborene Säuglinge

Assoziierte Bedingungen
- Kontraindikationen für das Stillen
- Krankheit des Säuglings
- Mütterliche Krankheit

Unterstützende Originalliteratur ist verfügbar unter www.recom.eu/nanda-2021-2023-literatur.

Domäne 2 • Klasse 1 • Diagnosencode 00106 • Readiness for enhanced breastfeeding

Bereitschaft für verbessertes Stillen

Fokus der Diagnose: Stillen
Zugelassen 1990 • Überarbeitet 2010, 2013, 2017 • Evidenzlevel 2.2

Definition
Verhaltensmuster der Versorgung eines Säuglings oder Kindes mit Milch aus der Brust, welches gestärkt werden kann.

Bestimmende Merkmale

- Drückt den Wunsch aus, die Fähigkeit zum ausschließlichen Stillen zu verbessern
- Drückt den Wunsch aus, die Fähigkeit zur Bereitstellung von Muttermilch für die Ernährungsbedürfnisse des Kindes zu verbessern

Unterstützende Originalliteratur ist verfügbar unter www.recom.eu/nanda-2021-2023-literatur.

Domäne 2 • Klasse 1 • Diagnosencode 00269 • Ineffective adolescent eating dynamics

Ineffektive Ernährungsweise von Jugendlichen

Fokus der Diagnose: Ernährungsweise
Zugelassen 2016 • Evidenzlevel 2.1

Definition
Veränderte Einstellungen und Verhaltensweisen von Jugendlichen, die zu übermäßigem oder unzureichendem Essen führen, welche die gesunde Ernährungsweise beeinträchtigen können.

Bestimmende Merkmale

- Vermeidet die Teilnahme an regulären Essenszeiten
- Klagt über Hungergefühl zwischen den Mahlzeiten
- Depressive Symptome
- Lehnt Nahrung ab
- Häufige Zwischenmahlzeiten
- Konsumiert häufig Fast Food
- Häufiges Essen von industriell verarbeiteten Lebensmitteln
- Isst häufig minderwertige Lebensmittel
- Inadäquater Appetit
- Übermäßiges Essen
- Unzureichendes Essen

Beeinflussende Faktoren

- Veränderte Familienbeziehungen
- Angst
- Veränderungen des Selbstwertgefühls bei Eintritt in die Pubertät
- Essstörung
- Isst alleine
- Übermäßige Kontrolle der familiären Essenszeiten
- Übermäßiger Stress
- Inadäquate Ernährungsgewohnheiten
- Unregelmäßige Essenszeiten
- Einfluss der Medien auf das Essverhalten in Bezug auf hochkalorische ungesunde Nahrungsmittel
- Einfluss der Medien auf das Wissen über hochkalorische ungesunde Nahrungsmittel
- Negativer Einfluss der Eltern auf das Essverhalten
- Psychologischer Neglect
- Stressbelastete Mahlzeiten
- Nicht thematisierter Missbrauch

Assoziierte Bedingungen

- Depression
- Elterliche psychiatrische Störung
- Physische Herausforderung beim Essen
- Physische Herausforderung bei der Nahrungsaufnahme
- Physisches Gesundheitsproblem eines Elternteils
- Psychologisches Gesundheitsproblem eines Elternteils

Unterstützende Originalliteratur ist verfügbar unter www.recom.eu/nanda-2021-2023-literatur.

Domäne 2 • Klasse 1 • Diagnosencode 00270 • Ineffective child eating dynamics

Ineffektive Ernährungsweise von Kindern

Fokus der Diagnose: Ernährungsweise
Zugelassen 2016 • Evidenzlevel 2.1

Definition
Veränderte Einstellungen, Verhaltensweisen und Einflüsse auf das Ernährungsmuster, welche die gesunde Ernährungsweise gefährden können.

Bestimmende Merkmale

- Vermeidet die Teilnahme an regulären Essenszeiten
- Klagt über Hungergefühl zwischen den Mahlzeiten
- Lehnt Nahrung ab
- Häufige Zwischenmahlzeiten
- Konsumiert häufig Fast Food
- Häufiges Essen von industriell verarbeiteten Lebensmitteln
- Isst häufig minderwertige Lebensmittel
- Inadäquater Appetit
- Übermäßiges Essen
- Unzureichendes Essen

Beeinflussende Faktoren

Essgewohnheit

- Abnormale Essgewohnheiten
- Kind wird bestochen, damit es isst
- Konsum von großen Essensmengen in einer kurzen Zeit
- Isst alleine
- Übermäßige Kontrolle der Eltern über das Essverhalten des Kindes
- Übermäßige elterliche Kontrolle der familiären Essenszeiten
- Kind wird zum Essen gezwungen
- Inadäquate Ernährungsgewohnheiten
- Keine regelmäßigen Mahlzeiten
- Begrenzung der Nahrungsaufnahme des Kindes
- Kind wird belohnt, damit es isst
- Stressbelastete Mahlzeiten
- Unberechenbare Essensmuster
- Unkontrolliertes Essen von Snacks zwischen den Mahlzeiten

Familienprozesse

- Missbräuchliche zwischenmenschliche Beziehungen
- Ängstliche Eltern-Kind Beziehungen
- Wenig engagierter Erziehungsstil
- Feindselige Eltern-Kind-Beziehungen
- Unsichere Eltern-Kind-Beziehungen
- Aufdringliche elterliche Fürsorge
- Angespannte Eltern-Kind-Beziehungen
- Unbeteiligter Erziehungsstil

Eltern

- Anorexie
- Unvermögen, die Verantwortung für die Nahrungsaufnahme zwischen Elternteil und Kind aufzuteilen
- Unvermögen, die Verantwortung für die Nahrungsversorgung zwischen Elternteil und Kind aufzuteilen
- Unvermögen, gesunde Essgewohnheiten zu unterstützen
- Ineffektive Coping-Strategien
- Mangelndes Vertrauen darauf, dass das Kind gesunde Essgewohnheiten entwickelt
- Mangelndes Vertrauen darauf, dass das Kind angemessen wächst
- Substanzmissbrauch

Unveränderte Umweltfaktoren

- Einfluss der Medien auf das Essverhalten in Bezug auf hochkalorische ungesunde Nahrungsmittel
- Einfluss der Medien auf das Wissen über hochkalorische ungesunde Nahrungsmittel

Risikopopulationen

- Kinder aus wirtschaftlich benachteiligten Familien
- Kinder, die von Wohnungslosigkeit betroffen sind
- Kinder, die einen Lebensübergang erleben
- Kinder, die in Heimen oder Pflegefamilien leben
- Kinder, deren Eltern übergewichtig sind

Assoziierte Bedingungen

- Depression
- Elterliche psychiatrische Störung
- Physische Herausforderung beim Essen
- Physische Herausforderung bei der Nahrungsaufnahme
- Physisches Gesundheitsproblem eines Elternteils
- Psychologisches Gesundheitsproblem eines Elternteils

Unterstützende Originalliteratur ist verfügbar unter www.recom.eu/nanda-2021-2023-literatur.

Domäne 2 • Klasse 1 • Diagnosencode 00271 • Ineffective infant feeding dynamics

Ineffektive Ernährungsweise von Säuglingen

Fokus der Diagnose: Ernährungsweise von Säuglingen
Zugelassen 2016 • Evidenzlevel 2.1

Definition
Verändertes elterliches Verhalten bei der Nahrungszuführung, das zu einem Muster von übermäßiger oder unzureichender Ernährung führt.

Bestimmende Merkmale

- Lehnt Nahrung ab
- Inadäquater Appetit
- Ungeeigneter Übergang zu fester Nahrung
- Übermäßiges Essen
- Unzureichendes Essen

Beeinflussende Faktoren

- Missbräuchliche zwischenmenschliche Beziehungen
- Bindungsprobleme
- Wenig engagierter Erziehungsstil
- Aufdringliche elterliche Fürsorge
- Mangelndes Vertrauen darauf, dass das Kind gesunde Essgewohnheiten entwickelt
- Mangelndes Vertrauen darauf, dass das Kind angemessen wächst
- Mangelndes Wissen über die angemessenen Methoden der Ernährung, entsprechend den jeweiligen Entwicklungsstadien eines Säuglings
- Mangelndes Wissen über die Entwicklungsstadien des Säuglings
- Mangelndes Wissen über die Verantwortung der Eltern bei der Ernährung des Säuglings
- Einfluss der Medien auf das Verabreichen von hochkalorischen ungesunden Nahrungsmitteln an Säuglinge
- Einfluss der Medien auf das Wissen über hochkalorische ungesunde Nahrungsmittel
- Mehrere pflegende Personen
- Unbeteiligter Erziehungsstil

Risikopopulationen

- Verlassene Säuglinge
- Säuglinge aus wirtschaftlich benachteiligten Familien
- Säuglinge, die von Wohnungslosigkeit betroffen sind
- Säuglinge, die einen Lebensübergang erleben
- Säuglinge mit längerem Krankenhausaufenthalt
- Säuglinge, die in Heimen oder Pflegefamilien leben
- Säuglinge, die für das Gestationsalter zu klein sind

- Säuglinge mit einer Vorgeschichte von Aufenthalten auf der neonatalen Intensivstation
- Säuglinge mit einer Vorgeschichte von unsicherer Nahrungsaufnahme und -zuführung
- Frühgeborene Säuglinge

Assoziierte Bedingungen

- Chromosomale Störungen
- Lippenspalte
- Gaumenspalte
- Angeborene Herzerkrankung
- Angeborene genetische Krankheiten
- Neuralrohrdefekte
- Elterliche psychiatrische Störung
- Physische Herausforderung beim Essen
- Physische Herausforderung bei der Nahrungsaufnahme
- Physisches Gesundheitsproblem eines Elternteils
- Enterale Ernährung über einen längeren Zeitraum
- Psychologisches Gesundheitsproblem eines Elternteils
- Dysfunktionale Wahrnehmungsverarbeitung

Unterstützende Originalliteratur ist verfügbar unter www.recom.eu/nanda-2021-2023-literatur.

Domäne 2 • Klasse 1 • Diagnosencode 00232 • Obesity

Adipositas

Fokus der Diagnose: Adipositas
Zugelassen 2013 • Überarbeitet 2017 • Evidenzlevel 3.2

Definition
Ein Zustand, in dem ein Individuum ein für sein Alter und Geschlecht übermäßiges Körperfett ansammelt, welches Übergewicht überschreitet.

Bestimmende Merkmale

- Erwachsener: Body-Mass-Index > 30 kg/m^2
- Kind 2–18 Jahre: Body-Mass-Index > 95. Perzentile oder 30 kg/m^2 bezogen auf Alter und Geschlecht
- Kind < 2 Jahre: Der Begriff wird nicht für Kinder in diesem Alter verwendet

Beeinflussende Faktoren

- Abnormales Essverhalten
- Abnormale Essenswahrnehmung
- Durchschnittliche tägliche physische Aktivität ist geringer als für Alter und Geschlecht empfohlen
- Konsum von zuckerhaltigen Getränken
- Dyssomnien (Schlafstörungen)
- Der Energieverbrauch ist geringer als die Energieaufnahme auf Basis eines Standardassessments
- Übermäßiger Alkoholkonsum
- Furcht vor einem Mangel an Nahrung
- Häufige Zwischenmahlzeiten
- Isst häufig auswärts oder frittierte Lebensmittel
- Unzureichende Kalziumzufuhr über die Nahrung bei Kindern
- Größere Portionen als empfohlen
- Bewegungsarmes Verhalten für ≥ 2 Stunden/Tag
- Verkürzte Schlafdauer
- Erhält im Alter von < 5 Monaten hauptsächlich feste Nahrung

Risikopopulationen

- Wirtschaftlich benachteiligte Personen
- Personen, die eine vorzeitige Pubarche erlebt haben
- Personen mit einer schnellen Gewichtszunahme in der Kindheit
- Personen mit einer schnellen Gewichtszunahme im Säuglingsalter
- Personen mit ererbten Einflussfaktoren
- Personen, die nicht ausschließlich gestillt wurden
- Personen, die im Säuglingsalter übergewichtig waren
- Personen, deren Mütter Schwangerschaftsdiabetes hatten
- Personen, deren Mütter Diabetes haben

- Personen, in deren Kindheit die Mutter raucht
- Personen, deren Mütter während der Schwangerschaft rauchen
- Personen mit hohen Skalenwerten für Enthemmung und zurückhaltendes Essverhalten
- Personen mit adipösen Eltern
- Neugeborene, deren Mütter Schwangerschaftsdiabetes hatten

Assoziierte Bedingungen

- Angeborene genetische Krankheiten

Unterstützende Originalliteratur ist verfügbar unter www.recom.eu/nanda-2021-2023-literatur.

Domäne 2 • Klasse 1 • Diagnosencode 00233 • Overweight

Übergewicht

Fokus der Diagnose: Übergewicht
Zugelassen 2013 • Überarbeitet 2017 • Evidenzlevel 3.2

Definition
Ein Zustand, in dem ein Individuum ein für sein Alter und Geschlecht übermäßiges Körperfett ansammelt.

Bestimmende Merkmale

- Erwachsener: Body-Mass-Index > 25 kg/m^2
- Kind 2–18 Jahre: Body-Mass-Index > 85. Perzentile oder 25 kg/m^2 aber < 95. Perzentile oder 30 kg/m^2 bezogen auf Alter und Geschlecht
- Kind < 2 Jahre: > 95. Perzentile für Körpergewicht zu Körperlänge

Beeinflussende Faktoren

- Abnormales Essverhalten
- Abnormale Essenswahrnehmung
- Durchschnittliche tägliche physische Aktivität ist geringer als für Alter und Geschlecht empfohlen
- Konsum von zuckerhaltigen Getränken
- Dyssomnien (Schlafstörungen)
- Der Energieverbrauch ist geringer als die Energieaufnahme auf Basis eines Standardassessments
- Übermäßiger Alkoholkonsum
- Furcht vor einem Mangel an Nahrung
- Häufige Zwischenmahlzeiten
- Isst häufig auswärts oder frittierte Lebensmittel
- Unzureichendes Wissen über modifizierbare Faktoren
- Unzureichende Kalziumzufuhr über die Nahrung bei Kindern
- Größere Portionen als empfohlen
- Bewegungsarmes Verhalten für ≥ 2 Stunden/Tag
- Verkürzte Schlafdauer
- Erhält im Alter von < 5 Monaten hauptsächlich feste Nahrung

Risikopopulationen

- Erwachsener: Body-Mass-Index nahe 25 kg/m^2
- Kind 2–18 Jahre: Body-Mass-Index nahe 85. Perzentile oder 25 kg/m^2
- Kind < 2 Jahre: Körpergewicht zu Körpergröße annähernd 95. Perzentile
- Kinder mit Body-Mass-Index, der die Perzentile nach oben überschreitet
- Kinder mit hohen Body-Mass-Index-Perzentilen für Alter und Geschlecht
- Wirtschaftlich benachteiligte Personen

- Personen, die eine vorzeitige Pubarche erlebt haben
- Personen mit einer schnellen Gewichtszunahme in der Kindheit
- Personen mit einer schnellen Gewichtszunahme im Säuglingsalter
- Personen mit ererbten Einflussfaktoren
- Personen, die nicht ausschließlich gestillt wurden
- Personen, die in der Kindheit adipös waren
- Personen, deren Mütter Diabetes haben
- Personen, in deren Kindheit die Mutter raucht
- Personen, deren Mütter während der Schwangerschaft rauchen
- Personen mit hohen Skalenwerten für Enthemmung und zurückhaltendes Essverhalten
- Personen mit adipösen Eltern

Assoziierte Bedingungen

- Angeborene genetische Krankheiten

Unterstützende Originalliteratur ist verfügbar unter www.recom.eu/nanda-2021-2023-literatur.

Domäne 2 • Klasse 1 • Diagnosencode 00234 • Risk for overweight

Risiko eines Übergewichts

Fokus der Diagnose Übergewicht
Zugelassen 2013 • Überarbeitet 2017 • Evidenzlevel 3.2

Definition
Anfälligkeit für eine, im Verhältnis zu Alter und Geschlecht, übermäßige Ansammlung von Körperfett, welche die Gesundheit beeinträchtigen könnte.

Risikofaktoren

- Abnormales Essverhalten
- Abnormale Essenswahrnehmung
- Durchschnittliche tägliche physische Aktivität ist geringer als für Alter und Geschlecht empfohlen
- Konsum von zuckerhaltigen Getränken
- Dyssomnien (Schlafstörungen)
- Der Energieverbrauch ist geringer als die Energieaufnahme auf Basis eines Standardassessments
- Übermäßiger Alkoholkonsum
- Furcht vor einem Mangel an Nahrung
- Häufige Zwischenmahlzeiten
- Isst häufig auswärts oder frittierte Lebensmittel
- Unzureichendes Wissen über modifizierbare Faktoren
- Unzureichende Kalziumzufuhr über die Nahrung bei Kindern
- Größere Portionen als empfohlen
- Bewegungsarmes Verhalten für ≥ 2 Stunden/Tag
- Verkürzte Schlafdauer
- Erhält im Alter von < 5 Monaten hauptsächlich feste Nahrung

Risikopopulationen

- Erwachsener: Body-Mass-Index nahe 25 kg/m^2
- Kind 2–18 Jahre: Body-Mass-Index nahe 85. Perzentile oder 25 kg/m^2
- Kind < 2 Jahre: Körpergewicht zu Körpergröße annähernd 95. Perzentile
- Kinder mit Body-Mass-Index, der die Perzentile nach oben überschreitet
- Kinder mit hohen Body-Mass-Index-Perzentilen für Alter und Geschlecht
- Wirtschaftlich benachteiligte Personen
- Personen, die eine vorzeitige Pubarche erlebt haben
- Personen mit einer schnellen Gewichtszunahme in der Kindheit
- Personen mit einer schnellen Gewichtszunahme im Säuglingsalter
- Personen mit ererbten Einflussfaktoren
- Personen, die nicht ausschließlich gestillt wurden
- Personen, die in der Kindheit adipös waren
- Personen, deren Mütter Diabetes haben

- Personen, in deren Kindheit die Mutter raucht
- Personen, deren Mütter während der Schwangerschaft rauchen
- Personen mit hohen Skalenwerten für Enthemmung und zurückhaltendes Essverhalten
- Personen mit adipösen Eltern

Assoziierte Bedingungen

- Angeborene genetische Krankheiten

Unterstützende Originalliteratur ist verfügbar unter www.recom.eu/nanda-2021-2023-literatur.

Domäne 2 • Klasse 1 • Diagnosencode 00295 • Ineffective infant suck-swallow response

Ineffektive Saug-Schluck-Reaktion des Säuglings

Fokus der Diagnose: Saug-Schluck-Reaktion des Säuglings
Zugelassen 2020 • Evidenzlevel 2.1

Definition
Beeinträchtigte Fähigkeit eines Säuglings zu saugen oder die Saug-Schluck-Reaktion zu koordinieren.

Bestimmende Merkmale

- Bradykarde Ereignisse
- Arrhythmie
- Verschlucken
- Zirkumorale Zyanose
- Übermäßiges Husten
- Finger spreizen
- Körperliche Schlaffheit
- Würgen
- Schluckauf
- Überstrecken der Extremitäten
- Beeinträchtigte Fähigkeit, einen effektiven Saugvorgang auszulösen
- Beeinträchtigte Fähigkeit, ein effektives Saugen aufrechtzuerhalten
- Beeinträchtigter Muskeltonus
- Unvermögen, Saugen, Schlucken und Atmen zu koordinieren
- Reizbarkeit
- Nasenflügelatmung
- Sauerstoffentsättigung
- Blässe
- Subkostale Retraktion
- Timeout-Signale
- Setzt Hilfsmuskulatur zum Atmen ein

Beeinflussende Faktoren

- Hypoglykämie
- Hypothermie
- Ungeeignete Positionierung
- Muskelhypotonie
- Unzureichendes Saugverhalten

Risikopopulationen

- Säuglinge, die von Müttern mit Substanzmissbrauch geboren wurden
- Zangengeburt
- Säuglinge, die mit geburtshilflicher Vakuumextraktion entbunden wurden
- Säuglinge mit längerem Krankenhausaufenthalt
- Frühgeborene Säuglinge

Assoziierte Bedingungen

- Konvulsive Episoden
- Gastroösophagealer Reflux

- High-flow-Sauerstoffgabe über eine Nasenbrille
- Verletzungen bei der Geburt
- Niedrige APGAR-Werte (Aussehen, Puls, Gesichtsbewegungen, Aktivität und Atmung)
- Neurologische Verzögerung
- Neurologische Beeinträchtigung
- Orale Hypersensitivität
- Oropharyngeale Deformität
- Enterale Ernährung über einen längeren Zeitraum

Unterstützende Originalliteratur ist verfügbar unter www.recom.eu/nanda-2021-2023-literatur.

Domäne 2 • Klasse 1 • Diagnosencode 00103 • Impaired swallowing

Beeinträchtigtes Schlucken

Fokus der Diagnose: Schlucken
Zugelassen 1986 • Überarbeitet 1998, 2017, 2020 • Evidenzlevel 3.2

Definition
Abnormales Funktionieren des Schluckvorgangs verbunden mit strukturellen oder funktionellen Veränderungen der Mundhöhle, des Rachens oder der Speiseröhre.

Bestimmende Merkmale

Erste Phase: Oral

- Abnormale Funktion beim Schlucktest in der oralen Phase
- Bruxismus (nächtliches Zähneknirschen)
- Verschlucken vor dem Schluckvorgang
- Verschlucken beim Trinken von kaltem Wasser
- Husten vor dem Schluckvorgang
- Nahrung fällt/läuft aus dem Mund
- Nahrung wird aus dem Mund geschoben
- Würgen vor dem Schluckvorgang
- Beeinträchtigte Fähigkeit, die Mundhöhle zu leeren
- Inadäquater Verzehr bei längerer Mahlzeit
- Inadäquater Lippenschluss
- Unzureichendes Kauen
- Zweimaliges Auftreten von nasser Heiserkeit innerhalb von 30 Sekunden
- Unwirksames Umschließen der Brustwarzen
- Ineffektives Saugen
- Nasaler Reflux
- Fragmentierter Schluckakt
- Sammeln der Nahrung in der Wangentasche
- Verfrühter Eintritt des Bolus
- Verlangsamte Bolusbildung
- Sialorrhö
- Ineffektive Zungenbewegung, um einen Bolus zu formen

Zweite Phase: Pharyngeal

- Abnormale Funktion beim Schlucktest in der pharyngealen Phase
- Veränderte Kopfposition
- Verschlucken
- Husten
- Verzögerter Schluckvorgang
- Fieber mit unbekannter Ursache
- Lehnt Nahrung ab
- Würgereiz
- Gurgelnde Stimme
- Inadäquates Anheben des Larynx
- Nasaler Reflux
- Wiederkehrende Lungeninfektion
- Wiederholtes Schlucken

Dritte Phase: Ösophageal

- Abnormale Funktion beim Schlucktest in der ösophagealen Phase
- Sauer riechender Atem
- Schwierigkeiten beim Schlucken
- Epigastrischer Schmerz
- Lehnt Nahrung ab
- Sodbrennen
- Hämatemesis (Bluterbrechen)
- Überstrecken des Kopfes
- Nächtliches Aufwachen
- Nächtliches Husten
- Odynophagie (Schmerzen beim Schlucken)
- Regurgitation (Rückfluss von Speisebrei)
- Wiederholtes Schlucken
- Berichtet, dass „etwas stecken geblieben ist"
- Unklare Reizbarkeit zur Essenszeit
- Mengeneinschränkung
- Erbrechen
- Erbrochenes auf dem Kopfkissen

Beeinflussende Faktoren

- Veränderte Aufmerksamkeit
- Verhaltensbedingte Ernährungsprobleme
- Protein-Energie-Mangelernährung
- Selbstverletzendes Verhalten

Risikopopulationen

- Personen mit einer Vorgeschichte von enteraler Ernährung
- Ältere Erwachsene
- Frühgeborene Säuglinge

Assoziierte Bedingungen

- Erworbene anatomische Schädigungen
- Hirnverletzungen
- Zerebrale Lähmung
- Zustände, die mit einer starken muskulären Hypotonie einhergehen
- Angeborene Herzerkrankung
- Hirnnervenbeteiligung
- Entwicklungsbedingte Behinderungen
- Ösophagus-Achalasie
- Gastroösophagealer Reflux
- Erkrankungen des Kehlkopfes
- Mechanische Obstruktion
- Nasaldefekte
- Defekte im Nasenrachenraum
- Neurologische Probleme
- Neuromuskuläre Erkrankungen
- Anomalität im Mund-Rachen-Raum
- Pharmazeutische Präparate
- Langandauernde Intubation
- Atmungsstörungen
- Trachealdefekte
- Trauma
- Anomalien der oberen Atemwege
- Stimmbanddysfunktion

Domäne 2 • Klasse 4 • Diagnosencode 00179 • Risk for unstable blood glucose level

Risiko eines instabilen Blutglukosespiegels

Fokus der Diagnose: Blutglukosespiegel
Zugelassen 2006 • Überarbeitet 2013, 2017, 2020 • Evidenzlevel 3.2

Definition
Anfälligkeit für eine Abweichung des Blutglukosespiegels vom Normbereich, welche die Gesundheit beeinträchtigen könnte.

Risikofaktoren

- Übermäßiger Stress
- Übermäßige Gewichtszunahme
- Übermäßiger Gewichtsverlust
- Unzureichende Einhaltung des Therapieregimes
- Inadäquate Blutzucker-Selbstkontrolle
- Inadäquates Diabetes-Selbstmanagement
- Inadäquate Nahrungsaufnahme
- Unzureichendes Wissen über das Krankheitsmanagement
- Unzureichendes Wissen über modifizierbare Faktoren
- Ineffektives Medikamenten-Selbstmanagement
- Bewegungsarmer Lebensstil

Risikopopulationen

- Personen in einer schnellen Wachstumsphase
- Personen auf Intensivstationen
- Personen afrikanischer Abstammung
- Personen mit verändertem mentalen Status
- Personen mit beeinträchtigtem physischen Gesundheitsstatus
- Personen mit verzögerter kognitiver Entwicklung
- Personen mit familiärer Vorgeschichte von Diabetes mellitus
- Personen mit Autoimmunerkrankungen in der Vorgeschichte
- Personen mit Schwangerschaftsdiabetes in der Vorgeschichte
- Personen mit Hypoglykämie in der Vorgeschichte
- Personen mit Übergewicht vor der Schwangerschaft
- Säuglinge mit niedrigem Geburtsgewicht
- Amerikanische Ureinwohner
- Schwangere Frauen > 22 Jahre
- Frühgeborene Säuglinge
- Frauen mit Hormonschwankungen, die auf normale Veränderungen in der Lebensphase hinweisen

Assoziierte Bedingungen

- Kardiogener Schock
- Diabetes mellitus
- Infektionen
- Erkrankungen des Pankreas
- Pharmazeutische Präparate
- Polyzystisches Ovar-Syndrom
- Präeklampsie
- Schwangerschaftsinduzierte Hypertonie
- Chirurgische Eingriffe

Unterstützende Originalliteratur ist verfügbar unter www.recom.eu/nanda-2021-2023-literatur.

Domäne 2 • Klasse 4 • Diagnosencode 00194 • Neonatal hyperbilirubinemia

Neonatale Hyperbilirubinämie

Fokus der Diagnose: Hyperbilirubinämie
Zugelassen 2008 • Überarbeitet 2010, 2017 • Evidenzlevel 2.1

Definition
Ansammlung von unkonjugiertem Bilirubin im Kreislauf (weniger als 15 mg/dl), die ab 24 Stunden nach der Geburt auftritt.

Bestimmende Merkmale

- Abnormale Leberfunktionstestergebnisse
- Hämatombildung
- Gelbe Schleimhäute
- Gelbe Skleren
- Gelb-orange Hautfarbe

Beeinflussende Faktoren

- Verzögerte Passage des Mekoniums
- Inadäquates elterliches Essverhalten
- Unterernährte Säuglinge

Risikopopulationen

- Ostasiatische Neugeborene
- Säuglinge mit niedrigem Geburtsgewicht
- Neugeborene uramerikanischer Abstammung
- Neugeborene ≤ 7 Tage
- Neugeborene, die gestillt werden
- Neugeborene, deren Blutgruppe nicht mit der der Mutter kompatibel ist
- Neugeborene, deren Mütter Schwangerschaftsdiabetes hatten
- Neugeborene, deren Geschwister eine Vorgeschichte von Gelbsucht hatten
- Neugeborene mit signifikanten Blutergüssen während der Geburt
- Populationen, die in großer Höhe leben
- Frühgeborene Neugeborene

Assoziierte Bedingungen

- Bakterielle Infektionen
- Enzym-Mangel
- Beeinträchtigter Metabolismus
- Innere Blutung
- Leberfunktionsstörung
- Pränatale Infektion
- Sepsis
- Virusinfektion

Unterstützende Originalliteratur ist verfügbar unter www.recom.eu/nanda-2021-2023-literatur.

Domäne 2 • Klasse 4 • Diagnosencode 00230 • Risk for neonatal hyperbilirubinemia

Risiko einer neonatalen Hyperbilirubinämie

Fokus der Diagnose: Hyperbilirubinämie
Zugelassen 2010 • Überarbeitet 2013, 2017 • Evidenzlevel 2.1

Definition
Anfälligkeit für eine Ansammlung von unkonjugiertem Bilirubin im Kreislauf (weniger als 15 mg/dl), welche 24 Stunden nach der Geburt auftritt und die Gesundheit beeinträchtigen könnte.

Risikofaktoren

- Verzögerte Passage des Mekoniums
- Inadäquates elterliches Essverhalten
- Unterernährte Säuglinge

Risikopopulationen

- Ostasiatische Neugeborene
- Säuglinge mit niedrigem Geburtsgewicht
- Neugeborene uramerikanischer Abstammung
- Neugeborene ≤ 7 Tage
- Neugeborene, die gestillt werden
- Neugeborene, deren Blutgruppe nicht mit der der Mutter kompatibel ist
- Neugeborene, deren Mütter Schwangerschaftsdiabetes hatten
- Neugeborene, deren Geschwister eine Vorgeschichte von Gelbsucht hatten
- Neugeborene mit signifikanten Blutergüssen während der Geburt
- Populationen, die in großer Höhe leben
- Frühgeborene Neugeborene

Assoziierte Bedingungen

- Bakterielle Infektionen
- Enzym-Mangel
- Beeinträchtigter Metabolismus
- Innere Blutung
- Leberfunktionsstörung
- Pränatale Infektion
- Sepsis
- Virusinfektion

Unterstützende Originalliteratur ist verfügbar unter www.recom.eu/nanda-2021-2023-literatur.

Domäne 2 • Klasse 4 • Diagnosencode 00178 • Risk for impaired liver function

Risiko einer beeinträchtigten Leberfunktion

Fokus der Diagnose: Leberfunktion
Zugelassen 2006 • Überarbeitet 2008, 2013, 2017 • Evidenzlevel 2.1

Definition
Anfälligkeit für eine reduzierte Leberfunktion, welche die Gesundheit einschränken könnte.

Risikofaktoren

- Substanzmissbrauch

Assoziierte Bedingungen

- HIV-Koinfektion
- Pharmazeutische Präparate
- Virusinfektion

Diese Diagnose wird für die Ausgabe 2024-2026 aus der Klassifikation zurückgezogen, falls keine zusätzlichen Risikofaktoren entwickelt wurden.

Unterstützende Originalliteratur ist verfügbar unter www.recom.eu/nanda-2021-2023-literatur.

Domäne 2 • Klasse 4 • Diagnosencode 00296 • Risk for metabolic syndrome

Risiko eines metabolischen Syndroms

Fokus der Diagnose: Metabolisches Syndrom
Zugelassen 2020 • Evidenzlevel 2.1

Definition
Anfälligkeit für die Entwicklung eines Symptomkomplexes, der das Risiko für Herz-Kreislauf-Erkrankungen und Diabetes mellitus Typ 2 erhöht, welche die Gesundheit beeinträchtigen könnte.

Risikofaktoren

- Fehlen des Interesses an der Verbesserung des Gesundheitsverhaltens
- Durchschnittliche tägliche physische Aktivität ist geringer als für Alter und Geschlecht empfohlen
- Body-Mass-Index über dem Normalbereich für Alter und Geschlecht
- Übermäßige Fettablagerung für Alter und Geschlecht
- Übermäßiger Alkoholkonsum
- Übermäßiger Stress
- Inadäquate Ernährungsgewohnheiten
- Unzureichendes Wissen über modifizierbare Faktoren
- Achtet nicht auf Passivrauchen
- Rauchen

Risikopopulationen

- Personen > 30 Jahre
- Personen mit familiärer Vorgeschichte von Diabetes mellitus
- Personen mit familiärer Vorgeschichte von Dyslipidämie
- Personen mit familiärer Vorgeschichte von Bluthochdruck
- Personen mit familiärer Vorgeschichte eines metabolischen Syndroms
- Personen mit familiärer Vorgeschichte von Adipositas
- Personen mit familiärer Vorgeschichte von instabilem Blutdruck

Assoziierte Bedingungen

- Hyperurikämie
- Insulinresistenz
- Polyzystisches Ovar-Syndrom

Unterstützende Originalliteratur ist verfügbar unter www.recom.eu/nanda-2021-2023-literatur.

Domäne 2 • Klasse 5 • Diagnosencode 00195 • Risk for electrolyte imbalance

Risiko eines unausgeglichenen Elektrolythaushalts

Fokus der Diagnose: Ausgeglichener Elektrolythaushalt
Zugelassen 2008 • Überarbeitet 2013, 2017 • Evidenzlevel 2.1

Definition
Anfälligkeit für eine Veränderung des Serum-Elektrolyt-Spiegels, welche die Gesundheit beeinträchtigen könnte.

Risikofaktoren

- Diarrhö
- Übermäßiges Flüssigkeitsvolumen
- Unzureichendes Wissen über modifizierbare Faktoren
- Unzureichendes Flüssigkeitsvolumen
- Erbrechen

Assoziierte Bedingungen

- Gefährdeter Regulationsmechanismus
- Endokrine regulatorische Dysfunktion
- Renale Dysfunktion
- Therapieregime

Unterstützende Originalliteratur ist verfügbar unter www.recom.eu/nanda-2021-2023-literatur.

Domäne 2 • Klasse 5 • Diagnosencode 00025 • Risk for imbalanced fluid volume

Risiko eines unausgeglichenen Flüssigkeitsvolumens

Fokus der Diagnose: Ausgeglichenes Flüssigkeitsvolumen
Zugelassen 1998 • Überarbeitet 2008, 2013, 2017, 2020 • Evidenzlevel 2.1

Definition
Anfälligkeit für eine Verminderung, einen Anstieg oder einer schnellen Veränderung von intravaskulärer, interstitieller und/oder intrazellulärer Flüssigkeit, welche die Gesundheit beeinträchtigen könnten.

Risikofaktoren

- Veränderte Flüssigkeitsaufnahme
- Erschwerter Zugang zu Wasser
- Übermäßige Natriumzufuhr
- Unzureichendes Wissen über den Flüssigkeitsbedarf
- Ineffektives Medikamenten-Selbstmanagement
- Unzureichende Muskelmasse
- Malnutrition

Risikopopulationen

- Personen mit Gewichtsextremen
- Personen unter äußeren Bedingungen, die den Flüssigkeitsbedarf beeinflussen
- Personen mit Gesundheitszuständen, die den Flüssigkeitsbedarf beeinflussen
- Frauen

Assoziierte Bedingungen

- Aktiver Flüssigkeitsverlust
- Abweichungen bei der Flüssigkeitsabsorption
- Abweichungen bei der Flüssigkeitsausscheidung
- Abweichungen bei der Flüssigkeitszufuhr
- Abweichungen mit Einfluss auf die Gefäßdurchlässigkeit
- Übermäßiger Flüssigkeitsverlust auf physiologische Weise
- Flüssigkeitsverlust auf unphysiologische Weise
- Pharmazeutische Präparate
- Therapieregime

Unterstützende Originalliteratur ist verfügbar unter www.recom.eu/nanda-2021-2023-literatur.

Domäne 2 • Klasse 5 • Diagnosencode 00027 • Deficient fluid volume

Defizitäres Flüssigkeitsvolumen

Fokus der Diagnose: Flüssigkeitsvolumen
Zugelassen 1978 • Überarbeitet 1996, 2017, 2020 • Evidenzlevel 2.1

Definition
Reduzierte intravaskuläre, interstitielle und/oder intrazelluläre Flüssigkeit. Dieser Zustand bezieht sich auf Dehydratation, den Wasserverlust ohne Veränderung des Natriumgehalts.

Bestimmende Merkmale

- Veränderter mentaler Zustand
- Veränderter Hautturgor
- Verminderter Blutdruck
- Verminderter Pulsdruck
- Vermindertes Pulsvolumen
- Verminderter Zungen-Turgor
- Verminderte Harnausscheidung
- Verminderte Venenfüllung
- Trockene Schleimhäute
- Trockene Haut
- Erhöhte Körpertemperatur
- Erhöhte Herzfrequenz
- Erhöhter Serum-Hämatokritspiegel
- Erhöhte Urinkonzentration
- Plötzlicher Gewichtsverlust
- Eingefallene Augen
- Durst
- Schwäche

Beeinflussende Faktoren

- Schwierigkeiten bei der Deckung eines erhöhten Flüssigkeitsbedarfs
- Inadäquater Zugang zu Flüssigkeit
- Unzureichendes Wissen über den Flüssigkeitsbedarf
- Ineffektives Medikamenten-Selbstmanagement
- Unzureichende Flüssigkeitszufuhr
- Unzureichende Muskelmasse
- Malnutrition

Risikopopulationen

- Personen mit Gewichtsextremen
- Personen unter äußeren Bedingungen, die den Flüssigkeitsbedarf beeinflussen
- Personen mit Gesundheitszuständen, die den Flüssigkeitsbedarf beeinflussen
- Frauen

Assoziierte Bedingungen

- Aktiver Flüssigkeitsverlust
- Abweichungen bei der Flüssigkeitsabsorption
- Abweichungen bei der Flüssigkeitsausscheidung
- Abweichungen bei der Flüssigkeitszufuhr
- Übermäßiger Flüssigkeitsverlust auf physiologische Weise
- Flüssigkeitsverlust auf unphysiologische Weise
- Pharmazeutische Präparate
- Therapieregime

Domäne 2 • Klasse 5 • Diagnosencode 00028 • Risk for deficient fluid volume

Risiko eines defizitären Flüssigkeitsvolumens

Fokus der Diagnose: Flüssigkeitsvolumen
Zugelassen 1978 • Überarbeitet 2010, 2013, 2017, 2020 • Evidenzlevel 2.1

Definition
Anfälligkeit für eine Verminderung des intravaskulären, interstitiellen und/oder intrazellulären Flüssigkeitsvolumens, welche die Gesundheit beeinträchtigen könnte.

Risikofaktoren

- Schwierigkeiten bei der Deckung eines erhöhten Flüssigkeitsbedarfs
- Inadäquater Zugang zu Flüssigkeit
- Unzureichendes Wissen über den Flüssigkeitsbedarf
- Ineffektives Medikamenten-Selbstmanagement
- Unzureichende Flüssigkeitszufuhr
- Unzureichende Muskelmasse
- Malnutrition

Risikopopulationen

- Personen mit Gewichtsextremen
- Personen unter äußeren Bedingungen, die den Flüssigkeitsbedarf beeinflussen
- Personen mit Gesundheitszuständen, die den Flüssigkeitsbedarf beeinflussen
- Frauen

Assoziierte Bedingungen

- Aktiver Flüssigkeitsverlust
- Abweichungen bei der Flüssigkeitsabsorption
- Abweichungen bei der Flüssigkeitsausscheidung
- Abweichungen bei der Flüssigkeitszufuhr
- Übermäßiger Flüssigkeitsverlust auf physiologische Weise
- Flüssigkeitsverlust auf unphysiologische Weise
- Pharmazeutische Präparate
- Therapieregime

Domäne 2 • Klasse 5 • Diagnosencode 00026 • Excess fluid volume

Übermäßiges Flüssigkeitsvolumen

Fokus der Diagnose: Flüssigkeitsvolumen
Zugelassen 1982 • Überarbeitet 1996, 2013, 2017, 2020 • Evidenzlevel 2.1

Definition
Überhöhte Flüssigkeitsretention.

Bestimmende Merkmale

- Hinzukommende, abnorme Atemgeräusche
- Veränderter Blutdruck
- Veränderter mentaler Zustand
- Veränderter Pulmonalarteriendruck
- Verändertes Atemmuster
- Verändertes spezifisches Gewicht des Urins
- Angst
- Azotämie (abnorme Vermehrung von stickstoffhaltigen Endprodukten im Blut)
- Verminderter Serum-Hämatokritspiegel
- Verminderter Serum-Hämoglobinspiegel
- Ödem
- Hepatomegalie
- Erhöhter Zentralvenendruck
- Einfuhr übersteigt Ausfuhr
- Jugularvenenstauung
- Oligurie
- Pleuraerguss
- Positiver hepatojugulärer Reflux
- Vorhandene Herzgeräusche S 3
- Psychomotorische Unruhe
- Lungenstauung
- Gewichtszunahme in kurzer Zeit

Beeinflussende Faktoren

- Übermäßige Flüssigkeitszufuhr
- Übermäßige Natriumzufuhr
- Ineffektives Medikamenten-Selbstmanagement

Assoziierte Bedingungen

- Abweichungen bei der Flüssigkeitsausscheidung
- Pharmazeutische Präparate

Unterstützende Originalliteratur ist verfügbar unter www.recom.eu/nanda-2021-2023-literatur.

Domäne 3.
Ausscheidung und Austausch

Sekretion und Exkretion von Ausscheidungsprodukten des Körpers

Klasse 1. Harntraktfunktion
Der Prozess der Sekretion, Resorption und Ausscheidung von Urin

Klasse 2. Magen-Darm-Funktion
Der Prozess der Absorption und Ausscheidung von Endprodukten der Verdauung

Klasse 3.	Hautfunktion Der Prozess der Sekretion und Ausscheidung durch die Haut	
Code	**Diagnose**	**Seite**
	Diese Klasse enthält derzeit keine Diagnosen	

Klasse 4.	Respiratorische Funktion Der Prozess des Gasaustauschs und der Ausscheidung der Stoffwechselendprodukte	
Code	**Diagnose**	**Seite**
00030	Beeinträchtigter Gasaustausch	309

Domäne 3 • Klasse 1 • Diagnosencode 00297 • Disability-associated urinary incontinence

Behinderungsassoziierte Harninkontinenz

Fokus der Diagnose: Behinderungsassoziierte Inkontinenz
Zugelassen 2020 • Evidenzlevel 2.3

Definition
Unwillkürlicher Harnverlust, der nicht mit einer Pathologie oder einem Problem des Harnsystems in Zusammenhang steht.

Bestimmende Merkmale

- Adaptive Verhaltensweisen, damit die Harninkontinenz von anderen nicht erkannt wird
- Erfassen von Wegen zu öffentlichen Toiletten, bevor Sie das Haus verlassen
- Braucht zu lange, um nach dem Bemerken des Harndrangs die Toilette zu erreichen
- Anwendung von Techniken zur Vermeidung von Urinieren
- Blasenentleerung vor Erreichen der Toilette

Beeinflussende Faktoren

- Vermeidung der Nutzung von unhygienischen Toiletten
- Die pflegende Person wendet die Techniken des Blasentrainings unsachgemäß an
- Kognitive Dysfunktion
- Schwierigkeiten, die Toilette zu finden
- Schwierigkeiten, rechtzeitig Unterstützung für den Toilettengang zu erhalten
- Toilettennutzung wird in sozialen Situationen als peinlich empfunden
- Umgebungsbedingungen, die die Kontinenz beeinträchtigen
- Gewohnheitsmäßige Unterdrückung des Harndrangs
- Beeinträchtigte physische Mobilität
- Beeinträchtigte Haltungsbalance
- Unzureichende Motivation zur Aufrechterhaltung der Kontinenz
- Erhöhte Flüssigkeitsaufnahme
- Neurobehaviorale Manifestationen
- Beckenboden-Störungen

Risikopopulationen

- Kinder
- Ältere Erwachsene

Assoziierte Bedingungen

- Herzkrankheiten
- Beeinträchtigte Koordination
- Beeinträchtigte Handfertigkeit
- Geistige Behinderung
- Neuromuskuläre Erkrankungen
- Gelenkerkrankungen
- Pharmazeutische Präparate
- Psychologische Störung
- Sehstörungen

Unterstützende Originalliteratur ist verfügbar unter www.recom.eu/nanda-2021-2023-literatur.

Domäne 3 • Klasse 1 • Diagnosencode 00016 • Impaired urinary elimination

Beeinträchtigte Harnausscheidung

Fokus der Diagnose Ausscheidung
Zugelassen 1973 • Überarbeitet 2006, 2017, 2020 • Evidenzlevel 3.1

Definition
Dysfunktion der Ausscheidung von Harn.

Bestimmende Merkmale

- Dysurie
- Nykturie
- Häufiges Wasserlassen
- Verzögertes Wasserlassen
- Harninkontinenz
- Harnretention
- Harndrang

Beeinflussende Faktoren

- Alkoholkonsum
- Veränderter Umweltfaktor
- Koffeinkonsum
- Umweltbedingte Einschränkungen
- Kotstauung
- Ungünstige Körperhaltung beim Toilettengang
- Ineffektive Ausscheidungsgewohnheiten
- Unzureichende Privatsphäre
- Unwillkürliche Sphinkterrelaxation
- Adipositas
- Beckenorgan-Prolaps
- Rauchen
- Aspartamkonsum
- Geschwächter Blasenmuskel
- Geschwächte unterstützende Beckenbodenstruktur

Risikopopulationen

- Ältere Erwachsene
- Frauen

Assoziierte Bedingungen

- Anatomische Obstruktion
- Diabetes mellitus
- Sensomotorische Beeinträchtigung
- Harnwegsinfektion

Unterstützende Originalliteratur ist verfügbar unter www.recom.eu/nanda-2021-2023-literatur.

Domäne 3 • Klasse 1 • Diagnosencode 00310 • Mixed urinary incontinence

Mischharninkontinenz

Fokus der Diagnose: Inkontinenz
Zugelassen 2020 • Evidenzlevel 2.3

Definition
Unwillkürlicher Harnverlust in Verbindung mit oder nach einem starken Gefühl oder Drang zur Blasenentleerung sowie bei Aktivitäten, die den intra-abdominalen Druck erhöhen.

Bestimmende Merkmale

- Drückt eine unvollständige Blasenentleerung aus
- Unfreiwilliger Harnabgang beim Husten
- Unfreiwilliger Harnabgang bei Anstrengung
- Unfreiwilliger Harnabgang beim Lachen
- Unfreiwilliger Harnabgang bei physischer Anstrengung
- Unfreiwilliger Harnabgang beim Niesen
- Nykturie
- Harndrang

Beeinflussende Faktoren

- Unzureichende Funktion des Blasenhalses
- Unzureichende Funktion des urethralen Sphinkters
- Übergewicht
- Beckenorgan-Prolaps
- Skelettmuskel-Atrophie
- Rauchen
- Schwäche der vorderen Scheidenwand

Risikopopulationen

- Personen mit chronischem Husten
- Personen mit einem Typ von Harninkontinenz
- Mehrgebärende Frauen
- Ältere Erwachsene
- Frauen in der Menopause
- Vaginal gebärende Frauen

Assoziierte Bedingungen

- Diabetes mellitus
- Östrogenmangel
- Motorische Störungen
- Beckenboden-Störungen
- Anhaltende Harninkontinenz
- Chirurgischer Eingriff bei Stressharninkontinenz
- Verletzung des Harnröhrensphinkters

Unterstützende Originalliteratur ist verfügbar unter www.recom.eu/nanda-2021-2023-literatur.

Domäne 3 • Klasse 1 • Diagnosencode 00017 • Stress urinary incontinence

Stressharninkontinenz

Fokus der Diagnose: Inkontinenz
Zugelassen 1986 • Überarbeitet 2006, 2017, 2020 • Evidenzlevel 2.3

Definition
Unwillkürlicher Harnverlust bei Aktivitäten, die den intra-abdominalen Druck erhöhen, die nicht mit dem Drang zur Blasenentleerung verbunden sind.

Bestimmende Merkmale

- Unfreiwilliger Harnabgang bei nicht vorliegender Detrusorkontraktion
- Unfreiwilliger Harnabgang bei nicht vorliegender Blasenüberdehnung
- Unfreiwilliger Harnabgang beim Husten
- Unfreiwilliger Harnabgang bei Anstrengung
- Unfreiwilliger Harnabgang beim Lachen
- Unfreiwilliger Harnabgang bei physischer Anstrengung
- Unfreiwilliger Harnabgang beim Niesen

Beeinflussende Faktoren

- Übergewicht
- Beckenboden-Störungen
- Beckenorgan-Prolaps

Risikopopulationen

- Personen, die ein hochintensives physisches Training durchführen
- Mehrgebärende Frauen
- Schwangere Frauen
- Frauen in der Menopause
- Vaginal gebärende Frauen

Assoziierte Bedingungen

- Geschädigte Beckenbodenmuskeln
- Degenerative Veränderungen der Beckenbodenmuskulatur
- Unzureichende Funktion des urethralen Sphinkters
- Erkrankungen des Nervensystems
- Prostatektomie
- Verletzung des Harnröhrensphinkters

Unterstützende Originalliteratur ist verfügbar unter www.recom.eu/nanda-2021-2023-literatur.

Domäne 3 • Klasse 1 • Diagnosencode 00019 • Urge urinary incontinence

Dranghamninkontinenz

Fokus der Diagnose: Inkontinenz
Zugelassen 1986 • Überarbeitet 2006, 2017, 2020 • Evidenzlevel 2.3

Definition
Unwillkürlicher Harnverlust in Verbindung mit oder nach einem starken Gefühl oder Drang zur Blasenentleerung.

Bestimmende Merkmale

- Verminderte Blasenkapazität
- Gefühl der Dringlichkeit bei ausgelöstem Reiz
- Unfreiwilliger Harnabgang vor Erreichen der Toilette
- Unwillkürlicher Harnabgang begleitet von Blasenkontraktionen
- Unwillkürlicher Harnabgang begleitet von Blasenspasmen
- Unfreiwilliger dringlicher Harnabgang in unterschiedlichen Mengen zwischen den Entleerungen
- Nykturie
- Häufiges Wasserlassen

Beeinflussende Faktoren

- Alkoholkonsum
- Angst
- Koffeinkonsum
- Konsum von kohlensäurehaltigen Getränken
- Kotstauung
- Ineffektive Ausscheidungsgewohnheiten
- Unwillkürliche Sphinkterrelaxation
- Übergewicht
- Beckenboden-Störungen
- Beckenorgan-Prolaps

Risikopopulationen

- Personen, die Missbrauch ausgesetzt sind
- Personen mit Harndrang in der Kindheit
- Ältere Erwachsene
- Frauen
- Frauen in der Menopause

Assoziierte Bedingungen

- Atrophische Vaginitis
- Blasenausgangsobstruktion
- Depression
- Diabetes mellitus
- Erkrankungen des Nervensystems
- Trauma des Nervensystems
- Überaktiver Beckenboden
- Pharmazeutische Präparate
- Therapieregime
- Urologische Erkrankungen

Unterstützende Originalliteratur ist verfügbar unter www.recom.eu/nanda-2021-2023-literatur.

Domäne 3 • Klasse 1 • Diagnosencode 00022 • Risk for urge urinary incontinence

Risiko einer Dranghaminkontinenz

Fokus der Diagnose: Inkontinenz
Zugelassen 1998 • Überarbeitet 2008, 2013, 2017, 2020 • Evidenzlevel 2.2

Definition
Anfälligkeit für einen unwillkürlichen Harnabgang kurz nach einer starken Empfindung oder Dringlichkeit, Urin zu entleeren, welcher die Gesundheit beeinträchtigen könnte.

Risikofaktoren

- Alkoholkonsum
- Angst
- Koffeinkonsum
- Konsum von kohlensäurehaltigen Getränken
- Kotstauung
- Ineffektive Ausscheidungsgewohnheiten
- Unwillkürliche Sphinkterrelaxation
- Übergewicht
- Beckenboden-Störungen
- Beckenorgan-Prolaps

Risikopopulationen

- Personen, die Missbrauch ausgesetzt sind
- Personen mit Harndrang in der Kindheit
- Ältere Erwachsene
- Frauen
- Frauen in der Menopause

Assoziierte Bedingungen

- Atrophische Vaginitis
- Blasenausgangsobstruktion
- Depression
- Diabetes mellitus
- Erkrankungen des Nervensystems
- Trauma des Nervensystems
- Überaktiver Beckenboden
- Pharmazeutische Präparate
- Therapieregime
- Urologische Erkrankungen

Unterstützende Originalliteratur ist verfügbar unter www.recom.eu/nanda-2021-2023-literatur.

Domäne 3 • Klasse 1 • Diagnosencode 00023 • Urinary retention

Harnretention

Fokus der Diagnose: Retention
Zugelassen 1986 • Überarbeitet 2017, 2020 • Evidenzlevel 3.1

Definition
Unvollständige Blasenentleerung.

Bestimmende Merkmale

- Fehlen der Harnausscheidung
- Blasendehnung
- Dysurie
- Erhöhte Häufigkeit des Wasserlassens tagsüber
- Minimales Blasenvolumen
- Überlaufinkontinenz
- Berichtet über das Gefühl einer vollen Blase
- Berichtet über das Gefühl von Restharn
- Schwacher Urinstrahl

Beeinflussende Faktoren

- Umweltbedingte Einschränkungen
- Kotstauung
- Ungünstige Körperhaltung beim Toilettengang
- Unzureichende Entspannung der Beckenbodenmuskulatur
- Unzureichende Privatsphäre
- Beckenorgan-Prolaps
- Geschwächter Blasenmuskel

Risikopopulationen

- Frauen im Wochenbett

Assoziierte Bedingungen

- Gutartige Prostatahyperplasie
- Diabetes mellitus
- Erkrankungen des Nervensystems
- Pharmazeutische Präparate
- Obstruktion der ableitenden Harnwege

Domäne 3 • Klasse 1 • Diagnosencode 00322 • Risk for urinary retention

Risiko einer Harnretention

Fokus der Diagnose: Retention
Zugelassen 2020 • Evidenzlevel 3.1

Definition
Anfälligkeit für eine unvollständige Blasenentleerung.

Risikofaktoren

- Umweltbedingte Einschränkungen
- Kotstauung
- Ungünstige Körperhaltung beim Toilettengang
- Unzureichende Entspannung der Beckenbodenmuskulatur
- Unzureichende Privatsphäre
- Beckenorgan-Prolaps
- Geschwächter Blasenmuskel

Risikopopulationen

- Frauen im Wochenbett

Assoziierte Bedingungen

- Gutartige Prostatahyperplasie
- Diabetes mellitus
- Erkrankungen des Nervensystems
- Pharmazeutische Präparate
- Obstruktion der ableitenden Harnwege

Unterstützende Originalliteratur ist verfügbar unter www.recom.eu/nanda-2021-2023-literatur.

Domäne 3 • Klasse 2 • Diagnosencode 00011 • Constipation

Obstipation

Fokus der Diagnose: Obstipation
Zugelassen 1975 • Überarbeitet 1998, 2017, 2020 • Evidenzlevel 3.1

Definition
Seltene oder schwierige Stuhlausscheidung.

Bestimmende Merkmale

- Nachweis von Symptomen nach standardisierten Diagnosekriterien
- Harter Stuhl
- Klumpiger Stuhl
- Notwendigkeit von manuellen Manövern, um die Defäkation zu ermöglichen
- Weniger als drei Stuhlgänge pro Woche
- Gefühl anorektaler Obstruktion
- Gefühl der unvollständigen Entleerung
- Pressen bei der Defäkation

Beeinflussende Faktoren

- Veränderte regelmäßige Routine
- Durchschnittliche tägliche physische Aktivität ist geringer als für Alter und Geschlecht empfohlen
- Kognitive Dysfunktion
- Kommunikationsbarrieren
- Gewohnheit, Stuhldrang zu unterdrücken
- Beeinträchtigte physische Mobilität
- Beeinträchtigte Haltungsbalance
- Unzureichendes Wissen über modifizierbare Faktoren
- Inadäquate Ausscheidungsgewohnheiten
- Unzureichende Zufuhr von Ballaststoffen
- Unzureichende Flüssigkeitszufuhr
- Unzureichende Privatsphäre
- Stressoren
- Substanzmissbrauch

Risikopopulationen

- Personen im Krankenhaus
- Personen mit längerem Krankenhausaufenthalt
- Personen in Altenpflegeeinrichtungen
- Personen in der frühen postoperativen Phase
- Ältere Erwachsene
- Schwangere Frauen
- Frauen

Assoziierte Bedingungen

- Blockade im Dickdarm
- Blockade im Rektum
- Depression
- Entwicklungsbedingte Behinderungen

- Erkrankungen des Verdauungssystems
- Erkrankungen des endokrinen Systems
- Herzkrankheiten
- Mentale Störungen
- Muskuläre Erkrankungen
- Erkrankungen des Nervensystems
- Neurokognitive Störungen
- Beckenboden-Störungen
- Pharmazeutische Präparate
- Strahlentherapie
- Urogynäkologische Störungen

Domäne 3 • Klasse 2 • Diagnosencode 00015 • Risk for constipation

Risiko einer Obstipation

Fokus der Diagnose: Obstipation
Zugelassen 1998 • Überarbeitet 2013, 2017, 2020 • Evidenzlevel 3.2

Definition
Anfälligkeit für eine unregelmäßige oder schwierige Stuhlausscheidung, welche die Gesundheit beeinträchtigen könnte.

Risikofaktoren

- Veränderte regelmäßige Routine
- Durchschnittliche tägliche physische Aktivität ist geringer als für Alter und Geschlecht empfohlen
- Kognitive Dysfunktion
- Kommunikationsbarrieren
- Gewohnheit, Stuhldrang zu unterdrücken
- Beeinträchtigte physische Mobilität
- Beeinträchtigte Haltungsbalance
- Unzureichendes Wissen über modifizierbare Faktoren
- Inadäquate Ausscheidungsgewohnheiten
- Unzureichende Zufuhr von Ballaststoffen
- Unzureichende Flüssigkeitszufuhr
- Unzureichende Privatsphäre
- Stressoren
- Substanzmissbrauch

Risikopopulationen

- Personen im Krankenhaus
- Personen mit längerem Krankenhausaufenthalt
- Personen in Altenpflegeeinrichtungen
- Personen in der frühen postoperativen Phase
- Ältere Erwachsene
- Schwangere Frauen
- Frauen

Assoziierte Bedingungen

- Blockade im Dickdarm
- Blockade im Rektum
- Depression
- Entwicklungsbedingte Behinderungen
- Erkrankungen des Verdauungssystems
- Erkrankungen des endokrinen Systems
- Herzkrankheiten
- Mentale Störungen
- Muskuläre Erkrankungen
- Erkrankungen des Nervensystems
- Neurokognitive Störungen
- Beckenboden-Störungen
- Pharmazeutische Präparate
- Strahlentherapie
- Urogynäkologische Störungen

Domäne 3 • Klasse 2 • Diagnosencode 00012 • Perceived constipation

Wahrgenommene Obstipation

Fokus der Diagnose: Obstipation
Zugelassen 1988 • Überarbeitet 2020 • Evidenzlevel 2.1

Definition
Selbstdiagnostizierte unregelmäßige oder schwierige Stuhlausscheidung in Verbindung mit dem Missbrauch von Methoden, um eine tägliche Darmentleerung zu gewährleisten.

Bestimmende Merkmale

- Missbrauch von Einläufen
- Erwartet Stuhlgang täglich zur gleichen Zeit
- Missbrauch von Laxanzien
- Missbrauch von Suppositorien

Beeinflussende Faktoren

- Kulturspezifisches Gesundheitsverständnis
- Defizitäres Wissen über normale Entleerungsmuster
- Gestörte Denkprozesse
- Gesundheitsvorstellungen der Familie

Domäne 3 • Klasse 2 • Diagnosencode 00235 • Chronic functional constipation

Chronische funktionelle Obstipation

Fokus der Diagnose: Funktionelle Obstipation
Zugelassen 2013 • Überarbeitet 2017 • Evidenzlevel 2.2

Definition
Seltene oder schwierige Stuhlausscheidung, die in mindestens 3 der letzten 12 Monate vorgelegen hat.

Bestimmende Merkmale

Allgemein

- Aufgeblähtes Abdomen
- Kotstauung
- Austreten von Stuhl bei digitaler Stimulation
- Schmerz bei der Defäkation
- Tastbare Masse im Abdomen
- Positiver fäkaler okkulter Bluttest (FOBT)
- Lang andauerndes Pressen
- Typ 1 oder 2 der Bristol-Stuhlformen-Skala

Erwachsene: Vorhandensein von ≥ 2 der folgenden Symptome des Rom-III-Klassifikationssystems:

- Klumpiger oder harter Stuhl bei ≥ 25 % der Defäkationen
- Manuelle Manöver zur Erleichterung bei ≥ 25 % der Defäkationen (Manipulation mit den Fingern, Unterstützung durch die Beckenbodenmuskulatur)
- Empfindung einer anorektalen Verstopfung/Blockade bei ≥ 25 % der Defäkationen
- Empfindung einer unvollständigen Entleerung bei ≥ 25 % der Defäkationen
- Anstrengung bei ≥ 25 % der Defäkationen
- ≤ 3 Stuhlgänge in der Woche

Kinder > 4 Jahre: Vorhandensein von ≥ 2 der Kriterien des Rom-III-Klassifikationssystems für die Dauer von ≥ 2 Monaten:

- Stuhlgang mit großem Durchmesser, der die Toilette verstopfen kann
- Schmerzhafte oder harte Stuhlgänge
- Präsenz einer großen Stuhlgangmasse im Rektum
- Körperhaltung, die den Stuhlgang zurückhält
- ≤ 2 Defäkationen in der Woche
- ≥ 1 Episode einer Stuhlinkontinenz in der Woche

Kinder ≤ 4 Jahre: Vorhandensein von ≥ 2 der Kriterien des Rom-III-Klassifikationssystems für die Dauer von ≥ 1 Monat:

- Stuhlgang mit großem Durchmesser, der die Toilette verstopfen kann
- Schmerzhafte oder harte Stuhlgänge
- Präsenz einer großen Stuhlgangmasse im Rektum
- Körperhaltung, die den Stuhlgang zurückhält
- ≤ 2 Defäkationen in der Woche
- ≥ 1 Episode einer Stuhlinkontinenz in der Woche

Beeinflussende Faktoren

- Verminderte Nahrungsaufnahme
- Dehydratation
- Extrem fetthaltige Ernährung
- Extrem eiweißhaltige Ernährung
- Frailty-Syndrom im Alter
- Gewohnheit, Stuhldrang zu unterdrücken
- Beeinträchtigte physische Mobilität
- Inadäquate Nahrungsaufnahme
- Unzureichendes Wissen über modifizierbare Faktoren
- Unzureichende Zufuhr von Ballaststoffen
- Unzureichende Flüssigkeitszufuhr
- Geringe Kalorienzufuhr
- Bewegungsarmer Lebensstil

Risikopopulationen

- Ältere Erwachsene
- Schwangere Frauen

Assoziierte Bedingungen

- Amyloidose
- Analfissur
- Analstriktur
- Autonome Neuropathie
- Chronische intestinale Pseudoobstruktion (CIPO)
- Chronische Niereninsuffizienz
- Kolonkarzinom
- Depression
- Dermatomyositis
- Diabetes mellitus
- Raumfordernder Prozess außerhalb des Intestinums
- Hämorrhoiden
- Morbus Hirschsprung
- Hyperkalzämie
- Hypothyreose
- Entzündliche Darmerkrankung
- Ischämische Stenose
- Multiple Sklerose
- Myotone Dystrophie
- Neurokognitive Störungen
- Panhypopituitarismus (generalisierte Form der Hypophysenvorderlappen-Insuffizienz)
- Paraplegie
- Morbus Parkinson
- Beckenboden-Störungen
- Dammverletzung
- Pharmazeutische Präparate
- Polypharmazie
- Porphyrie
- Postinflammatorische Stenose
- Proktitis (Enddarmentzündung)
- Sklerodermie
- Verlangsamte Kolontransferzeit
- Rückenmarksverletzungen
- Schlaganfall
- Operative Stenose

Unterstützende Originalliteratur ist verfügbar unter www.recom.eu/nanda-2021-2023-literatur.

Domäne 3 • Klasse 2 • Diagnosencode 00236 • Risk for chronic functional constipation

Risiko einer chronischen funktionellen Obstipation

Fokus der Diagnose: Funktionelle Obstipation
Zugelassen 2013 • Überarbeitet 2017 • Evidenzlevel 2.2

Definition
Anfälligkeit für eine seltene oder schwierige Stuhlausscheidung, die in nahezu 3 der letzten 12 Monate vorgelegen hat, welche die Gesundheit beeinträchtigen könnte.

Risikofaktoren

- Verminderte Nahrungsaufnahme
- Dehydratation
- Extrem fetthaltige Ernährung
- Extrem eiweißhaltige Ernährung
- Frailty-Syndrom im Alter
- Gewohnheit, Stuhldrang zu unterdrücken
- Beeinträchtigte physische Mobilität
- Inadäquate Nahrungsaufnahme
- Unzureichendes Wissen über modifizierbare Faktoren
- Unzureichende Zufuhr von Ballaststoffen
- Unzureichende Flüssigkeitszufuhr
- Geringe Kalorienzufuhr
- Bewegungsarmer Lebensstil

Risikopopulationen

- Ältere Erwachsene
- Schwangere Frauen

Assoziierte Bedingungen

- Amyloidose
- Analfissur
- Analstriktur
- Autonome Neuropathie
- Chronische intestinale Pseudoobstruktion (CIPO)
- Chronische Niereninsuffizienz
- Kolonkarzinom
- Depression
- Dermatomyositis
- Diabetes mellitus
- Raumfordernder Prozess außerhalb des Intestinums
- Hämorrhoiden
- Morbus Hirschsprung
- Hyperkalzämie
- Hypothyreose
- Entzündliche Darmerkrankung
- Ischämische Stenose
- Multiple Sklerose
- Myotone Dystrophie
- Neurokognitive Störungen
- Panhypopituitarismus (generalisierte Form der Hypophysenvorderlappen-Insuffizienz)
- Paraplegie
- Morbus Parkinson
- Beckenboden-Störungen
- Dammverletzung

- Pharmazeutische Präparate
- Polypharmazie
- Porphyrie
- Postinflammatorische Stenose
- Proktitis (Enddarmentzündung)
- Sklerodermie
- Verlangsamte Kolontransferzeit
- Rückenmarksverletzungen
- Schlaganfall
- Operative Stenose

Unterstützende Originalliteratur ist verfügbar unter www.recom.eu/nanda-2021-2023-literatur.

Domäne 3 • Klasse 2 • Diagnosencode 00319 • Impaired bowel continence

Beeinträchtigte Stuhlkontinenz

Fokus der Diagnose: Kontinenz
Zugelassen 2020 • Evidenzlevel 3.1

Definition
Unvermögen, Stuhl zu halten, das Vorhandensein von Stuhl im Rektum zu spüren, sich zu entspannen und Stuhl zu halten, wenn ein Toilettengang unangebracht erscheint.

Bestimmende Merkmale

- Abdominale Beschwerden
- Stuhldrang
- Fäkale Flecken auf der Wäsche
- Beeinträchtigte Fähigkeit, geformten Stuhl auszuscheiden, obwohl rektales Völlegefühl wahrgenommen wird
- Unvermögen, die Defäkation zu verzögern
- Unvermögen, Blähungen zu halten
- Unvermögen, die Toilette rechtzeitig zu erreichen
- Schenkt dem Stuhldrang keine Beachtung
- Unbemerkter Stuhlabgang bei Aktivitäten

Beeinflussende Faktoren

- Vermeidung der Nutzung von unhygienischen Toiletten
- Obstipation
- Abhängigkeit bei der Toilettenbenutzung
- Diarrhö
- Schwierigkeiten, die Toilette zu finden
- Schwierigkeiten, rechtzeitig Unterstützung für den Toilettengang zu erhalten
- Toilettennutzung wird in sozialen Situationen als peinlich empfunden
- Umgebungsbedingungen, die die Kontinenz beeinträchtigen
- Generelle Abnahme des Muskeltonus
- Beeinträchtigte physische Mobilität
- Beeinträchtigte Haltungsbalance
- Inadäquate Ernährungsgewohnheiten
- Unzureichende Motivation zur Aufrechterhaltung der Kontinenz
- Unvollständige Darmentleerung
- Missbrauch von Laxanzien
- Stressoren

Risikopopulationen

- Ältere Erwachsene
- Vaginal gebärende Frauen
- Frauen mit geburtshilflicher Extraktion bei der Geburt

Assoziierte Bedingungen

- Anal-Trauma
- Angeborene Anomalien des Magen-Darm-Trakts
- Diabetes mellitus
- Neurokognitive Störungen
- Neurologische Erkrankungen
- Physische Inaktivität
- Erkrankungen der Prostata
- Trauma des Rektums
- Rückenmarksverletzungen
- Schlaganfall

Unterstützende Originalliteratur ist verfügbar unter www.recom.eu/nanda-2021-2023-literatur.

Domäne 3 • Klasse 2 • Diagnosencode 00013 • Diarrhea

Diarrhö

Fokus der Diagnose: Diarrhö
Zugelassen 1975 • Überarbeitet 1998, 2017, 2020 • Evidenzlevel 3.1

Definition
Mindestens drei oder mehr lose oder flüssige Stuhlgänge pro Tag.

Bestimmende Merkmale

- Bauchkrämpfe
- Abdominalschmerz
- Stuhldrang
- Dehydratation
- Hyperaktive Darmgeräusche

Beeinflussende Faktoren

- Angst
- Säuglingsnahrung
- Inadäquater Zugang zu sauberem Trinkwasser
- Inadäquater Zugang zu sicheren Nahrungsmitteln
- Unzureichendes Wissen über den Rotavirus-Impfstoff
- Unzureichendes Wissen über hygienische Lebensmittelzubereitung
- Unzureichendes Wissen über hygienische Lebensmittellagerung
- Unzureichende individuelle Hygienemaßnahmen
- Erhöhtes Stresslevel
- Missbrauch von Laxanzien
- Malnutrition
- Substanzmissbrauch

Risikopopulationen

- Vielreisende
- Personen mit Altersextremen
- Personen, die Giftstoffen ausgesetzt sind

Assoziierte Bedingungen

- Kritische Erkrankung
- Erkrankungen des endokrinen Systems
- Enterale Ernährung
- Gastrointestinale Erkrankungen
- Immunsuppression
- Infektionen
- Pharmazeutische Präparate
- Therapieregime

Domäne 3 • Klasse 2 • Diagnosencode 00196 • Dysfunctional gastrointestinal motility

Dysfunktionale gastrointestinale Motilität

Fokus der Diagnose: Gastrointestinale Motilität
Zugelassen 2008 • Überarbeitet 2017 • Evidenzlevel 2.1

Definition
Erhöhte, verminderte, ineffektive oder fehlende peristaltische Aktivität im Gastrointestinaltrakt.

Bestimmende Merkmale

- Bauchkrämpfe
- Abdominalschmerz
- Fehlen von Blähungen
- Beschleunigte Magenentleerung
- Veränderte Darmgeräusche
- Gallenfarbiger Magenrestinhalt
- Diarrhö
- Schwierigkeiten bei der Defäkation
- Aufgeblähtes Abdomen
- Harter, geformter Stuhl
- Erhöhte Magenrestmenge
- Übelkeit
- Regurgitation (Rückfluss von Speisebrei)
- Erbrechen

Beeinflussende Faktoren

- Veränderte Wasserversorgung
- Angst
- Änderung der Essgewohnheit
- Beeinträchtigte physische Mobilität
- Malnutrition
- Bewegungsarmer Lebensstil
- Stressoren
- Unhygienische Zubereitung von Nahrungsmitteln

Risikopopulationen

- Personen, die etwas Kontaminiertes zu sich genommen haben
- Ältere Erwachsene
- Frühgeborene Säuglinge

Assoziierte Bedingungen

- Verminderte gastrointestinale Durchblutung
- Diabetes mellitus
- Enterale Ernährung
- Nahrungsmittelunverträglichkeit
- Gastroösophagealer Reflux
- Infektionen
- Pharmazeutische Präparate
- Therapieregime

Unterstützende Originalliteratur ist verfügbar unter www.recom.eu/nanda-2021-2023-literatur.

Domäne 3 • Klasse 2 • Diagnosencode 00197 • Risk for dysfunctional gastrointestinal motility

Risiko einer dysfunktionalen gastrointestinalen Motilität

Fokus der Diagnose: Gastrointestinale Motilität
Zugelassen 2008 • Überarbeitet 2013, 2017 • Evidenzlevel 2.1

Definition
Anfälligkeit für eine erhöhte, verminderte, ineffektive oder fehlende peristaltische Aktivität im Gastrointestinaltrakt, welche die Gesundheit beeinträchtigen könnte.

Risikofaktoren

- Veränderte Wasserversorgung
- Angst
- Änderung der Essgewohnheit
- Beeinträchtigte physische Mobilität
- Malnutrition
- Bewegungsarmer Lebensstil
- Stressoren
- Unhygienische Zubereitung von Nahrungsmitteln

Risikopopulationen

- Personen, die etwas Kontaminiertes zu sich genommen haben
- Ältere Erwachsene
- Frühgeborene Säuglinge

Assoziierte Bedingungen

- Verminderte gastrointestinale Durchblutung
- Diabetes mellitus
- Enterale Ernährung
- Nahrungsmittelunverträglichkeit
- Gastroösophagealer Reflux
- Infektionen
- Pharmazeutische Präparate
- Therapieregime

Unterstützende Originalliteratur ist verfügbar unter www.recom.eu/nanda-2021-2023-literatur.

Domäne 3 • Klasse 4 • Diagnosencode 00030 • Impaired gas exchange

Beeinträchtigter Gasaustausch

Fokus der Diagnose: Gasaustausch
Zugelassen 1980 • Überarbeitet 1996, 1998, 2017, 2020 • Evidenzlevel 3.3

Definition
Übermäßige oder defizitäre Sauerstoffzufuhr und/oder Kohlendioxidausscheidung.

Bestimmende Merkmale

- Abnormaler arterieller pH-Wert
- Abnormale Hautfarbe
- Veränderte Atmungstiefe
- Veränderter Atemrhythmus
- Bradypnoe
- Verwirrtheit
- Verminderter Kohlendioxidgehalt
- Diaphorese (Schwitzen)
- Schläfrigkeit
- Kopfschmerz beim Aufwachen
- Hyperkapnie (erhöhter Kohlendioxidgehalt im Blut)
- Hypoxämie
- Hypoxie
- Gereizte Stimmung
- Nasenflügelatmung
- Psychomotorische Unruhe
- Tachykardie
- Tachypnoe
- Sehbeeinträchtigung

Beeinflussende Faktoren

- Ineffektive Atemwegsclearance
- Ineffektives Atemmuster
- Schmerzen

Risikopopulationen

- Frühgeborene Säuglinge

Assoziierte Bedingungen

- Veränderungen der alveolokapillären Membran
- Asthma
- Allgemeinanästhesie
- Herzkrankheiten
- Unausgeglichenes Ventilations-Perfusions-Verhältnis

Domäne 4. Aktivität/Ruhe

Erzeugung, Erhalt, Verbrauch oder Gleichgewicht der Energieressourcen

Klasse 1. Schlaf/Ruhe

Schlummer, Erholung, Behaglichkeit, Entspannung oder Inaktivität

Klasse 2. Aktivität/Bewegung

Körperteile bewegen (Mobilität), Arbeiten oder Handlungen häufig (aber nicht immer) gegen Widerstand durchführen

Klasse 3. Energiehaushalt

Ein dynamischer Zustand der Harmonie zwischen Aufnahme und Verbrauch von Ressourcen

Code	Diagnose	Seite
00273	Unausgeglichenes Energiefeld	332
00093	Fatigue	333
00154	Ruheloses Umhergehen	335

Klasse 4. Kardiovaskuläre/pulmonale Reaktionen

Kardiopulmonale Mechanismen, die Aktivität/Ruhe unterstützen

Code	Diagnose	Seite
00032	Ineffektives Atemmuster	337
00029	Verminderte Herzleistung	339
00240	Risiko einer verminderten Herzleistung	341
00311	Risiko einer beeinträchtigten kardiovaskulären Funktion	342
00278	Ineffektives Selbstmanagement eines Lymphödems	344
00281	Risiko eines ineffektiven Selbstmanagements eines Lymphödems	346
00033	Beeinträchtigte Spontanatmung	348
00267	Risiko eines instabilen Blutdrucks	349
00291	Risiko einer Thrombose	350
00200	Risiko einer verminderten kardialen Gewebedurchblutung	351
00201	Risiko einer ineffektiven zerebralen Gewebedurchblutung	352
00204	Ineffektive periphere Gewebedurchblutung	353
00228	Risiko einer ineffektiven peripheren Gewebedurchblutung	354
00034	Dysfunktionales Weaning	355
00318	Dysfunktionales Weaning bei Erwachsenen	357

Klasse 5. Selbstversorgung

Fähigkeit, Aktivitäten zur Pflege des eigenen Körpers und der Körperfunktionen durchzuführen

NANDA International, Inc. Nursing Diagnoses: Definitions and Classification 2021–2023, 12th Edition.
Edited by T. Heather Herdman, Shigemi Kamitsuru, and Camila Takáo Lopes.

Unterstützende Originalliteratur ist verfügbar unter: www.recom.eu/nanda-2021-2023-literatur.

Domäne 4 • Klasse 1 • Diagnosencode 00095 • Insomnia

Schlafstörung

Fokus der Diagnose: Schlafstörung
Zugelassen 2006 • Überarbeitet 2017, 2020 • Evidenzlevel 3.3

Definition
Unvermögen, Schlaf zu initiieren oder aufrechtzuerhalten, was die Funktionsfähigkeit beeinträchtigt.

Bestimmende Merkmale

- Veränderter Affekt
- Veränderte Aufmerksamkeit
- Veränderte Stimmung
- Frühes Aufwachen
- Drückt Unzufriedenheit mit der Lebensqualität aus
- Drückt Unzufriedenheit mit dem Schlaf aus
- Drückt Vergesslichkeit aus
- Drückt das Bedürfnis nach häufigen Nickerchen während des Tages aus
- Beeinträchtigter Gesundheitsstatus
- Erhöhte Fehlzeiten
- Erhöhte Anzahl von Unfällen
- Unzureichende physische Ausdauer
- Nicht-erholsamer Schlaf-Wach-Zyklus

Beeinflussende Faktoren

- Angst
- Durchschnittliche tägliche physische Aktivität ist geringer als für Alter und Geschlecht empfohlen
- Koffeinkonsum
- Rollenüberlastung der pflegenden Person
- Konsum von zuckerhaltigen Getränken
- Depressive Symptome
- Unbehagen
- Dysfunktionale Schlafvorstellungen
- Umweltbedingte Störungen
- Furcht
- Häufige Nickerchen während des Tages
- Inadäquate Schlafhygiene
- Lebensstil ist inkongruent mit der üblichen zirkadianen Rhythmik
- Geringe psychische Belastbarkeit
- Adipositas
- Stressoren
- Substanzmissbrauch
- Verwendung von interaktiven elektronischen Geräten

Risikopopulationen

- Jugendliche
- Wirtschaftlich benachteiligte Personen
- Trauernde Personen
- Personen, die ihren Familienstand ändern
- Nachtschichtarbeiter
- Ältere Erwachsene

- Frauen im dritten Schwangerschaftstrimester
- Personen, die in Wechselschicht arbeiten
- Frauen

Assoziierte Bedingungen

- Chronische Erkrankung
- Hormonelle Veränderungen
- Pharmazeutische Präparate

Unterstützende Originalliteratur ist verfügbar unter www.recom.eu/nanda-2021-2023-literatur.

Domäne 4 • Klasse 1 • Diagnosencode 00096 • Sleep deprivation

Schlafmangel

Fokus der Diagnose: Schlaf
Zugelassen 1998 • Überarbeitet 2017

Definition
Lang anhaltende Zeitspanne ohne Aufrechterhalten der natürlichen, regelmäßigen Aufhebung des relativen Bewusstseins, welche Erholung verschafft.

Bestimmende Merkmale

- Veränderte Aufmerksamkeit
- Angst
- Apathie
- Streitlust
- Verwirrtheit
- Verminderte Funktionsfähigkeit
- Schläfrigkeit
- Drückt Disstress aus
- Fatigue
- Flüchtiger Nystagmus
- Halluzinationen
- Erhöhte Schmerzempfindlichkeit
- Gereizte Stimmung
- Lethargie
- Verlängerte Reaktionszeit
- Psychomotorische Unruhe
- Vorübergehende Paranoia
- Zittern

Beeinflussende Faktoren

- Altersbedingte Veränderungen der Schlafphasen
- Durchschnittliche tägliche physische Aktivität ist geringer als für Alter und Geschlecht empfohlen
- Unbehagen
- Umweltbedingte Störungen
- Überstimulation durch das Umfeld
- Verwirrtheit am Abend
- Nicht-erholsamer Schlaf-Wach-Zyklus
- Nachtangst
- Schlafwandeln
- Anhaltende zirkadiane Asynchronität
- Anhaltende unzureichende Schlafhygiene

Risikopopulationen

- Personen mit familiärer Schlafparalyse

Assoziierte Bedingungen

- Zustände mit periodischen Bewegungen der Extremitäten
- Idiopathische zentralnervöse Hypersomnolenz
- Narkolepsie
- Neurokognitive Störungen
- Albträume
- Schlafapnoe

- Enuresis (Einnässen) im Schlaf
- Schmerzhafte Erektionen im Schlaf
- Therapieregime

Diese Diagnose wird für die Ausgabe 2024-2026 aus der Klassifikation zurückgezogen, falls keine ergänzende Arbeit geleistet wurde, um sie auf das Evidenzlevel 2.1 oder höher zu bringen.

Domäne 4 • Klasse 1 • Diagnosencode 00165 • Readiness for enhanced sleep

Bereitschaft für einen verbesserten Schlaf

Fokus der Diagnose: Schlaf
Zugelassen 2002 • Überarbeitet 2013 • Evidenzlevel 2.1

Definition
Ein Muster einer natürlichen, periodischen Aufhebung des relativen Bewusstseins, das für Ruhe sorgt und einen gewünschten Lebensstil aufrechterhält, welches gestärkt werden kann.

Bestimmende Merkmale

- Drückt den Wunsch aus, den Schlaf-Wach-Zyklus zu verbessern

Domäne 4 • Klasse 1 • Diagnosencode 00198 • Disturbed sleep pattern

Gestörtes Schlafmuster

Fokus der Diagnose: Schlafmuster
Zugelassen 1980 • Überarbeitet 1998, 2006 • Evidenzlevel 2.1

Definition
Zeitlich begrenzte Schlafunterbrechungen aufgrund der Umgebungsbedingungen.

Bestimmende Merkmale

- Schwierigkeiten, im Alltag zu funktionieren
- Einschlafschwierigkeiten
- Durchschlafschwierigkeiten
- Drückt Unzufriedenheit mit dem Schlaf aus
- Drückt Müdigkeit aus
- Nicht-erholsamer Schlaf-Wach-Zyklus
- Unbeabsichtigtes Aufwachen

Beeinflussende Faktoren

- Unterbrechung aufgrund des Schlafpartners
- Umweltbedingte Störungen
- Unzureichende Privatsphäre

Assoziierte Bedingungen

- Immobilisierung

Domäne 4 • Klasse 2 • Diagnosencode 00298 • Decreased activity tolerance

Verminderte Aktivitätstoleranz

Fokus der Diagnose: Aktivitätstoleranz
Zugelassen 2020 • Evidenzlevel 3.2

Definition
Unzureichende Ausdauer, um erforderliche oder erwünschte alltägliche Aktivitäten durchzuführen.

Bestimmende Merkmale

- Abnormale Blutdruckveränderung als Reaktion auf Aktivität/Belastung
- Abnormale Herzfrequenz als Reaktion auf Aktivität/Belastung
- Ängstlich, wenn Aktivität erforderlich ist
- Veränderung des Elektrokardiogramms
- Beschwerden bei körperlicher Belastung
- Belastungsdyspnoe
- Drückt Fatigue aus
- Allgemeine Schwäche

Beeinflussende Faktoren

- Verminderte Muskelkraft
- Depressive Symptome
- Furcht vor Schmerzen
- Missverhältnis zwischen Sauerstoffangebot und -bedarf
- Beeinträchtigte physische Mobilität
- Unerfahrenheit in der Ausübung einer Aktivität
- Unzureichende Muskelmasse
- Malnutrition
- Schmerzen
- Physischer Konditionsabbau
- Bewegungsarmer Lebensstil

Risikopopulationen

- Personen mit verminderter Aktivitätstoleranz in der Vorgeschichte
- Ältere Erwachsene

Assoziierte Bedingungen

- Neoplasmen
- Neurodegenerative Erkrankungen
- Atmungsstörungen
- Traumatische Hirnverletzungen
- Vitamin-D-Mangel

Unterstützende Originalliteratur ist verfügbar unter www.recom.eu/nanda-2021-2023-literatur.

Domäne 4 • Klasse 2 • Diagnosencode 00299 • Risk for decreased activity tolerance

Risiko einer verminderten Aktivitätstoleranz

Fokus der Diagnose: Aktivitätstoleranz
Zugelassen 2020 • Evidenzlevel 3.2

Definition
Anfälligkeit für eine unzureichende Ausdauer, um erforderliche oder erwünschte alltägliche Aktivitäten durchzuführen.

Risikofaktoren

- Verminderte Muskelkraft
- Depressive Symptome
- Furcht vor Schmerzen
- Missverhältnis zwischen Sauerstoffangebot und -bedarf
- Beeinträchtigte physische Mobilität
- Unerfahrenheit in der Ausübung einer Aktivität
- Unzureichende Muskelmasse
- Malnutrition
- Schmerzen
- Physischer Konditionsabbau
- Bewegungsarmer Lebensstil

Risikopopulationen

- Personen mit verminderter Aktivitätstoleranz in der Vorgeschichte
- Ältere Erwachsene

Assoziierte Bedingungen

- Neoplasmen
- Neurodegenerative Erkrankungen
- Atmungsstörungen
- Traumatische Hirnverletzungen
- Vitamin-D-Mangel

Unterstützende Originalliteratur ist verfügbar unter www.recom.eu/nanda-2021-2023-literatur.

Domäne 4 • Klasse 2 • Diagnosencode 00040 • Risk for disuse syndrome

Risiko eines Inaktivitäts-Syndroms

Fokus der Diagnose: Inaktivitäts-Syndrom
Zugelassen 1988 • Überarbeitet 2013, 2017

Definition
Anfälligkeit für eine Verschlechterung der Körpersysteme aufgrund einer angeordneten oder unvermeidbaren muskuloskelettalen Inaktivität, welche die Gesundheit beeinträchtigen könnte.

Risikofaktoren

- Schmerzen

Assoziierte Bedingungen

- Verminderter Bewusstseinszustand
- Immobilisierung
- Lähmung
- Verordnete Mobilitätseinschränkung

Diese Diagnose wird für die Ausgabe 2024-2026 aus der Klassifikation zurückgezogen, falls keine ergänzende Arbeit geleistet wurde, um sie auf das Evidenzlevel 2.1 oder höher zu bringen.

Domäne 4 • Klasse 2 • Diagnosencode 00091 • Impaired bed mobility

Beeinträchtigte Mobilität im Bett

Fokus der Diagnose: Mobilität
Zugelassen 1998 • Überarbeitet 2006, 2017, 2020 • Evidenzlevel 2.1

Definition
Einschränkung in der selbstständigen Positionsveränderung im Bett.

Bestimmende Merkmale

- Schwierigkeiten bei der Bewegung zwischen langen Phasen im Sitzen und in Rückenlage
- Schwierigkeiten bei der Bewegung zwischen Bauch- und Rückenlage
- Schwierigkeiten bei der Bewegung zwischen Sitz- und Liegeposition
- Schwierigkeiten, Gegenstände auf dem Bett zu erreichen
- Schwierigkeiten, sich im Bett neu zu positionieren
- Schwierigkeiten, zum Bett zurückzukehren
- Schwierigkeiten beim Umdrehen im Bett
- Schwierigkeiten beim Sitzen auf der Bettkante
- Schwierigkeiten, sich von einer Seite auf die andere zu drehen

Beeinflussende Faktoren

- Kognitive Dysfunktion
- Verminderte Flexibilität
- Umweltbedingte Einschränkungen
- Beeinträchtigte Haltungsbalance
- Inadäquater Neigungswinkel des Kopfteils
- Unzureichendes Wissen über Mobilitätsstrategien
- Unzureichende Muskelkraft
- Adipositas
- Schmerzen
- Physischer Konditionsabbau

Risikopopulationen

- Kinder
- Personen mit längerer Bettruhe
- Personen in der frühen postoperativen Phase
- Ältere Erwachsene

Assoziierte Bedingungen

- Künstliche Beatmung
- Kritische Erkrankung
- Demenz
- Drainagen
- Muskuloskelettale Beeinträchtigung
- Neurodegenerative Erkrankungen
- Neuromuskuläre Erkrankungen
- Morbus Parkinson
- Pharmazeutische Präparate
- Sedierung

Unterstützende Originalliteratur ist verfügbar unter www.recom.eu/nanda-2021-2023-literatur.

Domäne 4 • Klasse 2 • Diagnosencode 00085 • Impaired physical mobility

Beeinträchtigte physische Mobilität

Fokus der Diagnose: Mobilität
Zugelassen 1973 • Überarbeitet 1998, 2013, 2017 • Evidenzlevel 2.1

Definition
Einschränkung der unabhängigen, zielgerichteten Bewegung des Körpers oder von einer oder mehreren Extremität(en).

Bestimmende Merkmale

- Verändertes Gangbild
- Verminderte feinmotorische Fähigkeiten
- Verminderte grobmotorische Fähigkeiten
- Verminderte Bewegungsfähigkeit
- Schwierigkeiten, sich zu drehen
- Versucht, die Bewegung zu kompensieren
- Drückt Unbehagen aus
- Bewegungsinduzierter Tremor
- Posturale Instabilität
- Verlängerte Reaktionszeit
- Verlangsamte Bewegungen
- Spastische Bewegungen
- Unkoordinierte Bewegung

Beeinflussende Faktoren

- Angst
- Body-Mass-Index > 75. Perzentile des alters- und geschlechtsentsprechenden Gewichts
- Kognitive Dysfunktion
- Kulturbedingte Einstellung zu akzeptierten Aktivitäten
- Verminderte Aktivitätstoleranz
- Verminderte Muskelkontrolle
- Verminderte Muskelkraft
- Nichtnutzung
- Unzureichende Unterstützung durch die Umgebung
- Unzureichendes Wissen über die Bedeutung physischer Aktivität
- Unzureichende Muskelmasse
- Unzureichende physische Ausdauer
- Gelenksteife
- Malnutrition
- Neurobehaviorale Manifestationen
- Schmerzen
- Physischer Konditionsabbau
- Widerstreben, Bewegung einzuleiten
- Bewegungsarmer Lebensstil

Assoziierte Bedingungen

- Veränderte Integrität der Knochenstruktur
- Kontrakturen
- Depression
- Entwicklungsbedingte Behinderungen
- Beeinträchtigter Metabolismus
- Muskuloskelettale Beeinträchtigung

- Neuromuskuläre Erkrankungen
- Pharmazeutische Präparate
- Verordnete Mobilitätseinschränkung
- Beeinträchtigte sensorische Wahrnehmung

Unterstützende Originalliteratur ist verfügbar unter www.recom.eu/nanda-2021-2023-literatur.

Domäne 4 • Klasse 2 • Diagnosencode 00089 • Impaired wheelchair mobility

Beeinträchtigte Mobilität mit dem Rollstuhl

Fokus der Diagnose: Mobilität
Zugelassen 1998 • Überarbeitet 2006, 2017, 2020 • Evidenzlevel 3.4

Definition
Einschränkung in der selbstständigen Benutzung des Rollstuhls in der Umgebung.

Bestimmende Merkmale

- Schwierigkeiten, sich nach vorne zu beugen, um einen Gegenstand vom Boden aufzuheben
- Schwierigkeiten beim (Auf-)Falten des Rollstuhls
- Schwierigkeiten, sich nach vorne zu beugen, um etwas zu erreichen, das sich über der Kopfhöhe befindet
- Schwierigkeiten beim Feststellen der Bremsen am manuellen Rollstuhl
- Schwierigkeiten, den Rollstuhl seitwärts zu bewegen
- Schwierigkeiten beim Herausfahren des Rollstuhls aus einem Aufzug
- Schwierigkeiten beim Passieren von Flügeltüren
- Schwierigkeiten bei der Bedienung des Batterieladegeräts des Elektrorollstuhls
- Schwierigkeiten bei der Bedienung eines Elektrorollstuhls auf einer abschüssigen Strecke
- Schwierigkeiten bei der Bedienung eines Elektrorollstuhls an einer Steigung
- Schwierigkeiten, mit einem Elektrorollstuhl Bordsteine zu passieren
- Schwierigkeiten beim Bedienen eines Elektrorollstuhls auf ebener Fläche
- Schwierigkeiten beim Bedienen eines Elektrorollstuhls auf unebener Fläche
- Schwierigkeiten, den Rollstuhl rückwärts zu bewegen
- Schwierigkeiten, den Rollstuhl vorwärts zu fahren
- Schwierigkeiten beim Manövrieren des Rollstuhls in Ecken
- Schwierigkeiten bei der Bedienung von Rollstuhlmotoren
- Schwierigkeiten beim Bedienen eines Rollstuhls auf einer abschüssigen Strecke
- Schwierigkeiten beim Bedienen eines Rollstuhls an einer Steigung
- Schwierigkeiten, mit einem Rollstuhl Bordsteine zu passieren
- Schwierigkeiten bei der Bedienung eines Rollstuhls auf ebener Fläche
- Schwierigkeiten mit dem Rollstuhl beim Überwinden von Treppen
- Schwierigkeiten bei der Bedienung eines Rollstuhls auf unebener Fläche
- Schwierigkeiten beim Manövrieren des Rollstuhls bei gleichzeitigem Transport eines Gegenstands

- Schwierigkeiten bei der Durchführung der Druckentlastung
- Schwierigkeiten bei der Ausführung eines „Wheelies" (Ausbalancieren des Rollstuhls auf den Hinterrädern)
- Schwierigkeiten, die Füße auf die Fußplatten des Rollstuhls zu stellen
- Schwierigkeiten, mit dem Rollstuhl schräge Flächen zu queren
- Schwierigkeiten bei der Auswahl des Fahrmodus am Elektrorollstuhl
- Schwierigkeiten bei der Auswahl der Geschwindigkeit am Elektrorollstuhl
- Schwierigkeiten bei der Gewichtsverlagerung
- Schwierigkeiten, im Rollstuhl zu sitzen, ohne das Gleichgewicht zu verlieren
- Schwierigkeiten, den Rollstuhl vor einem Hindernis rechtzeitig anzuhalten
- Schwierigkeiten beim Transfer aus dem Rollstuhl
- Schwierigkeiten beim Transfer in den Rollstuhl
- Schwierigkeiten, sich in der Wheelie-Position zu drehen

Beeinflussende Faktoren

- Veränderte Stimmung
- Kognitive Dysfunktion
- Umweltbedingte Einschränkungen
- Inadäquate Anpassung an die Rollstuhlgröße
- Unzureichendes Wissen über den Gebrauch des Rollstuhls
- Unzureichende Muskelkraft
- Unzureichende physische Ausdauer
- Neurobehaviorale Manifestationen
- Adipositas
- Schmerzen
- Physischer Konditionsabbau
- Substanzmissbrauch
- Nicht thematisierte Sehbeeinträchtigung

Risikopopulationen

- Personen, die den Rollstuhl für kurze Zeit benutzen
- Personen mit Sturz aus dem Rollstuhl in der Vorgeschichte
- Ältere Erwachsene

Assoziierte Bedingungen

- Muskuloskelettale Beeinträchtigung
- Neuromuskuläre Erkrankungen
- Sehstörungen

Unterstützende Originalliteratur ist verfügbar unter www.recom.eu/nanda-2021-2023-literatur.

Domäne 4 • Klasse 2 • Diagnosencode 00237 • Impaired sitting

Beeinträchtigtes Sitzen

Fokus der Diagnose: Sitzen
Zugelassen 2013 • Überarbeitet 2017 • Evidenzlevel 2.1

Definition
Eingeschränkte Fähigkeit, den Körper unabhängig und gezielt in eine auf dem Gesäß und den Oberschenkeln ruhende Position zu bringen und/oder darin zu halten, bei der der Oberkörper aufrecht ist.

Bestimmende Merkmale

- Schwierigkeiten bei der Positionierung einer oder beider unteren Gliedmaßen auf unebenem Untergrund
- Schwierigkeiten, Haltungsbalance zu erreichen
- Schwierigkeiten bei der Beugung oder Bewegung beider Hüften
- Schwierigkeiten bei der Beugung oder Bewegung beider Knie
- Schwierigkeiten, Haltungsbalance aufrechtzuhalten
- Schwierigkeiten bei der Belastung des Oberkörpers mit dem Körpergewicht

Beeinflussende Faktoren

- Kognitive Dysfunktion
- Unzureichende Energie
- Unzureichende Muskelkraft
- Malnutrition
- Neurobehaviorale Manifestationen
- Schmerzen
- Schonhaltung

Assoziierte Bedingungen

- Beeinträchtigter Metabolismus
- Mentale Störungen
- Neurologische Störung
- Orthopädische Operationen
- Angeordnete Körperhaltung
- Sarkopenie

Unterstützende Originalliteratur ist verfügbar unter www.recom.eu/nanda-2021-2023-literatur.

Domäne 4 • Klasse 2 • Diagnosencode 00238 • Impaired standing

Beeinträchtigtes Stehen

Fokus der Diagnose: Stehen
Zugelassen 2013 • Überarbeitet 2017 • Evidenzlevel 2.1

Definition
Eingeschränkte Fähigkeit, den Körper unabhängig und gezielt in eine aufrechte Position zu bringen und/oder darin zu halten.

Bestimmende Merkmale

- Schwierigkeiten bei der Positionierung einer oder beider unteren Gliedmaßen auf unebenem Untergrund
- Schwierigkeiten, Haltungsbalance zu erreichen
- Schwierigkeiten bei der Streckung einer oder beider Hüften
- Schwierigkeiten bei der Streckung eines oder beider Knie
- Schwierigkeiten bei der Beugung einer oder beider Hüften
- Schwierigkeiten bei der Beugung eines oder beider Knie
- Schwierigkeiten, Haltungsbalance aufrechtzuhalten
- Schwierigkeiten bei der Bewegung einer oder beider Hüften
- Schwierigkeiten bei der Bewegung eines oder beider Knie
- Schwierigkeiten bei der Belastung des Oberkörpers mit dem Körpergewicht

Beeinflussende Faktoren

- Übermäßige emotionale Störung
- Unzureichende Energie
- Unzureichende Muskelkraft
- Unzureichende physische Ausdauer
- Malnutrition
- Adipositas
- Schmerzen
- Schonhaltung

Assoziierte Bedingungen

- Durchblutungsstörung
- Beeinträchtigter Metabolismus
- Verletzung an der unteren Extremität
- Neurologische Störung
- Angeordnete Körperhaltung
- Sarkopenie
- Chirurgische Eingriffe

Unterstützende Originalliteratur ist verfügbar unter www.recom.eu/nanda-2021-2023-literatur.

Domäne 4 • Klasse 2 • Diagnosencode 00090 • Impaired transfer ability

Beeinträchtigte Transferfähigkeit

Fokus der Diagnose: Transferfähigkeit
Zugelassen 1998 • Überarbeitet 2006, 2017 • Evidenzlevel 2.1

Definition
Einschränkung der selbstständigen Bewegung zwischen zwei nahe gelegenen Oberflächen.

Bestimmende Merkmale

- Schwierigkeiten beim Transfer zwischen Bett und Stuhl
- Schwierigkeiten beim Transfer zwischen Bett und stehender Position
- Schwierigkeiten beim Transfer zwischen Auto und Stuhl
- Schwierigkeiten beim Transfer zwischen Stuhl und Fußboden
- Schwierigkeiten beim Transfer zwischen Stuhl und stehender Position
- Schwierigkeiten beim Transfer zwischen Fußboden und stehender Position
- Schwierigkeiten beim Transfer zwischen ungleichen Ebenen
- Schwierigkeiten beim Transfer in oder aus der Badewanne
- Schwierigkeiten beim Transfer in oder aus der Duschkabine
- Schwierigkeiten beim Transfer auf oder von einem Toilettenstuhl
- Schwierigkeiten beim Transfer auf oder von einer Toilette

Beeinflussende Faktoren

- Kognitive Dysfunktion
- Umweltbedingte Einschränkungen
- Beeinträchtigte Haltungsbalance
- Unzureichendes Wissen über Transfertechniken
- Unzureichende Muskelkraft
- Neurobehaviorale Manifestationen
- Adipositas
- Schmerzen
- Physischer Konditionsabbau

Assoziierte Bedingungen

- Muskuloskelettale Beeinträchtigung
- Neuromuskuläre Erkrankungen
- Sehstörungen

Unterstützende Originalliteratur ist verfügbar unter www.recom.eu/nanda-2021-2023-literatur.

Domäne 4 • Klasse 2 • Diagnosencode 00088 • Impaired walking

Beeinträchtigte Gehfähigkeit

Fokus der Diagnose: Gehfähigkeit
Zugelassen 1998 • Überarbeitet 2006, 2017 • Evidenzlevel 2.1

Definition
Einschränkung, sich unabhängig zu Fuß in der Umgebung zu bewegen.

Bestimmende Merkmale

- Schwierigkeiten beim Abwärtsgehen
- Schwierigkeiten beim Aufwärtsgehen
- Schwierigkeiten beim Gehen auf unebenem Untergrund
- Schwierigkeiten beim Gehen einer erforderlichen Strecke
- Schwierigkeiten beim Treppensteigen
- Schwierigkeiten beim Passieren von Bordsteinen

Beeinflussende Faktoren

- Veränderte Stimmung
- Kognitive Dysfunktion
- Umweltbedingte Einschränkungen
- Sturzangst
- Unzureichendes Wissen über Mobilitätsstrategien
- Unzureichende Muskelkraft
- Unzureichende physische Ausdauer
- Neurobehaviorale Manifestationen
- Adipositas
- Schmerzen
- Physischer Konditionsabbau

Assoziierte Bedingungen

- Zerebrovaskuläre Störungen
- Beeinträchtigte Haltungsbalance
- Muskuloskelettale Beeinträchtigung
- Neuromuskuläre Erkrankungen
- Sehstörungen

Unterstützende Originalliteratur ist verfügbar unter www.recom.eu/nanda-2021-2023-literatur.

Domäne 4 • Klasse 3 • Diagnosencode 00273 • Imbalanced energy field

Unausgeglichenes Energiefeld

Fokus der Diagnose: Ausgeglichenes Energiefeld
Zugelassen 2016 • Evidenzlevel 2.1

Definition
Eine Unterbrechung des natürlichen Energieflusses, welcher normalerweise ein kontinuierliches Ganzes und dabei einzigartig, dynamisch, kreativ und nicht linear ist.

Bestimmende Merkmale

- Blockade des Energieflusses
- Muster von Energiefeldüberlastung
- Stauung des Energieflusses
- Dissonante Rhythmen der Energiefeldmuster
- Energiedefizit des Energieflusses
- Ausdruck des Bedürfnisses, die Erfahrung des Ganzen wiederzuerlangen
- Hyperaktivität des Energieflusses
- Unregelmäßiges Energiefeldmuster
- Magnetischer Einfluss auf ein Gebiet des Energiefelds
- Pulsierende bis hämmernde Frequenz der Energiefeldmuster
- Gespürte Pulsation im Energiefluss
- Zufällige Energiefeldmuster
- Schnelle Energiefeldmuster
- Langsame Energiefeldmuster
- Starke Energiefeldmuster
- Kälte-Temperaturdifferenzen im Energiefluss
- Wärme-Temperaturdifferenzen im Energiefluss
- Gespürtes Kribbeln im Energiefluss
- Turbulente Energiefeldmuster
- Gespürte asynchrone Rhythmen im Energiefluss
- Schwache Energiefeldmuster

Beeinflussende Faktoren

- Angst
- Unbehagen
- Übermäßiger Stress
- Interventionen, die das Energiemuster oder den Energiefluss unterbrechen
- Schmerzen

Risikopopulationen

- Personen, die einen Lebensübergang erleben
- Personen, die eine persönliche Krise erleben

Assoziierte Bedingungen

- Beeinträchtigter Gesundheitsstatus
- Verletzung

Unterstützende Originalliteratur ist verfügbar unter www.recom.eu/nanda-2021-2023-literatur.

Domäne 4 • Klasse 3 • Diagnosencode 00093 • Fatigue

Fatigue

Fokus der Diagnose: Fatigue
Zugelassen 1988 • Überarbeitet 1998, 2017, 2020 • Evidenzlevel 3.2

Definition
Ein überwältigendes, anhaltendes Gefühl der Erschöpfung und eine verminderte Fähigkeit, physische und geistige Arbeit auf gewohntem Niveau zu leisten.

Bestimmende Merkmale

- Veränderte Aufmerksamkeit
- Apathie
- Verminderte aerobe Kapazität
- Verminderte Gehgeschwindigkeit
- Schwierigkeiten bei der Aufrechterhaltung der gewohnten physischen Aktivität
- Schwierigkeiten bei der Aufrechterhaltung der üblichen Routinen
- Desinteressiert an der Umgebung
- Schläfrigkeit
- Drückt veränderte Libido aus
- Drückt Demoralisierung aus
- Drückt Frustration aus
- Drückt Energielosigkeit aus
- Äußert, dass die üblichen Erholungsstrategien keine Erleichterung bringen
- Drückt Müdigkeit aus
- Drückt Schwäche aus
- Inadäquate Erfüllung einer Rolle
- Vermehrte physische Symptome
- Erhöhter Ruhebedarf
- Unzureichende physische Ausdauer
- In-Sich-Gekehrt-Sein
- Lethargie
- Müdigkeit

Beeinflussende Faktoren

- Veränderter Schlaf-Wach-Zyklus
- Angst
- Depressive Symptome
- Umweltbedingte Einschränkungen
- Erhöhte mentale Anstrengung
- Erhöhte physische Anstrengung
- Malnutrition
- Stimulationslose Lebensweise
- Schmerzen
- Physischer Konditionsabbau
- Stressoren

Risikopopulationen

- Personen, die einem negativen Lebensereignis ausgesetzt sind
- Personen mit einer anspruchsvollen Beschäftigung
- Schwangere Frauen
- Frauen in den Wehen

Assoziierte Bedingungen

- Anämie
- Chemotherapie
- Chronische Erkrankung
- Chronische Entzündung
- Demenz
- Fibromyalgie
- Dysregulation der Hypothalamus-Hypophysen-Nebennieren-Achse
- Myasthenia gravis (Muskelschwund)
- Neoplasmen
- Strahlentherapie
- Schlaganfall

Domäne 4 • Klasse 3 • Diagnosencode 00154 • Wandering

Ruheloses Umhergehen

Fokus der Diagnose: Ruheloses Umhergehen
Zugelassen 2000 • Überarbeitet 2017

Definition
Zielloses oder sich wiederholendes Hin-und-her-Gehen und Sich-Fortbewegen, das die betreffende Person einem Verletzungsrisiko aussetzt; häufig inkongruent mit Barrieren, Grenzen oder Hindernissen.

Bestimmende Merkmale

- Weglauftendenz
- Häufiges Bewegen von einem Ort zum anderen
- Beständiges Sich-Fortbewegen in angespanntem Zustand
- Planloses Umherwandern
- Hyperaktivität
- Fortbewegung mit Phasen des Stillstands
- Betreten von unerlaubten Bereichen
- Verläuft sich infolge der Fortbewegung
- Fortbewegung, von der die/der Betreffende nicht leicht abzubringen ist
- Bewegt sich lange Zeit ohne erkennbares Ziel fort
- Auf- und Abgehen
- Fortbewegungsphasen mit gelegentlichen Phasen des Stillstands
- Ständiges Umherwandern auf der Suche nach etwas
- Sondierungsverhalten
- Suchendes Verhalten
- Folgt der pflegenden Person auf Schritt und Tritt
- Betritt unerlaubte Bereiche

Beeinflussende Faktoren

- Veränderter Schlaf-Wach-Zyklus
- Kognitive Dysfunktion
- Möchte nach Hause gehen
- Überstimulation durch das Umfeld
- Neurobehaviorale Manifestationen
- Physiologischer Zustand
- Trennung von der vertrauten Umgebung

Risikopopulationen

- Personen mit prämorbidem Verhalten

Assoziierte Bedingungen

- Kortikale Atrophie
- Psychologische Störung
- Sedierung

Diese Diagnose wird für die Ausgabe 2024-2026 aus der Klassifikation zurückgezogen, falls keine ergänzende Arbeit geleistet wurde, um sie auf das Evidenzlevel 2.1 oder höher zu bringen.

Domäne 4 • Klasse 4 • Diagnosencode 00032 • Ineffective breathing pattern

Ineffektives Atemmuster

Fokus der Diagnose: Atemmuster
Zugelassen 1980 • Überarbeitet 1996, 1998, 2010, 2017, 2020 • Evidenzlevel 3.3

Definition
Inspiration und/oder Exspiration, die nicht zu einer ausreichenden Belüftung der Lungen führt.

Bestimmende Merkmale

- Abdominales paradoxes Atemmuster
- Veränderte Brustkorbbewegung
- Verändertes Tidalvolumen
- Bradypnoe
- Zyanose
- Verminderter exspiratorischer Druck
- Verminderter Inspirationsdruck
- Vermindertes Atemminutenvolumen
- Verminderte Vitalkapazität
- Hyperkapnie (erhöhter Kohlendioxidgehalt im Blut)
- Hyperventilation
- Hypoventilation
- Hypoxämie
- Hypoxie
- Vergrößerter anterior-posteriorer Brustkorb-Durchmesser
- Nasenflügelatmung
- Orthopnoe
- Verlängerte Ausatmungsphase
- Atmen mit Lippenbremse
- Subkostale Retraktion
- Tachypnoe
- Setzt Hilfsmuskulatur zum Atmen ein
- Setzt die Dreipunktposition/den Kutschersitz ein

Beeinflussende Faktoren

- Angst
- Körperposition behindert die Lungenausdehnung
- Fatigue
- Erhöhte physische Anstrengung
- Adipositas
- Schmerzen

Risikopopulationen

- Junge Frauen

Assoziierte Bedingungen

- Knochendeformation
- Brustkorbdeformation
- Chronisch obstruktive Lungenerkrankung (COPD)
- Kritische Erkrankung

- Herzkrankheiten
- Hyperventilations-Syndrom
- Hypoventilations-Syndrom
- Erhöhter Atemwegswiderstand
- Erhöhte Serum-Wasserstoff-Konzentration
- Muskuloskelettale Beeinträchtigung
- Neurologische Unreife
- Neurologische Beeinträchtigung
- Neuromuskuläre Erkrankungen
- Reduzierte pulmonale Beschwerdefreiheit
- Schlaf-Apnoe-Syndrom
- Rückenmarksverletzungen

Unterstützende Originalliteratur ist verfügbar unter www.recom.eu/nanda-2021-2023-literatur.

Domäne 4 • Klasse 4 • Diagnosencode 00029 • Decreased cardiac output

Verminderte Herzleistung

Fokus der Diagnose: Herzleistung
Zugelassen 1975 • Überarbeitet 1996, 2000, 2017

Definition
Das vom Herzen ausgeworfene Blut genügt den metabolischen Anforderungen des Körpers nicht.

Bestimmende Merkmale

Veränderte(r) Herzfrequenz/Herzrhythmus

- Bradykardie
- Veränderung des Elektrokardiogramms
- Herzklopfen
- Tachykardie

Veränderte Vorlast

- Verminderter Zentralvenendruck
- Verminderter pulmonalarterieller Wedge-Druck
- Ödem
- Fatigue
- Herzgeräusche
- Erhöhter Zentralvenendruck
- Erhöhter pulmonalarterieller Wedge-Druck
- Jugularvenenstauung
- Gewichtszunahme

Veränderte Nachlast

- Abnormale Hautfarbe
- Veränderter Blutdruck
- Feuchtkalte Haut
- Verminderte periphere Pulse
- Verminderter pulmonaler Gefäßwiderstand
- Verminderter systemischer Gefäßwiderstand
- Dyspnoe
- Erhöhter pulmonaler Gefäßwiderstand
- Erhöhter systemischer Gefäßwiderstand
- Oligurie
- Verlängerte Kapillarfüllungszeit

Veränderte Kontraktilität

- Hinzukommende, abnorme Atemgeräusche
- Husten
- Verminderter Herzindex
- Verminderte Herzauswurfleistung
- Verminderter linksventrikulärer Schlagarbeitsindex (LSWI)
- Verminderter Schlagvolumenindex
- Orthopnoe
- Paroxysmale nächtliche Dyspnoe
- Vorhandene Herzgeräusche S 3
- Vorhandene Herzgeräusche S 4

Verhaltensbezogen/emotional

- Angst
- Psychomotorische Unruhe

Beeinflussende Faktoren

- Müssen entwickelt werden

Assoziierte Bedingungen

- Veränderte Nachlast
- Veränderte Kontraktilität
- Veränderte Herzfrequenz
- Veränderter Herzrhythmus
- Veränderte Vorlast
- Verändertes Schlagvolumen

Diese Diagnose wird für die Ausgabe 2024-2026 aus der Klassifikation zurückgezogen, sofern die Evidenz nicht durch zusätzliche Forschungsarbeit mindestens auf Level 2.1 angehoben wird.

Domäne 4 • Klasse 4 • Diagnosencode 00240 • Risk for decreased cardiac output

Risiko einer verminderten Herzleistung

Fokus der Diagnose: Herzleistung
Zugelassen 2013 • Überarbeitet 2017 • Evidenzlevel 2.1

Definition
Anfälligkeit für eine unzureichende Menge des vom Herzen ausgeworfenen Bluts, um den metabolischen Bedarf des Körpers zu decken, welche die Gesundheit beeinträchtigen könnte.

Risikofaktoren

- Müssen entwickelt werden

Assoziierte Bedingungen

- Veränderte Nachlast
- Veränderte Kontraktilität
- Veränderte Herzfrequenz
- Veränderter Herzrhythmus
- Veränderte Vorlast
- Verändertes Schlagvolumen

Diese Diagnose wird für die Ausgabe 2024-2026 aus der Klassifikation zurückgezogen, falls keine modifizierbaren Risikofaktoren entwickelt wurden.

Unterstützende Originalliteratur ist verfügbar unter www.recom.eu/nanda-2021-2023-literatur.

Domäne 4 • Klasse 4 • Diagnosencode 00311 • Risk for impaired cardiovascular function

Risiko einer beeinträchtigten kardiovaskulären Funktion

Fokus der Diagnose: Kardiovaskuläre Funktion
Zugelassen 2020 • Evidenzlevel 3.4

Definition
Anfälligkeit für Störungen des Stofftransports, der Körperhomöostase, des Abbaus von Stoffwechselrückständen im Gewebe und der Organfunktion, welche die Gesundheit beeinträchtigen könnten.

Risikofaktoren

- Angst
- Durchschnittliche tägliche physische Aktivität ist geringer als für Alter und Geschlecht empfohlen
- Body-Mass-Index über dem Normalbereich für Alter und Geschlecht
- Übermäßige Fettablagerung für Alter und Geschlecht
- Übermäßiger Alkoholkonsum
- Übermäßiger Stress
- Inadäquate Ernährungsgewohnheiten
- Unzureichendes Wissen über modifizierbare Faktoren
- Achtet nicht auf Passivrauchen
- Ineffektives Management des Blutzuckerspiegels
- Ineffektives Management des Blutdrucks
- Ineffektives Management des Lipidhaushalts
- Rauchen
- Substanzmissbrauch

Risikopopulationen

- Wirtschaftlich benachteiligte Personen
- Personen mit familiärer Vorgeschichte von Diabetes mellitus
- Personen mit familiärer Vorgeschichte von Dyslipidämie
- Personen mit familiärer Vorgeschichte von Bluthochdruck
- Personen mit familiärer Vorgeschichte eines metabolischen Syndroms
- Personen mit familiärer Vorgeschichte von Adipositas
- Personen mit Vorgesichte eines kardiovaskulären Ereignisses
- Männer
- Ältere Erwachsene
- Frauen in der Postmenopause

Assoziierte Bedingungen

- Depression
- Diabetes mellitus
- Dyslipidämien
- Hypertonie
- Insulinresistenz
- Pharmazeutische Präparate

Unterstützende Originalliteratur ist verfügbar unter www.recom.eu/nanda-2021-2023-literatur.

Domäne 4 • Klasse 4 • Diagnosencode 00278 • Ineffective lymphedema self-management

Ineffektives Selbstmanagement eines Lymphödems

Fokus der Diagnose: Selbstmanagement eines Lymphödems
Zugelassen 2020 • Evidenzlevel 2.1

Definition
Unzureichendes Management der Symptome, des Therapieregimes, der physischen, psychosozialen und spirituellen Konsequenzen und der Lebensstiländerungen, die mit dem Leben mit Ödemen aufgrund von Obstruktionen oder Störungen der Lymphgefäße oder -knoten einhergehen.

Bestimmende Merkmale

Anzeichen eines Lymphödems

- Fibrose in der betroffenen Gliedmaße
- Wiederkehrende Infektionen
- Schwellung der betroffenen Gliedmaße

Symptome eines Lymphödems

- Drückt Unzufriedenheit mit der Lebensqualität aus
- Berichtet über Beschwerden in der betroffenen Gliedmaße
- Berichtet über ein Schweregefühl in der betroffenen Gliedmaße
- Berichtet über ein Gefühl der Enge in der betroffenen Gliedmaße

Verhalten

- Durchschnittliche tägliche physische Aktivität ist geringer als für Alter und Geschlecht empfohlen
- Inadäquate manuelle Lymphdrainage
- Inadäquater Schutz des betroffenen Bereichs
- Unsachgemäße Anwendung von nächtlichen Bandagierungen
- Ungeeignete Ernährung
- Ungeeignete Hautpflege
- Ungeeignete Verwendung von Kompressionskleidung
- Unvorsichtiges Tragen schwerer Gegenstände
- Unvorsichtig gegenüber extremen Temperaturen
- Achtet nicht auf Lymphödem-Anzeichen
- Achtet nicht auf Lymphödem-Symptome
- Unvorsichtig gegenüber direktem Sonnenlicht
- Eingeschränkter Bewegungsumfang der betroffenen Gliedmaße
- Lehnt es ab, nachts Bandagen anzulegen
- Lehnt es ab, Kompressionskleidung zu verwenden

Beeinflussende Faktoren

- Kognitive Dysfunktion
- Konkurrierende Forderungen
- Konkurrierende Lebensstilpräferenzen
- Konflikt zwischen Gesundheitsverhalten und sozialen Normen
- Verminderte wahrgenommene Lebensqualität
- Erschwerter Zugang zu Gemeinderessourcen
- Schwierigkeiten, mit einem komplexen Therapieregime zurechtzukommen
- Schwierigkeiten, sich in komplexen Gesundheitssystemen zurechtzufinden
- Schwierigkeiten bei der Entscheidungsfindung
- Unzureichendes Einhalten eines Handlungsplans
- Unzureichende Gesundheitskompetenz
- Unzureichendes Wissen über das Therapieregime
- Unzureichende Anzahl von Handlungshinweisen
- Inadäquate Vorbilder
- Unzureichende soziale Unterstützung
- Eingeschränkte Fähigkeit, Aspekte des Therapieregimes durchzuführen
- Geringe Selbstwirksamkeit
- Negative Gefühle gegenüber dem Therapieregime
- Neurobehaviorale Manifestationen
- Nichtakzeptanz der Erkrankung
- Wahrgenommenes Hindernis für das Therapieregime
- Wahrgenommene soziale Stigmatisierung im Zusammenhang mit der Erkrankung
- Unrealistische Wahrnehmung der Schwere der Erkrankung
- Unrealistische Wahrnehmung der Anfälligkeit für Folgeerscheinungen
- Unrealistische Wahrnehmung des Behandlungsnutzens

Risikopopulationen

- Jugendliche
- Kinder
- Wirtschaftlich benachteiligte Personen
- Personen mit ineffektivem Gesundheits-Selbstmanagement in der Vorgeschichte
- Personen mit wenig Erfahrung in der Entscheidungsfindung
- Personen mit niedrigem Bildungsniveau
- Ältere Erwachsene

Assoziierte Bedingungen

- Chemotherapie
- Chronische Veneninsuffizienz
- Entwicklungsbedingte Behinderungen
- Infektionen
- Invasive Verfahren
- Großer chirurgischer Eingriff
- Neoplasmen
- Adipositas
- Strahlentherapie
- Entfernung von Lymphknoten
- Trauma

Unterstützende Originalliteratur ist verfügbar unter www.recom.eu/nanda-2021-2023-literatur.

Domäne 4 • Klasse 4 • Diagnosencode 00281 • Risk for ineffective lymphedema self-management

Risiko eines ineffektiven Selbstmanagements eines Lymphödems

Fokus der Diagnose: Selbstmanagement eines Lymphödems
Zugelassen 2020 • Evidenzlevel 2.1

Definition
Anfälligkeit für ein unzureichendes Management der Symptome, Therapieregime, physische, psychosoziale und spirituelle Konsequenzen und Lebensstiländerungen, die mit dem Leben mit Ödemen im Zusammenhang mit Obstruktionen oder Störungen der Lymphgefäße oder -knoten einhergehen, welches die Gesundheit beeinträchtigen könnte.

Risikofaktoren

- Kognitive Dysfunktion
- Konkurrierende Forderungen
- Konkurrierende Lebensstilpräferenzen
- Konflikt zwischen Gesundheitsverhalten und sozialen Normen
- Verminderte wahrgenommene Lebensqualität
- Erschwerter Zugang zu Gemeinderessourcen
- Schwierigkeiten, mit einem komplexen Therapieregime zurechtzukommen
- Schwierigkeiten, sich in komplexen Gesundheitssystemen zurechtzufinden
- Schwierigkeiten bei der Entscheidungsfindung
- Unzureichendes Einhalten eines Handlungsplans
- Unzureichende Gesundheitskompetenz
- Unzureichendes Wissen über das Therapieregime
- Unzureichende Anzahl von Handlungshinweisen
- Inadäquate Vorbilder
- Unzureichende soziale Unterstützung
- Eingeschränkte Fähigkeit, Aspekte des Therapieregimes durchzuführen
- Geringe Selbstwirksamkeit
- Negative Gefühle gegenüber dem Therapieregime
- Neurobehaviorale Manifestationen
- Nichtakzeptanz der Erkrankung
- Wahrgenommenes Hindernis für das Therapieregime
- Wahrgenommene soziale Stigmatisierung im Zusammenhang mit der Erkrankung
- Unrealistische Wahrnehmung der Schwere der Erkrankung
- Unrealistische Wahrnehmung der Anfälligkeit für Folgeerscheinungen
- Unrealistische Wahrnehmung des Behandlungsnutzens

Risikopopulationen

- Jugendliche
- Kinder
- Wirtschaftlich benachteiligte Personen
- Personen mit ineffektivem Gesundheits-Selbstmanagement in der Vorgeschichte
- Personen mit wenig Erfahrung in der Entscheidungsfindung
- Personen mit niedrigem Bildungsniveau
- Ältere Erwachsene

Assoziierte Bedingungen

- Chemotherapie
- Chronische Veneninsuffizienz
- Entwicklungsbedingte Behinderungen
- Infektionen
- Invasive Verfahren
- Großer chirurgischer Eingriff
- Neoplasmen
- Adipositas
- Strahlentherapie
- Entfernung von Lymphknoten
- Trauma

Unterstützende Originalliteratur ist verfügbar unter www.recom.eu/nanda-2021-2023-literatur.

Domäne 4 • Klasse 4 • Diagnosencode 00033 • Impaired spontaneous ventilation

Beeinträchtigte Spontanatmung

Fokus der Diagnose: Spontanatmung
Zugelassen 1992 • Überarbeitet 2017

Definition
Unvermögen, eine selbstständige Atmung zu initiieren oder aufrechtzuerhalten, welche zur Lebenserhaltung ausreichend ist.

Bestimmende Merkmale

- Besorgnis
- Verminderte arterielle Sauerstoffsättigung
- Verminderte Kooperation
- Verminderter Sauerstoff-Partialdruck
- Vermindertes Tidalvolumen
- Erhöhter Einsatz der Atemhilfsmuskulatur
- Erhöhte Herzfrequenz
- Erhöhte Stoffwechselrate
- Erhöhter Kohlendioxidpartialdruck (PCO_2)
- Psychomotorische Unruhe

Beeinflussende Faktoren

- Ermüdung der Atemmuskulatur

Assoziierte Bedingungen

- Beeinträchtigter Metabolismus

Diese Diagnose wird für die Ausgabe 2024-2026 aus der Klassifikation zurückgezogen, falls keine ergänzende Arbeit geleistet wurde, um sie auf das Evidenzlevel 2.1 oder höher zu bringen.

Domäne 4 • Klasse 4 • Diagnosencode 00267 • Risk for unstable blood pressure

Risiko eines instabilen Blutdrucks

Fokus der Diagnose: Stabiler Blutdruck
Zugelassen 2016 • Evidenzlevel 2.1

Definition
Anfälligkeit für einen schwankenden Blutdruck in den arteriellen Gefäßen, welcher die Gesundheit beeinträchtigen könnte.

Risikofaktoren

- Unbeständiges Medikamenten-Management
- Orthostase

Assoziierte Bedingungen

- Unerwünschte Wirkung von pharmazeutischen Präparaten
- Nachteilige Wirkung von Kokain
- Arrhythmie
- Cushing-Syndrom
- Flüssigkeitsretention
- Flüssigkeitsverlagerungen
- Hormonelle Veränderungen
- Hyperparathyreoidismus
- Hyperthyreose
- Hypothyreose
- Erhöhter intrakranieller Druck
- Pharmazeutische Präparate
- Schnelle Absorption und Distribution von pharmazeutischen Präparaten
- Reaktion des sympathischen Nervensystems

Unterstützende Originalliteratur ist verfügbar unter www.recom.eu/nanda-2021-2023-literatur.

Domäne 4 • Klasse 4 • Diagnosencode 00291 • Risk for thrombosis

Risiko einer Thrombose

Fokus der Diagnose: Thrombose
Zugelassen 2020 · Evidenzlevel 2.1

Definition
Anfälligkeit für die Obstruktion eines Blutgefäßes durch einen Thrombus, der sich lösen und in einem anderen Gefäß festsetzen kann, welche die Gesundheit gefährden könnte.

Risikofaktoren

- Atherogene Ernährung
- Dehydratation
- Übermäßiger Stress
- Beeinträchtigte physische Mobilität
- Unzureichendes Wissen über modifizierbare Faktoren
- Ineffektives Management von Präventivmaßnahmen
- Ineffektives Medikamenten-Selbstmanagement
- Adipositas
- Bewegungsarmer Lebensstil
- Rauchen

Risikopopulationen

- Wirtschaftlich benachteiligte Personen
- Personen ≥ 60 Jahre
- Personen mit familiärer Vorgeschichte von thrombotischen Erkrankungen
- Personen mit Vorgeschichte einer thrombotischen Erkrankung
- Schwangere Frauen
- Frauen < 6 Wochen postpartum

Assoziierte Bedingungen

- Arteriosklerose
- Autoimmunerkrankungen
- Blutgerinnungsstörungen
- Chronische Entzündung
- Kritische Erkrankung
- Diabetes mellitus
- Dyslipidämien
- Endovaskuläre Eingriffe
- Herzkrankheiten
- Hämatologische Erkrankungen
- Hochakute Krankheit
- Hormontherapie
- Hyperhomozysteinämie
- Infektionen
- Nierenerkrankungen
- Medizinische Geräte
- Metabolisches Syndrom
- Neoplasmen
- Chirurgische Eingriffe
- Trauma
- Gefäßerkrankungen

Unterstützende Originalliteratur ist verfügbar unter www.recom.eu/nanda-2021-2023-literatur.

Domäne 4 • Klasse 4 • Diagnosencode 00200 • Risk for decreased cardiac tissue perfusion

Risiko einer verminderten kardialen Gewebedurchblutung

Fokus der Diagnose: Gewebedurchblutung
Zugelassen 2008 • Überarbeitet 2013, 2017 • Evidenzlevel 2.1

Definition
Anfälligkeit für eine verminderte kardiale (koronare) Blutzirkulation, welche die Gesundheit beeinträchtigen könnte.

Risikofaktoren

- Unzureichendes Wissen über modifizierbare Faktoren
- Substanzmissbrauch

Risikopopulationen

- Personen mit familiärer Vorgeschichte von kardiovaskulären Erkrankungen

Assoziierte Bedingungen

- Herztamponade
- Kardiovaskuläre Operation
- Spasmus der Herzkranzarterien
- Diabetes mellitus
- Erhöhtes C-reaktives Protein
- Hyperlipidämie
- Hypertonie
- Hypovolämie
- Hypoxämie
- Hypoxie
- Pharmazeutische Präparate

Unterstützende Originalliteratur ist verfügbar unter www.recom.eu/nanda-2021-2023-literatur.

Domäne 4 • Klasse 4 • Diagnosencode 00201 • Risk for ineffective cerebral tissue perfusion

Risiko einer ineffektiven zerebralen Gewebedurchblutung

Fokus der Diagnose: Gewebedurchblutung
Zugelassen 2008 • Überarbeitet 2013, 2017 • Evidenzlevel 2.1

Definition
Anfälligkeit für eine verminderte zerebrale Blutzirkulation, welche die Gesundheit beeinträchtigen könnte.

Risikofaktoren

- Substanzmissbrauch

Risikopopulationen

- Personen mit einem kürzlich aufgetretenen Herzinfarkt in der Vorgeschichte

Assoziierte Bedingungen

- Abnormale partielle Thromboplastinzeit im Serum
- Abnormale Serum-Prothrombinzeit
- Akinetisches linksventrikuläres Segment
- Arterielle Dissektion
- Arteriosklerose
- Vorhofflimmern
- Vorhofmyxom
- Blutgerinnungsstörungen
- Hirnverletzungen
- Neoplasma im Gehirn
- Karotisstenose
- Zerebrales Aneurysma
- Dilatative Kardiomyopathie
- Verbrauchskoagulopathie
- Embolie
- Hypercholesterolämie
- Hypertonie
- Infektiöse Endokarditis
- Mechanische Herzklappenprothese
- Mitralstenose
- Pharmazeutische Präparate
- Sick-Sinus-Syndrom
- Therapieregime

Diese Diagnose wird für die Ausgabe 2024-2026 aus der Klassifikation zurückgezogen, falls keine zusätzlichen Risikofaktoren entwickelt wurden.

Unterstützende Originalliteratur ist verfügbar unter www.recom.eu/nanda-2021-2023-literatur.

Domäne 4 • Klasse 4 • Diagnosencode 00204 • Ineffective peripheral tissue perfusion

Ineffektive periphere Gewebedurchblutung

Fokus der Diagnose: Gewebedurchblutung
Zugelassen 2008 • Überarbeitet 2010, 2017 • Evidenzlevel 2.1

Definition
Verminderung der peripheren Blutzirkulation, welche die Gesundheit beeinträchtigen könnte.

Bestimmende Merkmale

- Fehlen peripherer Pulse
- Veränderte motorische Funktion
- Veränderte Hauteigenschaft
- Knöchel-Arm-Index < 0,90
- Kapillarfüllungszeit > 3 Sekunden
- Farbe kehrt nach 1 Minute Anheben nicht ins abgesenkte Bein zurück
- Verminderter Blutdruck in den Extremitäten
- Verminderte schmerzfreie Distanzen während eines 6-Minuten-Gehtests
- Verminderte periphere Pulse
- Verzögerte periphere Wundheilung
- Erreichte Distanz im 6-Minuten-Gehtest liegt unter der normalen Reichweite
- Ödem
- Schmerz in den Extremitäten
- Strömungsgeräusch der A. femoralis
- Claudicatio intermittens
- Sensibilitätsstörung
- Hautfarbe erblasst beim Anheben der Beine

Beeinflussende Faktoren

- Übermäßige Natriumzufuhr
- Unzureichendes Wissen über den Krankheitsprozess
- Unzureichendes Wissen über modifizierbare Faktoren
- Bewegungsarmer Lebensstil
- Rauchen

Assoziierte Bedingungen

- Diabetes mellitus
- Endovaskuläre Eingriffe
- Hypertonie
- Trauma

Unterstützende Originalliteratur ist verfügbar unter www.recom.eu/nanda-2021-2023-literatur.

Domäne 4 • Klasse 4 • Diagnosencode 00228 • Risk for ineffective peripheral tissue perfusion

Risiko einer ineffektiven peripheren Gewebedurchblutung

Fokus der Diagnose: Gewebedurchblutung
Zugelassen 2010 • Überarbeitet 2013, 2017 • Evidenzlevel 2.1

Definition
Anfälligkeit für eine verminderte periphere Blutzirkulation, welche die Gesundheit beeinträchtigen könnte.

Risikofaktoren

- Übermäßige Natriumzufuhr
- Unzureichendes Wissen über den Krankheitsprozess
- Unzureichendes Wissen über modifizierbare Faktoren
- Bewegungsarmer Lebensstil
- Rauchen

Assoziierte Bedingungen

- Diabetes mellitus
- Endovaskuläre Eingriffe
- Hypertonie
- Trauma

Unterstützende Originalliteratur ist verfügbar unter www.recom.eu/nanda-2021-2023-literatur.

Domäne 4 • Klasse 4 • Diagnosencode 00034 • Dysfunctional ventilatory weaning response

Dysfunktionales Weaning

Fokus der Diagnose: Weaning
Zugelassen 1992 • Überarbeitet 2017

Definition
Unvermögen, sich an ein abgesenktes Niveau der maschinellen Atemunterstützung anzupassen, das den Entwöhnungsprozess unterbricht und verlängert.

Bestimmende Merkmale

Leicht

- Atembeschwerden
- Drückt ein Wärmegefühl aus
- Fatigue
- Furcht vor einer Störung des Beatmungsgeräts
- Erhöhte Konzentration auf das Atmen
- Leicht erhöhte Atemfrequenz gegenüber dem Ausgangswert
- Wahrgenommener Bedarf an erhöhtem Sauerstoff
- Psychomotorische Unruhe

Mäßig

- Abnormale Hautfarbe
- Besorgnis
- Anstieg des Blutdrucks im Vergleich zum Ausgangswert (< 20 mmHg)
- Auskultierbarer verminderter Lufteintritt
- Diaphorese (Schwitzen)
- Schwierigkeiten bei der Kooperation
- Schwierigkeiten, auf Coaching zu reagieren
- Furchtsamer Gesichtsausdruck
- Anstieg der Herzfrequenz im Vergleich zum Ausgangswert (< 20 Schläge/Min.)
- Übersteigerter Fokus auf Aktivitäten
- Geringfügiger Einsatz der Atemhilfsmuskulatur
- Mäßig erhöhte Atemfrequenz gegenüber dem Ausgangswert

Schwer

- Hinzukommende, abnorme Atemgeräusche
- Atmung erfolgt asynchron zum Beatmungsgerät
- Anstieg des Blutdrucks im Vergleich zum Ausgangswert (≥ 20 mmHg)

- Verschlechterung der arteriellen Blutgaswerte im Vergleich zum Ausgangswert
- Schnappatmung
- Anstieg der Herzfrequenz im Vergleich zum Ausgangswert (≥ 20 Schläge/Min.)
- Paradoxe abdominale Atmung
- Übermäßiges Schwitzen
- Oberflächliches Atmen
- Signifikant erhöhte Atemfrequenz im Vergleich zum Ausgangswert
- Setzt signifikante Atemhilfsmuskulatur ein

Beeinflussende Faktoren

Physiologische Faktoren

- Veränderter Schlaf-Wach-Zyklus
- Ineffektive Atemwegsclearance
- Malnutrition
- Schmerzen

Psychologisch

- Angst
- Verminderte Motivation
- Furcht
- Hoffnungslosigkeit
- Unzureichendes Wissen über den Weaning-Prozess
- Unzureichendes Vertrauen in das Gesundheitsfachpersonal
- Geringes Selbstwertgefühl
- Machtlosigkeit
- Unsicherheit bezüglich der Weaning-Fähigkeit

Situationsbedingt

- Umweltbedingte Störungen
- Unangemessene Geschwindigkeit des Weaning-Prozesses
- Unkontrollierter episodisch auftretender Energiebedarf

Risikopopulationen

- Personen mit einem erfolglosen Weaning-Versuch in der Vorgeschichte
- Personen mit Abhängigkeit vom Beatmungsgerät > 4 Tage in der Vorgeschichte

Assoziierte Bedingungen

- Verminderter Bewusstseinszustand

Diese Diagnose wurde ursprünglich für Neugeborene entwickelt. Diese Diagnose wird für die Ausgabe 2024-2026 aus der NANDA-I-Taxonomie zurückgezogen, sofern die Evidenz nicht durch zusätzliche Forschungsarbeit zu Neugeborenen und/oder Kindern mindestens auf Level 2.1 angehoben wird.

Domäne 4 • Klasse 4 • Diagnosencode 00318 • Dysfunctional adult ventilatory weaning response

Dysfunktionales Weaning bei Erwachsenen

Fokus der Diagnose: Weaning
Zugelassen 2020 • Evidenzlevel 3.2

Definition
Unvermögen von Personen > 18 Jahren, die mindestens 24 Stunden mechanisch beatmet werden mussten, erfolgreich auf Spontanatmung umzustellen.

Bestimmende Merkmale

Frühzeitige Reaktion (< 30 Minuten)

- Hinzukommende, abnorme Atemgeräusche
- Hörbare Atemwegssekrete
- Erniedrigter Blutdruck (< 90 mmHg oder > 20 % niedriger als der Ausgangswert)
- Verminderte Herzfrequenz (> 20 % niedriger als der Ausgangswert)
- Verminderte Sauerstoffsättigung (< 90 %, wenn der Anteil des eingeatmeten Sauerstoffs > 40 % ist)
- Drückt Besorgnis aus
- Drückt Disstress aus
- Drückt Angst vor einer Fehlfunktion der Maschine aus
- Drückt ein Wärmegefühl aus
- Übersteigerter Fokus auf Aktivitäten
- Erhöhter Blutdruck (systolischer Druck > 180 mmHg oder > 20 % vom Ausgangswert)
- Erhöhte Herzfrequenz (> 140 bpm oder > 20 % vom Ausgangswert)
- Erhöhte Atemfrequenz (> 35 rpm oder > 50 % über dem Ausgangswert)
- Nasenflügelatmung
- Keuchen
- Paradoxe abdominale Atmung
- Wahrgenommener Bedarf an erhöhtem Sauerstoff
- Psychomotorische Unruhe
- Oberflächliches Atmen
- Setzt signifikante Atemhilfsmuskulatur ein
- Weit aufgerissene Augen

Mittlere Reaktion (30–90 Minuten)

- Erniedrigter pH-Wert (< 7,32 oder > 0,07 niedriger als der Ausgangswert)
- Diaphorese (Schwitzen)
- Schwierigkeiten, bei Anweisungen zu kooperieren
- Hyperkapnie (> 50 mmHg Anstieg des Partialdrucks von Kohlendioxid oder > 8 mmHg Anstieg vom Ausgangswert)
- Hypoxämie (Sauerstoffpartialdruck 50 % oder Sauerstoff > 6 L/min)

Späte Reaktion (> 90 Minuten)

- Kardiorespiratorischer Stillstand
- Zyanose
- Fatigue
- Kürzlich aufgetretene Herzrhythmusstörungen

Beeinflussende Faktoren

- Veränderter Schlaf-Wach-Zyklus
- Übermäßige Atemwegssekrete
- Ineffektiver Husten
- Malnutrition

Risikopopulationen

- Personen mit einem misslungenen Weaning-Versuch in der Vorgeschichte
- Personen mit Lungenerkrankungen in der Vorgeschichte
- Personen mit längerer Abhängigkeit von einem Beatmungsgerät in der Vorgeschichte
- Personen mit ungeplanter Extubation in der Vorgeschichte
- Personen mit ungünstigen Prä-Extubations-Indizes
- Ältere Erwachsene

Assoziierte Bedingungen

- Säure-Basen-Ungleichgewicht
- Anämie
- Kardiogener Schock
- Verminderter Bewusstseinszustand
- Auf der Intensivstation erworbene Zwerchfelldysfunktion
- Erkrankungen des endokrinen Systems
- Herzkrankheiten
- Hochakute Krankheit
- Hyperthermie
- Hypoxämie
- Infektionen
- Neuromuskuläre Erkrankungen
- Pharmazeutische Präparate
- Wasser-Elektrolyt-Ungleichgewicht

Unterstützende Originalliteratur ist verfügbar unter www.recom.eu/nanda-2021-2023-literatur.

Domäne 4 • Klasse 5 • Diagnosencode 00108 • Bathing self-care deficit

Selbstversorgungsdefizit Körperpflege

Fokus der Diagnose: Selbstversorgung Körperpflege
Zugelassen 1980 • Überarbeitet 1998, 2008, 2017 • Evidenzlevel 2.1

Definition
Unvermögen, selbstständig Aktivitäten zur Körperreinigung vollständig durchzuführen.

Bestimmende Merkmale

- Schwierigkeiten, das Badezimmer zu erreichen
- Erschwerter Zugang zu Wasser
- Schwierigkeiten beim Abtrocknen des Körpers
- Schwierigkeiten, Waschutensilien zusammenzustellen
- Schwierigkeiten bei der Regulierung des Badewassers
- Schwierigkeiten beim Waschen des Körpers

Beeinflussende Faktoren

- Angst
- Kognitive Dysfunktion
- Verminderte Motivation
- Umweltbedingte Einschränkungen
- Beeinträchtigte physische Mobilität
- Neurobehaviorale Manifestationen
- Schmerzen
- Schwäche

Risikopopulationen

- Ältere Erwachsene

Assoziierte Bedingungen

- Beeinträchtigte Fähigkeit, Körperteile wahrzunehmen
- Beeinträchtigte Fähigkeit, räumliche Verhältnisse wahrzunehmen
- Muskuloskelettale Erkrankungen
- Neuromuskuläre Erkrankungen

Domäne 4 • Klasse 5 • Diagnosencode 00109 • Dressing self-care deficit

Selbstversorgungsdefizit Sich-Kleiden

Fokus der Diagnose: Selbstversorgung Sich-Kleiden
Zugelassen 1980 • Überarbeitet 1998, 2008, 2017 • Evidenzlevel 2.1

Definition
Unvermögen, selbstständig Kleidungsstücke an- oder auszuziehen.

Bestimmende Merkmale

- Schwierigkeiten bei der Auswahl von Kleidung
- Schwierigkeiten beim Verschließen der Kleidung
- Schwierigkeiten, Kleidung zusammenzutragen
- Schwierigkeiten bei der Aufrechterhaltung des Erscheinungsbildes
- Schwierigkeiten beim Aufheben von Kleidung
- Schwierigkeiten beim Anziehen von Kleidung am Unterkörper
- Schwierigkeiten beim Anziehen von Kleidung am Oberkörper
- Schwierigkeiten beim Anziehen verschiedener Kleidungsstücke
- Schwierigkeiten beim Ausziehen eines Kleidungsstücks
- Schwierigkeiten bei der Verwendung von Hilfsmitteln
- Schwierigkeiten bei der Verwendung eines Reißverschlusses

Beeinflussende Faktoren

- Angst
- Kognitive Dysfunktion
- Verminderte Motivation
- Unbehagen
- Umweltbedingte Einschränkungen
- Fatigue
- Neurobehaviorale Manifestationen
- Schmerzen
- Schwäche

Assoziierte Bedingungen

- Muskuloskelettale Beeinträchtigung
- Neuromuskuläre Erkrankungen

Domäne 4 • Klasse 5 • Diagnosencode 00102 • Feeding self-care deficit

Selbstversorgungsdefizit Nahrungsaufnahme

Fokus der Diagnose: Selbstversorgung Nahrungsaufnahme
Zugelassen 1980 • Überarbeitet 1998, 2008, 2017 • Evidenzlevel 2.1

Definition
Unvermögen, selbstständig zu essen.

Bestimmende Merkmale

- Schwierigkeiten, die Nahrung zum Mund zu führen
- Schwierigkeiten beim Kauen von Nahrung
- Schwierigkeiten, Nahrung auf ein Besteck zu bekommen
- Schwierigkeiten beim Umgang mit Besteck
- Schwierigkeiten, Nahrung im Mund zu manipulieren
- Schwierigkeiten beim Öffnen von Behältern
- Schwierigkeiten beim Greifen eines Bechers
- Schwierigkeiten bei der Zubereitung von Speisen
- Schwierigkeiten, eine Mahlzeit selbstständig zu verzehren
- Schwierigkeiten, Nahrung selbstständig in einer gesellschaftsfähigen Weise zu sich zu nehmen
- Schwierigkeiten beim Schlucken von Nahrung
- Schwierigkeiten, eine ausreichende Menge an Nahrung zu schlucken
- Schwierigkeiten bei der Verwendung von Hilfsmitteln

Beeinflussende Faktoren

- Angst
- Kognitive Dysfunktion
- Verminderte Motivation
- Unbehagen
- Umweltbedingte Einschränkungen
- Fatigue
- Neurobehaviorale Manifestationen
- Schmerzen
- Schwäche

Assoziierte Bedingungen

- Muskuloskelettale Beeinträchtigung
- Neuromuskuläre Erkrankungen

Domäne 4 • Klasse 5 • Diagnosencode 00110 • Toileting self-care deficit

Selbstversorgungsdefizit Toilettenbenutzung

Fokus der Diagnose: Selbstversorgung Toilettenbenutzung
Zugelassen 1980 • Überarbeitet 1998, 2008, 2017 • Evidenzlevel 2.1

Definition
Unvermögen, selbstständig Tätigkeiten in Verbindung mit der Darm- und Blasenentleerung durchzuführen.

Bestimmende Merkmale

- Schwierigkeiten bei der Durchführung der Toilettenhygiene
- Schwierigkeiten, die Toilette zu spülen
- Schwierigkeiten beim Umgang mit der Kleidung beim Toilettengang
- Schwierigkeiten, die Toilette zu erreichen
- Schwierigkeiten, von der Toilette aufzustehen
- Schwierigkeiten beim Sitzen auf der Toilette

Beeinflussende Faktoren

- Angst
- Kognitive Dysfunktion
- Verminderte Motivation
- Umweltbedingte Einschränkungen
- Fatigue
- Beeinträchtigte physische Mobilität
- Beeinträchtigte Transferfähigkeit
- Neurobehaviorale Manifestationen
- Schmerzen
- Schwäche

Assoziierte Bedingungen

- Muskuloskelettale Beeinträchtigung
- Neuromuskuläre Erkrankungen

Domäne 4 • Klasse 5 • Diagnosencode 00182 • Readiness for enhanced self-care

Bereitschaft für eine verbesserte Selbstversorgung

Fokus der Diagnose: Selbstversorgung
Zugelassen 2006 • Überarbeitet 2013 • Evidenzlevel 2.1

Definition
Ein Muster der Ausübung von selbstbezogenen Aktivitäten zum Erreichen von gesundheitsbezogenen Zielen, welches gestärkt werden kann.

Bestimmende Merkmale

- Drückt den Wunsch aus, die Unabhängigkeit bei der Gesundheitserhaltung zu steigern
- Drückt den Wunsch aus, die Unabhängigkeit in der Lebensführung zu steigern
- Drückt den Wunsch aus, die Unabhängigkeit in der Persönlichkeitsentwicklung zu steigern
- Drückt den Wunsch aus, die Unabhängigkeit im Wohlbefinden zu steigern
- Drückt den Wunsch aus, das Wissen über Selbstversorgungsstrategien zu erweitern
- Drückt den Wunsch aus, die Selbstversorgung zu verbessern

Unterstützende Originalliteratur ist verfügbar unter www.recom.eu/nanda-2021-2023-literatur.

Domäne 4 • Klasse 5 • Diagnosencode 00193 • Self-neglect

Selbstvernachlässigung

Fokus der Diagnose: Selbstvernachlässigung
Zugelassen 2008 • Überarbeitet 2017 • Evidenzlevel 2.1

Definition
Ein Zusammentreffen kulturell beeinflusster Verhaltensweisen, bei dem es nicht gelingt, im Bereich einer oder mehrerer Selbstversorgungsaktivitäten einen sozial akzeptierten Standard von Gesundheit und Wohlbefinden aufrechtzuerhalten (Gibbons, Lauder, & Ludwick, 2006).

Bestimmende Merkmale

- Unzureichende Hygiene im Umfeld
- Unzureichende Körperpflege
- Nichteinhaltung von Gesundheitsaktivitäten

Beeinflussende Faktoren

- Kognitive Dysfunktion
- Furcht vor einer Institutionalisierung
- Beeinträchtigte Executive-Funktion
- Unvermögen, die Kontrolle aufrechtzuerhalten
- Gewählter Lebensstil
- Neurobehaviorale Manifestationen
- Stressoren
- Substanzmissbrauch

Assoziierte Bedingungen

- Capgras-Syndrom
- Dysfunktion des Frontallappens
- Funktionale Beeinträchtigung
- Lernbehinderung
- Simulierend
- Mentale Störungen
- Psychotische Störungen

Unterstützende Originalliteratur ist verfügbar unter www.recom.eu/nanda-2021-2023-literatur.

Domäne 5. Wahrnehmung/Kognition

Das menschliche Informationsverarbeitungssystem einschließlich Aufmerksamkeit, Orientierung, Empfindung, Wahrnehmung, Kognition und Kommunikation

Klasse 1. Aufmerksamkeit
Geistige Bereitschaft wahrzunehmen und zu beobachten

Code	Diagnose	Seite
00123	Einseitiger Neglect	367

Klasse 2. Orientierung
Bewusstsein von Zeit, Ort und Person

Code	Diagnose	Seite
	Diese Klasse enthält derzeit keine Diagnosen	

Klasse 3. Empfindung/Wahrnehmung
Erhalten von Informationen über Tastsinn, Geschmack, Geruch, Sehen, Hören und Kinästhesie und das Verstehen dieser Sinnesinformationen, das im Benennen, Assoziieren bzw. in der Mustererkennung resultiert

Code	Diagnose	Seite
	Diese Klasse enthält derzeit keine Diagnosen	

Klasse 4. Kognition
Verwenden des Gedächtnisses, Lernens, Denkens, Problemlösens, Abstrahierens, Beurteilens, der Einsicht, der intellektuellen Fähigkeit, des Rechnens und der Sprache

Code	Diagnose	Seite
00128	Akute Verwirrtheit	369

Klasse 5. Kommunikation

Senden und Empfangen von verbalen und nonverbalen Informationen

NANDA International, Inc. Nursing Diagnoses: Definitions and Classification 2021–2023, 12th Edition.
Edited by T. Heather Herdman, Shigemi Kamitsuru, and Camila Takáo Lopes.

Unterstützende Originalliteratur ist verfügbar unter: www.recom.eu/nanda-2021-2023-literatur.

Domäne 5 • Klasse 1 • Diagnosencode 00123 • Unilateral neglect

Einseitiger Neglect

Fokus der Diagnose: Einseitiger Neglect
Zugelassen 1986 • Überarbeitet 2006, 2017 • Evidenzlevel 2.1

Definition
Beeinträchtigung in der sensorischen und motorischen Reaktion, der mentalen Repräsentation und räumlichen Wahrnehmung des Körpers und des unmittelbaren Umfelds, gekennzeichnet durch eine fehlende Aufmerksamkeit für eine Seite zugunsten einer Überaufmerksamkeit für die andere Seite. Ein linksseitiger Neglect ist schwerwiegender und anhaltender als ein rechtsseitiger Neglect.

Bestimmende Merkmale

- Verändertes Sicherheitsverhalten auf der vernachlässigten Körperseite
- Gestörte Ton-Lateralisierung
- Misserfolg beim Ankleiden der vernachlässigten Körperseite
- Misserfolg beim Aufnehmen der Nahrung von dem Tellerbereich auf der vernachlässigten Körperseite
- Misserfolg beim Pflegen der äußeren Erscheinung auf der vernachlässigten Körperseite
- Misserfolg beim Bewegen der Augen auf der vernachlässigten Körperhalbseite
- Misserfolg beim Bewegen des Kopfes zur vernachlässigten Körperhalbseite
- Misserfolg beim Bewegen der Extremitäten auf der vernachlässigten Körperhalbseite
- Misserfolg beim Bewegen des Rumpfs auf der vernachlässigten Körperhalbseite
- Misserfolg bei der Wahrnehmung von Personen, die sich von der vernachlässigten Körperseite her nähern
- Hemianopsie (halbseitiger Gesichtsfeldausfall)
- Beeinträchtigte Leistung bei Linien-Halbierungstests
- Beeinträchtigte Leistung beim Linien-Durchstreichtest
- Beeinträchtigte Leistung bei Zielabbruchtests
- Linksseitige Hemiplegie nach Apoplexie in der rechten Gehirnhälfte
- Merkliches Abschweifen der Augen zu Reizen auf der nicht vernachlässigten Körperseite
- Merkliches Abschweifen des Rumpfes zu Reizen auf der nicht vernachlässigten Körperseite
- Nichtvervollständigen einer Zeichnung auf der vernachlässigten Körperseite
- Perseveration (krankhaftes Beharren)
- Repräsentationaler Neglect
- Beim Lesen Ersetzen von Buchstaben, um alternative Wörter zu bilden
- Verlagerung der Schmerzwahrnehmung auf die nicht vernachlässigte Körperseite

- Ist sich der Lagerung der vernachlässigten Extremität nicht bewusst
- Einseitiger räumlich-visueller Neglect
- Verwendet beim Schreiben nur die vertikale Hälfte der Seite

Beeinflussende Faktoren

- Müssen entwickelt werden

Assoziierte Bedingungen

- Hirnverletzungen

Diese Diagnose wird für die Ausgabe 2024-2026 aus der Klassifikation zurückgezogen, falls keine beeinflussenden Faktoren entwickelt wurden.

Unterstützende Originalliteratur ist verfügbar unter www.recom.eu/nanda-2021-2023-literatur.

Domäne 5 • Klasse 4 • Diagnosencode 00128 • Acute confusion

Akute Verwirrtheit

Fokus der Diagnose: Verwirrtheit
Zugelassen 1994 • Überarbeitet 2006, 2017 • Evidenzlevel 2.1

Definition
Reversible Störungen des Bewusstseins, der Aufmerksamkeit, der Kognition und der Wahrnehmung, die sich über einen kurzen Zeitraum entwickeln und weniger als 3 Monate andauern.

Bestimmende Merkmale

- Veränderte psychomotorische Leistung
- Kognitive Dysfunktion
- Schwierigkeiten, zielgerichtetes Verhalten zu initiieren
- Schwierigkeiten, zweckorientiertes Verhalten zu initiieren
- Halluzinationen
- Inadäquate Umsetzung von zielgerichtetem Verhalten
- Inadäquate Umsetzung von zweckorientiertem Verhalten
- Fehlwahrnehmung
- Neurobehaviorale Manifestationen
- Psychomotorische Unruhe

Beeinflussende Faktoren

- Veränderter Schlaf-Wach-Zyklus
- Dehydratation
- Beeinträchtigte physische Mobilität
- Unangemessene Anwendung von physischen Fixierungen
- Malnutrition
- Schmerzen
- Sensorische Deprivation
- Substanzmissbrauch
- Harnretention

Risikopopulationen

- Personen ≥ 60 Jahre
- Personen mit einer Vorgeschichte eines zerebralen vaskulären Ereignisses
- Männer

Assoziierte Bedingungen

- Verminderter Bewusstseinszustand
- Beeinträchtigter Metabolismus
- Infektionen
- Neurokognitive Störungen
- Pharmazeutische Präparate

Unterstützende Originalliteratur ist verfügbar unter www.recom.eu/nanda-2021-2023-literatur.

Domäne 5 • Klasse 4 • Diagnosencode 00173 • Risk for acute confusion

Risiko einer akuten Verwirrtheit

Fokus der Diagnose: Verwirrtheit
Zugelassen 2006 • Überarbeitet 2013, 2017 • Evidenzlevel 2.2

Definition
Anfälligkeit für reversible, sich über einen kurzen Zeitraum entwickelnde Störungen des Bewusstseins, der Aufmerksamkeit, der Kognition und der Wahrnehmung, welche die Gesundheit beeinträchtigen könnten.

Risikofaktoren

- Veränderter Schlaf-Wach-Zyklus
- Dehydratation
- Beeinträchtigte physische Mobilität
- Unangemessene Anwendung von physischen Fixierungen
- Malnutrition
- Schmerzen
- Sensorische Deprivation
- Substanzmissbrauch
- Harnretention

Risikopopulationen

- Personen ≥ 60 Jahre
- Personen mit einer Vorgeschichte eines zerebralen vaskulären Ereignisses
- Männer

Assoziierte Bedingungen

- Verminderter Bewusstseinszustand
- Beeinträchtigter Metabolismus
- Infektionen
- Neurokognitive Störungen
- Pharmazeutische Präparate

Unterstützende Originalliteratur ist verfügbar unter www.recom.eu/nanda-2021-2023-literatur.

Domäne 5 • Klasse 4 • Diagnosencode 00129 • Chronic confusion

Chronische Verwirrtheit

Fokus der Diagnose: Verwirrtheit
Zugelassen 1994 • Überarbeitet 2017, 2020 • Evidenzlevel 3.1

Definition
Irreversible, fortschreitende, schleichende Störungen des Bewusstseins, der Aufmerksamkeit, der Kognition und der Wahrnehmung, die länger als 3 Monate andauern.

Bestimmende Merkmale

- Veränderte Persönlichkeit
- Schwierigkeiten beim Abrufen von Informationen beim Sprechen
- Schwierigkeiten bei der Entscheidungsfindung
- Beeinträchtigung der exekutiven Fähigkeiten
- Beeinträchtigte psychosoziale Funktion
- Unvermögen bei der Durchführung mindestens einer Alltagsaktivität
- Unzusammenhängende Sprache
- Langzeit-Gedächtnisverlust
- Auffallende Verhaltensänderung
- Kurzzeit-Gedächtnisverlust

Beeinflussende Faktoren

- Chronischer Kummer
- Bewegungsarmer Lebensstil
- Substanzmissbrauch

Risikopopulationen

- Personen ≥ 60 Jahre

Assoziierte Bedingungen

- Erkrankungen des zentralen Nervensystems
- HIV-Infektion
- Mentale Störungen
- Neurokognitive Störungen
- Schlaganfall

Unterstützende Originalliteratur ist verfügbar unter www.recom.eu/nanda-2021-2023-literatur.

Domäne 5 • Klasse 4 • Diagnosencode 00251 • Labile emotional control

Labile emotionale Kontrolle

Fokus der Diagnose: Emotionale Kontrolle
Zugelassen 2013 • Überarbeitet 2017 • Evidenzlevel 2.1

Definition
Unkontrollierbare Ausbrüche von übertriebenem und unwillkürlich emotionalem Ausdruck.

Bestimmende Merkmale

- Fehlen von Augenkontakt
- Weinen
- Übermäßiges Weinen, ohne sich traurig zu fühlen
- Übermäßiges Lachen, ohne sich glücklich zu fühlen
- Drückt Verlegenheit bezüglich des Gefühlsausdrucks aus
- Gefühlsausdruck ist inkongruent mit dem auslösenden Faktor
- Beeinträchtigte nonverbale Kommunikation
- Unwillkürliches Weinen
- Unwillkürliches Lachen
- Soziale Entfremdung
- Unkontrollierbares Weinen
- Unkontrollierbares Lachen
- Rückzug aus dem Arbeitsleben

Beeinflussende Faktoren

- Übermäßige emotionale Störung
- Fatigue
- Unzureichendes Wissen über die Symptomkontrolle
- Unzureichendes Wissen über die Krankheit
- Unzureichende Muskelkraft
- Geringes Selbstwertgefühl
- Sozialer Disstress
- Stressoren
- Substanzmissbrauch

Assoziierte Bedingungen

- Hirnverletzungen
- Funktionale Beeinträchtigung
- Mentale Störungen
- Affektive Störungen
- Muskuloskelettale Beeinträchtigung
- Pharmazeutische Präparate
- Physische Behinderung

Unterstützende Originalliteratur ist verfügbar unter www.recom.eu/nanda-2021-2023-literatur.

Domäne 5 • Klasse 4 • Diagnosencode 00222 • Ineffective impulse control

Ineffektive Impulskontrolle

Fokus der Diagnose: Impulskontrolle
Zugelassen 2010 • Überarbeitet 2017 • Evidenzlevel 2.1

Definition
Ein Muster der Durchführung von schnellen, ungeplanten Reaktionen auf interne oder externe Reize ohne Rücksicht auf negative Konsequenzen dieser Reaktionen für das impulsive Individuum oder andere.

Bestimmende Merkmale

- Unüberlegtes Handeln
- Stellt persönliche Fragen, auch wenn diese für andere unangenehm sind
- Gefährliches Verhalten
- Spielsucht
- Beeinträchtigte Fähigkeit, Finanzen zu verwalten
- Unangemessenes Mitteilen persönlicher Details
- Gereizte Stimmung
- Übermäßige Vertrautheit gegenüber Fremden
- Suche nach dem Adrenalin-Kick
- Promiskuität
- Temperamentausbrüche

Beeinflussende Faktoren

- Kognitive Dysfunktion
- Hoffnungslosigkeit
- Affektive Störungen
- Neurobehaviorale Manifestationen
- Rauchen
- Substanzmissbrauch

Assoziierte Bedingungen

- Entwicklungsstörung
- Entwicklungsbedingte Behinderungen
- Neurokognitive Störungen
- Persönlichkeitsstörungen

Unterstützende Originalliteratur ist verfügbar unter www.recom.eu/nanda-2021-2023-literatur.

Domäne 5 • Klasse 4 • Diagnosencode 00126 • Deficient knowledge

Defizitäres Wissen

Fokus der Diagnose: Wissen
Zugelassen 1980 • Überarbeitet 2017, 2020 • Evidenzlevel 2.3

Definition
Fehlen der kognitiven Informationen über ein spezielles Thema oder ihrer Aneignung.

Bestimmende Merkmale

- Ungenaues Umsetzen von Anweisungen
- Ungenaue Testdurchführung
- Ungenaue Aussagen über ein Thema
- Unangemessenes Verhalten

Beeinflussende Faktoren

- Angst
- Kognitive Dysfunktion
- Depressive Symptome
- Inadäquater Zugang zu Ressourcen
- Unzureichendes Erkennen von Ressourcen
- Unzureichendes Engagement für das Lernen
- Unzureichende Information
- Unzureichendes Interesse am Lernen
- Unzureichendes Wissen über Ressourcen
- Inadäquate Beteiligung an der Pflegeplanung
- Unzureichendes Vertrauen in das Gesundheitsfachpersonal
- Geringe Selbstwirksamkeit
- Fehlinformation
- Neurobehaviorale Manifestationen

Risikopopulationen

- Wirtschaftlich benachteiligte Personen
- Analphabeten
- Personen mit niedrigem Bildungsniveau

Assoziierte Bedingungen

- Depression
- Entwicklungsbedingte Behinderungen
- Neurokognitive Störungen

Domäne 5 • Klasse 4 • Diagnosencode 00161 • Readiness for enhanced knowledge

Bereitschaft für verbessertes Wissen

Fokus der Diagnose: Wissen
Zugelassen 2002 • Evidenzlevel 2.1

Definition
Ein Muster der kognitiven Informationen über ein spezielles Thema oder ihrer Aneignung, welches gestärkt werden kann.

Bestimmende Merkmale

- Drückt den Wunsch aus, das Lernen zu verbessern

Domäne 5 • Klasse 4 • Diagnosencode 00131 • Impaired memory

Beeinträchtigte Gedächtnisleistung

Fokus der Diagnose: Gedächtnisleistung
Zugelassen 1994 • Überarbeitet 2017, 2020 • Evidenzlevel 3.1

Definition
Andauerndes Unvermögen, sich an Teile von Informationen oder Fähigkeiten zu erinnern oder diese abzurufen, während die Fähigkeit, Aktivitäten des täglichen Lebens eigenständig durchzuführen, erhalten bleibt.

Bestimmende Merkmale

- Vergisst regelmäßig, eine Handlung zu einer geplanten Zeit auszuführen
- Schwierigkeiten beim Erlernen einer neuen Fähigkeit
- Schwierigkeiten bei der Aufnahme neuer Informationen
- Schwierigkeiten, sich an Ereignisse zu erinnern
- Schwierigkeiten, sich an Sachinformationen zu erinnern
- Schwierigkeiten, sich an bekannte Namen zu erinnern
- Schwierigkeiten, sich an vertraute Objekte zu erinnern
- Schwierigkeiten, sich an vertraute Wörter zu erinnern
- Schwierigkeiten, sich daran zu erinnern, ob ein Verhalten ausgeführt wurde
- Schwierigkeiten, eine neue Fertigkeit zu behalten
- Schwierigkeiten, neue Informationen zu behalten

Beeinflussende Faktoren

- Depressive Symptome
- Unzureichende intellektuelle Stimulation
- Unzureichende Motivation
- Unzureichende soziale Unterstützung
- Soziale Isolation
- Wasser-Elektrolyt-Ungleichgewicht

Risikopopulationen

- Wirtschaftlich benachteiligte Personen
- Personen ≥ 60 Jahre
- Personen mit niedrigem Bildungsniveau

Assoziierte Bedingungen

- Anämie
- Zerebraler Sauerstoffmangel
- Kognitionsstörungen

Unterstützende Originalliteratur ist verfügbar unter www.recom.eu/nanda-2021-2023-literatur.

Domäne 5 • Klasse 4 • Diagnosencode 00279 • Disturbed thought process

Gestörter Denkprozess

Fokus der Diagnose: Denkprozess
Zugelassen 2020 • Evidenzlevel 2.3

Definition
Beeinträchtigung der kognitiven Funktion, die sich auf die mentalen Prozesse auswirkt, die bei der Entwicklung von Konzepten und Kategorien, beim logischen Denken und beim Lösen von Problemen eine Rolle spielen.

Bestimmende Merkmale

- Schwierigkeiten, verbal zu kommunizieren
- Schwierigkeiten bei der Durchführung von instrumentellen Aktivitäten des täglichen Lebens
- Desorganisierte Gedankenfolge
- Drückt unwirkliche Gedanken aus
- Beeinträchtigte Interpretation von Ereignissen
- Beeinträchtigtes Urteilsvermögen
- Inadäquate emotionale Reaktion auf Situationen
- Eingeschränkte Fähigkeit, Lösungen für alltägliche Situationen zu finden
- Eingeschränkte Entscheidungsfähigkeit
- Eingeschränkte Fähigkeit, erwartete soziale Rollen zu erfüllen
- Eingeschränkte Fähigkeit, Aktivitäten zu planen
- Eingeschränkte Fähigkeit zur Impulskontrolle
- Obsessionen
- Phobische Störungen
- Verdächtigungen

Beeinflussende Faktoren

- Akute Verwirrtheit
- Angst
- Desorientierung
- Furcht
- Trauern
- Nicht-psychotische depressive Symptome
- Schmerzen
- Stressoren
- Substanzmissbrauch
- Nicht thematisiertes Trauma

Risikopopulationen

- Wirtschaftlich benachteiligte Personen
- Personen in der frühen postoperativen Phase
- Ältere Erwachsene
- Schwangere Frauen

Assoziierte Bedingungen

- Hirnverletzungen
- Kritische Erkrankung
- Halluzinationen
- Mentale Störungen
- Neurodegenerative Erkrankungen
- Pharmazeutische Präparate

Unterstützende Originalliteratur ist verfügbar unter www.recom.eu/nanda-2021-2023-literatur.

Domäne 5 • Klasse 5 • Diagnosencode 00157 • Readiness for enhanced communication

Bereitschaft für eine verbesserte Kommunikation

Fokus der Diagnose: Kommunikation
Zugelassen 2002 • Überarbeitet 2013 • Evidenzlevel 2.1

Definition
Ein Muster des Informations- und Ideenaustauschs mit anderen, welches gestärkt werden kann.

Bestimmende Merkmale

- Drückt den Wunsch aus, die Kommunikation zu verbessern

Domäne 5 • Klasse 5 • Diagnosencode 00051 • Impaired verbal communication

Beeinträchtigte verbale Kommunikation

Fokus der Diagnose: Verbale Kommunikation
Zugelassen 1983 • Überarbeitet 1996, 1998, 2017, 2020 • Evidenzlevel 3.2

Definition
Verminderte, verzögerte oder fehlende Fähigkeit, ein System von Zeichen zu empfangen, zu verarbeiten, weiterzugeben und/oder zu nutzen.

Bestimmende Merkmale

- Fehlen von Augenkontakt
- Agrafie
- Alternative Kommunikation
- Anarthrie
- Aphasie
- Unterstützte Kommunikation
- Rückgang der Sprachproduktivität
- Verringern der Sprechgeschwindigkeit
- Verminderte Bereitschaft zur Teilnahme an sozialen Interaktionen
- Schwierigkeiten, Kommunikation zu verstehen
- Schwierigkeiten beim Aufbau sozialer Interaktionen
- Schwierigkeiten, Kommunikation aufrechtzuerhalten
- Schwierigkeiten mit der Körpersprache
- Schwierigkeiten mit der Mimik
- Schwierigkeiten mit selektiver Aufmerksamkeit
- Zeigt negative Emotionen
- Dysarthrie
- Dysgrafie
- Dyslalie
- Dysphonie
- Ermüdet durch Gespräche
- Beeinträchtigte Fähigkeit zu sprechen
- Beeinträchtigte Fähigkeit, Körpersprache einzusetzen
- Beeinträchtigte Fähigkeit, Mimik einzusetzen
- Unvermögen, die Sprache der pflegenden Person zu sprechen
- Unangemessene Ausdrucksweise
- Lehnt es hartnäckig ab, zu sprechen
- Undeutliche Aussprache

Beeinflussende Faktoren

- Verändertes Selbstkonzept
- Kognitive Dysfunktion
- Dyspnoe
- Emotionale Labilität
- Umweltbedingte Einschränkungen
- Inadäquate Stimulation
- Geringes Selbstwertgefühl
- Wahrgenommene Verletzbarkeit
- Psychologische Barrieren
- Werte sind inkongruent mit den kulturellen Normen

Risikopopulationen

- Personen, die mit physischen Barrieren konfrontiert sind
- Personen in der frühen postoperativen Phase
- Personen, die nicht verbalisieren können
- Personen mit Kommunikationsbarrieren
- Personen ohne Vertrauensperson

Assoziierte Bedingungen

- Veränderte Wahrnehmung
- Erkrankungen des zentralen Nervensystems
- Entwicklungsbedingte Behinderungen
- Schlaffe Fazialislähmung
- Hemifazialer Spasmus
- Motorneuronale Erkrankung
- Neoplasmen
- Neurokognitive Störungen
- Oropharyngealer Defekt
- Erkrankungen des peripheren Nervensystems
- Psychotische Störungen
- Schwäche der Atemmuskulatur
- Sialorrhö
- Sprachstörungen
- Zungenkrankheiten
- Tracheostoma
- Therapieregime
- Velopharyngeale Insuffizienz
- Stimmbanddysfunktion

Domäne 6. Selbstwahrnehmung

Bewusstsein über das eigene Selbst

Klasse 1.	Selbstkonzept Die Wahrnehmung(en) über das gesamte Selbst	
Code	Diagnose	Seite
00124	Hoffnungslosigkeit	384
00185	Bereitschaft für verbesserte Hoffnung	386
00174	Risiko einer gefährdeten Menschenwürde	387
00121	Gestörte persönliche Identität	388
00225	Risiko einer gestörten persönlichen Identität	389
00167	Bereitschaft für ein verbessertes Selbstkonzept	390

Klasse 2.	Selbstwertgefühl Bewertung des eigenen Werts, der eigenen Fähigkeit, Bedeutung und des eigenen Erfolgs	
Code	Diagnose	Seite
00119	Chronisch geringes Selbstwertgefühl	391
00224	Risiko eines chronisch geringen Selbstwertgefühls	393
00120	Situationsbedingtes geringes Selbstwertgefühl	395
00153	Risiko eines situationsbedingten geringen Selbstwertgefühls	397

Klasse 3.	Körperbild Eine geistige Vorstellung des eigenen Körpers	
Code	Diagnose	Seite
00118	Gestörtes Körperbild	399

NANDA International, Inc. Nursing Diagnoses: Definitions and Classification 2021–2023, 12th Edition.
Edited by T. Heather Herdman, Shigemi Kamitsuru, and Camila Takáo Lopes.

Unterstützende Originalliteratur ist verfügbar unter: www.recom.eu/nanda-2021-2023-literatur.

Domäne 6 • Klasse 1 • Diagnosencode 00124 • Hopelessness

Hoffnungslosigkeit

Fokus der Diagnose: Hoffnung
Zugelassen 1986 • Überarbeitet 2017, 2020 • Evidenzlevel 2.1

Definition
Gefühl, dass man keine positiven Emotionen oder eine Verbesserung des eigenen Zustands erleben wird.

Bestimmende Merkmale

- Anorexie
- Vermeidungsverhalten
- Vermindertes Anzeigen von Emotionen
- Verminderte Eigeninitiative
- Verminderte Reaktion auf Reize
- Verminderte Verbalisierung
- Depressive Symptome
- Drückt Niedergeschlagenheit aus
- Drückt verringerte Hoffnung aus
- Drückt das Gefühl einer ungewissen Zukunft aus
- Drückt eine unzureichende Motivation für die Zukunft aus
- Drückt negative Erwartungen in Bezug auf die eigene Person aus
- Drückt negative Erwartungen über die Zukunft aus
- Drückt ein Gefühl der Inkompetenz beim Erreichen von Zielen aus
- Unzureichende Beteiligung an der Selbstpflege
- Überschätzt die Wahrscheinlichkeit von unglücklichen Ereignissen
- Passivität
- Berichtet über einen veränderten Schlaf-Wach-Zyklus
- Suizidales Verhalten
- Unfähig, sich das Leben in der Zukunft vorzustellen
- Unterschätzt das Auftreten von positiven Ereignissen

Beeinflussende Faktoren

- Chronischer Stress
- Furcht
- Unzureichende soziale Unterstützung
- Verlorener Glaube an spirituelle Kraft
- Verlorener Glaube an transzendente Werte
- Geringe Selbstwirksamkeit
- Lange Immobilität
- Soziale Isolation
- Nicht thematisierte Gewalt
- Unkontrollierte schwere Krankheitssymptome

Risikopopulationen

- Jugendliche
- Vertriebene Personen
- Wirtschaftlich benachteiligte Personen

- Personen, die von Unfruchtbarkeit betroffen sind
- Personen, die einen schweren Verlust erlitten haben
- Personen mit Suizidversuch in der Vorgeschichte
- Personen mit einer Vorgeschichte des Verlassenwerdens
- Ältere Erwachsene
- Arbeitslose Personen

Assoziierte Bedingungen

- Kritische Erkrankung
- Depression
- Verschlechterung des körperlichen Zustands
- Ernährungs- und Essstörungen
- Mentale Störungen
- Neoplasmen
- Terminale Erkrankung

Domäne 6 • Klasse 1 • Diagnosencode 00185 • Readiness for enhanced hope

Bereitschaft für verbesserte Hoffnung

Fokus der Diagnose: Hoffnung
Zugelassen 2006 • Überarbeitet 2013, 2020 • Evidenzlevel 3.2

Definition
Muster von Erwartungen und Wünschen zur Mobilisierung von Energie, um positive Ergebnisse zu erzielen oder eine potenziell bedrohliche oder negative Situation zu vermeiden, welches gestärkt werden kann.

Bestimmende Merkmale

- Drückt den Wunsch aus, die Fähigkeit zu verbessern, sich erreichbare Ziele zu setzen
- Drückt den Wunsch aus, den Glauben an das Mögliche zu verbessern
- Drückt den Wunsch aus, die Übereinstimmung der Erwartung mit dem Ziel zu verbessern
- Drückt den Wunsch aus, die innere Kraft zu stärken
- Drückt den Wunsch aus, vermehrt Fürsorge zu geben und anzunehmen
- Drückt den Wunsch aus, vermehrt Zuneigung zu geben und anzunehmen
- Drückt den Wunsch aus, die Eigeninitiative zu erhöhen
- Drückt den Wunsch aus, die Selbstpflege zu verbessern
- Drückt den Wunsch aus, die positive Lebenseinstellung zu verbessern
- Drückt den Wunsch aus, das Problemlösen zu verbessern, um das Ziel zu erreichen
- Drückt den Wunsch aus, die Sinnhaftigkeit des Lebens zu verbessern
- Drückt den Wunsch aus, die Spiritualität zu verbessern

Unterstützende Originalliteratur ist verfügbar unter www.recom.eu/nanda-2021-2023-literatur.

Domäne 6 • Klasse 1 • Diagnosencode 00174 • Risk for compromised human dignity

Risiko einer gefährdeten Menschenwürde

Fokus der Diagnose: Menschenwürde
Zugelassen 2006 • Überarbeitet 2013 • Evidenzlevel 2.1

Definition
Anfälligkeit für einen wahrgenommenen Verlust von Respekt und Ehre, welcher die Gesundheit beeinträchtigen könnte.

Risikofaktoren

- Entmenschlichung
- Bekanntgabe von vertraulichen Informationen
- Entblößung des Körpers
- Demütigung
- Unzureichendes Verständnis von Gesundheitsinformationen
- Unzureichende Privatsphäre
- Mangelnde Distanzwahrung des Gesundheitspersonals
- Verlust der Kontrolle über Körperfunktionen
- Wahrgenommene soziale Stigmatisierung
- Werte sind inkongruent mit den kulturellen Normen

Risikopopulationen

- Personen mit wenig Erfahrung in der Entscheidungsfindung

Unterstützende Originalliteratur ist verfügbar unter www.recom.eu/nanda-2021-2023-literatur.

Domäne 6 • Klasse 1 • Diagnosencode 00121 • Disturbed personal identity

Gestörte persönliche Identität

Fokus der Diagnose: Persönliche Identität
Zugelassen 1978 • Überarbeitet 2008, 2017 • Evidenzlevel 2.1

Definition
Unvermögen, eine integrierte und vollständige Selbstwahrnehmung aufrechtzuerhalten.

Bestimmende Merkmale

- Verändertes Körperbild
- Verwirrtheit über kulturelle Werte
- Verwirrtheit über Ziele
- Verwirrtheit über ideologische Werte
- Wahnhafte Selbstbeschreibung
- Drückt das Gefühl von Leere aus
- Drückt ein Gefühl der Fremdheit aus
- Gefühlsschwankungen in Bezug auf die eigene Person
- Beeinträchtigte Fähigkeit, zwischen internen und externen Reizen zu unterscheiden
- Inadäquate zwischenmenschliche Beziehungen
- Inadäquate Erfüllung einer Rolle
- Inkonsistentes Verhalten
- Ineffektive Coping-Strategien
- Berichte über soziale Diskriminierung

Beeinflussende Faktoren

- Veränderte soziale Rolle
- Indoktrination durch einen Kult
- Dysfunktionale Familienprozesse
- Geschlechterkonflikt
- Geringes Selbstwertgefühl
- Wahrgenommene soziale Diskriminierung
- Werte sind inkongruent mit den kulturellen Normen

Risikopopulationen

- Personen, die einen Entwicklungsübergang erleben
- Personen, die eine situative Krise erleben
- Personen, die giftigen Chemikalien ausgesetzt sind

Assoziierte Bedingungen

- Dissoziative Identitätsstörung
- Mentale Störungen
- Neurokognitive Störungen
- Pharmazeutische Präparate

Unterstützende Originalliteratur ist verfügbar unter www.recom.eu/nanda-2021-2023-literatur.

Domäne 6 • Klasse 1 • Diagnosencode 00225 • Risk for disturbed personal identity

Risiko einer gestörten persönlichen Identität

Fokus der Diagnose: Persönliche Identität
Zugelassen 2010 • Überarbeitet 2013, 2017 • Evidenzlevel 2.1

Definition
Anfälligkeit für ein Unvermögen, eine integrierte und vollständige Selbstwahrnehmung aufrechtzuerhalten, welches die Gesundheit beeinträchtigen könnte.

Risikofaktoren

- Veränderte soziale Rolle
- Indoktrination durch einen Kult
- Dysfunktionale Familienprozesse
- Geschlechterkonflikt
- Geringes Selbstwertgefühl
- Wahrgenommene soziale Diskriminierung
- Werte sind inkongruent mit den kulturellen Normen

Risikopopulationen

- Personen, die einen Entwicklungsübergang erleben
- Personen, die eine situative Krise erleben
- Personen, die giftigen Chemikalien ausgesetzt sind

Assoziierte Bedingungen

- Dissoziative Identitätsstörung
- Mentale Störungen
- Neurokognitive Störungen
- Pharmazeutische Präparate

Unterstützende Originalliteratur ist verfügbar unter www.recom.eu/nanda-2021-2023-literatur.

Domäne 6 • Klasse 1 • Diagnosencode 00167 • Readiness for enhanced self-concept

Bereitschaft für ein verbessertes Selbstkonzept

Fokus der Diagnose: Selbstkonzept
Zugelassen 2002 • Überarbeitet 2013 • Evidenzlevel 2.1

Definition
Ein Muster von Wahrnehmungen oder Vorstellungen über sich selbst, welches gestärkt werden kann.

Bestimmende Merkmale

- Drückt den Wunsch aus, die Akzeptanz von Einschränkungen zu verbessern
- Drückt den Wunsch aus, die Akzeptanz von Stärken zu verbessern
- Drückt den Wunsch aus, die Zufriedenheit mit dem Körperbild zu verbessern
- Drückt den Wunsch aus, das Vertrauen in die Fähigkeiten zu stärken
- Drückt den Wunsch aus, die Kongruenz zwischen Handlungen und Worten zu verbessern
- Drückt den Wunsch aus, das Rollenverhalten zu verbessern
- Drückt den Wunsch aus, die Zufriedenheit mit der persönlichen Identität zu erhöhen
- Drückt den Wunsch aus, die Zufriedenheit mit dem Selbstwert zu erhöhen
- Drückt den Wunsch aus, das Selbstwertgefühl zu verbessern

Domäne 6 • Klasse 2 • Diagnosencode 00119 • Chronic low self-esteem

Chronisch geringes Selbstwertgefühl

Fokus der Diagnose: Selbstwertgefühl
Zugelassen 1988 • Überarbeitet 1996, 2008, 2017, 2020 • Evidenzlevel 3.2

Definition
Lang anhaltende negative Wahrnehmung von Selbstwert, Selbstakzeptanz, Selbstachtung, Kompetenz und Einstellung zu sich selbst.

Bestimmende Merkmale

- Abhängig von der Meinung anderer
- Depressive Symptome
- Übermäßige Schuldgefühle
- Übermäßiges Suchen nach Bestätigung
- Drückt Einsamkeit aus
- Hoffnungslosigkeit
- Schlafstörung
- Einsamkeit
- Fehlendes Durchsetzungsvermögen
- Übermäßig konformes Verhalten
- Reduzierter Augenkontakt
- Lehnt positive Rückmeldungen ab
- Berichtet über wiederholte Misserfolge
- Grübeln
- Selbstverneinende Äußerungen
- Schamgefühl
- Suizidgedanken
- Unterschätzt die Fähigkeit, mit der Situation umzugehen

Beeinflussende Faktoren

- Verminderte Achtsamkeit und Akzeptanz
- Schwierigkeiten bei der Verwaltung der Finanzen
- Gestörtes Körperbild
- Fatigue
- Furcht vor Zurückweisung
- Beeinträchtigte Religiosität
- Hat nicht ausreichend Zuneigung erfahren
- Inadäquates Bindungsverhalten
- Unzureichender Familienzusammenhalt
- Unzureichende Gruppenzugehörigkeit
- Unzureichender Respekt von anderen
- Unzureichendes Gefühl der Zugehörigkeit
- Unzureichende soziale Unterstützung
- Ineffektive Kommunikationsfähigkeiten
- Unzureichende Zustimmung von anderen
- Geringe Selbstwirksamkeit
- Fehlangepasstes Trauern
- Negative Resignation
- Wiederholte negative Verstärkung
- Spirituelle Inkongruenz
- Stigmatisierung
- Stressoren
- Werte sind inkongruent mit den kulturellen Normen

Risikopopulationen

- Wirtschaftlich benachteiligte Personen
- Personen, die wiederholt einen Misserfolg erleben
- Personen, die einer traumatischen Situation ausgesetzt sind
- Personen mit schwierigem entwicklungsbedingtem Übergang
- Personen mit einer Vorgeschichte des Verlassenwerdens
- Personen mit Missbrauch in der Vorgeschichte
- Personen mit Vernachlässigung in der Vorgeschichte
- Personen mit Verlusten in der Vorgeschichte

Assoziierte Bedingungen

- Depression
- Funktionale Beeinträchtigung
- Mentale Störungen
- Physische Krankheit

Unterstützende Originalliteratur ist verfügbar unter www.recom.eu/nanda-2021-2023-literatur.

Domäne 6 • Klasse 2 • Diagnosencode 00224 • Risk for chronic low self-esteem

Risiko eines chronisch geringen Selbstwertgefühls

Fokus der Diagnose: Selbstwertgefühl
Zugelassen 2010 • Überarbeitet 2013, 2017, 2020 • Evidenzlevel 3.2

Definition
Anfälligkeit für eine lang anhaltende negative Wahrnehmung von Selbstwert, Selbstakzeptanz, Selbstachtung, Kompetenz und Einstellung zu sich selbst, welche die Gesundheit beeinträchtigen könnte.

Risikofaktoren

- Verminderte Achtsamkeit und Akzeptanz
- Schwierigkeiten bei der Verwaltung der Finanzen
- Gestörtes Körperbild
- Fatigue
- Furcht vor Zurückweisung
- Beeinträchtigte Religiosität
- Hat nicht ausreichend Zuneigung erfahren
- Inadäquates Bindungsverhalten
- Unzureichender Familienzusammenhalt
- Unzureichende Gruppenzugehörigkeit
- Unzureichender Respekt von anderen
- Unzureichendes Gefühl der Zugehörigkeit
- Unzureichende soziale Unterstützung
- Ineffektive Kommunikationsfähigkeiten
- Unzureichende Zustimmung von anderen
- Geringe Selbstwirksamkeit
- Fehlangepasstes Trauern
- Negative Resignation
- Wiederholte negative Verstärkung
- Spirituelle Inkongruenz
- Stigmatisierung
- Stressoren
- Werte sind inkongruent mit den kulturellen Normen

Risikopopulationen

- Wirtschaftlich benachteiligte Personen
- Personen, die wiederholt einen Misserfolg erleben
- Personen, die einer traumatischen Situation ausgesetzt sind
- Personen mit schwierigem entwicklungsbedingtem Übergang
- Personen mit einer Vorgeschichte des Verlassenwerdens
- Personen mit Missbrauch in der Vorgeschichte
- Personen mit Vernachlässigung in der Vorgeschichte
- Personen mit Verlusten in der Vorgeschichte

Assoziierte Bedingungen

- Depression
- Funktionale Beeinträchtigung
- Mentale Störungen
- Physische Krankheit

Unterstützende Originalliteratur ist verfügbar unter www.recom.eu/nanda-2021-2023-literatur.

Domäne 6 • Klasse 2 • Diagnosencode 00120 • Situational low self-esteem

Situationsbedingtes geringes Selbstwertgefühl

Fokus der Diagnose: Selbstwertgefühl
Zugelassen 1988 • Überarbeitet 1996, 2000, 2017, 2020 • Evidenzlevel 3.2

Definition
Wechsel von positiver zu negativer Wahrnehmung des Selbstwerts, der Selbstakzeptanz, der Selbstachtung, der Kompetenz und der Einstellung zu sich selbst als Reaktion auf eine aktuelle Situation.

Bestimmende Merkmale

- Depressive Symptome
- Drückt Einsamkeit aus
- Hilflosigkeit
- Unentschlossenes Verhalten
- Schlafstörung
- Einsamkeit
- Fehlendes Durchsetzungsvermögen
- Ziellosigkeit
- Grübeln
- Selbstverneinende Äußerungen
- Unterschätzt die Fähigkeit, mit der Situation umzugehen

Beeinflussende Faktoren

- Verhalten ist inkongruent mit Werten
- Verminderung der Umweltkontrolle
- Verminderte Achtsamkeit und Akzeptanz
- Schwierigkeiten, eine Veränderung der sozialen Rolle zu akzeptieren
- Schwierigkeiten bei der Verwaltung der Finanzen
- Gestörtes Körperbild
- Fatigue
- Furcht vor Zurückweisung
- Beeinträchtigte Religiosität
- Inadäquates Bindungsverhalten
- Unzureichender Familienzusammenhalt
- Unzureichender Respekt von anderen
- Unzureichende soziale Unterstützung
- Ineffektive Kommunikationsfähigkeiten
- Geringe Selbstwirksamkeit
- Fehlangepasster Perfektionismus
- Negative Resignation
- Machtlosigkeit
- Stigmatisierung
- Stressoren
- Unrealistische Selbsterwartungen
- Werte sind inkongruent mit den kulturellen Normen

Risikopopulationen

- Personen, die einen Wohnortwechsel erleben
- Personen, die eine Veränderung des Körperbildes erleben

- Personen, die eine Änderung des wirtschaftlichen Status erfahren
- Personen, die eine Veränderung der Rollenfunktion erfahren
- Personen, die den Tod einer Vertrauensperson erleben
- Personen, die eine Scheidung erleben
- Personen, die Familienneuzugang erleben
- Personen, die wiederholt einen Misserfolg erleben
- Personen, die eine ungeplante Schwangerschaft erleben
- Personen mit schwierigem entwicklungsbedingtem Übergang
- Personen mit einer Vorgeschichte des Verlassenwerdens
- Personen mit Missbrauch in der Vorgeschichte
- Personen mit Vernachlässigung in der Vorgeschichte
- Personen mit Verlusten in der Vorgeschichte
- Personen mit einer Vorgeschichte von Ablehnung

Assoziierte Bedingungen

- Depression
- Funktionale Beeinträchtigung
- Mentale Störungen
- Physische Krankheit

Domäne 6 • Klasse 2 • Diagnosencode 00153 • Risk for situational low self-esteem

Risiko eines situationsbedingten geringen Selbstwertgefühls

Fokus der Diagnose: Selbstwertgefühl
Zugelassen 2000 • Überarbeitet 2013, 2017, 2020 • Evidenzlevel 3.2

Definition
Anfälligkeit für einen Wechsel von positiver zu negativer Wahrnehmung des Selbstwerts, der Selbstakzeptanz, der Selbstachtung, der Kompetenz und der Einstellung zu sich selbst als Reaktion auf eine aktuelle Situation, welcher die Gesundheit beeinträchtigen könnte.

Risikofaktoren

- Verhalten ist inkongruent mit Werten
- Verminderung der Umweltkontrolle
- Verminderte Achtsamkeit und Akzeptanz
- Schwierigkeiten, eine Veränderung der sozialen Rolle zu akzeptieren
- Schwierigkeiten bei der Verwaltung der Finanzen
- Gestörtes Körperbild
- Fatigue
- Furcht vor Zurückweisung
- Beeinträchtigte Religiosität
- Inadäquates Bindungsverhalten
- Unzureichender Familienzusammenhalt
- Unzureichender Respekt von anderen
- Unzureichende soziale Unterstützung
- Personen, die wiederholt einen Misserfolg erleben
- Ineffektive Kommunikationsfähigkeiten
- Geringe Selbstwirksamkeit
- Fehlangepasster Perfektionismus
- Negative Resignation
- Machtlosigkeit
- Stigmatisierung
- Stressoren
- Unrealistische Selbsterwartungen
- Werte sind inkongruent mit den kulturellen Normen

Risikopopulationen

- Personen, die einen Wohnortwechsel erleben
- Personen, die eine Veränderung des Körperbildes erleben
- Personen, die eine Änderung des wirtschaftlichen Status erfahren
- Personen, die eine Veränderung der Rollenfunktion erfahren
- Personen, die den Tod einer Vertrauensperson erleben
- Personen, die eine Scheidung erleben
- Personen, die Familienneuzugang erleben
- Personen, die eine ungeplante Schwangerschaft erleben

- Personen mit schwierigem entwicklungsbedingtem Übergang
- Personen mit einer Vorgeschichte des Verlassenwerdens
- Personen mit Missbrauch in der Vorgeschichte
- Personen mit Vernachlässigung in der Vorgeschichte
- Personen mit Verlusten in der Vorgeschichte
- Personen mit einer Vorgeschichte von Ablehnung

Assoziierte Bedingungen

- Depression
- Funktionale Beeinträchtigung
- Mentale Störungen
- Physische Krankheit

Domäne 6 • Klasse 3 • Diagnosencode 00118 • Disturbed body image

Gestörtes Körperbild

Fokus der Diagnose: Körperbild
Zugelassen 1973 • Überarbeitet 1998, 2017, 2020 • Evidenzlevel 3.2

Definition
Negatives mentales Bild des eigenen physischen Selbst.

Bestimmende Merkmale

- Veränderte Propriozeption
- Veränderte soziale Einbindung
- Vermeidet es, den eigenen Körper anzuschauen
- Vermeidet es, den eigenen Körper zu berühren
- Vergleicht sich ständig mit anderen
- Depressive Symptome
- Drückt Bedenken bezüglich der Sexualität aus
- Drückt Furcht vor der Reaktion anderer aus
- Drückt die beherrschende Beschäftigung mit der Veränderung aus
- Drückt die beherrschende Beschäftigung mit dem fehlenden Körperteil aus
- Fokussiert auf früheres Aussehen
- Fokussiert auf die frühere Funktion
- Fokussiert auf frühere Stärke
- Wiegt sich häufig
- Verbirgt Körperteil
- Überwacht die Veränderungen im eigenen Körper
- Benennt Körperteil
- Benennt fehlendes Körperteil
- Vernachlässigt nicht funktionierendes Körperteil
- Nonverbale Reaktion auf Körperveränderungen
- Nonverbale Reaktion auf wahrgenommene Körperveränderungen
- Übertriebendes Exponieren eines Körperteils
- Wahrnehmungen, die eine veränderte Sicht auf das Aussehen widerspiegeln
- Lehnt es ab, die Veränderung anzuerkennen
- Berichtet über das Gefühl, im Leben versagt zu haben
- Soziale Angst
- Verwendet unpersönliche Pronomen zur Beschreibung von Körperteilen
- Verwendet unpersönliche Pronomen zur Beschreibung des fehlenden Körperteils

Beeinflussende Faktoren

- Körperbewusstsein
- Kognitive Dysfunktion
- Konflikt zwischen spirituellen Überzeugungen und Therapieregime
- Konflikt zwischen Werten und kulturellen Normen
- Misstrauen gegenüber der Körperfunktion
- Furcht vor einem Rezidiv (Wiederauftreten der Krankheit)

- Geringe Selbstwirksamkeit
- Geringes Selbstwertgefühl
- Adipositas
- Schmerzen im Stumpfbereich
- Unrealistische Wahrnehmung des Behandlungsergebnisses
- Unrealistische Selbsterwartungen

Risikopopulationen

- Cancer Survivors
- Personen, die ein verändertes Körpergewicht erleben
- Personen, die einen Entwicklungsübergang erleben
- Personen in der Pubertät
- Personen mit veränderter Körperfunktion
- Personen mit Narben
- Personen mit Stomata
- Frauen

Assoziierte Bedingungen

- Binge-Eating-Störung
- Chronischer Schmerz
- Fibromyalgie
- HIV-Infektion
- Beeinträchtigte psychosoziale Funktion
- Mentale Störungen
- Chirurgische Eingriffe
- Therapieregime
- Wunden und Verletzungen

Domäne 7. Rollenbeziehungen

Die positiven und negativen Beziehungen und Verbindungen zwischen Personen oder Gruppen und die Mittel, mit denen diese Bindungen ausgedrückt werden

Klasse 1. Versorgungsrollen
Sozial erwartete Verhaltensmuster von Personen, die Pflege ausüben, aber keine professionell Pflegenden sind

Code	Diagnose	Seite
00056	Beeinträchtigte elterliche Fürsorge	403
00057	Risiko einer beeinträchtigten elterlichen Fürsorge	406
00164	Bereitschaft für eine verbesserte elterliche Fürsorge	408
00061	Rollenüberlastung der pflegenden Person	409
00062	Risiko einer Rollenüberlastung der pflegenden Person	412

Klasse 2. Familienbeziehungen
Verbindungen von Personen, die biologisch oder durch eine Wahlentscheidung miteinander verwandt sind

Code	Diagnose	Seite
00058	Risiko einer beeinträchtigten Bindung	415
00283	Syndrom einer gestörten Familienidentität	416
00284	Risiko für ein Syndrom einer gestörten Familienidentität	418
00063	Dysfunktionale Familienprozesse	420
00060	Unterbrochene Familienprozesse	423
00159	Bereitschaft für verbesserte Familienprozesse	425

Klasse 3. Erfüllung einer Rolle

Qualität der Funktion in sozial erwarteten Verhaltensmustern

Domäne 7 • Klasse 1 • Diagnosencode 00056 • Impaired parenting

Beeinträchtigte elterliche Fürsorge

Fokus der Diagnose: Elterliche Fürsorge
Zugelassen 1978 • Überarbeitet 1998, 2017, 2020 • Evidenzlevel 3.1

Definition
Einschränkung der pflegenden Bezugsperson, durch eine konsequente, einfühlsame Ausübung von Autorität und angemessenes Verhalten als Reaktion auf die Bedürfnisse des Kindes, um es zu versorgen, zu schützen und sein optimales Wachstum und seine Entwicklung zu fördern.

Bestimmende Merkmale

Elterliche Externalisierungs-Symptome

- Feindseliges Erziehungsverhalten
- Impulsives Verhalten
- Übergriffiges Verhalten
- Negative Kommunikation

Elterliche Internalisierungs-Symptome

- Vermindertes Engagement in Eltern-Kind-Beziehungen
- Vermindertes positives Temperament
- Verminderte subjektive Qualität der Aufmerksamkeit
- Extreme Stimmungsschwankungen
- Misserfolg bei der Gewährleistung einer sicheren häuslichen Umgebung
- Inadäquate Reaktion auf Verhaltenssignale des Säuglings
- Unangemessene Organisation der Kinderbetreuung
- Lehnt Kind ab
- Soziale Entfremdung

Säugling oder Kind

- Angst
- Verhaltensprobleme
- Verzögerte kognitive Entwicklung
- Depressive Symptome
- Schwierigkeiten, gesunde intime zwischenmenschliche Beziehungen aufzubauen
- Schwierigkeiten im sozialen Umgang
- Schwierigkeiten bei der Emotionsregulierung
- Extreme Stimmungsschwankungen
- Geringe Lernleistung
- Adipositas
- Rollentausch
- Somatische Beschwerden
- Substanzmissbrauch

Beeinflussende Faktoren

- Veränderte Elternrolle

- Verminderte Fähigkeiten, Emotionen zu erkennen
- Depressive Symptome
- Schwierigkeiten, mit einem komplexen Therapieregime zurechtzukommen
- Dysfunktionale Familienprozesse
- Emotionale Schwankungen
- Hoher Internetkonsum
- Unzureichendes Wissen über die Kindesentwicklung
- Unzureichendes Wissen über die Aufrechterhaltung der Gesundheit des Kindes
- Inadäquates elterliches Rollenbild
- Inadäquate Problemlösungsfähigkeiten
- Unzureichende soziale Unterstützung
- Inadäquate Transportmittel
- Achtet nicht auf die Bedürfnisse des Kindes
- Vermehrte Angstsymptome
- Geringe Selbstwirksamkeit
- Ehekonflikt
- Nicht-erholsamer Schlaf-Wach-Zyklus
- Wahrgenommene wirtschaftliche Belastung
- Soziale Isolation
- Substanzmissbrauch
- Nicht thematisierte Gewalt in der Partnerschaft

Risikopopulationen

Eltern

- Jugendliche
- Wirtschaftlich benachteiligte Personen
- Wohnungslose Personen
- Personen, die in ihrer Familie Substanzmissbrauch erleben
- Personen, die eine situative Krise erleben
- Personen mit familiärer Vorgeschichte von posttraumatischem Schock
- Personen mit Missbrauch in der Vorgeschichte
- Personen mit Missbrauchserfahrung in der Vorgeschichte
- Personen mit Vernachlässigung in der Vorgeschichte
- Personen mit Gewalterfahrung in der Vorgeschichte
- Personen mit einer unzureichenden Schwangerschaftsvorsorge in der Vorgeschichte
- Personen mit pränatalem Stress in der Vorgeschichte
- Personen mit niedrigem Bildungsniveau
- Alleinerziehender Elternteil

Säugling oder Kind

- Kinder, die eine längere Trennung von ihren Eltern erleben
- Kinder mit schwierigem Temperament
- Kinder mit anderem als dem von den Eltern gewünschten Geschlecht
- Kinder mit einer Vorgeschichte von Aufenthalten auf der neonatalen Intensivstation
- Frühgeborene Säuglinge

Assoziierte Bedingungen

Eltern

- Depression
- Mentale Störungen

Säugling oder Kind

- Verhaltensstörung
- Komplexes Therapieregime
- Emotionale Störung
- Neurologische Entwicklungsstörungen

Domäne 7 • Klasse 1 • Diagnosencode 00057 • Risk for impaired parenting

Risiko einer beeinträchtigten elterlichen Fürsorge

Fokus der Diagnose: Elterliche Fürsorge
Zugelassen 1978 • Überarbeitet 1998, 2013, 2017, 2020 • Evidenzlevel 3.1

Definition
Anfälligkeit für eine Einschränkung der pflegenden Bezugsperson, durch eine konsequente, einfühlsame Ausübung von Autorität und angemessenes Verhalten als Reaktion auf die Bedürfnisse des Kindes, um es zu versorgen, zu schützen und sein optimales Wachstum und seine Entwicklung zu fördern.

Risikofaktoren

- Veränderte Elternrolle
- Verminderte Fähigkeiten, Emotionen zu erkennen
- Depressive Symptome
- Schwierigkeiten, mit einem komplexen Therapieregime zurechtzukommen
- Dysfunktionale Familienprozesse
- Emotionale Schwankungen
- Hoher Internetkonsum
- Unzureichendes Wissen über die Kindesentwicklung
- Unzureichendes Wissen über die Aufrechterhaltung der Gesundheit des Kindes
- Inadäquates elterliches Rollenbild
- Inadäquate Problemlösungsfähigkeiten
- Unzureichende soziale Unterstützung
- Inadäquate Transportmittel
- Achtet nicht auf die Bedürfnisse des Kindes
- Vermehrte Angstsymptome
- Geringe Selbstwirksamkeit
- Ehekonflikt
- Nicht-erholsamer Schlaf-Wach-Zyklus
- Wahrgenommene wirtschaftliche Belastung
- Soziale Isolation
- Substanzmissbrauch
- Nicht thematisierte Gewalt in der Partnerschaft

Risikopopulationen

Eltern

- Jugendliche
- Wirtschaftlich benachteiligte Personen
- Wohnungslose Personen
- Personen, die in ihrer Familie Substanzmissbrauch erleben
- Personen, die eine situative Krise erleben
- Personen mit familiärer Vorgeschichte von posttraumatischem Schock
- Personen mit Missbrauch in der Vorgeschichte
- Personen mit Missbrauchserfahrung in der Vorgeschichte

- Personen mit Vernachlässigung in der Vorgeschichte
- Personen mit Gewalterfahrung in der Vorgeschichte
- Personen mit einer unzureichenden Schwangerschaftsvorsorge in der Vorgeschichte
- Personen mit pränatalem Stress in der Vorgeschichte
- Personen mit niedrigem Bildungsniveau
- Alleinerziehender Elternteil

Säugling oder Kind

- Kinder, die eine längere Trennung von ihren Eltern erleben
- Kinder mit schwierigem Temperament
- Kinder mit anderem als dem von den Eltern gewünschten Geschlecht
- Kinder mit einer Vorgeschichte von Aufenthalten auf der neonatalen Intensivstation
- Frühgeborene Säuglinge

Assoziierte Bedingungen

Eltern

- Depression
- Mentale Störungen

Säugling oder Kind

- Verhaltensstörung
- Komplexes Therapieregime
- Emotionale Störung
- Neurologische Entwicklungsstörungen

Domäne 7 • Klasse 1 • Diagnosencode 00164 • Readiness for enhanced parenting

Bereitschaft für eine verbesserte elterliche Fürsorge

Fokus der Diagnose: Elterliche Fürsorge
Zugelassen 2002 • Überarbeitet 2013, 2020 • Evidenzlevel 2.1

Definition
Muster der pflegenden Bezugsperson, durch eine konsequente, einfühlsame Ausübung von Autorität und angemessenes Verhalten als Reaktion auf die Bedürfnisse des Kindes, um es zu versorgen, zu schützen und sein optimales Wachstum und seine Entwicklung zu fördern, das gestärkt werden kann.

Bestimmende Merkmale

- Drückt den Wunsch aus, die Akzeptanz für das Kind zu erhöhen
- Drückt den Wunsch aus, die Aufmerksamkeitsqualität zu erhöhen
- Drückt den Wunsch aus, die Gesundheit des Kindes zu verbessern
- Drückt den Wunsch aus, die Möglichkeiten der Kinderbetreuung zu verbessern
- Drückt den Wunsch aus, sich mehr um das Kind zu kümmern
- Drückt den Wunsch aus, die Sicherheit der häuslichen Umgebung zu verbessern
- Drückt den Wunsch aus, die Stimmungsstabilität zu verbessern
- Drückt den Wunsch aus, die Eltern-Kind-Beziehung zu verbessern
- Drückt den Wunsch aus, die Geduld zu verbessern
- Drückt den Wunsch aus, die positive Kommunikation zu verbessern
- Drückt den Wunsch aus, das positive Erziehungsverhalten zu verbessern
- Drückt den Wunsch aus, das positive Temperament zu verstärken
- Drückt den Wunsch aus, die Reaktion auf die Verhaltenssignale des Säuglings zu verbessern

Domäne 7 • Klasse 1 • Diagnosencode 00061 • Caregiver role strain

Rollenüberlastung der pflegenden Person

Fokus der Diagnose: Rollenüberlastung
Zugelassen 1992 • Überarbeitet 1998, 2000, 2017 • Evidenzlevel 2.1

Definition
Schwierigkeiten, den Aufgaben, Erwartungen und/oder Verhaltensweisen bei der Versorgung von Familienmitgliedern oder Vertrauenspersonen nachzukommen.

Bestimmende Merkmale

Pflegeaktivitäten

- Besorgt, ob die Pflegeleistung in Zukunft noch erbracht werden kann
- Besorgt über die zukünftige Gesundheit des Pflegeempfängers
- Besorgt über eine mögliche Institutionalisierung des Pflegeempfängers
- Besorgt über das Wohlbefinden des Pflegeempfängers, wenn die Pflegeleistung nicht erbracht werden kann
- Schwierigkeiten, erforderliche Aufgaben zu Ende zu bringen
- Schwierigkeiten, erforderliche Aufgaben durchzuführen
- Dysfunktionale Veränderung der Pflegeaktivitäten
- Pflegeroutine ist der beherrschende Gedanke

Gesundheitszustand der pflegenden Person: Physiologisch

- Fatigue
- Gastrointestinaler Disstress
- Kopfschmerzen
- Hypertonie
- Hautausschlag
- Berichtet über einen veränderten Schlaf-Wach-Zyklus
- Gewichtsveränderung

Gesundheitszustand der pflegenden Person: Emotional

- Depressive Symptome
- Emotionale Labilität
- Drückt Wut aus
- Drückt Frustration aus
- Ungeduld
- Unzureichende Zeit für die Erfüllung persönlicher Bedürfnisse
- Nervosität
- Somatisierung

Gesundheitszustand der pflegenden Person: Sozioökonomisch

- Veränderte Freizeitaktivitäten
- Isolation
- Geringe Arbeitsleistung
- Lehnt beruflichen Aufstieg ab

Beziehung zwischen pflegender Person und Pflegeempfänger

- Schwierigkeiten, die Krankheit des Pflegeempfängers mit anzusehen
- Traurigkeit über veränderte zwischenmenschliche Beziehungen zum Pflegeempfänger
- Verunsicherung wegen der veränderten zwischenmenschlichen Beziehungen zum Pflegeempfänger

Familienprozesse

- Familienkonflikt
- Bericht über Sorge um Familienmitglied(er)

Beeinflussende Faktoren

Faktoren der pflegenden Person

- Konkurrierende Rollenverpflichtungen
- Depressive Symptome
- Inadäquate Erfüllung der Erwartungen anderer
- Inadäquate Erfüllung der eigenen Erwartungen
- Unzureichendes Wissen über die Gemeinderessourcen
- Unzureichende psychologische Resilienz
- Unzureichende Erholung
- Ineffektive Coping-Strategien
- Unerfahrenheit in der pflegerischen Versorgung
- Unzureichende physische Ausdauer
- Unzureichende Privatsphäre
- Von der Entwicklung her nicht bereit zur Übernahme der Rolle der pflegenden Person
- Physische Voraussetzungen
- Soziale Isolation
- Stressoren
- Substanzmissbrauch
- Unrealistische Selbsterwartungen

Faktoren des Pflegeempfängers

- Entlassung nach Hause mit hohem Pflegebedarf
- Erhöhter Pflegebedarf
- Verlust der Selbstständigkeit
- Problemverhalten
- Substanzmissbrauch
- Unvorhersehbarkeit des Krankheitsverlaufs
- Instabiler Gesundheitszustand

Beziehung zwischen pflegender Person und Pflegeempfänger

- Missbräuchliche zwischenmenschliche Beziehungen
- Co-Abhängigkeit
- Inadäquate zwischenmenschliche Beziehungen
- Nicht thematisierter Missbrauch
- Unrealistische Erwartungen des Pflegeempfängers
- Gewalttätige zwischenmenschliche Beziehungen

Pflegeaktivitäten

- Veränderte Art der Pflegeaktivitäten
- Betreuungsverantwortung rund um die Uhr

- Komplexität der Pflegeaktivitäten
- Übermäßige pflegerische Aktivitäten
- Verlängerte Dauer der benötigten Pflege
- Unzureichende Unterstützung
- Inadäquate Ausstattung für die Durchführung der Pflege
- Inadäquate Umgebung zur Erbringung der Pflege
- Inadäquate Entlastung der pflegenden Person
- Unzureichende Zeit
- Unvorhersehbarkeit der Pflegesituation

Familienprozesse

- Isolation der Familie
- Ineffektive Anpassung der Familie
- Muster einer dysfunktionalen Familie
- Muster einer dysfunktionalen Familie vor der Pflegesituation
- Muster eines ineffektiven familiären Copings

Sozioökonomisch

- Erschwerter Zugang zu Hilfeleistungen
- Erschwerter Zugang zu Gemeinderessourcen
- Erschwerter Zugang zu Unterstützung
- Unzureichende Gemeinderessourcen
- Unzureichende soziale Unterstützung
- Inadäquate Transportmittel
- Soziale Entfremdung

Risikopopulationen

- Pflegeempfänger mit entwicklungsbedingter Behinderung
- Pflegende Person, die den Partner versorgt
- Pflegende Person mit entwicklungsbedingter Behinderung
- Weibliche pflegende Person
- Personen, die Frühgeborene versorgen
- Personen, die sich in einer finanziellen Krise befinden

Assoziierte Bedingungen

Faktoren der pflegenden Person

- Beeinträchtigter Gesundheitsstatus
- Psychologische Störung

Faktoren des Pflegeempfängers

- Chronische Erkrankung
- Kognitive Dysfunktion
- Angeborene Störungen
- Schwere der Krankheit
- Mentale Störungen

Domäne 7 • Klasse 1 • Diagnosencode 00062 • Risk for caregiver role strain

Risiko einer Rollenüberlastung der pflegenden Person

Fokus der Diagnose: Rollenüberlastung
Zugelassen 1992 • Überarbeitet 2010, 2013, 2017 • Evidenzlevel 2.1

Definition
Anfälligkeit für die Schwierigkeit, den Aufgaben, Erwartungen und/oder Verhaltensweisen bei der Versorgung von Familienmitgliedern oder Vertrauenspersonen nicht nachkommen zu können, welche die Gesundheit beeinträchtigen könnte.

Risikofaktoren

Faktoren der pflegenden Person

- Konkurrierende Rollenverpflichtungen
- Depressive Symptome
- Inadäquate Erfüllung der Erwartungen anderer
- Inadäquate Erfüllung der eigenen Erwartungen
- Unzureichendes Wissen über die Gemeinderessourcen
- Unzureichende psychologische Resilienz
- Unzureichende Erholung
- Ineffektive Coping-Strategien
- Unerfahrenheit in der pflegerischen Versorgung
- Unzureichende physische Ausdauer
- Unzureichende Privatsphäre
- Von der Entwicklung her nicht bereit zur Übernahme der Rolle der pflegenden Person
- Physische Voraussetzungen
- Stressoren
- Substanzmissbrauch
- Unrealistische Selbsterwartungen
- Instabiler Gesundheitszustand

Faktoren des Pflegeempfängers

- Entlassung nach Hause mit hohem Pflegebedarf
- Erhöhter Pflegebedarf
- Verlust der Selbstständigkeit
- Problemverhalten
- Substanzmissbrauch
- Unvorhersehbarkeit des Krankheitsverlaufs
- Instabiler Gesundheitszustand

Beziehung zwischen pflegender Person und Pflegeempfänger

- Missbräuchliche zwischenmenschliche Beziehungen
- Co-Abhängigkeit
- Inadäquate zwischenmenschliche Beziehungen
- Nicht thematisierter Missbrauch

- Unrealistische Erwartungen des Pflegeempfängers
- Gewalttätige zwischenmenschliche Beziehungen

Pflegeaktivitäten

- Veränderte Art der Pflegeaktivitäten
- Betreuungsverantwortung rund um die Uhr
- Komplexität der Pflegeaktivitäten
- Übermäßige pflegerische Aktivitäten
- Verlängerte Dauer der benötigten Pflege
- Unzureichende Unterstützung
- Inadäquate Ausstattung für die Durchführung der Pflege
- Inadäquate Umgebung zur Erbringung der Pflege
- Inadäquate Entlastung der pflegenden Person
- Unzureichende Zeit
- Unvorhersehbarkeit der Pflegesituation

Familienprozesse

- Isolation der Familie
- Ineffektive Anpassung der Familie
- Muster einer dysfunktionalen Familie
- Muster einer dysfunktionalen Familie vor der Pflegesituation
- Muster eines ineffektiven familiären Copings

Sozioökonomisch

- Erschwerter Zugang zu Hilfeleistungen
- Erschwerter Zugang zu Gemeinderessourcen
- Erschwerter Zugang zu Unterstützung
- Unzureichende Gemeinderessourcen
- Unzureichende soziale Unterstützung
- Inadäquate Transportmittel
- Soziale Entfremdung
- Soziale Isolation

Risikopopulationen

- Pflegeempfänger mit entwicklungsbedingter Behinderung
- Zustand des Pflegeempfängers hemmt die Konversation
- Pflegende Person, die den Partner versorgt
- Pflegende Person mit entwicklungsbedingter Behinderung
- Weibliche pflegende Person
- Personen, die Frühgeborene versorgen
- Personen, die sich in einer finanziellen Krise befinden

Assoziierte Bedingungen

Faktoren der pflegenden Person

- Beeinträchtigter Gesundheitsstatus
- Psychologische Störung

Faktoren des Pflegeempfängers

- Chronische Erkrankung
- Kognitive Dysfunktion
- Angeborene Störungen
- Schwere der Krankheit
- Mentale Störungen

Domäne 7 • Klasse 2 • Diagnosencode 00058 • Risk for impaired attachment

Risiko einer beeinträchtigten Bindung

Fokus der Diagnose: Bindung
Zugelassen 1994 • Überarbeitet 2008, 2013, 2017 • Evidenzlevel 2.1

Definition
Anfälligkeit für eine Unterbrechung des interaktiven Prozesses zwischen einem Elternteil oder einer Vertrauensperson und dem Kind, welche die Entwicklung einer gegenseitigen schützenden und fördernden Beziehung unterstützt.

Risikofaktoren

- Angst
- Krankheit des Kindes verhindert eine effektive Kontaktaufnahme mit den Eltern
- Desorganisiertes kindliches Verhalten
- Elternteil ist nicht in der Lage, persönliche Bedürfnisse zu befriedigen
- Unzureichende Privatsphäre
- Krankheit der Eltern verhindert eine effektive Kontaktaufnahme mit dem Säugling
- Eltern-Kind-Trennung
- Elterlicher Konflikt, der auf ein desorganisiertes kindliches Verhalten zurückzuführen ist
- Physisches Hindernis
- Substanzmissbrauch

Risikopopulationen

- Frühgeborene Säuglinge

Domäne 7 • Klasse 2 • Diagnosencode 00283 • Disturbed family identity syndrome

Syndrom einer gestörten Familienidentität

Fokus der Diagnose: Syndrom einer gestörten Familienidentität
Zugelassen 2020 • Evidenzlevel 2.1

Definition
Unvermögen, einen fortlaufenden interaktiven, kommunikativen Prozess der Bildung und Aufrechterhaltung eines gemeinsamen kollektiven Sinns für die Bedeutung der Familie aufrechtzuerhalten.

Bestimmende Merkmale

- Entscheidungskonflikt (00083 • *Decisional conflict*)
- Eingeschränktes familiäres Coping (00073 • *Disabled family coping*)
- Gestörte persönliche Identität (00121 • *Disturbed personal identity*)
- Dysfunktionale Familienprozesse (00063 • *Dysfunctional family processes*)
- Beeinträchtigte Resilienz (00210 • *Impaired resilience*)
- Ineffektiver Schwangerschafts-, Geburts- und Wochenbettverlauf (00221 • *Ineffective childbearing process*)
- Ineffektive Beziehung (00223 • *Ineffective relationship*)
- Ineffektives Sexualverhalten (00065 • *Ineffective sexuality pattern*)
- Unterbrochene Familienprozesse (00060 • *Interrupted family processes*)

Beeinflussende Faktoren

- Ambivalente Familienbeziehungen
- Unterschiedliche Coping-Stile unter den Familienmitgliedern
- Unterbrochene Familienrituale
- Unterbrochene Familienrollen
- Übermäßiger Stress
- Unzureichende soziale Unterstützung
- Inkonsistentes Management des Therapieregimes unter den Familienmitgliedern
- Ineffektive Coping-Strategien
- Ineffektive Kommunikation in der Familie
- Wahrgenommene Gefahr für das Wertesystem
- Wahrgenommene soziale Diskriminierung
- Sexuelle Dysfunktion
- Nicht thematisierte häusliche Gewalt
- Unrealistische Erwartungen
- Werte sind inkongruent mit den kulturellen Normen

Risikopopulationen

- Patchwork-Familien
- Wirtschaftlich benachteiligte Familien

- Familien, die von Unfruchtbarkeit betroffen sind
- Familien mit häuslicher Gewalt in der Vorgeschichte
- Familien mit inhaftiertem Mitglied
- Familien mit einem Mitglied, bei dem sich der Gesundheitszustand verändert hat
- Familien mit einem Mitglied in einer Entwicklungskrise
- Familien mit einem Mitglied in einer situativen Krise
- Familien mit einem weit entfernt lebenden Mitglied
- Familien mit einem Mitglied mit Adoptionsgeschichte
- Familien mit einem Mitglied mit Intimitätsdysfunktion
- Familien mit arbeitslosen Mitgliedern

Assoziierte Bedingungen

- Fruchtbarkeitsbehandlung

Unterstützende Originalliteratur ist verfügbar unter www.recom.eu/nanda-2021-2023-literatur.

Domäne 7 • Klasse 2 • Diagnosencode 00284 • Risk for disturbed family identity syndrome

Risiko für ein Syndrom einer gestörten Familienidentität

Fokus der Diagnose: Syndrom einer gestörten Familienidentität
Zugelassen 2020 • Evidenzlevel 2.1

Definition
Anfälligkeit für das Unvermögen, einen fortlaufenden interaktiven, kommunikativen Prozess der Bildung und Aufrechterhaltung eines gemeinsamen kollektiven Sinns für die Bedeutung der Familie aufrechtzuerhalten, welches die Gesundheit der Familienmitglieder beeinträchtigen könnte.

Risikofaktoren

- Ambivalente Familienbeziehungen
- Unterschiedliche Coping-Stile unter den Familienmitgliedern
- Unterbrochene Familienrituale
- Unterbrochene Familienrollen
- Übermäßiger Stress
- Unzureichende soziale Unterstützung
- Inkonsistentes Management des Therapieregimes unter den Familienmitgliedern
- Ineffektive Coping-Strategien
- Ineffektive Kommunikation in der Familie
- Wahrgenommene Gefahr für das Wertesystem
- Wahrgenommene soziale Diskriminierung
- Sexuelle Dysfunktion
- Nicht thematisierte häusliche Gewalt
- Unrealistische Erwartungen
- Werte sind inkongruent mit den kulturellen Normen

Risikopopulationen

- Patchwork-Familien
- Wirtschaftlich benachteiligte Familien
- Familien, die von Unfruchtbarkeit betroffen sind
- Familien mit häuslicher Gewalt in der Vorgeschichte
- Familien mit inhaftiertem Mitglied
- Familien mit einem Mitglied, bei dem sich der Gesundheitszustand verändert hat
- Familien mit einem Mitglied in einer Entwicklungskrise
- Familien mit einem Mitglied in einer situativen Krise
- Familien mit einem weit entfernt lebenden Mitglied

- Familien mit einem Mitglied mit Adoptionsgeschichte
- Familien mit einem Mitglied mit Intimitätsdysfunktion
- Familien mit arbeitslosen Mitgliedern

Assoziierte Bedingungen

- Fruchtbarkeitsbehandlung

Unterstützende Originalliteratur ist verfügbar unter www.recom.eu/nanda-2021-2023-literatur.

Domäne 7 • Klasse 2 • Diagnosencode 00063 • Dysfunctional family processes

Dysfunktionale Familienprozesse

Fokus der Diagnose: Familienprozesse
Zugelassen 1994 • Überarbeitet 2008, 2017 • Evidenzlevel 2.1

Definition
Familienfunktionalität, welche das Wohlbefinden der Familienmitglieder nicht unterstützt.

Bestimmende Merkmale

Verhaltensbezogene Faktoren

- Veränderte schulische/akademische Leistung
- Veränderte Aufmerksamkeit
- Konfliktvermeidung
- Widersprüchliche Kommunikationsmuster
- Kontrollierende Kommunikationsmuster
- Kritisieren von anderen
- Verminderter physischer Kontakt
- Verleugnet Probleme
- Schwierigkeiten, ein breites Spektrum an Gefühlen zu akzeptieren
- Schwierigkeiten, Hilfe anzunehmen
- Schwierigkeiten, sich an Veränderungen anzupassen
- Schwierigkeiten, konstruktiv mit traumatischen Erfahrungen umzugehen
- Schwierigkeiten, ein breites Spektrum an Gefühlen auszudrücken
- Schwierigkeiten, Spaß zu haben
- Schwierigkeiten, die emotionalen Bedürfnisse der Mitglieder zu erfüllen
- Schwierigkeiten, die Sicherheitsbedürfnisse der Mitglieder zu erfüllen
- Schwierigkeiten, die spirituellen Bedürfnisse der Mitglieder zu erfüllen
- Schwierigkeiten, Hilfe angemessen zu erhalten
- Schwierigkeiten bei intimen zwischenmenschlichen Beziehungen
- Schwierigkeiten mit dem Lebenszyklusübergang
- Ermöglichung eines Musters von Substanzmissbrauch
- Eskalierender Konflikt
- Harte Selbstbeurteilung
- Unreife
- Inadäquate Kommunikationsfähigkeiten
- Unzureichendes Wissen über Substanzmissbrauch
- Unangemessener Ausdruck von Wut
- Verlust der Selbstständigkeit
- Lügen
- Fehlangepasstes Trauern
- Manipulation
- Nikotinabhängigkeit
- Ausrichtung auf Spannungsabbau anstatt auf Zielerreichung
- Paradoxe Kommunikationsmuster

- Muster von gebrochenen Versprechen
- Machtkämpfe
- Psychomotorische Unruhe
- Rationalisierung
- Lehnt es ab, persönliche Verantwortung zu übernehmen
- Lehnt Hilfe ab
- Sucht Bestätigung
- Sucht die Zustimmung
- Selbstbeschuldigung
- Soziale Isolation
- Spezielle Anlässe, die auf Substanzmissbrauch ausgerichtet sind
- Stressbedingte physische Krankheiten
- Substanzmissbrauch
- Unzuverlässiges Verhalten
- Verbaler Kindesmissbrauch
- Verbaler Missbrauch eines Elternteils
- Verbaler Missbrauch des Partners

Empfindungen

- Angst
- Verwechselt Liebe mit Mitleid
- Verwirrtheit
- Depressive Symptome
- Unzufriedenheit
- Emotional kontrolliert durch andere
- Drückt Wut aus
- Drückt Disstress aus
- Drückt Verlegenheit aus
- Drückt Furcht aus
- Drückt das Gefühl des Verlassenseins aus
- Drückt ein Gefühl des Versagens aus
- Drückt das Gefühl aus, nicht geliebt zu werden
- Drückt Frustration aus
- Drückt Unsicherheit aus
- Drückt anhaltenden Unmut aus
- Drückt Einsamkeit aus
- Drückt Scham aus
- Drückt Anspannung aus
- Hoffnungslosigkeit
- Feindseligkeit
- Verlust
- Identitätsverlust
- Geringes Selbstwertgefühl
- Misstrauen gegenüber anderen
- Launenhaftigkeit
- Machtlosigkeit
- Zurückweisung
- Berichtet, sich anders zu fühlen als andere
- Berichtet, sich emotional isoliert zu fühlen
- Berichtet über Schuldgefühle
- Berichtet über das Gefühl, missverstanden zu werden
- Unterdrückte Emotionen
- Übernimmt Verantwortung für das Verhalten des Substanzmissbrauchenden
- Unglücklichsein
- Gefühl der Wertlosigkeit

Rollen und Beziehungen

- Veränderte Familienbeziehungen
- Veränderte Rollenfunktion
- Chronische Familienprobleme
- Geschlossenes Kommunikationssystem
- Konflikt in der Partnerschaft
- Verschlechterung der familiären Beziehungen
- Verminderte Fähigkeit der Familienmitglieder, zu einer gegenseitigen Beziehung zu finden, die gemeinsames Wachsen und Reifen ermöglicht
- Unterbrochene Familienrituale
- Unterbrochene Familienrollen
- Verleugnung der Familie

- Familiäre Desorganisation
- Unzureichender Familienzusammenhalt
- Unzureichender Respekt der Familie vor der Autonomie ihrer Mitglieder
- Unzureichender Respekt der Familie vor der Individualität ihrer Mitglieder
- Inadäquate zwischenmenschliche Fähigkeiten
- Inkonsistente elterliche Fürsorge
- Ineffektive Kommunikation mit dem Partner
- Vernachlässigt die Verpflichtung gegenüber Familienmitgliedern
- Muster von Zurückweisung
- Als inadäquat wahrgenommene elterliche Unterstützung
- Triangulierte Familienbeziehungen

Beeinflussende Faktoren

- Zur Abhängigkeit disponierte Persönlichkeit
- Inadäquate Problemlösungsfähigkeiten
- Ineffektive Coping-Strategien
- Wahrgenommene Verletzbarkeit

Risikopopulationen

- Wirtschaftlich benachteiligte Familien
- Familien mit Ablehnung des Therapieregimes in der Vorgeschichte
- Familien, die ein Mitglied mit einer Vorgeschichte von Substanzmissbrauch haben
- Familien mit Angehörigen, die eine genetische Veranlagung zum Substanzmissbrauch haben

Assoziierte Bedingungen

- Depression
- Entwicklungsbedingte Behinderungen
- Intimitätsdysfunktion
- Chirurgische Eingriffe

Domäne 7 • Klasse 2 • Diagnosencode 00060 • Interrupted family processes

Unterbrochene Familienprozesse

Fokus der Diagnose: Familienprozesse
Zugelassen 1982 • Überarbeitet 1998, 2017

Definition
Unterbrechung der kontinuierlichen Familienfunktionalität, welche das Wohlbefinden der Familienmitglieder nicht unterstützt.

Bestimmende Merkmale

- Veränderte affektive Reaktionsfähigkeit
- Verändertes Kommunikationsmuster
- Veränderte Konfliktlösung in der Familie
- Veränderte Familien-Zufriedenheit
- Veränderte zwischenmenschliche Beziehungen
- Veränderte Vertrautheit
- Veränderte Beteiligung an der Entscheidungsfindung
- Veränderte Beteiligung an der Problemlösung
- Veränderte Somatisierung
- Verändertes Stressabbauverhalten
- Veränderung der zugewiesenen Aufgaben
- Verminderte Verfügbarkeit von emotionaler Unterstützung
- Verminderte gegenseitige Unterstützung
- Ineffektive Aufgabenerledigung
- Veränderung der Machtallianzen
- Berichtet über Konflikte mit Gemeinderessourcen
- Berichtet über Isolation von Gemeinderessourcen
- Veränderungen der Rituale

Beeinflussende Faktoren

- Veränderte Interaktion der Gemeinde
- Veränderte Rolle der Familie
- Schwierigkeiten mit der Verschiebung der Machtverhältnisse innerhalb der Familie

Risikopopulationen

- Familien mit veränderten finanziellen Verhältnissen
- Familien mit verändertem sozialen Status
- Familien mit einem Mitglied in einer Entwicklungskrise
- Familien mit einem Mitglied, das einen entwicklungsbedingten Übergang erlebt
- Familien mit einem Mitglied in einer situativen Krise
- Familien mit Mitgliedern, die einen situativen Übergang erleben

Assoziierte Bedingungen

- Veränderter Gesundheitszustand

Diese Diagnose wird für die Ausgabe 2024-2026 aus der Klassifikation zurückgezogen, sofern die Evidenz nicht durch zusätzliche Forschungsarbeit mindestens auf Level 2.1 angehoben wird.

Domäne 7 • Klasse 2 • Diagnosencode 00159 • Readiness for enhanced family processes

Bereitschaft für verbesserte Familienprozesse

Fokus der Diagnose: Familienprozesse
Zugelassen 2002 • Überarbeitet 2013 • Evidenzlevel 2.1

Definition
Ein Muster der Familienfunktionalität zur Unterstützung des Wohlbefindens ihrer Mitglieder, welches gestärkt werden kann.

Bestimmende Merkmale

- Drückt den Wunsch aus, die Balance zwischen persönlicher Autonomie und Familienzusammenhalt zu verbessern
- Drückt den Wunsch aus, das Kommunikationsmuster zu verbessern
- Drückt den Wunsch aus, das Energieniveau der Familie zu erhöhen, um die Aktivitäten des täglichen Lebens zu unterstützen
- Drückt den Wunsch aus, die Anpassungsfähigkeit der Familie an Veränderungen zu verbessern
- Drückt den Wunsch aus, die Familiendynamik zu verbessern
- Drückt den Wunsch aus, die psychische Resilienz der Familie zu verbessern
- Drückt den Wunsch aus, das Wachstum der Familienmitglieder zu verbessern
- Drückt den Wunsch aus, die Wechselbeziehung mit der Gemeinde zu verbessern
- Drückt den Wunsch aus, das Einhalten von Grenzen zwischen den Familienmitgliedern zu verbessern
- Drückt den Wunsch aus, den Respekt für die Familienmitglieder zu verbessern
- Drückt den Wunsch aus, die Sicherheit der Familienmitglieder zu verbessern

Domäne 7 • Klasse 3 • Diagnosencode 00223 • Ineffective relationship

Ineffektive Beziehung

Fokus der Diagnose: Beziehung
Zugelassen 2010 • Überarbeitet 2017 • Evidenzlevel 2.1

Definition
Ein partnerschaftliches Verhaltensmuster, das unzureichend ist, um gegenseitige Bedürfnisse zu erfüllen.

Bestimmende Merkmale

- Verzögertes Erreichen von Entwicklungszielen, die dem Lebenszyklus der Familie entsprechen
- Drückt Unzufriedenheit mit der wechselseitigen zwischenmenschlichen Beziehung in der Partnerschaft aus
- Drückt Unzufriedenheit mit der Erfüllung von emotionalen Bedürfnissen in der Partnerschaft aus
- Drückt Unzufriedenheit mit dem Ideenaustausch in der Partnerschaft aus
- Drückt Unzufriedenheit mit dem Informationsaustausch in der Partnerschaft aus
- Drückt Unzufriedenheit mit der Erfüllung der physischen Bedürfnisse in der Partnerschaft aus
- Ungleichgewicht in der Autonomie in der Partnerschaft
- Ungleichgewicht in der Zusammenarbeit in der Partnerschaft
- Unzureichender gegenseitiger Respekt in der Partnerschaft
- Unzureichende gegenseitige Unterstützung bei täglichen Aktivitäten in der Partnerschaft
- Inadäquates Verständnis der funktionellen Beeinträchtigung des Partners
- Partner wird nicht als unterstützende Person identifiziert
- Berichtet über unbefriedigende Kommunikation mit dem Partner

Beeinflussende Faktoren

- Inadäquate Kommunikationsfähigkeiten
- Stressoren
- Substanzmissbrauch
- Unrealistische Erwartungen

Risikopopulationen

- Personen, die sich in einer Entwicklungskrise befinden
- Personen mit häuslicher Gewalt in der Vorgeschichte
- Personen mit inhaftiertem Intimpartner

Assoziierte Bedingungen

- Kognitive Dysfunktion bei einem Partner

Unterstützende Originalliteratur ist verfügbar unter www.recom.eu/nanda-2021-2023-literatur.

Domäne 7 • Klasse 3 • Diagnosencode 00229 • Risk for ineffective relationship

Risiko einer ineffektiven Beziehung

Fokus der Diagnose: Beziehung
Zugelassen 2010 • Überarbeitet 2013, 2017 • Evidenzlevel 2.1

Definition
Anfälligkeit für die Entwicklung eines unzureichenden Verhaltensmusters, um in einer Partnerschaft gegenseitige Bedürfnisse zu erfüllen.

Risikofaktoren

- Inadäquate Kommunikationsfähigkeiten
- Stressoren
- Substanzmissbrauch
- Unrealistische Erwartungen

Risikopopulationen

- Personen, die sich in einer Entwicklungskrise befinden
- Personen mit häuslicher Gewalt in der Vorgeschichte
- Personen mit inhaftiertem Intimpartner

Assoziierte Bedingungen

- Kognitive Dysfunktion bei einem Partner

Unterstützende Originalliteratur ist verfügbar unter www.recom.eu/nanda-2021-2023-literatur.

Domäne 7 • Klasse 3 • Diagnosencode 00207 • Readiness for enhanced relationship

Bereitschaft für eine verbesserte Beziehung

Fokus der Diagnose: Beziehung
Zugelassen 2006 • Überarbeitet 2013 • Evidenzlevel 2.1

Definition
Ein Muster der beiderseitigen Partnerschaft, um gegenseitige Bedürfnisse zu erfüllen, welches gestärkt werden kann.

Bestimmende Merkmale

- Drückt den Wunsch aus, die Autonomie in der Partnerschaft zu verbessern
- Drückt den Wunsch aus, die Zusammenarbeit in der Partnerschaft zu verbessern
- Drückt den Wunsch aus, die Kommunikation in der Partnerschaft zu verbessern
- Drückt den Wunsch aus, die Erfüllung emotionaler Bedürfnisse für beide Partner zu verbessern
- Drückt den Wunsch aus, den gegenseitigen Respekt in der Partnerschaft zu verbessern
- Drückt den Wunsch aus, die Zufriedenheit mit den wechselseitigen zwischenmenschlichen Beziehungen in der Partnerschaft zu erhöhen
- Drückt den Wunsch aus, die Zufriedenheit mit der Erfüllung emotionaler Bedürfnisse für beide Partner zu verbessern
- Drückt den Wunsch aus, die Zufriedenheit mit dem Austausch von Ideen in der Partnerschaft zu erhöhen
- Drückt den Wunsch aus, die Zufriedenheit mit dem Austausch von Informationen in der Partnerschaft zu verbessern
- Drückt den Wunsch aus, die Zufriedenheit mit der Erfüllung physischer Bedürfnisse für beide Partner zu verbessern
- Drückt den Wunsch aus, die funktionelle Beeinträchtigung des Partners besser zu verstehen

Unterstützende Originalliteratur ist verfügbar unter www.recom.eu/nanda-2021-2023-literatur.

Domäne 7 • Klasse 3 • Diagnosencode 00064 • Parental role conflict

Elterlicher Rollenkonflikt

Fokus der Diagnose: Rollenkonflikt
Zugelassen 1988 • Überarbeitet 2017

Definition
Eltern erleben eine Rollenverwirrung und einen Rollenkonflikt als Reaktion auf eine Krise.

Bestimmende Merkmale

- Angst
- Unterbrochene Routinen der pflegenden Person
- Drückt Furcht aus
- Drückt Frustration aus
- Hat die Wahrnehmung, nicht ausreichend für die Bedürfnisse des Kindes zu sorgen
- Wahrgenommener Kontrollverlust über Entscheidungen, die das Kind betreffen
- Widerwille, an gewöhnlichen Pflegehandlungen teilzunehmen
- Äußert Bedenken zur Veränderung der elterlichen Rolle
- Berichtet über die Sorge um die Familie
- Berichtet über Schuldgefühle

Beeinflussende Faktoren

- Unterbrechungen des Familienlebens durch das häusliche Therapieregime
- Eingeschüchtert durch invasive Maßnahmen
- Eingeschüchtert durch restriktive Maßnahmen
- Eltern-Kind-Trennung

Risikopopulationen

- Personen, die in einem unkonventionellen Umfeld leben
- Personen, die ihren Familienstand ändern
- Eltern mit einem Kind, das aufgrund besonderer Bedürfnisse zu Hause betreut werden muss

Diese Diagnose wird für die Ausgabe 2024-2026 aus der Klassifikation zurückgezogen, falls keine ergänzende Arbeit geleistet wurde, um sie auf das Evidenzlevel 2.1 oder höher zu bringen.

Domäne 7 • Klasse 3 • Diagnosencode 00055 • Ineffective role performance

Ineffektive Erfüllung einer Rolle

Fokus der Diagnose: Erfüllung einer Rolle
Zugelassen 1978 • Überarbeitet 1996, 1998, 2017

Definition
Verhaltensmuster und Selbstdarstellung, die nicht zum Kontext der Umwelt, den Normen und Erwartungen passen.

Bestimmende Merkmale

- Verändertes Verantwortungsmuster
- Veränderte Wahrnehmung der Rolle durch andere
- Veränderte Rollenwahrnehmung
- Veränderte Wiederaufnahme der Rolle
- Angst
- Depressive Symptome
- Häusliche Gewalt
- Belästigung
- Unzureichendes Vertrauen
- Inadäquate externe Unterstützung bei der Rollenausübung
- Unzureichendes Wissen über Rollenanforderungen
- Unzureichende Motivation
- Unzureichende Gelegenheit für die Rollenausübung
- Inadäquates Selbstmanagement
- Inadäquate Fähigkeiten
- Unangemessene entwicklungsbezogene Erwartungen
- Ineffektive Anpassung an Veränderungen
- Ineffektive Coping-Strategien
- Ineffektives Rollenverhalten
- Wahrgenommene soziale Diskriminierung
- Pessimismus
- Machtlosigkeit
- Berichte über soziale Diskriminierung
- Rollenambivalenz
- Rollenverleugnung
- Rollenunzufriedenheit
- Systemkonflikt
- Unsicherheit

Beeinflussende Faktoren

- Verändertes Körperbild
- Konflikt
- Fatigue
- Inadäquate Gesundheitsressourcen
- Unzureichendes psychosoziales Unterstützungssystem
- Inadäquate Belohnungen
- Inadäquate Vorbilder
- Inadäquate Rollenvorbereitung
- Inadäquate Rollensozialisation
- Ungeeignete Anbindung an das Gesundheitssystem
- Geringes Selbstwertgefühl
- Schmerzen
- Rollenkonflikt
- Rollenkonfusion
- Rollenbelastung
- Stressoren
- Substanzmissbrauch

- Nicht thematisierte häusliche Gewalt
- Unrealistische Rollenerwartungen

Risikopopulationen

- Wirtschaftlich benachteiligte Personen
- Personen mit einem für die Rollenerwartung unangemessenen Entwicklungsstand
- Personen mit anspruchsvoller Rolle im Berufsleben
- Personen mit niedrigem Bildungsniveau

Assoziierte Bedingungen

- Depression
- Neurologische Defekte
- Persönlichkeitsstörungen
- Physische Krankheit
- Psychose

Diese Diagnose wird für die Ausgabe 2024-2026 aus der Klassifikation zurückgezogen, falls keine ergänzende Arbeit geleistet wurde, um sie auf das Evidenzlevel 2.1 oder höher zu bringen.

Domäne 7 • Klasse 3 • Diagnosencode 00052 • Impaired social interaction

Beeinträchtigte soziale Interaktion

Fokus der Diagnose: Soziale Interaktion
Zugelassen 1986 • Überarbeitet 2017, 2020 • Evidenzlevel 2.1

Definition
Unzureichende oder übermäßige Quantität oder ineffektive Qualität des sozialen Austauschs.

Bestimmende Merkmale

- Angst bei sozialer Interaktion
- Dysfunktionale Interaktion mit anderen
- Drückt Schwierigkeiten aus, zufriedenstellende wechselseitige zwischenmenschliche Beziehungen aufzubauen
- Drückt Schwierigkeiten im sozialen Umgang aus
- Drückt Schwierigkeiten bei der Wahrnehmung sozialer Rollen aus
- Drückt Unbehagen in sozialen Situationen aus
- Drückt Unzufriedenheit mit der sozialen Anbindung aus
- Familie berichtet über veränderte Interaktion
- Unzureichendes psychosoziales Unterstützungssystem
- Inadäquater Einsatz des sozialen Status gegenüber anderen
- Geringes Maß an sozialen Aktivitäten
- Minimale Interaktion mit anderen
- Berichtet über unbefriedigendes soziales Engagement
- Ungesundes Konkurrenzdenken
- Mangelnde Kooperationsbereitschaft

Beeinflussende Faktoren

- Verändertes Selbstkonzept
- Kognitive Dysfunktion
- Depressive Symptome
- Gestörte Denkprozesse
- Umweltbedingte Einschränkungen
- Beeinträchtigte physische Mobilität
- Inadäquate Kommunikationsfähigkeiten
- Unzureichendes Wissen, wie die gegenseitige Unterstützung verbessert werden kann
- Unzureichende Körperpflege
- Inadäquate soziale Fähigkeiten
- Unzureichende soziale Unterstützung
- Fehlangepasstes Trauern
- Neurobehaviorale Manifestationen
- Soziokulturelle Unstimmigkeiten

Risikopopulationen

- Personen ohne Vertrauensperson

Assoziierte Bedingungen

- Halitosis (Mundgeruch)
- Mentale Störungen
- Neurologische Entwicklungsstörungen
- Therapeutische Isolation

Domäne 8. Sexualität

Sexuelle Identität, Sexualfunktion und Fortpflanzung

Klasse 1. Sexuelle Identität

Der Zustand, eine bestimmte Person zu sein, hinsichtlich der Sexualität bzw. des Geschlechts

Code	Diagnose	Seite
	Diese Klasse enthält derzeit keine Diagnosen	

Klasse 2. Sexualfunktion

Das Vermögen oder die Fähigkeit, an sexuellen Aktivitäten teilzunehmen

Code	Diagnose	Seite
00059	Sexuelle Dysfunktion	436
00065	Ineffektives Sexualverhalten	437

Klasse 3. Fortpflanzung

Jeder Prozess, durch den Menschen entstehen

Code	Diagnose	Seite
00221	Ineffektiver Schwangerschafts-, Geburts- und Wochenbettverlauf	438
00227	Risiko eines ineffektiven Schwangerschafts-, Geburts- und Wochenbettverlaufs	440
00208	Bereitschaft für einen verbesserten Schwangerschafts-, Geburts- und Wochenbettverlauf	441
00209	Risiko einer gestörten Mutter-Fötus-Dyade	442

NANDA International, Inc. Nursing Diagnoses: Definitions and Classification 2021–2023, 12th Edition.
Edited by T. Heather Herdman, Shigemi Kamitsuru, and Camila Takáo Lopes.

Unterstützende Originalliteratur ist verfügbar unter: www.recom.eu/nanda-2021-2023-literatur.

Domäne 8 • Klasse 2 • Diagnosencode 00059 • Sexual dysfunction

Sexuelle Dysfunktion

Fokus der Diagnose: Sexualfunktion
Zugelassen 1980 • Überarbeitet 2006, 2017 • Evidenzlevel 2.1

Definition
Ein Zustand, in dem ein Individuum eine Veränderung seiner Sexualfunktion während der Reaktionsphasen des sexuellen Verlangens, der Erregung und/oder des Orgasmus erlebt, was als unbefriedigend, nicht lohnenswert oder unangemessen angesehen wird.

Bestimmende Merkmale

- Verändertes Interesse an anderen
- Verändertes Eigeninteresse
- Veränderte sexuelle Aktivität
- Veränderte sexuelle Erregung
- Veränderte sexuelle Rolle
- Veränderte sexuelle Befriedigung
- Vermindertes sexuelles Verlangen
- Wahrgenommene sexuelle Einschränkungen
- Sucht nach Bestätigung der Attraktivität
- Unerwünschte Veränderung der Sexualfunktion

Beeinflussende Faktoren

- Ungenaue Informationen über die Sexualfunktion
- Unzureichendes Wissen über die Sexualfunktion
- Inadäquate Vorbilder
- Unzureichende Privatsphäre
- Wahrgenommene Verletzbarkeit
- Nicht thematisierter Missbrauch
- Wertekonflikt

Risikopopulationen

- Personen ohne Vertrauensperson

Assoziierte Bedingungen

- Veränderte körperliche Funktion
- Veränderte Körperstruktur

Unterstützende Originalliteratur ist verfügbar unter www.recom.eu/nanda-2021-2023-literatur.

Domäne 8 • Klasse 2 • Diagnosencode 00065 • Ineffective sexuality pattern

Ineffektives Sexualverhalten

Fokus der Diagnose: Sexualverhalten
Zugelassen 1986 • Überarbeitet 2006, 2017 • Evidenzlevel 2.1

Definition
Ausdruck von Sorge bezüglich der eigenen Sexualität.

Bestimmende Merkmale

- Veränderte sexuelle Aktivität
- Verändertes sexuelles Verhalten
- Veränderte sexuelle Partnerbeziehungen
- Veränderte sexuelle Rolle
- Schwierigkeiten bei Sexualaktivitäten
- Schwierigkeiten im Sexualverhalten
- Wertekonflikt

Beeinflussende Faktoren

- Konflikt mit der sexuellen Orientierung
- Konflikt mit abweichenden Präferenzen
- Furcht vor einer Schwangerschaft
- Furcht vor einer sexuell übertragbaren Erkrankung
- Beeinträchtigte sexuelle Partnerbeziehungen
- Inadäquate alternative sexuelle Strategien
- Inadäquate Vorbilder
- Unzureichende Privatsphäre

Risikopopulationen

- Personen ohne Vertrauensperson

8. Sexualität

Unterstützende Originalliteratur ist verfügbar unter www.recom.eu/nanda-2021-2023-literatur.

Domäne 8 • Klasse 3 • Diagnosencode 00221 • Ineffective childbearing process

Ineffektiver Schwangerschafts-, Geburts- und Wochenbettverlauf

Fokus der Diagnose: Schwangerschafts-, Geburts- und Wochenbettverlauf
Zugelassen 2010 • Überarbeitet 2017 • Evidenzlevel 2.1

Definition
Unvermögen, eine gesunde Schwangerschaft, den Geburtsprozess und die Versorgung des Neugeborenen für die Sicherstellung des Wohlbefindens vorzubereiten und/oder zu erhalten.

Bestimmende Merkmale

Während der Schwangerschaft

- Mangelnde Nutzung der sozialen Unterstützung
- Inadäquates Bindungsverhalten
- Inadäquate Schwangerschaftsvorsorge
- Inadäquater Lebensstil in der Schwangerschaft
- Inadäquate Vorbereitung der Gegenstände für die Pflege des Neugeborenen
- Inadäquate Vorbereitung der häuslichen Umgebung
- Unzureichender Respekt für das ungeborene Baby
- Ineffektives Management von unangenehmen Symptomen in der Schwangerschaft
- Unrealistische Erwartungen bezüglich Wehen und Entbindung

Während der Geburt

- Verminderte Proaktivität während der Wehen und Entbindung
- Mangelnde Nutzung der sozialen Unterstützung
- Inadäquates Bindungsverhalten
- Inadäquater Lebensstil für die Geburtsphase
- Unangemessene Reaktion auf den Beginn der Wehen

Nach der Geburt

- Mangelnde Nutzung der sozialen Unterstützung
- Inadäquates Bindungsverhalten
- Inadäquate Techniken der Säuglingspflege
- Inadäquate Säuglingskleidung
- Unangemessene Techniken in der Ernährung des Säuglings
- Unangemessene Brustpflege
- Unangemessener Lebensstil
- Unsichere Umgebung für einen Säugling

Beeinflussende Faktoren

- Häusliche Gewalt
- Unzureichendes Wissen über den Schwangerschafts-, Geburts- und Wochenbettverlauf
- Unzureichende mentale Vorbereitung auf die Elternschaft
- Inadäquates elterliches Rollenbild
- Inadäquate Schwangerschaftsvorsorge
- Unzureichende soziale Unterstützung
- Inkonsequente pränatale Gesundheitskontrollen
- Geringes mütterliches Selbstvertrauen
- Mütterliche Malnutrition
- Mütterliche Machtlosigkeit
- Mütterlicher psychologischer Disstress
- Substanzmissbrauch
- Unrealistischer Geburtsplan
- Unsichere Umgebung

Risikopopulationen

- Personen, die eine ungeplante Schwangerschaft erleben
- Personen, die ungewollt schwanger sind

Unterstützende Originalliteratur ist verfügbar unter www.recom.eu/nanda-2021-2023-literatur.

Domäne 8 • Klasse 3 • Diagnosencode 00227 • Risk for ineffective childbearing process

Risiko eines ineffektiven Schwangerschafts-, Geburts- und Wochenbettverlaufs

Fokus der Diagnose: Schwangerschafts-, Geburts- und Wochenbettverlauf
Zugelassen 2010 • Überarbeitet 2013, 2017 • Evidenzlevel 2.1

Definition
Anfälligkeit für das Unvermögen, eine gesunde Schwangerschaft, den Geburtsprozess und die Versorgung des Neugeborenen für die Sicherstellung des Wohlbefindens vorzubereiten und/oder zu erhalten.

Risikofaktoren

- Unzureichendes Wissen über den Schwangerschafts-, Geburts- und Wochenbettverlauf
- Unzureichende mentale Vorbereitung auf die Elternschaft
- Inadäquates elterliches Rollenbild
- Inadäquate Schwangerschaftsvorsorge
- Unzureichende soziale Unterstützung
- Inkonsequente pränatale Gesundheitskontrollen
- Geringes mütterliches Selbstvertrauen
- Mütterliche Malnutrition
- Mütterliche Machtlosigkeit
- Mütterlicher psychologischer Disstress
- Substanzmissbrauch
- Nicht thematisierte häusliche Gewalt
- Unrealistischer Geburtsplan
- Unsichere Umgebung

Risikopopulationen

- Personen, die eine ungeplante Schwangerschaft erleben
- Personen, die ungewollt schwanger sind

Unterstützende Originalliteratur ist verfügbar unter www.recom.eu/nanda-2021-2023-literatur.

Domäne 8 • Klasse 3 • Diagnosencode 00208 • Readiness for enhanced childbearing process

Bereitschaft für einen verbesserten Schwangerschafts-, Geburts- und Wochenbettverlauf

Fokus der Diagnose: Schwangerschafts-, Geburts- und Wochenbettverlauf
Zugelassen 2008 • Überarbeitet 2013 • Evidenzlevel 2.1

Definition
Ein Muster, eine gesunde Schwangerschaft, den Geburtsprozess und die Versorgung des Neugeborenen für die Sicherstellung des Wohlbefindens vorzubereiten und zu erhalten, welches gestärkt werden kann.

Bestimmende Merkmale

Während der Schwangerschaft

- Drückt den Wunsch aus, das Wissen über den Schwangerschafts-, Geburts- und Wochenbettverlauf zu erweitern
- Drückt den Wunsch aus, den Umgang mit unangenehmen Symptomen der Schwangerschaft zu verbessern
- Drückt den Wunsch aus, den Lebensstil in der Schwangerschaft zu verbessern
- Drückt den Wunsch aus, die Vorbereitung auf das Neugeborene zu verbessern

Während der Geburt

- Drückt den Wunsch aus, den für die Geburtsphase angemessenen Lebensstil zu verbessern
- Drückt den Wunsch aus, stärker bei Wehen und Entbindung mitzuwirken

Nach der Geburt

- Drückt den Wunsch aus, das Bindungsverhalten zu verbessern
- Drückt den Wunsch aus, die Techniken der Säuglingspflege zu verbessern
- Drückt den Wunsch aus, die Techniken in der Ernährung des Säuglings zu verbessern
- Drückt den Wunsch aus, die Brustpflege zu verbessern
- Drückt den Wunsch aus, die Sicherheit in der Umgebung des Neugeborenen zu erhöhen
- Drückt den Wunsch aus, die Lebensweise nach der Entbindung zu verbessern
- Drückt den Wunsch aus, die Nutzung von Unterstützungssystemen zu verbessern

Unterstützende Originalliteratur ist verfügbar unter www.recom.eu/nanda-2021-2023-literatur.

Domäne 8 • Klasse 3 • Diagnosencode 00209 • Risk for disturbed maternal-fetal dyad

Risiko einer gestörten Mutter-Fötus-Dyade

Fokus der Diagnose: Mutter-Fötus-Dyade
Zugelassen 2008 • Überarbeitet 2013, 2017 • Evidenzlevel 2.1

Definition
Anfälligkeit für eine Unterbrechung der symbiotischen Beziehung zwischen Mutter und Fötus aufgrund von komorbiden oder schwangerschaftsbezogenen Umständen, welche deren Gesundheit beeinträchtigen könnte.

Risikofaktoren

- Inadäquate Schwangerschaftsvorsorge
- Substanzmissbrauch
- Nicht thematisierter Missbrauch

Assoziierte Bedingungen

- Gefährdeter fetaler Sauerstofftransport
- Störungen des Glukosestoffwechsels
- Schwangerschaftskomplikationen
- Therapieregime

Unterstützende Originalliteratur ist verfügbar unter www.recom.eu/nanda-2021-2023-literatur.

Domäne 9. Coping/Stresstoleranz

Mit Lebensereignissen/Lebensprozessen fertig werden

Klasse 1. Posttraumatische Reaktionen

Reaktionen, die nach einem physischen oder psychischen Trauma auftreten

Klasse 2. Coping-Reaktionen

Der Prozess, mit umweltbedingtem Stress umzugehen

Klasse 3. Neurobehavioraler Stress

Verhaltensreaktionen, die die Nerven- und Gehirnfunktion widerspiegeln

Domäne 9 • Klasse 1 • Diagnosencode 00260 • Risk for complicated immigration transition

Risiko einer komplizierten Immigrationstransition

Fokus der Diagnose: Immigrationstransition
Zugelassen 2016 • Evidenzlevel 2.1

Definition
Anfälligkeit für das Erleben negativer Gefühle (Einsamkeit, Furcht, Angst) als Reaktion auf unbefriedigende Folgen und kulturelle Barrieren der eigenen Migrationstransition, welches die Gesundheit beeinträchtigen könnte.

Risikofaktoren

- Vermieter nutzt die Lage aus
- Nur Arbeitsstellen unterhalb des Qualifikationsniveaus verfügbar
- Kommunikationsbarrieren
- Kulturelle Barrieren
- Unzureichendes Wissen über den Zugang zu Ressourcen
- Unzureichende soziale Unterstützung
- Familienfremde Personen im Haushalt
- Überfüllte Unterkunft
- Offene soziale Diskriminierung
- Eltern-Kind-Konflikte aufgrund der kulturellen Sozialisation
- Unhygienische Unterkunft

Risikopopulationen

- Personen, die von erzwungener Migration betroffen sind
- Personen, die von Arbeitsausbeutung betroffen sind
- Personen in einer prekären Finanzlage
- Personen, die ohne ausreichende Schulung gefährlichen Arbeitsbedingungen ausgesetzt sind
- Personen, die weit entfernt von Vertrauenspersonen leben
- Personen mit undokumentiertem Einwanderungsstatus
- Personen mit unerfüllten Erwartungen an die Immigration

Unterstützende Originalliteratur ist verfügbar unter www.recom.eu/nanda-2021-2023-literatur.

Domäne 9 • Klasse 1 • Diagnosencode 00141 • Post-trauma syndrome

Posttraumatisches Syndrom

Fokus der Diagnose: Posttraumatisches Syndrom
Zugelassen 1986 • Überarbeitet 1998, 2010, 2017 • Evidenzlevel 2.1

Definition
Anhaltende, fehlangepasste Reaktion auf ein traumatisches, überwältigendes Ereignis.

Bestimmende Merkmale

- Aggressives Verhalten
- Veränderte Aufmerksamkeit
- Veränderte Stimmung
- Angst (00146 • *Anxiety*)
- Vermeidungsverhalten
- Zwanghaftes Verhalten
- Verleugnung
- Depressive Symptome
- Dissoziative Amnesie
- Enuresis
- Übermäßige Schreckreaktion
- Drückt Entfremdung aus
- Drückt Wut aus
- Drückt Taubheitsgefühl aus
- Drückt Scham aus
- Furcht (00148 • *Fear*)
- Durchleben vergangener Gefühlszustände (Flashbacks)
- Magen-Darm-Reizung
- Kopfschmerzen
- Herzklopfen
- Hoffnungslosigkeit (00124 • *Hopelessness*)
- Entsetzen
- Hypervigilanz
- Intrusive Träume
- Intrusive Gedanken
- Gereizte Stimmung
- Neurosensorische Reizbarkeit
- Albträume
- Panikattacken
- Zorn
- Berichtet über Schuldgefühle
- Verdrängungsreaktion
- Substanzmissbrauch

Beeinflussende Faktoren

- Verminderte Ich-Stärke
- Umfeld ist nicht förderlich für die Bedürfnisse
- Übertriebenes Verantwortungsgefühl
- Unzureichende soziale Unterstützung
- Nimmt das Ereignis als traumatisch wahr
- Selbstverletzendes Verhalten
- Rolle des Überlebenden

Risikopopulationen

- Aus ihrem Zuhause vertriebene Personen
- Personen, die länger unter dem Einfluss eines traumatischen Ereignisses stehen

- Von einer Katastrophe betroffene Personen
- Von einer Epidemie betroffene Personen
- Personen, die ein Ereignis mit mehreren Todesfällen erlebt haben
- Personen, die einem Ereignis ausgesetzt sind, das außerhalb des üblichen menschlichen Erfahrungsbereichs liegt
- Personen, die einen schweren Unfall erlebt haben
- Personen, die einen Krieg erlebt haben
- Personen im sozialen Dienstleistungssektor
- Personen, die ernsthaft bedroht werden
- Personen, die Zeugen einer Verstümmelung waren
- Personen, die Zeuge eines gewaltsamen Todes wurden
- Personen, deren Angehörige schwere Verletzungen erlitten haben
- Personen, deren Angehörige ernsthaft bedroht wurden
- Personen mit verwüstetem Zuhause
- Personen mit Kriegsgefangenschaft in der Vorgeschichte
- Personen mit Missbrauch in der Vorgeschichte
- Personen, die Opfer einer Straftat waren
- Personen mit einer Vorgeschichte von Distanziertheit
- Personen mit Folter in der Vorgeschichte

Assoziierte Bedingungen

- Depression

Diese Diagnose wird für die Ausgabe 2024-2026 aus der Klassifikation zurückgezogen, falls keine ergänzende Arbeit geleistet wurde, um die Definition eines Syndroms zu erfüllen.

Domäne 9 • Klasse 1 • Diagnosencode 00145 • Risk for post-trauma syndrome

Risiko eines posttraumatischen Syndroms

Fokus der Diagnose: Posttraumatisches Syndrom
Zugelassen 1998 • Überarbeitet 2013, 2017 • Evidenzlevel 2.1

Definition
Anfälligkeit für eine anhaltende, maladaptive Reaktion auf ein traumatisches, überwältigendes Ereignis, welche die Gesundheit beeinträchtigen könnte.

Risikofaktoren

- Verminderte Ich-Stärke
- Umfeld ist nicht förderlich für die Bedürfnisse
- Übertriebenes Verantwortungsgefühl
- Unzureichende soziale Unterstützung
- Nimmt das Ereignis als traumatisch wahr
- Selbstverletzendes Verhalten
- Rolle des Überlebenden

Risikopopulationen

- Aus ihrem Zuhause vertriebene Personen
- Personen, die länger unter dem Einfluss eines traumatischen Ereignisses stehen
- Von einer Katastrophe betroffene Personen
- Von einer Epidemie betroffene Personen
- Personen, die ein Ereignis mit mehreren Todesfällen erlebt haben
- Personen, die einem Ereignis ausgesetzt sind, das außerhalb des üblichen menschlichen Erfahrungsbereichs liegt
- Personen, die einen schweren Unfall erlebt haben
- Personen, die einen Krieg erlebt haben
- Personen im sozialen Dienstleistungssektor
- Personen, die ernsthaft bedroht werden
- Personen, die Zeugen einer Verstümmelung waren
- Personen, die Zeuge eines gewaltsamen Todes wurden
- Personen, deren Angehörige schwere Verletzungen erlitten haben
- Personen, deren Angehörige ernsthaft bedroht wurden
- Personen mit verwüstetem Zuhause
- Personen mit Kriegsgefangenschaft in der Vorgeschichte
- Personen mit Missbrauch in der Vorgeschichte
- Personen, die Opfer einer Straftat waren
- Personen mit einer Vorgeschichte von Distanziertheit
- Personen mit Folter in der Vorgeschichte

Assoziierte Bedingungen

- Depression

Diese Diagnose wird für die Ausgabe 2024-2026 aus der Klassifikation zurückgezogen, falls keine ergänzende Arbeit für diese und die Diagnose Posttraumatisches Syndrom (00141 • *Post-trauma syndrome*) geleistet wurde.

Domäne 9 • Klasse 1 • Diagnosencode 00142 • Rape-trauma syndrome

Vergewaltigungssyndrom

Fokus der Diagnose: Vergewaltigungssyndrom
Zugelassen 1980 • Überarbeitet 1998, 2017

Definition
Anhaltende, fehlangepasste Reaktion auf eine erzwungene, gewalttätige, sexuelle Penetration gegen den Willen und das Einverständnis des Opfers.

Bestimmende Merkmale

- Aggressives Verhalten
- Veränderte zwischenmenschliche Beziehungen
- Wutverhalten
- Angst (00146 • *Anxiety*)
- Kardiogener Schock
- Verwirrtheit
- Verleugnung
- Depressive Symptome
- Schwierigkeiten bei der Entscheidungsfindung
- Ungeordnetes Denken
- Drückt Wut aus
- Drückt Verlegenheit aus
- Drückt Scham aus
- Furcht (00148 • *Fear*)
- Demütigung
- Hypervigilanz
- Verlust der Selbstständigkeit
- Geringes Selbstwertgefühl
- Stimmungsschwankungen
- Muskelspasmen
- Muskelspannung
- Albträume
- Paranoia
- Wahrgenommene Verletzbarkeit
- Phobische Störungen
- Physisches Trauma
- Machtlosigkeit (00125 • *Powerlessness*)
- Psychomotorische Unruhe
- Berichtet über einen veränderten Schlaf-Wach-Zyklus
- Berichtet über Schuldgefühle
- Selbstbeschuldigung
- Sexuelle Dysfunktion (00059 • *Sexual dysfunction*)
- Substanzmissbrauch
- Rachegedanken

Beeinflussende Faktoren

- Müssen entwickelt werden

Risikopopulationen

- Personen, die eine Vergewaltigung erlebt haben
- Personen mit Suizidversuch in der Vorgeschichte

Assoziierte Bedingungen

- Depression
- Dissoziative Identitätsstörung

Diese Diagnose wird für die Ausgabe 2024-2026 aus der Klassifikation zurückgezogen, falls keine ergänzende Arbeit geleistet wurde, um sie auf das Evidenzlevel 2.1 oder höher zu bringen.

Domäne 9 • Klasse 1 • Diagnosencode 00114 • Relocation stress syndrome

Relokationsstresssyndrom

Fokus der Diagnose: Relokationsstresssyndrom
Zugelassen 1992 • Überarbeitet 2000, 2017

Definition
Physiologische und/oder psychosoziale Störung, die aus dem Wechsel von einer Umgebung in eine andere resultiert.

Bestimmende Merkmale

- Wutverhalten
- Angst (00146 • *Anxiety*)
- Vermindertes Selbstkonzept
- Depressive Symptome
- Drückt Wut aus
- Drückt Frustration aus
- Furcht (00148 • *Fear*)
- Erhöhte Morbidität
- Vermehrte physische Symptome
- Erhöhte Verbalisierung von Bedürfnissen
- Identitätsverlust
- Verlust der Selbstständigkeit
- Geringes Selbstwertgefühl
- Pessimismus
- Vorherrschender Gedanke
- Berichtet über einen veränderten Schlaf-Wach-Zyklus
- Äußert Bedenken wegen Relokation
- Berichtet, sich alleine zu fühlen
- Berichtet, sich unsicher zu fühlen
- Berichtet, sich einsam zu fühlen
- Soziale Entfremdung
- Möchte nicht umziehen

Beeinflussende Faktoren

- Kommunikationsbarrieren
- Inadäquate Umgebungskontrolle
- Inadäquate Beratung vor dem Ortswechsel
- Unzureichende soziale Unterstützung
- Ineffektive Coping-Strategien
- Machtlosigkeit
- Situationsbedingtes Infragestellen des Selbstwertgefühls
- Soziale Isolation

Risikopopulationen

- Personen, die mit der Unvorhersehbarkeit von Erfahrungen konfrontiert sind
- Personen, die in eine andere Gegend ziehen
- Personen mit Verlusten in der Vorgeschichte

Assoziierte Bedingungen

- Depression
- Eingeschränkte mentale Kompetenz
- Beeinträchtigter Gesundheitsstatus
- Beeinträchtigte psychosoziale Funktion

Diese Diagnose wird für die Ausgabe 2024-2026 aus der Klassifikation zurückgezogen, falls keine ergänzende Arbeit geleistet wurde, um sie auf das Evidenzlevel 2.1 oder höher zu bringen.

Unterstützende Originalliteratur ist verfügbar unter www.recom.eu/nanda-2021-2023-literatur.

Domäne 9 • Klasse 1 • Diagnosencode 00149 • Risk for relocation stress syndrome

Risiko eines Relokationsstresssyndroms

Fokus der Diagnose: Relokationsstresssyndrom
Zugelassen 2000 • Überarbeitet 2013, 2017

Definition
Anfälligkeit für eine physiologische und/oder psychosoziale Störung infolge eines Umgebungswechsels, welche die Gesundheit beeinträchtigen könnte.

Risikofaktoren

- Kommunikationsbarrieren
- Inadäquate Umgebungskontrolle
- Inadäquate Beratung vor dem Ortswechsel
- Unzureichende soziale Unterstützung
- Ineffektive Coping-Strategien
- Machtlosigkeit
- Situationsbedingtes Infragestellen des Selbstwertgefühls
- Soziale Isolation

Risikopopulationen

- Personen, die mit der Unvorhersehbarkeit von Erfahrungen konfrontiert sind
- Personen, die in eine andere Gegend ziehen
- Personen mit Verlusten in der Vorgeschichte

Assoziierte Bedingungen

- Eingeschränkte mentale Kompetenz
- Beeinträchtigter Gesundheitsstatus
- Beeinträchtigte psychosoziale Funktion

Diese Diagnose wird für die Ausgabe 2024-2026 aus der Klassifikation zurückgezogen, falls keine ergänzende Arbeit geleistet wurde, um sie auf das Evidenzlevel 2.1 oder höher zu bringen.

Domäne 9 • Klasse 2 • Diagnosencode 00199 • Ineffective activity planning

Ineffektive Aktivitätenplanung

Fokus der Diagnose: Aktivitätenplanung
Zugelassen 2008 • Überarbeitet 2017 • Evidenzlevel 2.1

Definition
Unvermögen, sich auf eine Reihe von zeitlich festgelegten Handlungen unter bestimmten Bedingungen vorzubereiten.

Bestimmende Merkmale

- Fehlen eines Plans
- Drückt Angst vor einer Aufgabe aus
- Inadäquate Gesundheitsressourcen
- Inadäquate organisatorische Fähigkeiten
- Misserfolgsmuster
- Berichtet über Furcht vor der Durchführung einer Aufgabe
- Unerreichbare Ziele für gewählte Aktivität

Beeinflussende Faktoren

- Fluchtverhalten bei Konfrontation mit Lösungsvorschlag
- Hedonismus (lustbetonte Haltung)
- Unzureichende Fähigkeiten, Informationen zu verarbeiten
- Unzureichende soziale Unterstützung
- Unrealistische Wahrnehmung von Ereignissen
- Unrealistische Wahrnehmung der persönlichen Fähigkeiten

Risikopopulationen

- Personen mit Prokrastination (pathologisches Aufschiebeverhalten) in der Vorgeschichte

Unterstützende Originalliteratur ist verfügbar unter www.recom.eu/nanda-2021-2023-literatur.

Domäne 9 • Klasse 2 • Diagnosencode 00226 • Risk for ineffective activity planning

Risiko einer ineffektiven Aktivitätenplanung

Fokus der Diagnose: Aktivitätenplanung
Zugelassen 2010 • Überarbeitet 2013 • Evidenzlevel 2.1

Definition
Anfälligkeit für ein Unvermögen, sich auf eine Reihe zeitlich festgelegter Aktivitäten unter bestimmten Bedingungen vorzubereiten, welches die Gesundheit gefährden könnte.

Risikofaktoren

- Fluchtverhalten bei Konfrontation mit Lösungsvorschlag
- Hedonismus (lustbetonte Haltung)
- Unzureichende Fähigkeiten, Informationen zu verarbeiten
- Unzureichende soziale Unterstützung
- Unrealistische Wahrnehmung von Ereignissen
- Unrealistische Wahrnehmung der persönlichen Fähigkeiten

Risikopopulationen

- Personen mit Prokrastination (pathologisches Aufschiebeverhalten) in der Vorgeschichte

Unterstützende Originalliteratur ist verfügbar unter www.recom.eu/nanda-2021-2023-literatur.

Domäne 9 • Klasse 2 • Diagnosencode 00146 • Anxiety

Angst

Fokus der Diagnose: Angst
Zugelassen 1973 • Überarbeitet 1982, 1998, 2017, 2020 • Evidenzlevel 3.2

Definition
Eine emotionale Reaktion auf eine diffuse Bedrohung, bei der das Individuum eine unspezifische bevorstehende Gefahr, Katastrophe oder ein Unglück vermutet.

Bestimmende Merkmale

Verhaltensbezogen/emotional

- Weinen
- Reduzierte Leistungsfähigkeit
- Drückt Qualen aus
- Drückt Angst vor Veränderungen durch Lebensereignisse aus
- Drückt Disstress aus
- Drückt Unsicherheit aus
- Drückt tiefes Grauen aus
- Hilflosigkeit
- Hypervigilanz
- Erhöhte Vorsichtigkeit
- Schlafstörung
- Gereizte Stimmung
- Nervosität
- Psychomotorische Unruhe
- Reduzierter Augenkontakt
- Sondierungsverhalten
- Selbstfokussierung

Physiologisch

- Verändertes Atemmuster
- Anorexie
- Gesteigerte Reflexe
- Druckgefühl in der Brust
- Kalte Extremitäten
- Diarrhö
- Trockener Mund
- Drückt Abdominalschmerzen aus
- Drückt Ohnmachtsgefühl aus
- Drückt Muskelschwäche aus
- Drückt Anspannung aus
- Gesichtsrötung
- Erhöhter Blutdruck
- Erhöhte Herzfrequenz
- Vermehrtes Schwitzen
- Übelkeit
- Pupillenerweiterung
- Zittrige Stimme
- Berichtet über einen veränderten Schlaf-Wach-Zyklus
- Berichtet über Herzklopfen
- Berichtet über Kribbeln in den Extremitäten
- Oberflächliche Vasokonstriktion
- Zittern
- Häufiges Wasserlassen
- Verzögertes Wasserlassen
- Harndrang

Kognitiv

- Veränderte Aufmerksamkeit
- Verwirrtheit
- Vermindertes Wahrnehmungsfeld
- Drückt Vergesslichkeit aus
- Drückt aus, einen vorherrschenden Gedanken zu haben
- Berichtet über Gedankenblockaden
- Grübeln

Beeinflussende Faktoren

- Konflikt über Lebensziele
- Zwischenmenschliche Übertragung
- Schmerzen
- Stressoren
- Substanzmissbrauch
- Ungewohnte Situation
- Unbefriedigte Bedürfnisse
- Wertekonflikt

Risikopopulationen

- Personen, die sich in einer Entwicklungskrise befinden
- Personen, die eine situative Krise erleben
- Personen, die Giftstoffen ausgesetzt sind
- Personen in der perioperativen Phase
- Personen mit familiärer Vorgeschichte von Angstzuständen
- Personen mit erblicher Veranlagung

Assoziierte Bedingungen

- Mentale Störungen

Domäne 9 • Klasse 2 • Diagnosencode 00071 • Defensive coping

Defensives Coping

Fokus der Diagnose: Coping
Zugelassen 1988 • Überarbeitet 2008 • Evidenzlevel 2.1

Definition
Wiederholte Projektion einer falsch-positiven Selbsteinschätzung als Selbstschutz gegen eine empfundene Bedrohung des positiven Selbstbildes.

Bestimmende Merkmale

- Veränderte Realitätsprüfung
- Verleugnet Probleme
- Verleugnet Schwächen
- Schwierigkeiten, zwischenmenschliche Beziehungen aufzubauen
- Schwierigkeiten bei der Aufrechterhaltung zwischenmenschlicher Beziehungen
- Überheblichkeit
- Hämisches Lachen
- Überempfindlichkeit gegenüber unhöflichem Verhalten
- Überempfindlichkeit gegenüber Kritik
- Inadäquate Einhaltung des Therapieregimes
- Unzureichende Beteiligung am Therapieregime
- Projektion der Schuld
- Projektion der Verantwortung
- Rationalisierung von Misserfolgen
- Realitätsverzerrung
- Macht sich über andere lustig
- Überhebliche Haltung anderen gegenüber

Beeinflussende Faktoren

- Konflikt zwischen der Selbstwahrnehmung und dem Wertesystem
- Versagensangst
- Furcht vor Demütigung
- Furcht vor Konsequenzen
- Inadäquates Vertrauen in andere
- Unzureichende psychologische Resilienz
- Inadäquates Selbstvertrauen
- Unzureichende soziale Unterstützung
- Unsicherheit
- Unrealistische Selbsterwartungen

Unterstützende Originalliteratur ist verfügbar unter www.recom.eu/nanda-2021-2023-literatur.

Domäne 9 • Klasse 2 • Diagnosencode 00069 • Ineffective coping

Ineffektives Coping

Fokus der Diagnose: Coping
Zugelassen 1978 • Überarbeitet 1998

Definition
Ein Muster einer unwirksamen Bewertung von Stressfaktoren mit kognitiven und/oder verhaltensbezogenen Anstrengungen, welches unzureichend ist, um mit Anforderungen bezogen auf das Wohlbefinden zurechtzukommen.

Bestimmende Merkmale

- Veränderte affektive Reaktionsfähigkeit
- Veränderte Aufmerksamkeit
- Verändertes Kommunikationsmuster
- Destruktives Verhalten anderen gegenüber
- Destruktives Verhalten sich selbst gegenüber
- Schwierigkeiten, Informationen zu organisieren
- Fatigue
- Häufige Erkrankungen
- Beeinträchtigte Fähigkeit, um Hilfe zu bitten
- Beeinträchtigte Fähigkeit, auf Informationen zu achten
- Beeinträchtigte Fähigkeit, mit einer Situation umzugehen
- Beeinträchtigte Fähigkeit, Grundbedürfnisse zu befriedigen
- Beeinträchtigte Fähigkeit, einer Rollenerwartung zu entsprechen
- Inadäquate Umsetzung von zielgerichtetem Verhalten
- Inadäquate Problemlösung
- Inadäquate Problemlösungsfähigkeiten
- Berichtet über einen veränderten Schlaf-Wach-Zyklus
- Berichtet über ein inadäquates Kontrollgefühl
- Risikoreiches Verhalten
- Substanzmissbrauch

Beeinflussende Faktoren

- Hohes Maß an Bedrohung
- Unvermögen, Energie für die Anpassung aufzusparen
- Fehleinschätzung der Bedrohung
- Unzureichendes Vertrauen in die Fähigkeit, mit einer Situation umzugehen
- Inadäquate Gesundheitsressourcen
- Unzureichende Vorbereitung auf den Stressfaktor
- Inadäquates Kontrollgefühl
- Unzureichende soziale Unterstützung
- Ineffektive Entspannungsstrategien

Risikopopulationen

- Personen, die eine Entwicklungskrise erleben
- Personen, die eine situative Krise erleben

Diese Diagnose wird für die Ausgabe 2024-2026 aus der Klassifikation zurückgezogen, falls keine ergänzende Arbeit geleistet wurde, um sie auf das Evidenzlevel 2.1 oder höher zu bringen.

Domäne 9 • Klasse 2 • Diagnosencode 00158 • Readiness for enhanced coping

Bereitschaft für ein verbessertes Coping

Fokus der Diagnose: Coping
Zugelassen 2002 • Überarbeitet 2013 • Evidenzlevel 2.1

Definition
Ein Muster einer wirksamen Bewertung von Stressfaktoren mit kognitiven und verhaltensbezogenen Anstrengungen, um mit Anforderungen bezogen auf das Wohlbefinden zurechtzukommen, welches gestärkt werden kann.

Bestimmende Merkmale

- Drückt den Wunsch aus, das Wissen über Stressbewältigungsstrategien zu erweitern
- Drückt den Wunsch aus, das Management von Stressoren zu verbessern
- Drückt den Wunsch aus, die soziale Unterstützung zu verbessern
- Drückt den Wunsch aus, die Nutzung von emotionsorientierten Strategien zu verbessern
- Drückt den Wunsch aus, die Nutzung von problemorientierten Strategien zu verbessern
- Drückt den Wunsch aus, die Nutzung von spirituellen Ressourcen zu verbessern

Domäne 9 • Klasse 2 • Diagnosencode 00077 • Ineffective community coping

Ineffektives gemeinschaftliches Coping

Fokus der Diagnose: Coping
Zugelassen 1994 • Überarbeitet 1998, 2017

Definition
Ein Muster von gemeinschaftlichen Aktivitäten zur Anpassung und Problemlösung, die die Anforderungen oder den Bedarf der Gemeinschaft nicht ausreichend decken.

Bestimmende Merkmale

- Gemeinde erfüllt nicht die Erwartungen ihrer Mitglieder
- Defizitäre Beteiligung der Gemeinde
- Erhöhte Krankheitsrate in der Gemeinde
- Übermäßiger Konflikt in der Gemeinde
- Übermäßiger Stress in der Gemeinde
- Hohes Auftreten von Problemen in der Gemeinde
- Wahrgenommene Machtlosigkeit der Gemeinde
- Wahrgenommene Verwundbarkeit der Gemeinde

Beeinflussende Faktoren

- Unzureichende Gemeinderessourcen zur Problemlösung
- Unzureichende Gemeinderessourcen
- Fehlende kommunale Dienste

Risikopopulationen

- Gemeinde, die eine Katastrophe erlebt hat

Diese Diagnose wird für die Ausgabe 2024-2026 aus der Klassifikation zurückgezogen, falls keine ergänzende Arbeit geleistet wurde, um sie auf das Evidenzlevel 2.1 oder höher zu bringen.

Domäne 9 • Klasse 2 • Diagnosencode 00076 • Readiness for enhanced community coping

Bereitschaft für ein verbessertes gemeinschaftliches Coping

Fokus der Diagnose: Coping
Zugelassen 1994 • Überarbeitet 2013

Definition
Ein Muster von gemeinschaftlichen Aktivitäten zur Anpassung und Problemlösung, um die Anforderungen oder den Bedarf der Gemeinschaft zu decken, welches gestärkt werden kann.

Bestimmende Merkmale

- Drückt den Wunsch aus, die Verfügbarkeit von Freizeitprogrammen für die Gemeinde zu erhöhen
- Drückt den Wunsch aus, die Verfügbarkeit von Entspannungsprogrammen für die Gemeinde zu verbessern
- Drückt den Wunsch aus, die Kommunikation unter den Gemeindemitgliedern zu verbessern
- Drückt den Wunsch aus, die Kommunikation zwischen Gruppen und größeren Gemeinden zu verbessern
- Drückt den Wunsch aus, die Vorbereitung der Gemeinde auf vorhersagbare Stressoren zu verbessern
- Drückt den Wunsch aus, die Gemeinderessourcen im Umgang mit Stress zu verbessern
- Drückt den Wunsch aus, die Verantwortlichkeit der Gemeinde für das Stressmanagement zu verbessern
- Drückt den Wunsch aus, erkannte Probleme gezielter zu lösen

Diese Diagnose wird für die Ausgabe 2024-2026 aus der Klassifikation zurückgezogen, falls keine ergänzende Arbeit geleistet wurde, um sie auf das Evidenzlevel 2.1 oder höher zu bringen.

Domäne 9 • Klasse 2 • Diagnosencode 00074 • Compromised family coping

Gefährdetes familiäres Coping

Fokus der Diagnose: Coping
Zugelassen 1980 • Überarbeitet 1996, 2017

Definition
Eine gewöhnlich unterstützende Bezugsperson (Familienmitglied, Vertrauensperson oder enger Freund) bietet unzureichende(s), ineffektive(s) oder einschränkende(s) Unterstützung, Comfort, Hilfestellung oder Ermutigung, die der Klient brauchen könnte, um Anpassungsaufgaben bezüglich gesundheitlicher Herausforderungen zu regeln, zu bewältigen oder zu meistern.

Bestimmende Merkmale

- Klient beschwert sich über die Reaktion der unterstützenden Person auf das Gesundheitsproblem
- Klient äußert Bedenken zur Reaktion der unterstützenden Person auf das Gesundheitsproblem
- Einschränkung in der Kommunikation zwischen der unterstützenden Person und dem Klienten
- Beschützendes Verhalten der unterstützenden Person ist inkongruent mit den Fähigkeiten des Klienten
- Beschützendes Verhalten der unterstützenden Person ist inkongruent mit dem Bedürfnis des Klienten nach Autonomie
- Unterstützende Person berichtet über unzureichende Kenntnisse
- Unterstützende Person meldet inadäquates Verständnis
- Unterstützende Person berichtet, dass sie sich mit ihrer eigenen Reaktion auf die Bedürfnisse des Klienten beschäftigt
- Unterstützende Person zieht sich vom Klienten zurück
- Unbefriedigendes Hilfeverhalten der unterstützenden Person

Beeinflussende Faktoren

- Die unterstützende Person wird zeitgleich durch verschiedene Situationen belastet
- Belastungsgrenze der unterstützenden Person ist erreicht
- Familiäre Desorganisation
- Ungenaue Informationen, die von anderen bereitgestellt werden
- Unzureichende Informationen für die unterstützende Person verfügbar
- Unzureichende reziproke Unterstützung
- Unzureichende Unterstützung der Hilfsperson durch den Klienten
- Informationen der unterstützenden Person werden nicht ausreichend verstanden
- Informationen der unterstützenden Person werden missverstanden

- Intensive Auseinandersetzung der unterstützenden Person mit Sorgen, die nichts mit der Familie zu tun haben

Risikopopulationen

- Familien mit einem Mitglied in veränderter Familienrolle
- Familien mit einer unterstützenden Person, die aufgrund einer langwierigen Krankheit in ihrer Leistungsfähigkeit eingeschränkt ist
- Familien mit unterstützenden Personen, die eine Entwicklungskrise erleben
- Familien mit unterstützenden Personen, die sich in einer situativen Krise befinden

Diese Diagnose wird für die Ausgabe 2024-2026 aus der NANDA-I-Taxonomie zurückgezogen, falls sie nicht auf einen LOE 2.1 oder höher revidiert wird.

Domäne 9 • Klasse 2 • Diagnosencode 00073 • Disabled family coping

Eingeschränktes familiäres Coping

Fokus der Diagnose: Coping
Zugelassen 1980 • Überarbeitet 1996, 2008 • Evidenzlevel 2.1

Definition
Verhalten einer Bezugsperson (Familienmitglied, Vertrauensperson oder enger Freund), das ihre Fähigkeiten und die Fähigkeiten des Klienten behindert, die Aufgaben effektiv anzugehen, die nötig sind, um sich an die gesundheitlichen Herausforderungen anzupassen.

Bestimmende Merkmale

- Verlässt den Klienten
- Übernimmt die Krankheitssymptome des Klienten
- Aggressives Verhalten
- Depressive Symptome
- Schwierigkeiten bei der Strukturierung eines sinnvollen Lebens
- Missachtet die Grundbedürfnisse des Klienten
- Missachtet familiäre Beziehungen
- Verzerrte Realität bezüglich des Gesundheitsproblems des Klienten
- Drückt das Gefühl des Verlassenseins aus
- Familienverhalten führt zur Verschlechterung des Wohlbefindens
- Feindseligkeit
- Beeinträchtigter Individualismus
- Inadäquate Fähigkeit, den Klienten zu tolerieren
- Selbstständigkeitsverlust des Klienten
- Vernachlässigt das Therapieregime
- Durchführung von Routinen, ohne auf die Bedürfnisse des Klienten zu achten
- Lang andauernde Hyperfokussierung (Konzentration) auf den Klienten
- Psychomotorische Unruhe
- Psychosomatische Symptome

Beeinflussende Faktoren

- Ambivalente Familienbeziehungen
- Chronisch unausgedrückte Gefühle der unterstützenden Person
- Verschiedene Arten des Copings zwischen der unterstützenden Person und dem Klienten
- Verschiedene Arten des Copings zwischen den unterstützenden Personen

Domäne 9 • Klasse 2 • Diagnosencode 00075 • Readiness for enhanced family coping

Bereitschaft für ein verbessertes familiäres Coping

Fokus der Diagnose: Coping
Zugelassen 1980 • Überarbeitet 2013

Definition
Ein Muster des effektiven Managements von Anpassungsaufgaben einer Bezugsperson (Familienmitglied, Vertrauensperson oder enger Freund), die in die gesundheitlichen Herausforderungen des Klienten einbezogen ist, welches gestärkt werden kann.

Bestimmende Merkmale

- Drückt den Wunsch aus, die Auswirkung der Krise auf das Wachstum anzuerkennen
- Drückt den Wunsch aus, Erfahrungen auszuwählen, die das Wohlbefinden optimieren
- Drückt den Wunsch aus, die Verbindung mit anderen, die eine ähnliche Situation erlebt haben, zu verbessern
- Drückt den Wunsch aus, eine bereichernde Lebensweise zu stärken
- Drückt den Wunsch aus, die Gesundheitsförderung zu verbessern

Diese Diagnose wird für die Ausgabe 2024-2026 aus der Klassifikation zurückgezogen, falls keine ergänzende Arbeit geleistet wurde, um sie auf das Evidenzlevel 2.1 oder höher zu bringen.

Domäne 9 • Klasse 2 • Diagnosencode 00147 • Death anxiety

Todesangst

Fokus der Diagnose: Todesangst
Zugelassen 1998 • Überarbeitet 2006, 2017, 2020 • Evidenzlevel 2.1

Definition
Emotionaler Disstress und Unsicherheit, hervorgerufen durch die Erwartung des Todes und des Sterbeprozesses von sich selbst oder von Vertrauenspersonen, die sich negativ auf die eigene Lebensqualität auswirken.

Bestimmende Merkmale

- Dysphorie (Missstimmung)
- Drückt Besorgnis über die Überlastung der pflegenden Person aus
- Drückt Besorgnis über die Auswirkungen des eigenen Todes auf Vertrauenspersonen aus
- Drückt tiefe Traurigkeit aus
- Drückt die Furcht aus, unheilbar krank zu werden
- Drückt Furcht vor Einsamkeit aus
- Drückt Furcht vor dem Verlust der geistigen Fähigkeiten während des Sterbens aus
- Drückt Furcht vor Schmerzen im Zusammenhang mit dem Sterben aus
- Drückt Furcht vor einem vorzeitigen Tod aus
- Drückt Furcht vor einem langwierigen Sterbeprozess aus
- Drückt die Furcht vor der Trennung von geliebten Menschen aus
- Drückt Furcht vor Leiden im Zusammenhang mit dem Sterben aus
- Drückt Furcht vor dem Sterbeprozess aus
- Drückt die Furcht vor dem Unbekannten aus
- Drückt Machtlosigkeit aus
- Berichtet über negative Gedanken in Bezug auf Tod und Sterben

Beeinflussende Faktoren

- Erwartung von unerwünschten Nebenwirkungen der Narkose
- Erwartung von Auswirkungen des Todes auf andere
- Erwartung von Schmerz
- Erwartung von Leiden
- Bewusstsein des nahen Todes
- Depressive Symptome
- Gespräche zu Thema Tod
- Beeinträchtigte Religiosität
- Einsamkeit
- Geringes Selbstwertgefühl
- Akzeptiert die eigene Sterblichkeit nicht
- Spiritueller Disstress
- Unsicherheit über eine Begegnung mit einer höheren Macht
- Unsicherheit über das Leben nach dem Tod
- Unsicherheit über die Existenz einer höheren Macht
- Unsicherheit im Zusammenhang mit der Prognose
- Unangenehme physische Symptome

Risikopopulationen

- Personen, die die Sterbebegleitung von Vertrauenspersonen erleben
- Personen, die im Endstadium betreut werden
- Personen mit negativen Erfahrungen mit dem Tod von Vertrauenspersonen in der Vorgeschichte
- Personen mit einer Nahtoderfahrung in der Vorgeschichte
- Ältere Erwachsene
- Frauen
- Junge Erwachsene

Assoziierte Bedingungen

- Depression
- Stigmatisierte Krankheiten, die mit großer Todesfurcht assoziiert sind
- Terminale Erkrankung

9. Coping/Stresstoleranz

Unterstützende Originalliteratur ist verfügbar unter www.recom.eu/nanda-2021-2023-literatur.

Domäne 9 • Klasse 2 • Diagnosencode 00072 • Ineffective denial

Ineffektive Verleugnung

Fokus der Diagnose: Verleugnung
Zugelassen 1988 • Überarbeitet 2006 • Evidenzlevel 2.1

Definition
Bewusster oder unbewusster Versuch, das Wissen oder die Bedeutung eines Ereignisses zu leugnen, um Angst und/oder Furcht zu reduzieren, was zur Beeinträchtigung der Gesundheit führt.

Bestimmende Merkmale

- Verzögerte Suche nach gesundheitlicher Versorgung
- Leugnet die Furcht vor dem Tod
- Leugnet die Furcht vor einer Behinderung
- Verdrängte Ursache der Symptome
- Gibt die Auswirkungen der Krankheit auf die Lebensweise nicht zu
- Nimmt die Relevanz von Gefahr nicht wahr
- Nimmt die Relevanz der Symptome nicht wahr
- Verdrängung von Furcht vor den Auswirkungen der Erkrankung
- Unangemessener Affekt
- Spielt Symptome herunter
- Lehnt Gesundheitsversorgung ab
- Verwendet abwertende Kommentare, wenn von einem belastenden Ereignis die Rede ist
- Verwendet abwehrende Gesten, wenn von einem belastenden Ereignis die Rede ist
- Wendet eine Behandlung an, die nicht vom Gesundheitsfachpersonal empfohlen wurde

Beeinflussende Faktoren

- Angst
- Übermäßiger Stress
- Furcht vor dem Tod
- Furcht vor Verlust der persönlichen Autonomie
- Furcht vor der Trennung
- Unzureichende emotionale Unterstützung
- Inadäquates Kontrollgefühl
- Ineffektive Coping-Strategien
- Hat die Wahrnehmung, unangemessen mit starken Emotionen umzugehen
- Drohende unangenehme Lage

Unterstützende Originalliteratur ist verfügbar unter www.recom.eu/nanda-2021-2023-literatur.

Domäne 9 • Klasse 2 • Diagnosencode 00148 • Fear

Furcht

Fokus der Diagnose: Furcht
Zugelassen 1980 • Überarbeitet 1996, 2000, 2017, 2020 • Evidenzlevel 3.2

Definition
Grundlegende, intensive emotionale Reaktion, die durch das Erkennen einer unmittelbaren Bedrohung ausgelöst wird und eine sofortige Alarmreaktion hervorruft (American Psychological Association).

Bestimmende Merkmale

Physiologische Faktoren

- Anorexie
- Diaphorese (Schwitzen)
- Diarrhö
- Dyspnoe
- Erhöhter Blutdruck
- Erhöhte Herzfrequenz
- Erhöhte Atemfrequenz
- Vermehrtes Schwitzen
- Muskelspannung
- Übelkeit
- Blässe
- Pupillenerweiterung
- Häufiges Wasserlassen
- Erbrechen
- Xerostomie (Mundtrockenheit)

Verhaltensbezogen/emotional

- Besorgnis
- Fixierung auf die Ursache der Furcht
- Vermindertes Selbstvertrauen
- Drückt Alarmsignale aus
- Drückt Furcht aus
- Drückt tiefes Grauen aus
- Drückt Anspannung aus
- Impulsives Verhalten
- Erhöhte Wachsamkeit
- Ineffektive Impulskontrolle
- Nervosität
- Psychomotorische Unruhe

Beeinflussende Faktoren

- Kommunikationsbarrieren
- Erlernte Reaktion auf Bedrohung
- Reaktion auf einen phobischen Auslösereiz
- Ungewohnte Situation

Risikopopulationen

- Kinder
- Personen, die einer traumatischen Situation ausgesetzt sind
- Personen, die in Gebieten mit erhöhter Gewalt leben
- Personen, die im Endstadium betreut werden

- Personen, die von sozialer Unterstützung abgeschnitten sind
- Personen, die sich einem chirurgischen Eingriff unterziehen
- Personen mit familiärer Vorgeschichte von posttraumatischem Schock
- Personen mit Stürzen in der Vorgeschichte
- Ältere Erwachsene
- Schwangere Frauen
- Frauen
- Frauen bei der Entbindung

Assoziierte Bedingungen

- Empfindungsstörungen

Domäne 9 • Klasse 2 • Diagnosencode 00301 • Maladaptive grieving

Fehlangepasstes Trauern

Fokus der Diagnose: Trauern
Zugelassen 2020 • Evidenzlevel 3.4

Definition
Eine Störung, die nach dem Tod einer Vertrauensperson auftritt, bei der das mit der Trauer einhergehende negative Stresserleben nicht den soziokulturellen Erwartungen entspricht.

Bestimmende Merkmale

- Angst
- Verminderte Leistung in der Lebensaufgabe
- Depressive Symptome
- Vermindertes Maß an Intimität
- Unglaube
- Übermäßiger Stress
- Erlebt die Symptome, die die verstorbene Person erlebt hat
- Drückt Wut aus
- Drückt aus, überwältigt zu sein
- Drückt den Kummer über die verstorbene Person aus
- Drückt aus, sich von anderen distanziert zu fühlen
- Drückt das Gefühl von Leere aus
- Drückt ein Gefühl der Fassungslosigkeit aus
- Drückt einen Schockzustand aus
- Fatigue
- Gastrointestinale Symptome
- Trauervermeidung
- Erhöhte Morbidität
- Sehnsucht nach der verstorbenen Person
- Misstrauen gegenüber anderen
- Nichtakzeptieren eines Todesfalls
- Andauernde schmerzhafte Erinnerungen
- Intensive Beschäftigung mit Gedanken an die verstorbene Person
- Grübeln über die verstorbene Person
- Suche nach der verstorbenen Person
- Selbstbeschuldigung

Beeinflussende Faktoren

- Schwierigkeiten, mehrere Krisen gleichzeitig zu bewältigen
- Übermäßige emotionale Störung
- Starke Bindungsangst
- Unzureichende soziale Unterstützung
- Geringe Bindungsvermeidung

Risikopopulationen

- Wirtschaftlich benachteiligte Personen
- Personen, die einen sozial inakzeptablen Verlust erleben
- Personen, die den unerwarteten plötzlichen Tod einer Vertrauensperson erleben

- Personen, die den gewaltsamen Tod einer Vertrauensperson erleben
- Personen, die mit der Überbringung der Todesnachricht unzufrieden sind
- Personen, die Zeugen von unkontrollierten Symptomen der verstorbenen Person waren
- Personen mit Missbrauchserfahrung in der Kindheit
- Personen mit unbewältigter Trauer in der Vorgeschichte
- Personen mit signifikanter Abhängigkeit von der verstorbenen Person vor dem Tod
- Personen mit starker emotionaler Nähe zur verstorbenen Person
- Personen mit ungelöstem Konflikt mit der verstorbenen Person
- Personen ohne bezahlte Arbeit
- Frauen

Assoziierte Bedingungen

- Angststörungen
- Depression

Unterstützende Orig nalliteratur ist verfügbar unter www.recom.eu/nanda-2021-2023-literatur.

Domäne 9 • Klasse 2 • Diagnosencode 00302 • Risk for maladaptive grieving

Risiko eines fehlangepassten Trauerns

Fokus der Diagnose: Trauern
Zugelassen 2020 • Evidenzlevel 3.4

Definition
Anfälligkeit für eine Störung, die nach dem Tod einer Vertrauensperson auftritt, bei der das mit der Trauer einhergehende negative Stresserleben nicht den soziokulturellen Erwartungen entspricht, welche die Gesundheit beeinträchtigen könnte.

Risikofaktoren

- Schwierigkeiten, mehrere Krisen gleichzeitig zu bewältigen
- Übermäßige emotionale Störung
- Starke Bindungsangst
- Unzureichende soziale Unterstützung
- Geringe Bindungsvermeidung

Risikopopulationen

- Wirtschaftlich benachteiligte Personen
- Personen, die einen sozial inakzeptablen Verlust erleben
- Personen, die den unerwarteten plötzlichen Tod einer Vertrauensperson erleben
- Personen, die den gewaltsamen Tod einer Vertrauensperson erleben
- Personen, die mit der Überbringung der Todesnachricht unzufrieden sind
- Personen, die Zeugen von unkontrollierten Symptomen der verstorbenen Person waren
- Personen mit Missbrauchserfahrung in der Kindheit
- Personen mit unbewältigter Trauer in der Vorgeschichte
- Personen mit signifikanter Abhängigkeit von der verstorbenen Person vor dem Tod
- Personen mit starker emotionaler Nähe zur verstorbenen Person
- Personen mit ungelöstem Konflikt mit der verstorbenen Person
- Personen ohne bezahlte Arbeit
- Frauen

Assoziierte Bedingungen

- Angststörungen
- Depression

Unterstützende Originalliteratur ist verfügbar unter www.recom.eu/nanda-2021-2023-literatur.

Domäne 9 • Klasse 2 • Diagnosencode 00285 • Readiness for enhanced grieving

Bereitschaft für ein verbessertes Trauern

Fokus der Diagnose: Trauern
Zugelassen 2020 • Evidenzlevel 2.1

Definition
Ein Muster der Integration einer neuen funktionalen Realität, das nach einem tatsächlichen, erwarteten oder wahrgenommenen signifikanten Verlust entsteht und verstärkt werden kann.

Bestimmende Merkmale

- Drückt den Wunsch aus, das Vermächtnis der verstorbenen Person weiterzuführen
- Drückt den Wunsch aus, frühere Aktivitäten wieder aufzunehmen
- Drückt den Wunsch aus, die Schmerzbewältigung zu verbessern
- Drückt den Wunsch aus, das Vergeben zu verbessern
- Drückt den Wunsch aus, die Hoffnung zu verstärken
- Drückt den Wunsch aus, die persönliche Entwicklung zu verbessern
- Drückt den Wunsch aus, den Schlaf-Wach-Zyklus zu verbessern
- Drückt den Wunsch aus, Gefühle der Wut zu verarbeiten
- Drückt den Wunsch aus, Gefühle der Verzweiflung zu verarbeiten
- Drückt den Wunsch aus, Schuldgefühle zu verarbeiten
- Drückt den Wunsch aus, Gefühle der Reue zu verarbeiten
- Drückt den Wunsch aus, auch positive Gefühle zuzulassen
- Drückt den Wunsch aus, auch positive Erinnerungen an die verstorbene Person zuzulassen
- Drückt den Wunsch aus, die Möglichkeit eines freudvollen Lebens zuzulassen
- Drückt den Wunsch aus, Möglichkeiten für ein sinnvolles Leben zu entwickeln
- Drückt den Wunsch aus, Möglichkeiten für ein zweckorientiertes Leben zu entwickeln
- Drückt den Wunsch aus, Möglichkeiten für ein zufriedenstellendes Leben zu schaffen
- Drückt den Wunsch aus, den Verlust zu verarbeiten
- Drückt den Wunsch aus, Energie in neue zwischenmenschliche Beziehungen zu investieren

Unterstützende Originalliteratur ist verfügbar unter www.recom.eu/nanda-2021-2023-literatur.

Domäne 9 • Klasse 2 • Diagnosencode 00241 • Impaired mood regulation

Beeinträchtigte Stimmungsregulation

Fokus der Diagnose: Stimmungsregulation
Zugelassen 2013 • Überarbeitet 2017 • Evidenzlevel 2.1

Definition
Ein mentaler Zustand, der durch einen Wechsel der Stimmung oder des Affekts gekennzeichnet ist, und der durch eine Konstellation affektiver, kognitiver, somatischer und/oder physiologischer Erscheinungen, die von leicht bis schwer reichen, beeinträchtigt ist.

Bestimmende Merkmale

- Verändertes verbales Verhalten
- Veränderung des Appetits
- Enthemmung
- Dysphorie (Missstimmung)
- Übermäßige Schuldgefühle
- Übermäßiges Selbstbewusstsein
- Gedankenflucht
- Hoffnungslosigkeit
- Beeinträchtigte Aufmerksamkeit
- Gereizte Stimmung
- Psychomotorische Unruhe
- Psychomotorische Verzögerung
- Trauriger Affekt
- Selbstbeschuldigung
- Soziale Entfremdung

Beeinflussende Faktoren

- Veränderter Schlaf-Wach-Zyklus
- Angst
- Schwierigkeiten im sozialen Umgang
- Externe Faktoren, die das Selbstkonzept beeinflussen
- Hypervigilanz
- Einsamkeit
- Schmerzen
- Wiederkehrende Gedanken an den Tod
- Wiederkehrende Suizidgedanken
- Soziale Isolation
- Substanzmissbrauch
- Gewichtsveränderung

Assoziierte Bedingungen

- Chronische Erkrankung
- Funktionale Beeinträchtigung
- Psychose

Unterstützende Originalliteratur ist verfügbar unter www.recom.eu/nanda-2021-2023-literatur.

Domäne 9 • Klasse 2 • Diagnosencode 00125 • Powerlessness

Machtlosigkeit

Fokus der Diagnose: Macht
Zugelassen 1982 • Überarbeitet 2010, 2017, 2020 • Evidenzlevel 2.2

Definition
Zustand des tatsächlichen oder wahrgenommenen Verlusts der Kontrolle oder des Einflusses auf Faktoren oder Ereignisse, die das eigene Wohlbefinden, das persönliche Leben oder die Gesellschaft betreffen (übernommen von der American Psychology Association).

Bestimmende Merkmale

- Verzögerte Erholung
- Depressive Symptome
- Drückt Zweifel an der Rollenerfüllung aus
- Drückt Frustration darüber aus, frühere Aktivitäten nicht mehr ausführen zu können
- Drückt einen Mangel an Lebenszweck aus
- Drückt Scham aus
- Fatigue
- Verlust der Selbstständigkeit
- Berichtet über ein inadäquates Kontrollgefühl
- Soziale Entfremdung

Beeinflussende Faktoren

- Angst
- Rollenüberlastung der pflegenden Person
- Dysfunktionale institutionelle Umgebung
- Beeinträchtigte physische Mobilität
- Unzureichendes Interesse an der Verbesserung der eigenen Situation
- Inadäquate zwischenmenschliche Beziehungen
- Unzureichendes Wissen, um mit einer Situation umzugehen
- Unzureichende Motivation zur Verbesserung der eigenen Situation
- Unzureichende Beteiligung am Therapieregime
- Unzureichende soziale Unterstützung
- Ineffektive Coping-Strategien
- Geringes Selbstwertgefühl
- Schmerzen
- Wahrgenommene Komplexität des Therapieregimes
- Wahrgenommene soziale Stigmatisierung
- Soziale Ausgrenzung

Risikopopulationen

- Wirtschaftlich benachteiligte Personen
- Personen, die traumatischen Ereignissen ausgesetzt waren

Assoziierte Bedingungen

- Zerebrovaskuläre Störungen
- Kognitionsstörungen
- Kritische Erkrankung
- Fortschreitende Krankheit
- Unvorhersehbarkeit des Krankheitsverlaufs

Unterstützende Originalliteratur ist verfügbar unter www.recom.eu/nanda-2021-2023-literatur.

Domäne 9 • Klasse 2 • Diagnosencode 00152 • Risk for powerlessness

Risiko einer Machtlosigkeit

Fokus der Diagnose: Macht
Zugelassen 2000 • Überarbeitet 2010, 2013, 2017, 2020 • Evidenzlevel 2.2

Definition
Anfälligkeit für einen Zustand des tatsächlichen oder wahrgenommenen Verlusts der Kontrolle oder des Einflusses auf Faktoren oder Ereignisse, die sich auf das eigene Wohlbefinden, das persönliche Leben oder die Gesellschaft auswirken, welcher die Gesundheit beeinträchtigen könnte (adaptiert von der American Psychology Association).

Risikofaktoren

- Angst
- Rollenüberlastung der pflegenden Person
- Dysfunktionale institutionelle Umgebung
- Beeinträchtigte physische Mobilität
- Unzureichendes Interesse an der Verbesserung der eigenen Situation
- Inadäquate zwischenmenschliche Beziehungen
- Unzureichendes Wissen, um mit einer Situation umzugehen
- Unzureichende Motivation zur Verbesserung der eigenen Situation
- Unzureichende Beteiligung am Therapieregime
- Unzureichende soziale Unterstützung
- Ineffektive Coping-Strategien
- Geringes Selbstwertgefühl
- Schmerzen
- Wahrgenommene Komplexität des Therapieregimes
- Wahrgenommene soziale Stigmatisierung
- Soziale Ausgrenzung

Risikopopulationen

- Wirtschaftlich benachteiligte Personen
- Personen, die traumatischen Ereignissen ausgesetzt waren

Assoziierte Bedingungen

- Zerebrovaskuläre Störungen
- Kognitionsstörungen
- Kritische Erkrankung
- Fortschreitende Krankheit
- Unvorhersehbarkeit des Krankheitsverlaufs

Unterstützende Originalliteratur ist verfügbar unter www.recom.eu/nanda-2021-2023-literatur.

Domäne 9 • Klasse 2 • Diagnosencode 00187 • Readiness for enhanced power

Bereitschaft für eine verbesserte Selbstbestimmung

Fokus der Diagnose: Macht
Zugelassen 2006 • Überarbeitet 2013 • Evidenzlevel 2.1

Definition
Ein Verhaltensmuster der bewussten Teilnahme an Veränderungen bezüglich des Wohlbefindens, welches gestärkt werden kann.

Bestimmende Merkmale

- Drückt den Wunsch aus, das Bewusstsein für mögliche Veränderungen zu verbessern
- Drückt den Wunsch aus, Entscheidungen zu verbessern, die zu Veränderungen führen könnten
- Drückt den Wunsch aus, die Unabhängigkeit zu erhöhen, indem Maßnahmen zur Veränderung ergriffen werden
- Drückt den Wunsch aus, sich stärker an der Veränderung zu beteiligen
- Drückt den Wunsch aus, das Wissen zur Mitwirkung an Veränderungen zu erweitern
- Drückt den Wunsch aus, die Mitwirkung an Alltagsentscheidungen zu verbessern
- Drückt den Wunsch aus, die Mitwirkung an Gesundheitsentscheidungen zu verbessern
- Drückt den Wunsch aus, die Selbstbestimmung zu verbessern

Unterstützende Originalliteratur ist verfügbar unter www.recom.eu/nanda-2021-2023-literatur.

Domäne 9 • Klasse 2 • Diagnosencode 00210 • Impaired resilience

Beeinträchtigte Resilienz

Fokus der Diagnose: Resilienz
Zugelassen 2008 • Überarbeitet 2017 • Evidenzlevel 2.1

Definition
Reduzierte Fähigkeit, sich durch einen dynamischen Anpassungsprozess von nachteiligen oder verändernden Situationen zu erholen.

Bestimmende Merkmale

- Vermindertes Interesse an Bildungsaktivitäten
- Vermindertes Interesse an beruflichen Aktivitäten
- Depressive Symptome
- Drückt Scham aus
- Beeinträchtigter Gesundheitsstatus
- Inadäquates Kontrollgefühl
- Ineffektive Coping-Strategien
- Ineffektive Integration
- Geringes Selbstwertgefühl
- Erneute Steigerung des Disstress
- Berichtet über Schuldgefühle
- Soziale Isolation

Beeinflussende Faktoren

- Veränderte Familienbeziehungen
- Gewalt in der Gemeinschaft
- Unterbrochene Familienrituale
- Unterbrochene Familienrollen
- Dysfunktionale Familienprozesse
- Inadäquate Gesundheitsressourcen
- Unzureichende soziale Unterstützung
- Inkonsistente elterliche Fürsorge
- Ineffektive Anpassung der Familie
- Ineffektive Impulskontrolle
- Mehrere widrige Umstände liegen gleichzeitig vor
- Wahrgenommene Verletzbarkeit
- Substanzmissbrauch

Risikopopulationen

- Wirtschaftlich benachteiligte Personen
- Personen, die eine erneute Krise erleben
- Personen, die sich in einer chronischen Krise befinden
- Personen, die Gewalt ausgesetzt sind
- Personen, die einer ethnischen Minderheit angehören
- Personen, deren Eltern mentale Störungen haben
- Personen mit Gewalterfahrung in der Vorgeschichte
- Personen mit großen Familien
- Mütter mit niedrigem Bildungsniveau
- Frauen

Assoziierte Bedingungen

- Geistige Behinderung
- Psychologische Störung

Unterstützende Originalliteratur ist verfügbar unter www.recom.eu/nanda-2021-2023-literatur.

Domäne 9 • Klasse 2 • Diagnosencode 00211 • Risk for impaired resilience

Risiko einer beeinträchtigten Resilienz

Fokus der Diagnose: Resilienz
Zugelassen 2008 • Überarbeitet 2013, 2017 • Evidenzlevel 2.1

Definition
Anfälligkeit für eine verminderte Fähigkeit, sich durch einen dynamischen Anpassungsprozess von nachteiligen oder verändernden Situationen zu erholen, welche die Gesundheit beeinträchtigen könnte.

Risikofaktoren

- Veränderte Familienbeziehungen
- Gewalt in der Gemeinschaft
- Unterbrochene Familienrituale
- Unterbrochene Familienrollen
- Dysfunktionale Familienprozesse
- Inadäquate Gesundheitsressourcen
- Unzureichende soziale Unterstützung
- Inkonsistente elterliche Fürsorge
- Ineffektive Anpassung der Familie
- Ineffektive Impulskontrolle
- Mehrere widrige Umstände liegen gleichzeitig vor
- Wahrgenommene Verletzbarkeit
- Substanzmissbrauch

Risikopopulationen

- Wirtschaftlich benachteiligte Personen
- Personen, die eine erneute Krise erleben
- Personen, die sich in einer chronischen Krise befinden
- Personen, die Gewalt ausgesetzt sind
- Personen, die einer ethnischen Minderheit angehören
- Personen, deren Eltern mentale Störungen haben
- Personen mit Gewalterfahrung in der Vorgeschichte
- Personen mit großen Familien
- Mütter mit niedrigem Bildungsniveau
- Frauen

Assoziierte Bedingungen

- Geistige Behinderung
- Psychologische Störung

Unterstützende Originalliteratur ist verfügbar unter www.recom.eu/nanda-2021-2023-literatur.

Domäne 9 • Klasse 2 • Diagnosencode 00212 • Readiness for enhanced resilience

Bereitschaft für eine verbesserte Resilienz

Fokus der Diagnose: Resilienz
Zugelassen 2008 • Überarbeitet 2013 • Evidenzlevel 2.1

Definition
Ein Verhaltensmuster der Fähigkeit, sich durch einen dynamischen Anpassungsprozess von nachteiligen oder verändernden Situationen zu erholen, welches gestärkt werden kann.

Bestimmende Merkmale

- Drückt den Wunsch aus, verfügbare Ressourcen zu verbessern
- Drückt den Wunsch aus, die Kommunikationsfähigkeiten zu verbessern
- Drückt den Wunsch aus, die Sicherheit in der Umgebung zu erhöhen
- Drückt den Wunsch aus, sich vermehrt Ziele zu setzen
- Drückt den Wunsch aus, zwischenmenschliche Beziehungen zu verbessern
- Drückt den Wunsch aus, die Beteiligung an Aktivitäten zu erhöhen
- Drückt den Wunsch aus, die Verantwortung für das eigene Handeln zu verbessern
- Drückt den Wunsch aus, die Zukunftsperspektive zu verbessern
- Drückt den Wunsch aus, den Fortschritt in Richtung Ziel zu verbessern
- Drückt den Wunsch aus, die psychische Resilienz zu erhöhen
- Drückt den Wunsch aus, das Selbstwertgefühl zu verbessern
- Drückt den Wunsch aus, das Kontrollgefühl zu verbessern
- Drückt den Wunsch aus, die Unterstützungssysteme zu verbessern
- Drückt den Wunsch aus, die Verwendung von Strategien zum Konfliktmanagement zu verbessern
- Drückt den Wunsch aus, die Nutzung von Coping-Strategien zu verbessern
- Drückt den Wunsch aus, die Nutzung von Ressourcen zu verbessern

Unterstützende Originalliteratur ist verfügbar unter www.recom.eu/nanda-2021-2023-literatur.

Domäne 9 • Klasse 2 • Diagnosencode 00137 • Chronic sorrow

Chronischer Kummer

Fokus der Diagnose: Kummer
Zugelassen 1998 • Überarbeitet 2017

Definition
Zyklisches, wiederkehrendes und potenziell fortschreitendes Muster einer allgegenwärtigen erlebten Traurigkeit (eines Elternteils, einer pflegenden Person oder eines chronisch kranken oder behinderten Individuums) als Reaktion auf einen beständigen Verlust während des Verlaufs einer Krankheit oder einer Behinderung.

Bestimmende Merkmale

- Drückt ein Gefühl aus, welches das Wohlbefinden beeinträchtigt
- Überwältigende negative Gefühle
- Traurigkeit

Beeinflussende Faktoren

- Krise des Managements von Behinderungen
- Krise des Krankheitsmanagements
- Verpasste Meilensteine (wichtige Ereignisse)
- Verpasste Gelegenheiten

Risikopopulationen

- Personen, die sich in einer Entwicklungskrise befinden
- Personen, die den Verlust einer Vertrauensperson erleben
- Personen, die längere Zeit als pflegenden Person tätig sind

Assoziierte Bedingungen

- Chronische Behinderung
- Chronische Erkrankung

Diese Diagnose wird für die Ausgabe 2024-2026 aus der Klassifikation zurückgezogen, falls keine ergänzende Arbeit geleistet wurde, um sie auf das Evidenzlevel 2.1 oder höher zu bringen.

Domäne 9 • Klasse 2 • Diagnosencode 00177 • Stress overload

Stressüberlastung

Fokus der Diagnose: Stress
Zugelassen 2006 • Evidenzlevel 3.2

Definition
Übermäßige Anzahl und Arten der Herausforderungen, die Handlungen erfordern.

Bestimmende Merkmale

- Schwierigkeiten bei der Entscheidungsfindung
- Drückt aus, sich unter Druck gesetzt zu fühlen
- Drückt häufig Wut aus
- Drückt Anspannung aus
- Funktionale Beeinträchtigung
- Gesteigerte Ungeduld
- Negative Wirkung von Stress

Beeinflussende Faktoren

- Inadäquate Ressourcen
- Sich wiederholende Stressoren
- Stressoren

Unterstützende Originalliteratur ist verfügbar unter www.recom.eu/nanda-2021-2023-literatur.

Domäne 9 • Klasse 3 • Diagnosencode 00258 • Acute substance withdrawal syndrome

Akutes Substanzentzug-Syndrom

Fokus der Diagnose: Akutes Substanzentzug-Syndrom
Zugelassen 2016 • Evidenzlevel 2.1

Definition
Schwere, multifaktorielle Folgeerscheinungen nach abruptem Absetzen einer abhängigkeitserzeugenden Substanz.

Bestimmende Merkmale

- Akute Verwirrtheit (00128 • *Acute confusion*)
- Angst (00146 • *Anxiety*)
- Gestörtes Schlafmuster (00198 • *Disturbed sleep pattern*)
- Übelkeit (00134 • *Nausea*)
- Risiko eines unausgeglichenen Elektrolythaushalts (00195 • *Risk for electrolyte imbalance*)
- Risiko einer Verletzung (00035 • *Risk for injury*)

Beeinflussende Faktoren

- Entwickelte Abhängigkeit von suchterzeugenden Substanzen
- Übermäßiger Gebrauch einer suchterzeugenden Substanz über einen längeren Zeitraum
- Malnutrition
- Abruptes Absetzen einer abhängigkeitserzeugenden Substanz

Risikopopulationen

- Personen mit Entzugserscheinungen in der Vorgeschichte
- Ältere Erwachsene

Assoziierte Bedingungen

- Signifikante Komorbidität

9. Coping/Stresstoleranz

Unterstützende Originalliteratur ist verfügbar unter www.reccm.eu/nanda-2021-2023-literatur.

Domäne 9 • Klasse 3 • Diagnosencode 00259 • Risk for acute substance withdrawal syndrome

Risiko eines akuten Substanzentzug-Syndroms

Fokus der Diagnose: Akutes Substanzentzug-Syndrom
Zugelassen 2016 • Evidenzlevel 2.1

Definition
Anfälligkeit für schwere, multifaktorielle Folgeerscheinungen nach abruptem Absetzen einer abhängigkeitserzeugenden Substanz, welche die Gesundheit beeinträchtigen könnten.

Risikofaktoren

- Entwickelte Abhängigkeit von suchterzeugenden Substanzen
- Übermäßiger Gebrauch einer suchterzeugenden Substanz über einen längeren Zeitraum
- Malnutrition
- Abruptes Absetzen einer abhängigkeitserzeugenden Substanz

Risikopopulationen

- Personen mit Entzugserscheinungen in der Vorgeschichte
- Ältere Erwachsene

Assoziierte Bedingungen

- Signifikante Komorbidität

Unterstützende Originalliteratur ist verfügbar unter www.recom.eu/nanda-2021-2023-literatur.

Domäne 9 • Klasse 3 • Diagnosencode 00009 • Autonomic dysreflexia

Autonome Dysreflexie

Fokus der Diagnose: Autonome Dysreflexie
Zugelassen 1988 • Überarbeitet 2017

Definition
Lebensbedrohliche, ungehemmte autonome Reaktion des Nervensystems auf einen schädlichen Reiz nach einer Rückenmarksverletzung auf Höhe des 7. Brustwirbels (T 7) oder darüber.

Bestimmende Merkmale

- Verschwommenes Sehen
- Bradykardie
- Brustschmerz
- Frösteln
- Bindehauthyperämie
- Diaphorese (Schweißabsonderung) oberhalb der Verletzung
- Diffuser Schmerz in verschiedenen Bereichen des Kopfes
- Horner-Syndrom
- Metallischer Geschmack im Mund
- Verstopfte Nase
- Blässe unterhalb der Verletzung
- Sensibilitätsstörung
- Paroxysmale Hypertonie
- Pilomotorischer Reflex
- Rote Flecken auf der Haut oberhalb der Verletzung
- Tachykardie

Beeinflussende Faktoren

Magen-Darm-Reize

- Darmdehnung
- Obstipation
- Schwierigkeiten bei der Defäkation
- Digitale Stimulation
- Einläufe
- Kotstauung
- Suppositorien

Integumentale Reize

- Hautstimulation
- Hautirritation
- Sonnenbrand
- Wunde

Muskuloskelettale neurologische Reize

- Irritierender Reiz unterhalb der Verletzung
- Muskelspasmen
- Schmerzhafter Reiz unterhalb der Höhe der Verletzung
- Druck auf hervorstehende Knochenpartien
- Druck auf Genitalien
- Übungen zur Bewegungsspanne

Regulatorische situationsbedingte Reize

- Beengende Kleidung
- Schwankungen der Umgebungstemperatur
- Lagerung

Reproduktive urologische Reize

- Blasendehnung
- Blasenspasmus
- Instrumentierung
- Geschlechtsverkehr

Andere Faktoren

- Unzureichendes Wissen der pflegenden Person über den Krankheitsprozess
- Unzureichendes Wissen über den Krankheitsprozess

Risikopopulationen

- Personen, die extremen Umgebungstemperaturen ausgesetzt sind
- Männer mit Rückenmarksverletzung oder -schädigung, die Ejakulationsprobleme haben
- Frauen unter Wehen mit Rückenmarksverletzung oder -schädigung
- Menstruierende Frauen mit Rückenmarksverletzung oder -schädigung
- Schwangere Frauen mit Rückenmarksverletzung oder -schädigung

Assoziierte Bedingungen

- Knochenfrakturen
- Detrusor-Sphinkter-Dyssynergie
- Erkrankungen des Verdauungssystems
- Epididymitis (Nebenhodenentzündung)
- Heterotope Verknöcherung
- Ovarialzyste
- Pharmazeutische Präparate
- Nierensteine
- Substanzentzug
- Chirurgische Eingriffe
- Blasenkatheterisierung
- Harnwegsinfektion
- Venöse Thromboembolie

Diese Diagnose wird für die Ausgabe 2024-2026 aus der Klassifikation zurückgezogen, falls keine ergänzende Arbeit geleistet wurde, um sie auf das Evidenzlevel 2.1 oder höher zu bringen.

Domäne 9 • Klasse 3 • Diagnosencode 00010 • Risk for autonomic dysreflexia

Risiko einer autonomen Dysreflexie

Fokus der Diagnose: Autonome Dysreflexie
Zugelassen 1998 • Überarbeitet 2000, 2013, 2017

Definition
Anfälligkeit für eine lebensbedrohliche, ungehemmte Reaktion des autonomen Nervensystems nach spinalem Schock eines Individuums mit Rückenmarksverletzung oder -schädigung auf Höhe des 6. Brustwirbels (T 6) oder höher (erwiesen bei Patienten mit Verletzungen auf Höhe des 7. Brustwirbels [T 7] und 8. Brustwirbels [T 8]), welche die Gesundheit beeinträchtigen könnte.

Risikofaktoren

Magen-Darm-Reize

- Darmdehnung
- Obstipation
- Schwierigkeiten bei der Defäkation
- Digitale Stimulation
- Einläufe
- Kotstauung
- Suppositorien

Integumentale Reize

- Hautstimulation
- Hautirritation
- Sonnenbrand
- Wunde

Muskuloskelettale neurologische Reize

- Irritierender Reiz unterhalb der Verletzung
- Muskelspasmen
- Schmerzhafter Reiz unterhalb der Höhe der Verletzung
- Druck auf hervorstehende Knochenpartien
- Druck auf Genitalien
- Übungen zur Bewegungsspanne

Regulatorische situationsbedingte Reize

- Beengende Kleidung
- Schwankungen der Umgebungstemperatur
- Lagerung

Reproduktive urologische Reize

- Blasendehnung
- Blasenspasmus
- Instrumentierung
- Geschlechtsverkehr

Andere Faktoren

- Unzureichendes Wissen der pflegenden Person über den Krankheitsprozess
- Unzureichendes Wissen über den Krankheitsprozess

Risikopopulationen

- Personen mit Rückenmarksverletzung oder -schädigung, die extremen Umgebungstemperaturen ausgesetzt sind
- Männer mit Rückenmarksverletzung oder -schädigung, die Ejakulationsprobleme haben
- Frauen unter Wehen mit Rückenmarksverletzung oder -schädigung
- Menstruierende Frauen mit Rückenmarksverletzung oder -schädigung
- Schwangere Frauen mit Rückenmarksverletzung oder -schädigung

Assoziierte Bedingungen

- Knochenfrakturen
- Detrusor-Sphinkter-Dyssynergie
- Erkrankungen des Verdauungssystems
- Epididymitis (Nebenhodenentzündung)
- Heterotope Verknöcherung
- Ovarialzyste
- Pharmazeutische Präparate
- Nierensteine
- Substanzentzug
- Chirurgische Eingriffe
- Blasenkatheterisierung
- Harnwegsinfektion
- Venöse Thromboembolie

Diese Diagnose wird für die Ausgabe 2024-2026 aus der Klassifikation zurückgezogen, falls keine ergänzende Arbeit geleistet wurde, um sie auf das Evidenzlevel 2.1 oder höher zu bringen.

Domäne 9 • Klasse 3 • Diagnosencode 00264 • Neonatal abstinence syndrome

Neonatales Entzugssyndrom

Fokus der Diagnose: Neonatales Entzugssyndrom
Zugelassen 2016 • Evidenzlevel 2.1

Definition
Eine Konstellation von Entzugssymptomen bei Neugeborenen, die aufgrund einer intrauterinen Exposition gegenüber abhängigkeitserzeugenden Substanzen oder als Folge eines postnatalen pharmakologischen Schmerzmanagements auftreten.

Bestimmende Merkmale

- Diarrhö (00013 • *Diarrhea*)
- Desorganisiertes Verhalten des Säuglings (00116 • *Disorganized infant behavior*)
- Gestörtes Schlafmuster (00198 • *Disturbed sleep pattern*)
- Beeinträchtigter Comfort (00214 • *Impaired comfort*)
- Neurobehavioraler Stress
- Risiko einer Aspiration (00039 • *Risk for aspiration*)
- Risiko einer beeinträchtigten Bindung (00058 • *Risk for impaired attachment*)
- Risiko einer beeinträchtigten Integrität der Haut (00047 • *Risk for impaired skin integrity*)
- Risiko einer ineffektiven Thermoregulation (00274 • *Risk for ineffective thermoregulation*)
- Risiko einer Verletzung (00035 • *Risk for injury*)

Beeinflussende Faktoren

- Müssen entwickelt werden

Risikopopulationen

- Neugeborene, die in utero mütterlichem Substanzmissbrauch ausgesetzt waren
- Neugeborene, die iatrogen einem Schmerzmittel ausgesetzt wurden
- Frühgeborene Neugeborene

Es wird empfohlen, den Finnegan-Score (Finnegan Neonatal Abstinence Scoring Tool, FNAST) für das Assessment der Entzugssymptome und zur Entscheidungsfindung für den Pflegeplan zu verwenden. Ein Finnegan-Score von 8 oder größer in Kombination mit einer Vorgeschichte einer Exposition gegenüber süchtig machenden Substanzen in der Gebärmutter wird zur Stellung der Diagnose Neonatales Entzugssyndrom oft verwendet. Dieses Messinstrument wurde in den USA entwickelt und wird dort, wie auch in anderen westlichen Ländern, überwiegend verwendet. Aus diesem Grund kann es sein, dass eine Empfehlung für die gesamte internationale Pflege nicht angebracht ist. Diese Diagnose wird für die Ausgabe 2024-2026 aus der Klassifikation zurückgezogen, falls keine ergänzende Arbeit geleistet wurde, um sie auf das Evidenzlevel 2.1 oder höher zu bringen.

Unterstützende Originalliteratur ist verfügbar unter www.recom.eu/nanda-2021-2023-literatur.

Domäne 9 • Klasse 3 • Diagnosencode 00116 • Disorganized infant behavior

Desorganisiertes Verhalten des Säuglings

Fokus der Diagnose: Organisiertes Verhalten
Zugelassen 1994 • Überarbeitet 1998, 2017

Definition
Desintegration der physiologischen und neurobehavioralen Funktionssysteme.

Bestimmende Merkmale

Aufmerksamkeits-Interaktions-System

- Beeinträchtigte Reaktion auf sensorische Reize

Motorisches System

- Veränderte primitive Reflexe
- Übermäßige Schreckreaktion
- Herumzappeln
- Finger spreizen
- Faust ballen
- Verhalten, bei dem die Hände zum Gesicht gehen
- Überstrecken der Extremitäten
- Beeinträchtigter Muskeltonus
- Behält die Position der Hände zum Gesicht bei
- Tremor
- Zuckungen
- Unkoordinierte Bewegung

Physiologisch

- Abnormale Hautfarbe
- Bradykardie
- Arrhythmie
- Toleriert die Häufigkeit der Nahrungszufuhr nicht
- Toleriert das Volumen der Nahrungszufuhr nicht
- Sauerstoffentsättigung
- Tachykardie
- Timeout-Signale

Regulatorische Probleme

- Beeinträchtigte Fähigkeit, den Schreckreflex zu unterdrücken
- Gereizte Stimmung

Status-Organisations-System

- Aktiver Wachzustand
- Diffuse Alpha-EEG-Aktivität bei geschlossenen Augen
- Gereiztes Weinen
- Ruhiger Wachzustand
- Zustandsschwankung

Beeinflussende Faktoren

- Pflegende Person missversteht Signale des Säuglings
- Überstimulation durch das Umfeld
- Nahrungsunverträglichkeit
- Unzureichendes Wissen der pflegenden Person über verhaltensbezogene Hinweise
- Inadäquates Containment im Umfeld
- Inadäquate äußerliche Umgebung
- Unzureichende Stimulation durch Umgebungsreize
- Malnutrition
- Schmerzen
- Sensorische Deprivation
- Sensorische Überstimulation

Risikopopulationen

- Säuglinge, die in utero einem Teratogen (embryoschädigende Substanz) ausgesetzt waren
- Säuglinge mit niedrigem postmenstruellem Alter
- Frühgeborene Säuglinge

Assoziierte Bedingungen

- Angeborene Störungen
- Unreife neurologische Funktion
- Beeinträchtigte motorische Funktion des Säuglings
- Angeborene genetische Krankheiten
- Invasive Verfahren
- Beeinträchtigung im Mundbereich

Diese Diagnose wird für die Ausgabe 2024-2026 aus der Klassifikation zurückgezogen, falls keine ergänzende Arbeit geleistet wurde, um sie auf das Evidenzlevel 2.1 oder höher zu bringen.

Domäne 9 • Klasse 3 • Diagnosencode 00115 • Risk for disorganized infant behavior

Risiko eines desorganisierten Verhaltens des Säuglings

Fokus der Diagnose: Organisiertes Verhalten
Zugelassen 1994 • Überarbeitet 2013, 2017

Definition
Anfälligkeit für eine Desintegration des Modulationsmusters der physiologischen und neurobehavioralen Funktionssysteme, welche die Gesundheit beeinträchtigen könnte.

Risikofaktoren

- Pflegende Person missversteht Signale des Säuglings
- Überstimulation durch das Umfeld
- Nahrungsunverträglichkeit
- Unzureichendes Wissen der pflegenden Person über verhaltensbezogene Hinweise
- Inadäquates Containment im Umfeld
- Inadäquate äußerliche Umgebung
- Unzureichende Stimulation durch Umgebungsreize
- Malnutrition
- Schmerzen
- Sensorische Deprivation
- Sensorische Überstimulation

Risikopopulationen

- Säuglinge, die in utero einem Teratogen (embryoschädigende Substanz) ausgesetzt waren
- Säuglinge mit niedrigem postmenstruellem Alter
- Frühgeborene Säuglinge

Assoziierte Bedingungen

- Angeborene Störungen
- Unreife neurologische Funktion
- Beeinträchtigte motorische Funktion des Säuglings
- Angeborene genetische Krankheiten
- Invasive Verfahren
- Beeinträchtigung im Mundbereich

Diese Diagnose wird für die Ausgabe 2024-2026 aus der Klassifikation zurückgezogen, falls keine ergänzende Arbeit geleistet wurde, um sie auf das Evidenzlevel 2.1 oder höher zu bringen.

9. Coping/Stresstoleranz

Domäne 9 • Klasse 3 • Diagnosencode 00117 • Readiness for enhanced organized infant behavior

Bereitschaft für eine verbesserte Organisation des Verhaltens des Säuglings

Fokus der Diagnose: Organisiertes Verhalten
Zugelassen 1994 • Überarbeitet 2013

Definition
Ein integriertes Modulationsmuster der physiologischen und neurobehavioralen Funktionssysteme, das gestärkt werden kann.

Bestimmende Merkmale

- Pflegende Bezugsperson drückt den Wunsch aus, das Erkennen von Hinweisen zu verbessern
- Pflegende Bezugsperson drückt den Wunsch aus, die Umgebungsbedingungen zu verbessern
- Pflegende Bezugsperson drückt den Wunsch aus, das Erkennen von selbstregulierenden Verhaltensweisen des Säuglings zu verbessern

Diese Diagnose wird für die Ausgabe 2024-2026 aus der Klassifikation zurückgezogen, falls keine ergänzende Arbeit geleistet wurde, um sie auf das Evidenzlevel 2.1 oder höher zu bringen.

Domäne 10. Lebensprinzipien

Prinzipien, die dem Ausführen, Denken und Verhalten von/gegenüber Handlungen, Gewohnheiten oder Institutionen zugrunde liegen und als wahr angesehen werden oder einen inneren Wert haben

Klasse 1. Werte

Die Identifikation und das Einstufen bevorzugter Verhaltensweisen oder Endzustände

Code	Diagnose	Seite
	Diese Klasse enthält derzeit keine Diagnosen	

Klasse 2. Glauben

Ansichten, Erwartungen oder Beurteilungen (gegen)über Handlungen, Gewohnheiten oder Institutionen, die als wahr angesehen werden oder einen inneren Wert haben

Code	Diagnose	Seite
00068	Bereitschaft für ein verbessertes spirituelles Wohlbefinden	503

Klasse 3. Übereinstimmung von Werten/Glauben/Handlung

Die Übereinstimmung oder das erreichte Gleichgewicht zwischen Werten, Glauben und Handlungen

Code	Diagnose	Seite
00184	Bereitschaft für eine verbesserte Entscheidungsfindung	505
00083	Entscheidungskonflikt	506
00242	Beeinträchtigte emanzipierte Entscheidungsfindung	507
00244	Risiko einer beeinträchtigten emanzipierten Entscheidungsfindung	509
00243	Bereitschaft für eine verbesserte emanzipierte Entscheidungsfindung	510
00175	Moralischer Disstress	511

NANDA International, Inc. Nursing Diagnoses: Definitions and Classification 2021–2023, 12th Edition.
Edited by T. Heather Herdman, Shigemi Kamitsuru, and Camila Takáo Lopes.

Unterstützende Originalliteratur ist verfügbar unter: www.recom.eu/nanda-2021-2023-literatur.

Domäne 10 • Klasse 2 • Diagnosencode 00068 • Readiness for enhanced spiritual well-being

Bereitschaft für ein verbessertes spirituelles Wohlbefinden

Fokus der Diagnose: Spirituelles Wohlbefinden
Zugelassen 1994 • Überarbeitet 2002, 2013, 2020 • Evidenzlevel 2.1

Definition
Ein Muster, Sinn und Zweck im Leben durch die Verbindung mit sich selbst, anderen, der Welt und/oder einer höheren Macht zu integrieren, welches gestärkt werden kann.

Bestimmende Merkmale

- Drückt den Wunsch nach größerer Akzeptanz aus
- Drückt den Wunsch aus, die Fähigkeit zur Selbstberuhigung zu verbessern
- Drückt den Wunsch aus, stärkeren Trost im Glauben zu finden
- Drückt den Wunsch aus, die Verbindung zur Natur zu verbessern
- Drückt den Wunsch aus, die Verbindung mit einer höheren Macht zu verstärken
- Drückt den Wunsch aus, die Coping-Fähigkeiten zu verbessern
- Drückt den Wunsch nach mehr Mut aus
- Drückt den Wunsch aus, die kreative Energie zu verbessern
- Drückt den Wunsch aus, von anderen vermehrt Vergebung zu erfahren
- Drückt den Wunsch aus, die Harmonie in der Umgebung zu verbessern
- Drückt den Wunsch aus, die Hoffnung zu verstärken
- Drückt den Wunsch aus, den inneren Frieden zu verbessern
- Drückt den Wunsch aus, den Kontakt mit Vertrauensperson zu verbessern
- Drückt den Wunsch nach größerer Lebensfreude aus
- Drückt den Wunsch nach mehr Liebe aus
- Drückt den Wunsch aus, die Liebe zu anderen zu verstärken
- Drückt den Wunsch aus, die Meditationspraxis zu verbessern
- Drückt den Wunsch aus, die mystischen Erfahrungen zu vermehren
- Drückt den Wunsch aus, das Einswerden mit der Natur zu verstärken
- Drückt den Wunsch aus, das Einswerden mit einer höheren Macht zu verstärken
- Drückt den Wunsch aus, verstärkt an religiösen Praktiken teilzunehmen
- Drückt den Wunsch aus, den Frieden mit einer höheren Macht zu stärken
- Drückt den Wunsch aus, die Glaubensausübung zu erhöhen
- Drückt den Wunsch aus, die Ehrfurcht zu verbessern

- Drückt den Wunsch aus, die Lebenszufriedenheit zu erhöhen
- Drückt den Wunsch aus, die Selbstwahrnehmung zu verbessern
- Drückt den Wunsch aus, sich selber besser vergeben zu können
- Drückt den Wunsch aus, das Gefühl der Ehrfurcht zu verstärken
- Drückt den Wunsch aus, das Gefühl der inneren Harmonie zu verbessern
- Drückt den Wunsch aus, das Identitätsgefühl zu stärken
- Drückt den Wunsch aus, das Gefühl für Magie in der Umgebung zu verstärken
- Drückt den Wunsch aus, die Gelassenheit zu verbessern
- Drückt den Wunsch aus, anderen vermehrt Unterstützung anzubieten
- Drückt den Wunsch aus, den eigenen Glauben zu stärken
- Drückt den Wunsch nach stärkerer Hingabe aus

Domäne 10 • Klasse 3 • Diagnosencode 00184 • Readiness for enhanced decision-making

Bereitschaft für eine verbesserte Entscheidungsfindung

Fokus der Diagnose: Entscheidungsfindung
Zugelassen 2006 • Überarbeitet 2013 • Evidenzlevel 2.1

Definition
Ein Muster des Auswählens von Handlungsweisen für das Erreichen von kurz- und langfristigen gesundheitsbezogenen Zielen, welches gestärkt werden kann.

Bestimmende Merkmale

- Drückt den Wunsch aus, die Übereinstimmung der Entscheidung mit dem soziokulturellen Ziel zu verbessern
- Drückt den Wunsch aus, die Übereinstimmung der Entscheidung mit den soziokulturellen Werten zu verbessern
- Drückt den Wunsch aus, die Übereinstimmung der Entscheidungen mit dem Ziel zu verbessern
- Drückt den Wunsch aus, die Übereinstimmung zwischen Entscheidungen und den persönlichen Werten zu verbessern
- Drückt den Wunsch aus, die Entscheidungsfindung zu verbessern
- Drückt den Wunsch aus, die Risiko-Nutzen-Analyse von Entscheidungen zu verbessern
- Drückt den Wunsch aus, das Verständnis der Wahlmöglichkeiten zu verbessern
- Drückt den Wunsch aus, das Verständnis der Bedeutung der Wahlmöglichkeiten zu verbessern
- Drückt den Wunsch aus, Entscheidungen verstärkt faktenbasiert zu treffen

Unterstützende Originalliteratur ist verfügbar unter www.recom.eu/nanda-2021-2023-literatur.

Domäne 10 • Klasse 3 • Diagnosencode 00083 • Decisional conflict

Entscheidungskonflikt

Fokus der Diagnose: Entscheidungskonflikt
Zugelassen 1983 • Überarbeitet 2006 • Evidenzlevel 2.1

Definition
Unsicherheit über die Vorgehensweise, wenn die Wahl zwischen konkurrierenden Handlungen Risiko, Verlust und Infragestellung von Werten und Glauben beinhaltet.

Bestimmende Merkmale

- Verzögerte Entscheidungsfindung
- Drückt Stress bei der Entscheidungsfindung aus
- Physisches Anzeichen von Stress
- Physisches Anzeichen von Anspannung
- Stellt im Entscheidungsprozess moralische Prinzipien in Frage
- Stellt im Entscheidungsprozess moralische Regeln in Frage
- Stellt im Entscheidungsprozess moralische Werte in Frage
- Stellt im Entscheidungsprozess persönliche Überzeugungen in Frage
- Stellt im Entscheidungsprozess persönliche Werte in Frage
- Erkennt unerwünschte Konsequenzen von möglichen Handlungen
- Berichtet über Verunsicherung bezüglich der Wahlmöglichkeiten
- Selbstfokussierung
- Schwanken zwischen verschiedenen Wahlmöglichkeiten

Beeinflussende Faktoren

- Konflikt mit moralischen Verpflichtungen
- Sich widersprechende Informationsquellen
- Unzureichende Information
- Unzureichende soziale Unterstützung
- Unerfahrenheit mit der Entscheidungsfindung
- Störung der Entscheidungsfindung
- Moralisches Prinzip unterstützt widersprüchliche Handlungsrichtungen
- Moralische Regel unterstützt widersprüchliche Handlungsrichtungen
- Moralischer Wert unterstützt widersprüchliche Handlungsrichtungen
- Wahrgenommene Gefahr für das Wertesystem
- Unklare persönliche Überzeugungen
- Unklare persönliche Werte

Unterstützende Originalliteratur ist verfügbar unter www.recom.eu/nanda-2021-2023-literatur.

Domäne 10 • Klasse 3 • Diagnosencode 00242 • Impaired emancipated decision-making

Beeinträchtigte emanzipierte Entscheidungsfindung

Fokus der Diagnose: Emanzipierte Entscheidungsfindung
Zugelassen 2013 • Überarbeitet 2017 • Evidenzlevel 2.1

Definition
Ein Prozess der Auswahl einer Gesundheitsentscheidung, der keine persönlichen Kenntnisse und/oder Berücksichtigungen sozialer Normen beinhaltet, oder nicht in einer flexiblen Umgebung auftritt, was zu Unzufriedenheit mit der Entscheidung führt.

Bestimmende Merkmale

- Verzögertes Ergreifen von Optionen der Gesundheitsversorgung
- Schwierigkeiten bei der Auswahl einer Option zur Gesundheitsversorgung, die am besten zum aktuellen Lebensstil passt
- Drückt Zurückhaltung bei der Beschreibung der eigenen Meinung aus
- Drückt Besorgnis über die Meinung anderer aus
- Drückt übermäßige Besorgnis über die Meinung anderer aus
- Drückt übermäßige Furcht davor aus, was andere über eine Entscheidung denken
- Beeinträchtigte Fähigkeit zu beschreiben, wie die Option in den aktuellen Lebensstil passt
- Eingeschränkte Verbalisierung der Option der Gesundheitsversorgung in Anwesenheit anderer

Beeinflussende Faktoren

- Vermindertes Verständnis der verfügbaren Gesundheitsversorgungsoptionen
- Schwierigkeiten, Wahrnehmungen über die Gesundheitsversorgung adäquat zu verbalisieren
- Unzureichendes Vertrauen, um offen über Optionen der Gesundheitsversorgung zu diskutieren
- Inadäquate Informationen über Optionen der Gesundheitsversorgung
- Unzureichende Privatsphäre, um Optionen der Gesundheitsversorgung offen zu diskutieren
- Inadäquates Selbstvertrauen bei der Entscheidungsfindung
- Unzureichende Zeit für die Besprechung von Optionen der Gesundheitsversorgung

Risikopopulationen

- Personen mit wenig Erfahrung in der Entscheidungsfindung
- Frauen, die Gesundheitsversorgung in einem patriarchalisch strukturierten System in Anspruch nehmen
- Frauen, die in Familien mit patriarchalischer Hierarchie leben

Unterstützende Originalliteratur ist verfügbar unter www.recom.eu/nanda-2021-2023-literatur.

Domäne 10 • Klasse 3 • Diagnosencode 00244 • Risk for impaired emancipated decision-making

Risiko einer beeinträchtigten emanzipierten Entscheidungsfindung

Fokus der Diagnose: Emanzipierte Entscheidungsfindung
Zugelassen 2013 • Überarbeitet 2017 • Evidenzlevel 2.1

Definition
Anfälligkeit für einen Auswahlprozess einer Gesundheitsentscheidung, der persönliches Wissen und/oder soziale Normen unberücksichtigt lässt oder in einem unflexiblen Umfeld stattfindet, welcher zu Unzufriedenheit mit der Entscheidung führt.

Risikofaktoren

- Vermindertes Verständnis der verfügbaren Gesundheitsversorgungsoptionen
- Schwierigkeiten, Wahrnehmungen über die Gesundheitsversorgung adäquat zu verbalisieren
- Unzureichendes Vertrauen, um offen über Optionen der Gesundheitsversorgung zu diskutieren
- Inadäquate Informationen über Optionen der Gesundheitsversorgung
- Unzureichende Privatsphäre, um Optionen der Gesundheitsversorgung offen zu diskutieren
- Inadäquates Selbstvertrauen bei der Entscheidungsfindung
- Unzureichende Zeit für die Besprechung von Optionen der Gesundheitsversorgung

Risikopopulationen

- Personen mit wenig Erfahrung in der Entscheidungsfindung
- Frauen, die Gesundheitsversorgung in einem patriarchalisch strukturierten System in Anspruch nehmen
- Frauen, die in Familien mit patriarchalischer Hierarchie leben

Unterstützende Originalliteratur ist verfügbar unter www.recom.eu/nanda-2021-2023-literatur.

Domäne 10 • Klasse 3 • Diagnosencode 00243 • Readiness for enhanced emancipated decision-making

Bereitschaft für eine verbesserte emanzipierte Entscheidungsfindung

Fokus der Diagnose: Emanzipierte Entscheidungsfindung
Zugelassen 2013 • Evidenzlevel 2.1

Definition
Ein Prozess der Auswahl einer Gesundheitsentscheidung, der keine persönlichen Kenntnisse und/oder Berücksichtigungen sozialer Normen beinhaltet, welcher gestärkt werden kann.

Bestimmende Merkmale

- Drückt den Wunsch aus, die Fähigkeit zu verbessern, Optionen der Gesundheitsversorgung auszuwählen, die den aktuellen Lebensstil verbessern
- Drückt den Wunsch aus, die Fähigkeit zu verbessern, eine gewählte Option der Gesundheitsversorgung umzusetzen
- Drückt den Wunsch aus, die Fähigkeit zu verbessern, alle verfügbaren Optionen der Gesundheitsversorgung zu verstehen
- Drückt den Wunsch aus, die Fähigkeit zu verbessern, die eigene Meinung offen zu äußern
- Drückt den Wunsch aus, sich wohler dabei zu fühlen, vor anderen über die Gesundheitsversorgung zu sprechen
- Drückt den Wunsch aus, das Vertrauen in die Entscheidungsfindung zu verbessern
- Drückt den Wunsch aus, das Vertrauen zu verbessern, Optionen der Gesundheitsversorgung offen zu diskutieren
- Drückt den Wunsch aus, die Entscheidungsfindung zu verbessern
- Drückt den Wunsch nach mehr Privatsphäre beim Besprechen der Gesundheitsversorgung aus

Unterstützende Originalliteratur ist verfügbar unter www.recom.eu/nanda-2021-2023-literatur.

Domäne 10 • Klasse 3 • Diagnosencode 00175 • Moral distress

Moralischer Disstress

Fokus der Diagnose: Moralischer Disstress
Zugelassen 2006 • Evidenzlevel 2.1

Definition
Reaktion auf das Unvermögen, die selbst gewählte ethische oder moralische Entscheidung und/oder Handlung auszuführen.

Bestimmende Merkmale

- Berichtet von Sorgen darüber, gemäß den eigenen moralischen Vorstellungen zu handeln

Beeinflussende Faktoren

- Konflikt zwischen Entscheidungsträgern
- Schwierigkeiten, Entscheidungen in Bezug auf das Lebensende zu treffen
- Probleme beim Treffen einer Behandlungsentscheidung
- Verfügbare Informationen für Konflikte bei der Entscheidungsfindung
- Entscheidung unter Zeitdruck
- Werte sind inkongruent mit den kulturellen Normen

Risikopopulationen

- Personen, die einen Verlust der persönlichen Autonomie erleben
- Personen, die sich in physischer Entfernung vom Entscheidungsträger befinden

Unterstützende Originalliteratur ist verfügbar unter www.recom.eu/nanda-2021-2023-literatur.

Domäne 10 • Klasse 3 • Diagnosencode 00169 • Impaired religiosity

Beeinträchtigte Religiosität

Fokus der Diagnose: Religiosität
Zugelassen 2004 • Überarbeitet 2017 • Evidenzlevel 2.1

Definition
Beeinträchtigte Fähigkeit, Vertrauen in religiösen Glauben zu setzen und/oder an Ritualen einer bestimmten Glaubenstradition teilzunehmen.

Bestimmende Merkmale

- Wünscht sich, das alte Glaubensmuster wieder aufzunehmen
- Wünscht sich, alte Gewohnheiten wieder aufzunehmen
- Schwierigkeiten, sich an vorgegebenen religiösen Glauben zu halten
- Schwierigkeiten, sich an vorgegebene religiöse Rituale zu halten
- Drückt Bedauern über Trennung von Glaubensgemeinschaft aus
- Stellt religiöse Überzeugungen in Frage
- Stellt religiöse Bräuche in Frage

Beeinflussende Faktoren

- Angst
- Kulturelles Hindernis in der Religionsausübung
- Depressive Symptome
- Umweltbedingte Einschränkungen
- Furcht vor dem Tod
- Unzureichende soziale Unterstützung
- Inadäquate soziokulturelle Interaktion
- Inadäquate Transportmittel
- Ineffektive pflegerische Versorgung
- Ineffektive Coping-Strategien
- Verunsicherung
- Schmerzen
- Spiritueller Disstress

Risikopopulationen

- Personen im Krankenhaus
- Personen, die eine Krise am Lebensende erleben
- Personen, die einen Lebensübergang erleben
- Personen, die eine persönliche Krise erleben
- Personen, die eine spirituelle Krise erleben
- Personen mit religiöser Manipulation in der Vorgeschichte
- Ältere Erwachsene

Assoziierte Bedingungen

- Depression
- Beeinträchtigter Gesundheitsstatus

Unterstützende Originalliteratur ist verfügbar unter www.recom.eu/nanda-2021-2023-literatur.

Domäne 10 • Klasse 3 • Diagnosencode 00170 • Risk for impaired religiosity

Risiko einer beeinträchtigten Religiosität

Fokus der Diagnose: Religiosität
Zugelassen 2004 • Überarbeitet 2013, 2017 • Evidenzlevel 2.1

Definition
Anfälligkeit für eine beeinträchtigte Fähigkeit, Vertrauen in religiösen Glauben zu setzen und/oder an Ritualen einer bestimmten Glaubenstradition teilzunehmen, welche die Gesundheit beeinträchtigen könnte.

Risikofaktoren

- Angst
- Kulturelles Hindernis in der Religionsausübung
- Depressive Symptome
- Umweltbedingte Einschränkungen
- Furcht vor dem Tod
- Unzureichende soziale Unterstützung
- Inadäquate soziokulturelle Interaktion
- Inadäquate Transportmittel
- Ineffektive pflegerische Versorgung
- Ineffektive Coping-Strategien
- Verunsicherung
- Schmerzen
- Spiritueller Disstress

Risikopopulationen

- Personen im Krankenhaus
- Personen, die eine Krise am Lebensende erleben
- Personen, die einen Lebensübergang erleben
- Personen, die eine persönliche Krise erleben
- Personen, die eine spirituelle Krise erleben
- Personen mit religiöser Manipulation in der Vorgeschichte
- Ältere Erwachsene

Assoziierte Bedingungen

- Depression
- Beeinträchtigter Gesundheitsstatus

Unterstützende Originalliteratur ist verfügbar unter www.recom.eu/nanda-2021-2023-literatur.

Domäne 10 • Klasse 3 • Diagnosencode 00171 • Readiness for enhanced religiosity

Bereitschaft für eine verbesserte Religiosität

Fokus der Diagnose: Religiosität
Zugelassen 2004 • Überarbeitet 2013 • Evidenzlevel 2.1

Definition
Ein Muster des Vertrauens in religiösen Glauben und/oder der Teilnahme an Ritualen einer bestimmten Glaubenstradition, welches gestärkt werden kann.

Bestimmende Merkmale

- Drückt den Wunsch aus, die Verbundenheit mit einem religiösen Oberhaupt zu verbessern
- Drückt den Wunsch aus, das Vergeben zu verbessern
- Drückt den Wunsch aus, verstärkt an religiösen Erfahrungen teilzunehmen
- Drückt den Wunsch aus, verstärkt an religiösen Praktiken teilzunehmen
- Drückt den Wunsch aus, religiöse Optionen zu erweitern
- Drückt den Wunsch aus, die Nutzung religiösen Materials zu verbessern
- Drückt den Wunsch aus, Glaubensmuster wiederherzustellen
- Drückt den Wunsch aus, religiöse Gewohnheiten wiederzubeleben

Unterstützende Originalliteratur ist verfügbar unter www.recom.eu/nanda-2021-2023-literatur.

Domäne 10 • Klasse 3 • Diagnosencode 00066 • Spiritual distress

Spiritueller Disstress

Fokus der Diagnose: Spiritueller Disstress
Zugelassen 1978 • Überarbeitet 2002, 2013, 2017, 2020 • Evidenzlevel 3.2

Definition
Ein Zustand des Leidens bezogen auf die beeinträchtigte Fähigkeit, Sinn und Zweck im Leben durch die Verbindung mit sich selbst, anderen, der Welt und/oder einer höheren Macht zu integrieren.

Bestimmende Merkmale

- Wutverhalten
- Weinen
- Verminderter Ausdruck von Kreativität
- Desinteressiert an der Natur
- Dyssomnien (Schlafstörungen)
- Übermäßige Schuldgefühle
- Drückt Entfremdung aus
- Drückt Wut aus
- Drückt Wut gegenüber einer höheren Macht aus
- Drückt Bedenken über die eigenen Überzeugungen aus
- Drückt Bedenken über die Zukunft aus
- Drückt Bedenken über das eigene Wertesystem aus
- Drückt Bedenken über die Familie aus
- Drückt Disstress aus
- Drückt das Gefühl aus, von einer höheren Macht verlassen zu werden
- Drückt das Gefühl von Leere aus
- Drückt das Gefühl aus, nicht geliebt zu werden
- Drückt das Gefühl aus, wertlos zu sein
- Zeigt unzureichenden Mut
- Drückt einen Vertrauensverlust aus
- Drückt Kontrollverlust aus
- Drückt den Verlust der Hoffnung aus
- Drückt den Verlust der Gelassenheit aus
- Drückt das Bedürfnis nach Vergebung aus
- Drückt Bedauern aus
- Fatigue
- Furcht
- Beeinträchtigte Fähigkeit zur Selbstbeobachtung
- Unvermögen, transzendente Erfahrungen zu machen
- Fehlangepasstes Trauern
- Wahrgenommener Verlust von Lebenssinn
- Stellt Identität in Frage
- Stellt den Sinn des Lebens in Frage
- Stellt die Bedeutung des Leidens in Frage
- Stellt die eigene Würde in Frage
- Lehnt die Interaktion mit anderen ab

Beeinflussende Faktoren

- Verändertes religiöses Ritual
- Veränderte spirituelle Praxis

- Angst
- Wird daran gehindert, Liebe zu erfahren
- Kultureller Konflikt
- Depressive Symptome
- Schwierigkeiten, den Alterungsprozess zu akzeptieren
- Inadäquate Umgebungskontrolle
- Inadäquate zwischenmenschliche Beziehungen
- Einsamkeit
- Verlust der Selbstständigkeit
- Geringes Selbstwertgefühl
- Schmerzen
- Wahrnehmung, nicht alle Aufgaben erledigt zu haben
- Selbstentfremdung
- Trennung vom Unterstützungssystem
- Soziale Entfremdung
- Soziokulturelle Deprivation
- Stressoren
- Substanzmissbrauch

Risikopopulationen

- Personen, die die Geburt eines Kindes erleben
- Personen, die den Tod einer Vertrauensperson erleben
- Personen, die von Unfruchtbarkeit betroffen sind
- Personen, die einen Lebensübergang erleben
- Personen, die einen rassistischen Konflikt erleben
- Personen, die ein unerwartetes Lebensereignis erleben
- Vom Tod bedrohte Personen
- Personen, die einer Naturkatastrophe ausgesetzt sind
- Personen, die traumatischen Ereignissen ausgesetzt waren
- Personen, die schlechte Nachrichten erhalten
- Personen, die im Endstadium betreut werden
- Personen mit niedrigem Bildungsniveau

Assoziierte Bedingungen

- Chronische Erkrankung
- Depression
- Verlust eines Körperteils
- Funktionsverlust eines Körperteils
- Therapieregime

Unterstützende Originalliteratur ist verfügbar unter www.recom.eu/nanda-2021-2023-literatur.

Domäne 10 • Klasse 3 • Diagnosencode 00067 • Risk for spiritual distress

Risiko eines spirituellen Disstresses

Fokus der Diagnose: Spiritueller Disstress
Zugelassen 1998 • Überarbeitet 2004, 2013, 2017, 2020 • Evidenzlevel 3.2

Definition
Anfälligkeit für eine beeinträchtigte Fähigkeit, Sinn und Zweck im Leben durch die Verbindung mit sich selbst, anderen, der Welt und/oder einer höheren Macht zu integrieren, welche die Gesundheit beeinträchtigen könnte.

Risikofaktoren

- Verändertes religiöses Ritual
- Veränderte spirituelle Praxis
- Angst
- Wird daran gehindert, Liebe zu erfahren
- Kultureller Konflikt
- Depressive Symptome
- Schwierigkeiten, den Alterungsprozess zu akzeptieren
- Inadäquate Umgebungskontrolle
- Inadäquate zwischenmenschliche Beziehungen
- Einsamkeit
- Verlust der Selbstständigkeit
- Geringes Selbstwertgefühl
- Schmerzen
- Wahrnehmung, nicht alle Aufgaben erledigt zu haben
- Selbstentfremdung
- Trennung vom Unterstützungssystem
- Soziale Entfremdung
- Soziokulturelle Deprivation
- Stressoren
- Substanzmissbrauch

Risikopopulationen

- Personen, die die Geburt eines Kindes erleben
- Personen, die den Tod einer Vertrauensperson erleben
- Personen, die von Unfruchtbarkeit betroffen sind
- Personen, die einen Lebensübergang erleben
- Personen, die einen rassistischen Konflikt erleben
- Personen, die ein unerwartetes Lebensereignis erleben
- Vom Tod bedrohte Personen
- Personen, die einer Naturkatastrophe ausgesetzt sind
- Personen, die traumatischen Ereignissen ausgesetzt waren
- Personen, die schlechte Nachrichten erhalten
- Personen, die im Endstadium betreut werden
- Personen mit niedrigem Bildungsniveau

Assoziierte Bedingungen

- Chronische Erkrankung
- Depression
- Verlust eines Körperteils
- Funktionsverlust eines Körperteils
- Therapieregime

Unterstützende Originalliteratur ist verfügbar unter www.recom.eu/nanda-2021-2023-literatur.

Domäne 11. Sicherheit/Schutz

Freiheit von Gefahr, physischer Verletzung oder Schäden des Immunsystems, Bewahrung vor Verlust und Schutz der Sicherheit

Klasse 1. Infektion

Reaktion des Wirts nach dem Eindringen pathogener Erreger

Klasse 2. Physische Verletzung

Körperliche(r) Schaden oder Verletzung

Klasse 3. Gewalt

Die Anwendung übermäßiger Stärke oder Kraft, um eine Verletzung oder einen Missbrauch zu verursachen

Klasse 4. Umweltgefahren

Gefahrenquellen in der Umgebung

Code	Diagnose	Seite
00181	Kontamination	595
00180	Risiko einer Kontamination	598
00265	Risiko für eine berufsbedingte Verletzung	600
00037	Risiko einer Vergiftung	601

Klasse 5. Abwehrprozesse

Die Prozesse, durch die das Selbst sich vor der Außenwelt schützt

Code	Diagnose	Seite
00218	Risiko einer nachteiligen Reaktion auf jodhaltige Kontrastmittel	602
00217	Risiko einer allergischen Reaktion	603
00042	Risiko einer allergischen Reaktion auf Latex	604

Klasse 6. Thermoregulation

Der physiologische Prozess der Wärme- und Energieregulation innerhalb des Körpers zum Zwecke des Schutzes des Organismus

Code	Diagnose	Seite
00007	Hyperthermie	605
00006	Hypothermie	606
00253	Risiko einer Hypothermie	607
00280	Neonatale Hypothermie	608
00282	Risiko einer neonatalen Hypothermie	610
00254	Risiko einer perioperativen Hypothermie	612
00008	Ineffektive Thermoregulation	614
00274	Risiko einer ineffektiven Thermoregulation	615

Domäne 11 • Klasse 1 • Diagnosencode 00004 • Risk for infection

Risiko einer Infektion

Fokus der Diagnose: Infektion
Zugelassen 1986 • Überarbeitet 2010, 2013, 2017, 2020 • Evidenzlevel 3.1

Definition
Anfälligkeit für das Eindringen und die Vermehrung pathogener Organismen, welche die Gesundheit beeinträchtigen könnten.

Risikofaktoren

- Schwierigkeiten bei der Handhabung langzeitinvasiver Hilfsmittel
- Schwierigkeiten bei der Handhabung der Wundversorgung
- Dysfunktionale gastrointestinale Motilität
- Ausschließliche Ernährung mit Sondennahrung
- Beeinträchtigte Integrität der Haut
- Inadäquater Zugang zu persönlicher Schutzausrüstung
- Unzureichende Einhaltung öffentlicher Gesundheitsempfehlungen
- Unzureichende Hygiene im Umfeld
- Unzureichende Gesundheitskompetenz
- Unzureichende Hygiene
- Unzureichendes Wissen zur Vermeidung der Exposition gegenüber Krankheitserregern
- Unzureichende Mundhygiene-Gewohnheiten
- Unzureichender Impfschutz
- Malnutrition
- Zwiemilch-Ernährung
- Adipositas
- Rauchen
- Stauung der Körperflüssigkeit

Risikopopulationen

- Wirtschaftlich benachteiligte Personen
- Personen, die einem Krankheitsausbruch ausgesetzt sind
- Personen, die vermehrt umweltbedingten Krankheitserregern ausgesetzt sind
- Personen mit niedrigem Bildungsniveau
- Säuglinge, die nicht gestillt werden

Assoziierte Bedingungen

- Veränderter pH-Wert des Sekrets
- Anämie
- Chronische Erkrankung
- Verminderte mukoziliäre Aktivität
- Immunsuppression
- Invasive Verfahren

- Leukopenie
- Vorzeitiger Blasensprung
- Prolongierter (hoher) Blasensprung
- Unterdrückte inflammatorische Reaktion

Unterstützende Originalliteratur ist verfügbar unter www.recom.eu/nanda-2021-2023-literatur.

Domäne 11 • Klasse 1 • Diagnosencode 00266 • Risk for surgical site infection

Risiko einer Infektion der chirurgischen Eingriffsstelle

Fokus der Diagnose: Infektion der chirurgischen Eingriffsstelle
Zugelassen 2016 • Evidenzlevel 2.1

Definition
Anfälligkeit für ein Eindringen pathogener Organismen an der chirurgischen Eingriffsstelle, welches die Gesundheit beeinträchtigen könnte.

Risikofaktoren

- Alkoholismus
- Adipositas
- Rauchen

Risikopopulationen

- Personen, die im Operationssaal einer kalten Raumtemperatur ausgesetzt sind
- Personen, die während eines chirurgischen Eingriffs mit übermäßig viel Personal in Kontakt kommen
- Personen, die vermehrt umweltbedingten Krankheitserregern ausgesetzt sind
- Personen mit einem ASA-Wert von ≥ 2 (American Society of Anesthesiologists, Klassifikation des physischen Zustands)

Assoziierte Bedingungen

- Diabetes mellitus
- Umfangreiche chirurgische Eingriffe
- Allgemeinanästhesie
- Hypertonie
- Immunsuppression
- Inadäquate Antibiotikaprophylaxe
- Ineffektive Antibiotikaprophylaxe
- Infektionen an anderen chirurgischen Eingriffsstellen
- Invasive Verfahren
- Posttraumatische Osteoarthritis
- Langdauernder chirurgischer Eingriff
- Prothese
- Rheumatoide Arthritis
- Signifikante Komorbidität
- Chirurgisches Implantat
- Kontamination der chirurgischen Wunde

Unterstützende Originalliteratur ist verfügbar unter www.recom.eu/nanda-2021-2023-literatur.

Domäne 11 • Klasse 2 • Diagnosencode 00031 • Ineffective airway clearance

Ineffektive Atemwegsclearance

Fokus der Diagnose: Atemwegsclearance
Zugelassen 1980 • Überarbeitet 1996, 1998, 2017, 2020 • Evidenzlevel 3.3

Definition
Reduzierte Fähigkeit, selbstständig Sekrete oder Verlegungen/Obstruktionen der Atemwege zu beseitigen, um die Atemwege freizuhalten.

Bestimmende Merkmale

- Fehlen von Husten
- Hinzukommende, abnorme Atemgeräusche
- Veränderter Atemrhythmus
- Veränderte Thoraxperkussion
- Veränderter Stimmfremitus
- Bradypnoe
- Zyanose
- Schwierigkeiten, sich verbal auszudrücken
- Verminderte Atemgeräusche
- Übermäßiges Sputum
- Hypoxämie
- Ineffektiver Husten
- Ineffektive Sputum-Elimination
- Nasenflügelatmung
- Orthopnoe
- Psychomotorische Unruhe
- Subkostale Retraktion
- Tachypnoe
- Setzt Hilfsmuskulatur zum Atmen ein

Beeinflussende Faktoren

- Dehydratation
- Übermäßiger Schleim
- Ist Schadstoffen ausgesetzt
- Furcht vor Schmerzen
- Fremdkörper in den Atemwegen
- Achtet nicht auf Passivrauchen
- Schleimpfropf
- Sekretstau
- Rauchen

Risikopopulationen

- Kinder
- Säuglinge

Assoziierte Bedingungen

- Spasmus in den Atemwegen
- Allergisch veränderte Atemwege
- Asthma
- Chronisch obstruktive Lungenerkrankung (COPD)
- Angeborene Herzerkrankung
- Kritische Erkrankung
- Exsudat in den Alveolen
- Allgemeinanästhesie
- Hyperplasie der Bronchialwände
- Neuromuskuläre Erkrankungen
- Atemwegsinfektion

Domäne 11 • Klasse 2 • Diagnosencode 00039 • Risk for aspiration

Risiko einer Aspiration

Fokus der Diagnose: Aspiration
Zugelassen 1988 • Überarbeitet 2013, 2017, 2020 • Evidenzlevel 3.2

Definition
Anfälligkeit für das Eintreten von Magen-Darm-Sekreten, oropharyngealen Sekreten, Feststoffen oder Flüssigkeiten in die tracheobronchialen Passagen, welches die Gesundheit beeinträchtigen könnte.

Risikofaktoren

- Einschränkung bei der Hochlagerung des Oberkörpers
- Verminderte gastrointestinale Motilität
- Schwierigkeiten beim Schlucken
- Verlagerung der enteralen Ernährungssonde
- Unzureichendes Wissen über modifizierbare Faktoren
- Erhöhte Magenrestmenge
- Ineffektive Atemwegsclearance

Risikopopulationen

- Ältere Erwachsene
- Frühgeborene Säuglinge

Assoziierte Bedingungen

- Chronisch obstruktive Lungenerkrankung (COPD)
- Kritische Erkrankung
- Verminderter Bewusstseinszustand
- Verzögerte Magenentleerung
- Unterdrückter Würgereflex
- Enterale Ernährung
- Gesichtschirurgischer Eingriff
- Trauma im Gesichtsbereich
- Kopf-Hals-Neoplasien
- Unvollständiger Verschluss des unteren Ösophagussphinkters
- Erhöhter Magendruck
- Kiefer-Fixierungstechniken
- Medizinische Geräte
- Chirurgischer Eingriff im Hals-/Nackenbereich
- Trauma im Nackenbereich
- Neurologische Erkrankungen
- Oralchirurgische Eingriffe
- Trauma im Mundbereich
- Pharmazeutische Präparate
- Pneumonie
- Schlaganfall
- Therapieregime

Domäne 11 • Klasse 2 • Diagnosencode 00206 • Risk for bleeding

Risiko einer Blutung

Fokus der Diagnose: Blutung
Zugelassen 2008 • Überarbeitet 2013, 2017 • Evidenzlevel 2.1

Definition
Anfälligkeit für eine Reduzierung des Blutvolumens, welche die Gesundheit beeinträchtigen könnte.

Risikofaktoren

- Unzureichendes Wissen über die Prävention von Blutungen

Risikopopulationen

- Personen mit Stürzen in der Vorgeschichte

Assoziierte Bedingungen

- Aneurysma
- Zirkumzision (Beschneidung)
- Verbrauchskoagulopathie
- Gastrointestinale Beschwerden
- Beeinträchtigte Leberfunktion
- Angeborene Koagulopathie (Gerinnungsstörung)
- Postnatale Komplikationen
- Schwangerschaftskomplikationen
- Trauma
- Therapieregime

Zusätzliche Risikofaktoren müssen entwickelt werden.

Unterstützende Originalliteratur ist verfügbar unter www.recom.eu/nanda-2021-2023-literatur.

Domäne 11 • Klasse 2 • Diagnosencode 00048 • Impaired dentition

Beeinträchtigter Zahnstatus

Fokus der Diagnose: Zahnstatus
Zugelassen 1998 • Überarbeitet 2017

Definition
Unterbrechung im Muster der Zahnentwicklung/des Zahndurchbruchs oder Störung der intakten Struktur einzelner Zähne.

Bestimmende Merkmale

- Abgeriebene Zähne
- Fehlen von Zähnen
- Zahnkaries
- Verfärbung des Zahnschmelzes
- Erodierter Zahnschmelz
- Übermäßiger Zahnstein
- Übermäßiger Zahnbelag
- Gesichtsasymmetrie
- Halitosis (Mundgeruch)
- Altersgemäß unvollständiger Zahndurchbruch
- Lockere Zähne
- Malokklusion (Fehlbiss)
- Frühzeitiger Verlust der Milchzähne
- Wurzelkaries
- Zahnfraktur
- Zahnfehlstellung
- Zahnschmerz

Beeinflussende Faktoren

- Erschwerter Zugang zu zahnärztlicher Versorgung
- Schwierigkeiten, orale Selbstpflege durchzuführen
- Übermäßige Zufuhr von Fluoriden
- Übermäßiger Gebrauch von aggressiven Mundhygienemitteln
- Regelmäßige unsachgemäße Verwendung von Färbemitteln
- Inadäquate Ernährungsgewohnheiten
- Unzureichendes Wissen über Zahngesundheit
- Unzureichende Mundhygiene-Gewohnheiten
- Malnutrition

Risikopopulationen

- Wirtschaftlich benachteiligte Personen
- Personen mit genetischer Veranlagung zu Zahnerkrankungen

Assoziierte Bedingungen

- Bruxismus (nächtliches Zähneknirschen)
- Chronisches Erbrechen
- Orale Temperaturempfindlichkeit
- Pharmazeutische Präparate

Diese Diagnose wird für die Ausgabe 2024-2026 aus der Klassifikation zurückgezogen, falls keine ergänzende Arbeit geleistet wurde, um sie auf das Evidenzlevel 2.1 oder höher zu bringen.

Domäne 11 • Klasse 2 • Diagnosencode 00219 • Risk for dry eye

Risiko einer Augentrockenheit

Fokus der Diagnose: Augentrockenheit
Zugelassen 2010 • Überarbeitet 2013, 2017, 2020 • Evidenzlevel 3.2

Definition
Anfälligkeit für einen unzureichenden Tränenfilm, der Augenbeschwerden verursachen und/oder die Augenoberfläche beschädigen kann und die Gesundheit beeinträchtigen könnte.

Risikofaktoren

- Klimaanlage
- Luftverschmutzung
- Koffeinkonsum
- Verminderte Blinzelhäufigkeit
- Übermäßiger Wind
- Unzureichendes Wissen über modifizierbare Faktoren
- Unsachgemäßer Gebrauch von Kontaktlinsen
- Unsachgemäße Verwendung von Ventilatoren
- Unsachgemäße Verwendung des Haartrockners
- Achtet nicht auf Passivrauchen
- Unzureichende Flüssigkeitszufuhr
- Geringe Luftfeuchtigkeit
- Mangel an Omega-3-Fettsäuren
- Rauchen
- Sonnenlichtexposition
- Verwendung von Produkten mit dem Konservierungsmittel Benzalkoniumchlorid (Antiseptika)
- Vitamin-A-Mangel

Risikopopulationen

- Kontaktlinsenträger
- Personen mit längerem Aufenthalt auf der Intensivstation
- Personen mit einer Allergie in der Vorgeschichte
- Ältere Erwachsene
- Frauen

Assoziierte Bedingungen

- Künstliche Beatmung
- Autoimmunerkrankungen
- Chemotherapie
- Verminderter Bewusstseinszustand
- Hormonelle Veränderungen
- Unvollständiger Lidschluss
- Leukozytose
- Stoffwechselkrankheiten
- Neurologische Verletzung mit sensorischem oder motorischem Reflexverlust
- Neuromuskuläre Blockade
- Sauerstofftherapie
- Pharmazeutische Präparate

- Proptosis (Hervortreten des Augapfels)
- Strahlentherapie
- Reduziertes Tränenvolumen
- Chirurgische Eingriffe

Unterstützende Originalliteratur ist verfügbar unter www.recom.eu/nanda-2021-2023-literatur.

Domäne 11 • Klasse 2 • Diagnosencode 00277 • Ineffective dry eye self-management

Ineffektives Selbstmanagement einer Augentrockenheit

Fokus der Diagnose: Selbstmanagement einer Augentrockenheit
Zugelassen 2020 • Evidenzlevel 2.1

Definition
Unzureichendes Management der Symptome, des Therapieregimes, der physischen, psychosozialen und spirituellen Konsequenzen und der Lebensstiländerungen, die mit dem Leben mit inadäquatem Tränenfilm einhergehen.

Bestimmende Merkmale

Anzeichen einer Augentrockenheit

- Chemosis (Bindehautschwellung)
- Bindehauthyperämie
- Epiphora (Triefauge)
- Filamentäre Keratitis (Hornhautentzündung)
- Keratokonjunktivale Färbung mit Fluorescein
- Geringe Tränenproduktion gemäß Schirmer-I-Test
- Muköse Plaques

Symptome einer Augentrockenheit

- Drückt Unzufriedenheit mit der Lebensqualität aus
- Berichtet über verschwommenes Sehen
- Berichtet über Augenermüdung
- Berichtet über das Gefühl von brennenden Augen
- Berichtet über das Gefühl von Augentrockenheit
- Berichtet über ein Fremdkörpergefühl im Auge
- Berichtet über ein Gefühl von Augenjucken
- Berichtet über Gefühl von Sand im Auge

Verhalten

- Schwierigkeiten, Augenlidpflege durchzuführen
- Schwierigkeiten bei der Reduzierung des Koffeinkonsums
- Unzureichende Aufrechterhaltung der Luftfeuchtigkeit
- Inadäquate Verwendung einer Lidschlussvorrichtung
- Inadäquate Anwendung der verschriebenen Medikamente
- Unsachgemäßer Gebrauch von Kontaktlinsen
- Unsachgemäße Verwendung von Ventilatoren
- Unsachgemäße Verwendung des Haartrockners
- Unsachgemäße Verwendung der Feuchtkammer-Brille
- Achtet nicht auf Anzeichen des trockenen Auges

- Achtet nicht auf Symptome des trockenen Auges
- Achtet nicht auf Passivrauchen
- Unzureichende Aufnahme von Omega-3-Fettsäuren über die Nahrung
- Unzureichende Aufnahme von Vitamin A über die Nahrung
- Unzureichende Flüssigkeitszufuhr
- Nichteinhaltung der empfohlenen Blinzelübungen
- Nichteinhaltung der empfohlenen Augenpausen
- Verwendung von Produkten mit dem Konservierungsmittel Benzalkoniumchlorid (Antiseptika)

Beeinflussende Faktoren

- Kognitive Dysfunktion
- Konkurrierende Forderungen
- Konkurrierende Lebensstilpräferenzen
- Konflikt zwischen Gesundheitsverhalten und sozialen Normen
- Verminderte wahrgenommene Lebensqualität
- Erschwerter Zugang zu Gemeinderessourcen
- Schwierigkeiten, mit einem komplexen Therapieregime zurechtzukommen
- Schwierigkeiten, sich in komplexen Gesundheitssystemen zurechtzufinden
- Schwierigkeiten bei der Entscheidungsfindung
- Unzureichendes Einhalten eines Handlungsplans
- Unzureichende Gesundheitskompetenz
- Unzureichendes Wissen über das Therapieregime
- Unzureichende Anzahl von Handlungshinweisen
- Inadäquate Vorbilder
- Unzureichende soziale Unterstützung
- Eingeschränkte Fähigkeit, Aspekte des Therapieregimes durchzuführen
- Geringe Selbstwirksamkeit
- Negative Gefühle gegenüber dem Therapieregime
- Nichtakzeptanz der Erkrankung
- Wahrgenommenes Hindernis für das Therapieregime
- Wahrgenommene soziale Stigmatisierung im Zusammenhang mit der Erkrankung
- Unrealistische Wahrnehmung der Schwere der Erkrankung
- Unrealistische Wahrnehmung der Anfälligkeit für Folgeerscheinungen
- Unrealistische Wahrnehmung des Behandlungsnutzens

Risikopopulationen

- Kinder
- Wirtschaftlich benachteiligte Personen
- Personen mit längerem Krankenhausaufenthalt
- Personen mit ineffektivem Gesundheits-Selbstmanagement in der Vorgeschichte
- Personen mit wenig Erfahrung in der Entscheidungsfindung
- Personen mit niedrigem Bildungsniveau
- Ältere Erwachsene
- Frauen in der Menopause

Assoziierte Bedingungen

- Allergien
- Autoimmunerkrankungen
- Chemotherapie

- Entwicklungsbedingte Behinderungen
- Graft-versus-Host-Reaktion (Transplantat-gegen-Wirt-Reaktion)
- Unvollständiger Lidschluss
- Leukozytose
- Stoffwechselkrankheiten
- Neurologische Verletzung mit Verlust des motorischen Reflexes
- Neurologische Verletzung mit Ausfall der Sinnesreflexe
- Sauerstofftherapie
- Pharmazeutische Präparate
- Proptosis (Hervortreten des Augapfels)
- Strahlentherapie
- Reduziertes Tränenvolumen
- Chirurgische Eingriffe

Unterstützende Originalliteratur ist verfügbar unter www.recom.eu/nanda-2021-2023-literatur.

Domäne 11 • Klasse 2 • Diagnosencode 00261 • Risk for dry mouth

Risiko einer Mundtrockenheit

Fokus der Diagnose: Mundtrockenheit
Zugelassen 2016 • Evidenzlevel 2.1

Definition
Anfälligkeit für Beschwerden oder eine Schädigung der Mundschleimhaut aufgrund einer verminderten Quantität oder Qualität des zur Befeuchtung der Schleimhaut notwendigen Speichels, welche die Gesundheit beeinträchtigen könnten.

Risikofaktoren

- Dehydratation
- Depressive Symptome
- Übermäßiger Stress
- Aufregung
- Rauchen

Risikopopulationen

- Schwangere Frauen

Assoziierte Bedingungen

- Chemotherapie
- Depression
- Flüssigkeitsrestriktion
- Unvermögen zur oralen Nahrungsaufnahme
- Sauerstofftherapie
- Pharmazeutische Präparate
- Strahlentherapie an Kopf und Hals
- Systemische Erkrankungen

Unterstützende Originalliteratur ist verfügbar unter www.recom.eu/nanda-2021-2023-literatur.

Domäne 11 • Klasse 2 • Diagnosencode 00303 • Risk for adult falls

Risiko eines Sturzes bei Erwachsenen

Fokus der Diagnose: Sturz
Zugelassen 2020 • Evidenzlevel 3.4

Definition
Anfälligkeit eines Erwachsenen für ein Ereignis, das dazu führt, dass er unbeabsichtigt auf dem (Fuß-)Boden oder einer anderen tieferen Fläche zu liegen kommt, welches die Gesundheit gefährden könnte.

Risikofaktoren

Physiologische Faktoren

- Chronische muskuloskelettale Schmerzen
- Verminderte Muskelkraft der unteren Extremitäten
- Dehydratation
- Diarrhö
- Ohnmachtsgefühl beim Strecken des Halses
- Ohnmachtsgefühl beim Drehen des Halses
- Hypoglykämie
- Beeinträchtigte physische Mobilität
- Beeinträchtigte Haltungsbalance
- Inkontinenz
- Adipositas
- Schlafstörungen
- Vitamin-D-Mangel

Psychoneurologische Faktoren

- Agitierte Verwirrtheit
- Angst
- Kognitive Dysfunktion
- Depressive Symptome
- Sturzangst
- Ständiges Wandering (ruheloses Umhergehen)
- Substanzmissbrauch

Unveränderte Umweltfaktoren

- Unordentliche Umgebung
- Erhöhte Liegefläche
- Ist unsicheren Wetterbedingungen ausgesetzt
- Inadäquate Anti-Rutsch-Vorrichtungen im Badezimmer
- Inadäquates Anti-Rutsch-Material auf Böden
- Inadäquate Beleuchtung
- Ungeeignete Toilettensitzhöhe
- Unvorsichtig gegenüber Haustieren
- Fehlendes Sicherheitsgeländer
- Gegenstände außer Reichweite
- Stühle ohne Armlehnen
- Stühle ohne Rückenlehne
- Unebener Boden
- Ungewohnte Umgebung
- Verwendung von losen Teppichen/Vorlegern

Andere Faktoren

- Schwierigkeiten bei der Durchführung von Aktivitäten des täglichen Lebens
- Schwierigkeiten bei der Durchführung von instrumentellen Aktivitäten des täglichen Lebens
- Faktoren, die durch ein standardisiertes, validiertes Screening-Tool identifiziert wurden
- Nächtliches Aufstehen ohne Hilfe
- Unzureichendes Wissen über modifizierbare Faktoren
- Ungeeignete Kleidung zum Gehen
- Ungeeignetes Schuhwerk

Risikopopulationen

- Wirtschaftlich benachteiligte Personen
- Personen ≥ 60 Jahre
- Personen mit längerem Krankenhausaufenthalt
- Personen in Altenpflegeeinrichtungen
- Personen in Palliativpflege-Einrichtungen
- Personen in Reha-Einrichtungen
- Personen in der frühen postoperativen Phase
- Alleinlebende Personen
- Personen, die häusliche Pflege erhalten
- Personen mit Stürzen in der Vorgeschichte
- Personen mit niedrigem Bildungsniveau
- Personen mit freiheitseinschränkenden Maßnahmen

Assoziierte Bedingungen

- Anämie
- Gehhilfen
- Depression
- Erkrankungen des endokrinen Systems
- Prothesen der unteren Gliedmaßen
- Schwere Verletzung
- Mentale Störungen
- Muskuloskelettale Erkrankungen
- Neurokognitive Störungen
- Orthostatische Hypotonie
- Pharmazeutische Präparate
- Empfindungsstörungen
- Gefäßerkrankungen

Unterstützende Originalliteratur ist verfügbar unter www.recom.eu/nanda-2021-2023-literatur.

Domäne 11 • Klasse 2 • Diagnosencode 00306 • Risk for child falls

Risiko eines Sturzes bei Kindern

Fokus der Diagnose: Sturz
Zugelassen 2020 • Evidenzlevel 2.1

Definition
Anfälligkeit eines Kindes für ein Ereignis, das dazu führt, dass es unbeabsichtigt auf dem (Fuß-)Boden oder einer anderen tieferen Fläche zu liegen kommt, welches die Gesundheit gefährden könnte.

Risikofaktoren

Faktoren der pflegenden Person

- Wechselt Windeln auf erhöhten Flächen
- Erschöpfung
- Arretiert die Räder des Kindergeräts nicht
- Unzureichendes Wissen über Veränderungen in den Entwicklungsphasen
- Unzureichende Beaufsichtigung des Kindes
- Achtet nicht auf Umgebungssicherheit
- Achtet nicht auf Sicherheitsvorrichtungen bei sportlichen Aktivitäten
- Stellt die Babywippe mit dem Kind auf erhöhte Flächen
- Setzt das Kind in die Lauflernhilfe
- Platziert das Kind im mobilen Sitz auf erhöhten Flächen
- Setzt das Kind auf Sitze ohne Sicherheitsgurt
- Setzt das Kind in den Einkaufswagen
- Setzt das Kind auf ein für die Altersgruppe ungeeignetes Spielgerät
- Postpartale depressive Symptome
- Schläft mit Kind im Arm ohne Sicherheitsmaßnahmen
- Schläft mit Kind auf dem Schoß ohne Sicherheitsmaßnahmen

Physiologische Faktoren

- Kognitive Dysfunktion
- Verminderte Muskelkraft der unteren Extremitäten
- Dehydratation
- Hypoglykämie
- Hypotonie
- Beeinträchtigte physische Mobilität
- Beeinträchtigte Haltungsbalance
- Inkontinenz
- Malnutrition
- Neurobehaviorale Manifestationen
- Adipositas
- Schlafstörungen

Unveränderte Umweltfaktoren

- Fehlendes Treppengeländer
- Fehlender Treppenhandlauf
- Fehlende Radsicherungen bei Kindergeräten
- Fehlende Fenstersicherung
- Unordentliche Umgebung
- Platzierung der Möbel erleichtert den Zugang zum Balkon
- Platzierung der Möbel erleichtert den Zugang zu Fenstern
- Hochstühle in der Nähe von Tischen oder Theken
- Inadäquates Anti-Rutsch-Material auf Böden
- Unzureichende Sicherung im Auto
- Inadäquate Beleuchtung
- Inadäquate Instandhaltung von Spielgeräten
- Unzureichende Sicherung auf erhöhten Flächen
- Unvorsichtig gegenüber Haustieren
- Gegenstände außer Reichweite
- Stühle ohne Armlehnen
- Stühle ohne Rückenlehne
- Unebener Boden
- Ungewohnte Umgebung
- Verwendung von Möbeln ohne Kippschutz
- Verwendung von nicht altersgerechten Möbeln
- Verwendung von losen Teppichen/Vorlegern

Andere Faktoren

- Faktoren, die durch ein standardisiertes, validiertes Screening-Tool identifiziert wurden
- Ungeeignete Kleidung zum Gehen
- Ungeeignetes Schuhwerk

Risikopopulationen

- Jungen
- Kinder < 12 Jahren
- Kinder aus wirtschaftlich benachteiligten Familien
- Kinder, die eine längere verschriebene Fastenzeit erleben
- Kinder, die einer überfüllten Umgebung ausgesetzt sind
- Erwerbstätige Kinder
- Kinder, deren pflegende Personen einen niedrigen Bildungsstand haben
- Kinder, deren pflegende Personen mentale Probleme haben
- Kinder mit Stürzen in der Vorgeschichte
- Kinder mit gestressten pflegenden Personen
- Kinder mit jungen pflegenden Personen
- Kinder innerhalb der ersten Woche des Krankenhausaufenthalts

Assoziierte Bedingungen

- Gehhilfen
- Ernährungs- und Essstörungen
- Muskuloskelettale Erkrankungen
- Neurokognitive Störungen
- Pharmazeutische Präparate
- Empfindungsstörungen

Unterstützende Originalliteratur ist verfügbar unter www.recom.eu/nanda-2021-2023-literatur.

Domäne 11 • Klasse 2 • Diagnosencode 00035 • Risk for injury

Risiko einer Verletzung

Fokus der Diagnose: Verletzung
Zugelassen 1978 • Überarbeitet 2013, 2017

Definition
Anfälligkeit für eine physische Schädigung aufgrund von Umgebungsfaktoren, die mit den adaptiven und defensiven Ressourcen eines Individuums interagieren, welche die Gesundheit beeinträchtigen könnte.

Risikofaktoren

- Kognitive Dysfunktion
- Ist toxischen Chemikalien ausgesetzt
- Impfstatus der Gemeinde
- Unzureichendes Wissen über modifizierbare Faktoren
- Malnutrition
- Neurobehaviorale Manifestationen
- Nosokomiale Faktoren
- Exposition gegenüber pathogenen Erregern
- Physisches Hindernis
- Verdorbene Nahrungsquelle
- Unsicheres Verkehrsmittel

Assoziierte Bedingungen

- Abnormale Blutwerte
- Veränderte psychomotorische Leistung
- Autoimmunerkrankungen
- Biochemische Dysfunktion
- Dysfunktion der Effektor-T-Lymphozyten
- Hypoxie
- Erkrankungen des Immunsystems
- Beeinträchtigte primäre Abwehrmechanismen
- Empfindungsstörungen
- Dysfunktionale Wahrnehmungsverarbeitung

Diese Diagnose wird für die Ausgabe 2024-2026 aus der Klassifikation zurückgezogen, falls keine ergänzende Arbeit geleistet wurde, um sie auf das Evidenzlevel 2.1 oder höher zu bringen.

Domäne 11 • Klasse 2 • Diagnosencode 00245 • Risk for corneal injury

Risiko einer Hornhautverletzung

Fokus der Diagnose: Verletzung
Zugelassen 2013 • Überarbeitet 2017 • Evidenzlevel 2.1

Definition
Anfälligkeit für eine Infektion oder entzündliche Läsion im Hornhautgewebe, welche die oberflächlichen oder tiefen Schichten verletzen können und die Gesundheit beeinträchtigen könnten.

Risikofaktoren

- Exposition des Augapfels
- Unzureichendes Wissen über modifizierbare Faktoren

Risikopopulationen

- Personen mit längerem Krankenhausaufenthalt

Assoziierte Bedingungen

- Künstliche Beatmung
- Blinzeln < 5-mal pro Minute
- Glasgow-Koma-Skala-Wert < 6
- Sauerstofftherapie
- Periorbitales Ödem
- Pharmazeutische Präparate
- Tracheostoma

Unterstützende Originalliteratur ist verfügbar unter www.recom.eu/nanda-2021-2023-literatur.

Domäne 11 • Klasse 2 • Diagnosencode 00320 • Nipple-areolar complex injury

Verletzung des Mamillen-Areola-Komplexes

Fokus der Diagnose: Verletzung
Zugelassen 2020 • Evidenzlevel 2.1

Definition
Lokalisierte Schädigung des Mamillen-Areola-Komplexes als Folge des Stillvorgangs.

Bestimmende Merkmale

- Abgeschürfte Haut
- Veränderte Hautfarbe
- Veränderte Dicke des Mamillen-Areola-Komplexes
- Blasenbildung auf der Haut
- Verfärbte Hautstellen
- Beschädigte Hautoberfläche
- Ekchymose
- Angegriffene Haut
- Erythem
- Drückt Schmerz aus
- Hämatom
- Mazerierte Haut
- Verschorfte Haut
- Hautfissur
- Hautulzeration
- Hautbläschen
- Schwellung
- Gewebefreilegung unterhalb der Epidermis

Beeinflussende Faktoren

- Milchstau
- Verhärteter Brustwarzenhof
- Unsachgemäße Verwendung der Milchpumpe
- Inadäquates Anlegen
- Ungeeignete mütterliche Handunterstützung der Brust
- Ungeeignete Positionierung des Säuglings während des Stillens
- Ungeeignete Körperposition der Mutter beim Stillen
- Ineffektiver Saugreflex des Säuglings
- Ineffektives nicht-nutritives Saugen
- Mastitis
- Mütterliche Ängste im Zusammenhang mit dem Stillen
- Mütterliche Ungeduld beim Stillen
- Die Mutter wartet nicht darauf, dass der Säugling die Brustwarze spontan freigibt
- Die Mutter nimmt den Säugling von der Brust, ohne zuvor das Saugen abzubrechen
- Saugverwirrung durch Verwendung einer künstlichen Brustwarze
- Schmerzen nach einem Eingriff
- Anhaltende Einwirkung von Feuchtigkeit
- Zufütterung
- Verwendung von Produkten, die den natürlichen Schutz der Brustwarze entfernen

Risikopopulationen

- Erstgebärende Frauen
- Alleinerziehende Mutter
- Frauen < 19 Jahre
- Frauen, die das erste Mal stillen
- Frauen mit depigmentiertem Mamillen-Areola-Komplex
- Frauen mit einer inadäquaten Vorbereitung der Brustwarze im Rahmen der Schwangerschaftsvorsorge
- Frauen mit einer Vorgeschichte von Brustwarzentrauma beim Stillen
- Frauen mit nicht hervorstehenden Brustwarzen
- Frauen mit rosa Mamillen-Areola-Komplex

Assoziierte Bedingungen

- Ankyloglossie (zu kurzes Zungenbändchen)
- Kiefer- und Gesichtsanomalien

Unterstützende Originalliteratur ist verfügbar unter www.recom.eu/nanda-2021-2023-literatur.

Domäne 11 • Klasse 2 • Diagnosencode 00321 • Risk for nipple-areolar complex injury

Risiko einer Verletzung des Mamillen-Areola-Komplexes

Fokus der Diagnose: Verletzung
Zugelassen 2020 • Evidenzlevel 2.1

Definition
Anfälligkeit für lokale Schäden am Mamillen-Areola-Komplexes als Folge des Stillvorgangs.

Risikofaktoren

- Milchstau
- Verhärteter Brustwarzenhof
- Unsachgemäße Verwendung der Milchpumpe
- Inadäquates Anlegen
- Inadäquate Vorbereitung der Brustwarze im Rahmen der Schwangerschaftsvorsorge
- Ungeeignete mütterliche Handunterstützung der Brust
- Ungeeignete Positionierung des Säuglings während des Stillens
- Ungeeignete Körperposition der Mutter beim Stillen
- Ineffektiver Saugreflex des Säuglings
- Ineffektives nicht-nutritives Saugen
- Mastitis
- Mütterliche Ängste im Zusammenhang mit dem Stillen
- Mütterliche Ungeduld beim Stillen
- Die Mutter wartet nicht darauf, dass der Säugling die Brustwarze spontan freigibt
- Die Mutter nimmt den Säugling von der Brust, ohne zuvor das Saugen abzubrechen
- Saugverwirrung durch Verwendung einer künstlichen Brustwarze
- Schmerzen nach einem Eingriff
- Anhaltende Einwirkung von Feuchtigkeit
- Zufütterung
- Verwendung von Produkten, die den natürlichen Schutz der Brustwarze entfernen

Risikopopulationen

- Erstgebärende Frauen
- Alleinerziehende Mutter
- Frauen < 19 Jahre
- Frauen, die das erste Mal stillen
- Frauen mit depigmentiertem Mamillen-Areola-Komplex
- Frauen mit einer Vorgeschichte von Brustwarzentrauma beim Stillen
- Frauen mit nicht hervorstehenden Brustwarzen
- Frauen mit rosa Mamillen-Areola-Komplex

Assoziierte Bedingungen

- Ankyloglossie (zu kurzes Zungenbändchen)
- Kiefer- und Gesichtsanomalien

Unterstützende Originalliteratur ist verfügbar unter www.recom.eu/nanda-2021-2023-literatur.

Domäne 11 • Klasse 2 • Diagnosencode 00250 • Risk for urinary tract injury

Risiko einer Harnwegsverletzung

Fokus der Diagnose: Verletzung
Zugelassen 2013 • Überarbeitet 2017, 2020 • Evidenzlevel 2.1

Definition
Anfälligkeit für eine Schädigung der Harnwegsstrukturen durch die Verwendung von Kathetern, welche die Gesundheit beeinträchtigen könnte.

Risikofaktoren

- Kognitive Dysfunktion
- Verwirrtheit
- Unzureichendes Wissen der pflegenden Person über Blasenkatheterpflege
- Unzureichendes Wissen über Blasenkatheterpflege
- Neurobehaviorale Manifestationen
- Adipositas

Risikopopulationen

- Personen mit Altersextremen

Assoziierte Bedingungen

- Anatomische Veränderungen in den Beckenorganen
- Erkrankung verhindert die Möglichkeit der Sicherung/ Fixierung des Katheters
- Detrusor-Sphinkter-Dyssynergie
- Latexallergie
- Langzeitverwendung eines Blasenkatheters
- Knochenmarkverletzung
- Prostata-Hyperplasie
- Wiederholte Katheterisierung
- Retentionsballon gefüllt bis zu ≥ 30 ml
- Anwendung eines großkalibrigen Blasenkatheters

Unterstützende Originalliteratur ist verfügbar unter www.recom.eu/nanda-2021-2023-literatur.

Domäne 11 • Klasse 2 • Diagnosencode 00087 • Risk for perioperative positioning injury

Risiko eines perioperativen Lagerungsschadens

Fokus der Diagnose: Perioperativer Lagerungsschaden
Zugelassen 1994 • Überarbeitet 2006, 2013, 2017, 2020 • Evidenzlevel 2.1

Definition
Anfälligkeit für unbeabsichtigte anatomische und physische Veränderungen, die auf die Lagerung oder das Lagerungsmaterial zurückzuführen sind, die während eines invasiven/chirurgischen Eingriffs eingesetzt wurden, welche die Gesundheit beeinträchtigen könnten.

Risikofaktoren

- Verminderte Muskelkraft
- Dehydratation
- Faktoren, die durch ein standardisiertes, validiertes Screening-Tool identifiziert wurden
- Inadäquater Zugang zu geeigneten Hilfsmitteln
- Inadäquater Zugang zu geeigneten Auflageflächen
- Unzureichende Verfügbarkeit von Hilfsmitteln für Personen mit Adipositas
- Malnutrition
- Adipositas
- Längere unphysiologische Lagerung von Gliedmaßen
- Starre Auflagefläche

Risikopopulationen

- Personen mit Altersextremen
- Personen in Seitenlage
- Personen in Steinschnittlage
- Personen in Bauchlage
- Personen in Trendelenburg-Lage
- Personen, die sich einem chirurgischen Eingriff > 1 Stunde unterziehen

Assoziierte Bedingungen

- Diabetes mellitus
- Ödem
- Abmagerung
- Allgemeinanästhesie
- Immobilisierung
- Neuropathie
- Sensorische Wahrnehmungsstörungen aufgrund einer Anästhesie
- Gefäßerkrankungen

Unterstützende Originalliteratur ist verfügbar unter www.recom.eu/nanda-2021-2023-literatur.

Domäne 11 • Klasse 2 • Diagnosencode 00220 • Risk for thermal injury

Risiko einer thermischen Verletzung

Fokus der Diagnose: Thermische Verletzung
Zugelassen 2010 • Überarbeitet 2013, 2017 • Evidenzlevel 2.1

Definition
Anfälligkeit für eine Schädigung von Haut und Schleimhäuten aufgrund von extremen Temperaturen, welche die Gesundheit beeinträchtigen könnte.

Risikofaktoren

- Kognitive Dysfunktion
- Fatigue
- Unzureichendes Wissen der pflegenden Person über Sicherheitsvorkehrungen
- Unzureichendes Wissen über Sicherheitsvorkehrungen
- Unzureichende Schutzkleidung
- Unzureichende Beaufsichtigung
- Unaufmerksamkeit
- Rauchen
- Unsichere Umgebung

Risikopopulationen

- Personen, die extremen Umgebungstemperaturen ausgesetzt sind

Assoziierte Bedingungen

- Alkoholvergiftung
- Arzneimittelvergiftung
- Neuromuskuläre Erkrankungen
- Neuropathie
- Therapieregime

Unterstützende Originalliteratur ist verfügbar unter www.recom.eu/nanda-2021-2023-literatur.

Domäne 11 • Klasse 2 • Diagnosencode 00045 • Impaired oral mucous membrane integrity

Beeinträchtigte Integrität der Mundschleimhaut

Fokus der Diagnose: Integrität der Mundschleimhaut
Zugelassen 1982 • Überarbeitet 1998, 2013, 2017 • Evidenzlevel 2.1

Definition
Verletzung der Lippen, des weichen Gewebes, der Mundhöhle und/oder des Mundrachenraums.

Bestimmende Merkmale

- Schlechter Geschmack im Mund
- Blutung
- Cheilitis (Lippenentzündung)
- Belegte Zunge
- Verminderte Geschmackswahrnehmung
- Desquamation (Abschuppung)
- Schwierigkeiten beim Essen
- Schwierigkeiten beim Schlucken
- Dysphonie
- Vergrößerte Mandeln
- Landkartenzunge
- Gingivahyperplasie
- Blasses Zahnfleisch
- Gingivale Taschenbildung tiefer als 4 mm
- Rückgang des Zahnfleischs
- Halitosis (Mundgeruch)
- Hyperämie
- Makroplasie
- Schleimhautablösung
- Orale Beschwerden
- Orales Ödem
- Orale Fissuren
- Orale Läsion
- Blasse Mundschleimhaut
- Orale Knötchen
- Oraler Schmerz
- Orale Papeln
- Orales Geschwür
- Orale Bläschen
- Exposition gegenüber pathogenen Erregern
- Vorliegen von Gewebeverdichtung
- Eitriger oral-nasaler Ausfluss
- Eitrige oral-nasale Exsudate
- Glatte atrophische Zunge
- Schwammartige Flecken im Mund
- Stomatitis
- Weiße Flecken (Leukoplakie) im Mund
- Weiße Beläge im Mund
- Weißes, quarkartiges Exsudat
- Xerostomie (Mundtrockenheit)

Beeinflussende Faktoren

- Alkoholkonsum
- Kognitive Dysfunktion
- Verminderter Speichelfluss
- Dehydratation
- Depressive Symptome
- Schwierigkeiten, orale Selbstpflege durchzuführen
- Inadäquater Zugang zu zahnärztlicher Versorgung
- Unzureichendes Wissen über Mundhygiene

- Unzureichende Mundhygiene-Gewohnheiten
- Unsachgemäßer Einsatz von chemischen Substanzen
- Malnutrition
- Mundatmung
- Rauchen
- Stressoren

Risikopopulationen

- Wirtschaftlich benachteiligte Personen

Assoziierte Bedingungen

- Allergien
- Autosomale Erkrankung
- Verhaltensstörung
- Chemotherapie
- Verminderter weiblicher Hormonspiegel
- Verminderte Thrombozytenanzahl
- Depression
- Erkrankungen des Immunsystems
- Immunsuppression
- Infektionen
- Verlust des oralen Unterstützungsapparats
- Mechanischer Faktor
- Anomalien im Mund
- Nahrungskarenz > 24 Stunden
- Trauma im Mundbereich
- Strahlentherapie
- Sjögren-Syndrom
- Chirurgische Eingriffe
- Trauma
- Therapieregime

Unterstützende Originalliteratur ist verfügbar unter www.recom.eu/nanda-2021-2023-literatur.

Domäne 11 • Klasse 2 • Diagnosencode 00247 • Risk for impaired oral mucous membrane integrity

Risiko einer beeinträchtigten Integrität der Mundschleimhaut

Fokus der Diagnose: Integrität der Mundschleimhaut
Zugelassen 2013 • Überarbeitet 2017 • Evidenzlevel 2.1

Definition
Anfälligkeit für eine Verletzung der Lippen, des Weichgewebes, der Mundhöhle und/oder des Mundrachenraums, welche die Gesundheit beeinträchtigen könnte.

Risikofaktoren

- Alkoholkonsum
- Kognitive Dysfunktion
- Verminderter Speichelfluss
- Dehydratation
- Depressive Symptome
- Schwierigkeiten, orale Selbstpflege durchzuführen
- Inadäquater Zugang zu zahnärztlicher Versorgung
- Unzureichendes Wissen über Mundhygiene
- Unzureichende Mundhygiene-Gewohnheiten
- Unsachgemäßer Einsatz von chemischen Substanzen
- Malnutrition
- Mundatmung
- Rauchen
- Stressoren

Risikopopulationen

- Wirtschaftlich benachteiligte Personen

Assoziierte Bedingungen

- Allergien
- Autosomale Erkrankung
- Verhaltensstörung
- Chemotherapie
- Verminderter weiblicher Hormonspiegel
- Verminderte Thrombozytenanzahl
- Depression
- Erkrankungen des Immunsystems
- Immunsuppression
- Infektionen
- Verlust des oralen Unterstützungsapparats
- Mechanischer Faktor
- Anomalien im Mund
- Nahrungskarenz > 24 Stunden
- Trauma im Mundbereich
- Strahlentherapie
- Sjögren-Syndrom
- Chirurgische Eingriffe
- Trauma
- Therapieregime

Unterstützende Originalliteratur ist verfügbar unter www.recom.eu/nanda-2021-2023-literatur.

Domäne 11 • Klasse 2 • Diagnosencode 00086 • Risk for peripheral neurovascular dysfunction

Risiko einer peripheren neurovaskulären Dysfunktion

Fokus der Diagnose: Neurovaskuläre Funktion
Zugelassen 1992 • Überarbeitet 2013, 2017

Definition
Anfälligkeit für eine Unterbrechung der Durchblutung, der Sensibilität und der Bewegungsfähigkeit einer Extremität, welche die Gesundheit beeinträchtigen könnte.

Risikofaktoren

- Müssen entwickelt werden

Assoziierte Bedingungen

- Knochenfrakturen
- Verbrennungen
- Immobilisierung
- Mechanische Kompression
- Orthopädische Operationen
- Trauma
- Gefäßverschluss

Diese Diagnose wird für die Ausgabe 2024-2026 aus der Klassifikation zurückgezogen, falls keine ergänzende Arbeit geleistet wurde, um sie auf das Evidenzlevel 2.1 oder höher zu bringen.

Unterstützende Originalliteratur ist verfügbar unter www.recom.eu/nanda-2021-2023-literatur.

Domäne 11 • Klasse 2 • Diagnosencode 00038 • Risk for physical trauma

Risiko eines physischen Traumas

Fokus der Diagnose: Physisches Trauma
Zugelassen 1980 • Überarbeitet 2013, 2017

Definition
Anfälligkeit für eine plötzlich eintretende, schwere physische Verletzung, die sofortige Aufmerksamkeit erfordert.

Risikofaktoren

Externe Faktoren

- Fehlende(s) Rufanlage/Notrufsystem
- Fehlendes Treppengeländer
- Fehlende Fenstersicherung
- Baden in sehr heißem Wasser
- Bett in erhöhter Position
- Kinder fahren auf dem Vordersitz im Auto mit
- Defekte Haushaltsgeräte
- Verzögerte Zündung eines Gasgeräts
- Nicht funktionsfähige(s) Rufanlage/Notrufsystem
- Einfacher Zugang zu Waffen
- Gefährdung durch Strom
- Ist korrosiven Produkten ausgesetzt
- Ist gefährlichen Maschinen ausgesetzt
- Ist Strahlentherapie ausgesetzt
- Ist toxischen Chemikalien ausgesetzt
- Entflammbare Gegenstände
- Gasleck
- Fettrückstände auf dem Herd
- Eiszapfen hängen vom Dach herunter
- Inadäquates Anti-Rutsch-Material auf Böden
- Inadäquate Beleuchtung
- Inadäquater Schutz vor der Hitzequelle
- Unzureichende Treppengeländer
- Inadäquate Lagerung von leicht entzündlichen Stoffen
- Inadäquate Lagerung von ätzenden Stoffen
- Unsachgemäße Verwendung von Schutzhelmen
- Falscher Gebrauch von Sicherheitsgurten
- Nichtbenutzung von Sicherheitsgurten
- Versperrte Durchgänge
- Spielen mit gefährlichen Objekten
- Spielen mit explosiven Stoffen
- Kochtopf steht mit dem Griff nach vorne auf dem Herd
- Nähe zu Fahrwegen
- Rutschige Böden
- Rauchen im Bett
- Rauchen in der Nähe von Sauerstoff
- Nicht befestigte elektrische Kabel
- Unsicherer Umgang mit schwerem Gerät
- Unsichere Straße
- Unsichere Fußwege
- Verwendung von angeschlagenem Geschirr

- Anwendung von freiheitseinschränkenden Maßnahmen
- Verwendung von losen Teppichen/Vorlegern
- Gebrauch eines instabilen Stuhls
- Gebrauch einer instabilen Leiter
- Tragen von weiter Kleidung in der Nähe von offenem Feuer

Interne Faktoren

- Kognitive Dysfunktion
- Übermäßige emotionale Störung
- Beeinträchtigte Haltungsbalance
- Unzureichendes Wissen über Sicherheitsvorkehrungen
- Neurobehaviorale Manifestationen
- Nicht thematisierte Sehbeeinträchtigung
- Schwäche

Risikopopulationen

- Wirtschaftlich benachteiligte Personen
- Personen, die einer Nachbarschaft mit hoher Kriminalität ausgesetzt sind
- Personen mit einem physischen Trauma in der Vorgeschichte

Assoziierte Bedingungen

- Verminderte Hand-Augen-Koordination
- Verminderte Muskelkoordination
- Empfindungsstörungen

Diese Diagnose wird für die Ausgabe 2024-2026 aus der Klassifikation zurückgezogen, falls keine ergänzende Arbeit geleistet wurde, um sie auf das Evidenzlevel 2.1 oder höher zu bringen.

Domäne 11 • Klasse 2 • Diagnosencode 00213 • Risk for vascular trauma

Risiko einer vaskulären Verletzung

Fokus der Diagnose: Trauma
Zugelassen 2008 • Überarbeitet 2013, 2017 • Evidenzlevel 2.1

Definition
Anfälligkeit für eine Schädigung der Vene und des umliegenden Gewebes durch Katheter und/oder infundierte Lösungen, welche die Gesundheit beeinträchtigen könnte.

Risikofaktoren

- Inadäquater Zugang zur Einstichstelle
- Lange Liegedauer des Katheters

Assoziierte Bedingungen

- Reizende Lösung
- Schnelle Infusionsgeschwindigkeit

Unterstützende Originalliteratur ist verfügbar unter www.recom.eu/nanda-2021-2023-literatur.

Domäne 11 • Klasse 2 • Diagnosencode 00312 • Adult pressure injury

Druckschädigung bei einem Erwachsenen

Fokus der Diagnose: Druckschädigung
Zugelassen 2020 • Evidenzlevel 3.4

Definition
Lokalisierte Schädigung der Haut und/oder des darunter liegenden Gewebes eines Erwachsenen als Folge von Druck oder Druck in Kombination mit Scherkräften (European Pressure Ulcer Advisory Panel, 2019).

Bestimmende Merkmale

- Blutgefüllte Blase
- Erythem
- Vollständiger Gewebeverlust
- Vollständiger Gewebeverlust mit freiliegendem Knochen
- Vollständiger Gewebeverlust mit freiliegendem Muskel
- Vollständiger Gewebeverlust mit freiliegender Sehne
- Lokalisierte Wärme im Vergleich zum umgebenden Gewebe
- Schmerzen an Druckpunkten
- Teilweiser Stärkeverlust der Dermis
- Lokalisierter violetter Bereich verfärbter, intakter Haut
- Ulkus ist von einer Kruste bedeckt
- Ulkus ist mit Schorf bedeckt

Beeinflussende Faktoren

Externe Faktoren

- Verändertes Mikroklima zwischen Haut und Auflagefläche
- Übermäßige Feuchtigkeit
- Inadäquater Zugang zu geeigneten Hilfsmitteln
- Inadäquater Zugang zu geeigneten Gesundheitsdienstleistungen
- Unzureichende Verfügbarkeit von Hilfsmitteln für Personen mit Adipositas
- Unzureichendes Wissen der pflegenden Person über Strategien zur Vermeidung von Druckschädigungen
- Erhöhte mechanische Belastung
- Druck auf hervorstehende Knochenpartien
- Scherkräfte
- Oberflächenreibung
- Mechanische Dauerbelastung
- Gebrauch von Bettwäsche mit unzureichendem Feuchtigkeitstransport

Interne Faktoren

- Verminderte physische Aktivität
- Verminderte physische Mobilität
- Dehydratation
- Trockene Haut
- Hyperthermie

- Unzureichende Einhaltung des Inkontinenz-Therapieregimes
- Unzureichende Einhaltung des Plans zur Vermeidung von Druckschäden
- Unzureichendes Wissen über Strategien zur Vermeidung von Druckschäden
- Protein-Energie-Mangelernährung
- Rauchen
- Substanzmissbrauch

Andere Faktoren

- Faktoren, die durch ein standardisiertes, validiertes Screening-Tool identifiziert wurden

Risikopopulationen

- Personen in Altenpflegeeinrichtungen
- Personen auf Intensivstationen
- Personen in Palliativpflege-Einrichtungen
- Personen in Reha-Einrichtungen
- Personen vor der Aufnahme oder Verlegung in eine (andere) klinische Versorgungseinrichtung
- Personen, die häusliche Pflege erhalten
- Personen mit einem ASA-Wert von ≥ 3 (American Society of Anesthesiologists, Klassifikation des physischen Zustands)
- Personen mit einem Body-Mass-Index über dem Normalbereich für Alter und Geschlecht
- Personen mit einem Body-Mass-Index unterhalb des Normalbereichs für Alter und Geschlecht
- Personen mit Druckschäden in der Vorgeschichte
- Personen mit einer physischen Behinderung
- Ältere Erwachsene

Assoziierte Bedingungen

- Anämie
- Herz-Kreislauf-Erkrankungen
- Erkrankungen des zentralen Nervensystems
- Chronische neurologische Beschwerden
- Kritische Erkrankung
- Verminderter Serumalbuminspiegel
- Verminderte Sauerstoffversorgung des Gewebes
- Verminderte Gewebedurchblutung
- Diabetes mellitus
- Ödem
- Erhöhtes C-reaktives Protein
- Hämodynamische Instabilität
- Hüftfraktur
- Immobilisierung
- Beeinträchtigte Durchblutung
- Geistige Behinderung
- Medizinische Geräte
- Periphere Neuropathie
- Pharmazeutische Präparate
- Physisches Trauma
- Langdauernder chirurgischer Eingriff
- Empfindungsstörungen
- Rückenmarksverletzungen

Unterstützende Originalliteratur ist verfügbar unter www.recom.eu/nanda-2021-2023-literatur.

Domäne 11 • Klasse 2 • Diagnosencode 00304 • Risk for adult pressure injury

Risiko einer Druckschädigung bei einem Erwachsenen

Fokus der Diagnose: Druckschädigung
Zugelassen 2020 • Evidenzlevel 3.4

Definition
Anfälligkeit von Erwachsenen für lokale Hautschädigungen und/oder Schädigungen des darunter liegenden Gewebes infolge von Druck oder Druck in Kombination mit Scherkräften, welche die Gesundheit beeinträchtigen könnten (European Pressure Ulcer Advisory Panel, 2019).

Risikofaktoren

Externe Faktoren

- Verändertes Mikroklima zwischen Haut und Auflagefläche
- Übermäßige Feuchtigkeit
- Inadäquater Zugang zu geeigneten Hilfsmitteln
- Inadäquater Zugang zu geeigneten Gesundheitsdienstleistungen
- Unzureichende Verfügbarkeit von Hilfsmitteln für Personen mit Adipositas
- Unzureichendes Wissen der pflegenden Person über Strategien zur Vermeidung von Druckschädigungen
- Erhöhte mechanische Belastung
- Druck auf hervorstehende Knochenpartien
- Scherkräfte
- Oberflächenreibung
- Mechanische Dauerbelastung
- Gebrauch von Bettwäsche mit unzureichendem Feuchtigkeitstransport

Interne Faktoren

- Verminderte physische Aktivität
- Verminderte physische Mobilität
- Dehydratation
- Trockene Haut
- Hyperthermie
- Unzureichende Einhaltung des Inkontinenz-Therapieregimes
- Unzureichende Einhaltung des Plans zur Vermeidung von Druckschäden
- Unzureichendes Wissen über Strategien zur Vermeidung von Druckschäden
- Protein-Energie-Mangelernährung
- Rauchen
- Substanzmissbrauch

Andere Faktoren

- Faktoren, die durch ein standardisiertes, validiertes Screening-Tool identifiziert wurden

Risikopopulationen

- Personen in Altenpflegeeinrichtungen
- Personen auf Intensivstationen
- Personen in Palliativpflege-Einrichtungen
- Personen in Reha-Einrichtungen
- Personen vor der Aufnahme oder Verlegung in eine (andere) klinische Versorgungseinrichtung
- Personen, die häusliche Pflege erhalten
- Personen mit einem ASA-Wert von ≥ 3 (American Society of Anesthesiologists, Klassifikation des physischen Zustands)
- Personen mit einem Body-Mass-Index über dem Normalbereich für Alter und Geschlecht
- Personen mit einem Body-Mass-Index unterhalb des Normalbereichs für Alter und Geschlecht
- Personen mit Druckschäden in der Vorgeschichte
- Personen mit einer physischen Behinderung
- Ältere Erwachsene

Assoziierte Bedingungen

- Anämie
- Herz-Kreislauf-Erkrankungen
- Erkrankungen des zentralen Nervensystems
- Chronische neurologische Beschwerden
- Kritische Erkrankung
- Verminderter Serumalbuminspiegel
- Verminderte Sauerstoffversorgung des Gewebes
- Verminderte Gewebedurchblutung
- Diabetes mellitus
- Ödem
- Erhöhtes C-reaktives Protein
- Hämodynamische Instabilität
- Hüftfraktur
- Immobilisierung
- Beeinträchtigte Durchblutung
- Geistige Behinderung
- Medizinische Geräte
- Periphere Neuropathie
- Pharmazeutische Präparate
- Physisches Trauma
- Langdauernder chirurgischer Eingriff
- Empfindungsstörungen
- Rückenmarksverletzungen

Unterstützende Originalliteratur ist verfügbar unter www.recom.eu/nanda-2021-2023-literatur.

Domäne 11 • Klasse 2 • Diagnosencode 00313 • Child pressure injury

Druckschädigung bei einem Kind

Fokus der Diagnose: Druckschädigung
Zugelassen 2020 • Evidenzlevel 3.4

Definition
Lokalisierte Schädigung der Haut und/oder des darunter liegenden Gewebes eines Kindes oder Jugendlichen als Folge von Druck oder Druck in Kombination mit Scherkräften (European Pressure Ulcer Advisory Panel, 2019).

Bestimmende Merkmale

- Blutgefüllte Blase
- Erythem
- Vollständiger Gewebeverlust
- Vollständiger Gewebeverlust mit freiliegendem Knochen
- Vollständiger Gewebeverlust mit freiliegendem Muskel
- Vollständiger Gewebeverlust mit freiliegender Sehne
- Lokalisierte Wärme im Vergleich zum umgebenden Gewebe
- Schmerzen an Druckpunkten
- Teilweiser Stärkeverlust der Dermis
- Lokalisierter violetter Bereich verfärbter, intakter Haut
- Ulkus ist von einer Kruste bedeckt
- Ulkus ist mit Schorf bedeckt

Beeinflussende Faktoren

Externe Faktoren

- Verändertes Mikroklima zwischen Haut und Auflagefläche
- Schwierigkeiten für die pflegende Person, den Patienten vollständig aus dem Bett zu heben
- Übermäßige Feuchtigkeit
- Inadäquater Zugang zu geeigneten Hilfsmitteln
- Inadäquater Zugang zu geeigneten Gesundheitsdienstleistungen
- Inadäquater Zugang zu geeigneten Verbrauchsmaterialien
- Inadäquater Zugang zu Hilfsmitteln für Kinder mit Adipositas
- Unzureichendes Wissen der pflegenden Person über geeignete Methoden zur Entfernung von klebenden Materialien
- Unzureichendes Wissen der pflegenden Person über geeignete Methoden zur Stabilisierung von Hilfsmitteln
- Unzureichendes Wissen der pflegenden Person über modifizierbare Faktoren
- Unzureichendes Wissen der pflegenden Person über Strategien zur Vermeidung von Druckschädigungen
- Erhöhte mechanische Belastung
- Druck auf hervorstehende Knochenpartien
- Scherkräfte
- Oberflächenreibung
- Mechanische Dauerbelastung

11. Sicherheit/Schutz

- Gebrauch von Bettwäsche mit unzureichendem Feuchtigkeitstransport

Interne Faktoren

- Verminderte physische Aktivität
- Verminderte physische Mobilität
- Dehydratation
- Schwierigkeiten, die pflegende Person bei der Selbstbewegung zu unterstützen
- Schwierigkeiten, die Position im Bett zu halten
- Schwierigkeiten, die Position im Stuhl zu halten
- Trockene Haut
- Hyperthermie
- Unzureichende Einhaltung des Inkontinenz-Therapieregimes
- Unzureichende Einhaltung des Plans zur Vermeidung von Druckschäden
- Unzureichendes Wissen über geeignete Methoden zur Entfernung von klebenden Materialien
- Unzureichendes Wissen über geeignete Methoden zur Stabilisierung von Hilfsmitteln
- Protein-Energie-Mangelernährung
- Wasser-Elektrolyt-Ungleichgewicht

Andere Faktoren

- Faktoren, die durch ein standardisiertes, validiertes Screening-Tool identifiziert wurden

Risikopopulationen

- Kinder auf Intensivstationen
- Kinder in Langzeitpflegeeinrichtungen
- Kinder in Palliativpflege-Einrichtungen
- Kinder in Reha-Einrichtungen
- Kinder vor der Aufnahme oder Verlegung in eine (andere) klinische Versorgungseinrichtung
- Kinder, die häusliche Pflege erhalten
- Kinder mit einem Body-Mass-Index über dem Normalbereich für Alter und Geschlecht
- Kinder mit einem Body-Mass-Index unterhalb des Normalbereichs für Alter und Geschlecht
- Kinder mit Entwicklungsverzögerungen
- Kinder mit Wachstumsproblemen
- Kinder mit großem Kopfumfang
- Kinder mit großer Hautoberfläche

Assoziierte Bedingungen

- Basischer pH-Wert der Haut
- Veränderte Hautstruktur
- Anämie
- Herz-Kreislauf-Erkrankungen
- Verminderter Bewusstseinszustand
- Verminderter Serumalbuminspiegel
- Verminderte Sauerstoffversorgung des Gewebes
- Verminderte Gewebedurchblutung
- Diabetes mellitus
- Ödem
- Erhöhtes C-reaktives Protein
- Häufige invasive Eingriffe

- Hämodynamische Instabilität
- Immobilisierung
- Beeinträchtigte Durchblutung
- Geistige Behinderung
- Medizinische Geräte
- Pharmazeutische Präparate
- Physisches Trauma
- Langdauernder chirurgischer Eingriff
- Empfindungsstörungen
- Rückenmarksverletzungen

Unterstützende Originalliteratur ist verfügbar unter www.recom.eu/nanda-2021-2023-literatur.

Domäne 11 • Klasse 2 • Diagnosencode 00286 • Risk for child pressure injury

Risiko einer Druckschädigung bei einem Kind

Fokus der Diagnose: Druckschädigung
Zugelassen 2020 • Evidenzlevel 3.4

Definition
Anfälligkeit von Kindern oder Jugendlichen für lokale Hautschädigungen und/oder Schädigungen des darunter liegenden Gewebes infolge von Druck oder Druck in Kombination mit Scherkräften, welche die Gesundheit beeinträchtigen könnten (European Pressure Ulcer Advisory Panel, 2019).

Risikofaktoren

Externe Faktoren

- Verändertes Mikroklima zwischen Haut und Auflagefläche
- Schwierigkeiten für die pflegende Person, den Patienten vollständig aus dem Bett zu heben
- Übermäßige Feuchtigkeit
- Inadäquater Zugang zu geeigneten Hilfsmitteln
- Inadäquater Zugang zu geeigneten Gesundheitsdienstleistungen
- Inadäquater Zugang zu geeigneten Verbrauchsmaterialien
- Inadäquater Zugang zu Hilfsmitteln für Kinder mit Adipositas
- Unzureichendes Wissen der pflegenden Person über geeignete Methoden zur Entfernung von klebenden Materialien
- Unzureichendes Wissen der pflegenden Person über geeignete Methoden zur Stabilisierung von Hilfsmitteln
- Unzureichendes Wissen der pflegenden Person über modifizierbare Faktoren
- Unzureichendes Wissen der pflegenden Person über Strategien zur Vermeidung von Druckschädigungen
- Erhöhte mechanische Belastung
- Druck auf hervorstehende Knochenpartien
- Scherkräfte
- Oberflächenreibung
- Mechanische Dauerbelastung
- Gebrauch von Bettwäsche mit unzureichendem Feuchtigkeitstransport

Interne Faktoren

- Verminderte physische Aktivität
- Verminderte physische Mobilität
- Dehydratation
- Schwierigkeiten, die pflegende Person bei der Selbstbewegung zu unterstützen
- Schwierigkeiten, die Position im Bett zu halten
- Schwierigkeiten, die Position im Stuhl zu halten
- Trockene Haut
- Hyperthermie

- Unzureichende Einhaltung des Inkontinenz-Therapieregimes
- Unzureichende Einhaltung des Plans zur Vermeidung von Druckschäden
- Unzureichendes Wissen über geeignete Methoden zur Entfernung von klebenden Materialien
- Unzureichendes Wissen über geeignete Methoden zur Stabilisierung von Hilfsmitteln
- Protein-Energie-Mangelernährung
- Wasser-Elektrolyt-Ungleichgewicht

Andere Faktoren

- Faktoren, die durch ein standardisiertes, validiertes Screening-Tool identifiziert wurden

Risikopopulationen

- Kinder auf Intensivstationen
- Kinder in Langzeitpflegeeinrichtungen
- Kinder in Palliativpflege-Einrichtungen
- Kinder in Reha-Einrichtungen
- Kinder vor der Aufnahme oder Verlegung in eine (andere) klinische Versorgungseinrichtung
- Kinder, die häusliche Pflege erhalten
- Kinder mit einem Body-Mass-Index über dem Normalbereich für Alter und Geschlecht
- Kinder mit einem Body-Mass-Index unterhalb des Normalbereichs für Alter und Geschlecht
- Kinder mit Entwicklungsverzögerungen
- Kinder mit Wachstumsproblemen
- Kinder mit großem Kopfumfang
- Kinder mit großer Hautoberfläche

Assoziierte Bedingungen

- Basischer pH-Wert der Haut
- Veränderte Hautstruktur
- Anämie
- Herz-Kreislauf-Erkrankungen
- Verminderter Bewusstseinszustand
- Verminderter Serumalbuminspiegel
- Verminderte Sauerstoffversorgung des Gewebes
- Verminderte Gewebedurchblutung
- Diabetes mellitus
- Ödem
- Erhöhtes C-reaktives Protein
- Häufige invasive Eingriffe
- Hämodynamische Instabilität
- Immobilisierung
- Beeinträchtigte Durchblutung
- Geistige Behinderung
- Medizinische Geräte
- Pharmazeutische Präparate
- Physisches Trauma
- Langdauernder chirurgischer Eingriff
- Empfindungsstörungen
- Rückenmarksverletzungen

Es wird empfohlen, ein gültiges und zuverlässiges, standardisiertes Screening-Tool für das Risiko von Druckschädigungen zu verwenden.

Unterstützende Originalliteratur ist verfügbar unter www.recom.eu/nanda-2021-2023-literatur.

Domäne 11 • Klasse 2 • Diagnosencode 00287 • Neonatal pressure injury

Druckschädigung bei einem Säugling

Fokus der Diagnose: Druckschädigung
Zugelassen 2020 • Evidenzlevel 3.4

Definition
Lokale Hautschädigungen und/oder Schädigungen des darunter liegenden Gewebes bei einem Neugeborenen infolge von Druck oder Druck in Kombination mit Scherkräften (European Pressure Ulcer Advisory Panel, 2019).

Bestimmende Merkmale

- Blutgefüllte Blase
- Erythem
- Vollständiger Gewebeverlust
- Vollständiger Gewebeverlust mit freiliegendem Knochen
- Vollständiger Gewebeverlust mit freiliegendem Muskel
- Vollständiger Gewebeverlust mit freiliegender Sehne
- Lokalisierte Wärme im Vergleich zum umgebenden Gewebe
- Lokalisierter rotbrauner Bereich verfärbter, intakter Haut
- Teilweiser Stärkeverlust der Dermis
- Lokalisierter violetter Bereich verfärbter, intakter Haut
- Hautulzeration
- Ulkus ist von einer Kruste bedeckt
- Ulkus ist mit Schorf bedeckt

Beeinflussende Faktoren

Externe Faktoren

- Verändertes Mikroklima zwischen Haut und Auflagefläche
- Übermäßige Feuchtigkeit
- Inadäquater Zugang zu geeigneten Hilfsmitteln
- Inadäquater Zugang zu geeigneten Gesundheitsdienstleistungen
- Inadäquater Zugang zu geeigneten Verbrauchsmaterialien
- Unzureichendes Wissen der pflegenden Person über geeignete Methoden zur Entfernung von klebenden Materialien
- Unzureichendes Wissen der pflegenden Person über geeignete Methoden zur Stabilisierung von Hilfsmitteln
- Unzureichendes Wissen der pflegenden Person über modifizierbare Faktoren
- Unzureichendes Wissen der pflegenden Person über Strategien zur Vermeidung von Druckschädigungen
- Erhöhte mechanische Belastung
- Druck auf hervorstehende Knochenpartien
- Scherkräfte
- Oberflächenreibung
- Mechanische Dauerbelastung
- Gebrauch von Bettwäsche mit unzureichendem Feuchtigkeitstransport

Interne Faktoren

- Verminderte physische Mobilität
- Dehydratation
- Trockene Haut
- Hyperthermie
- Wasser-Elektrolyt-Ungleichgewicht

Andere Faktoren

- Faktoren, die durch ein standardisiertes, validiertes Screening-Tool identifiziert wurden

Risikopopulationen

- Säuglinge mit niedrigem Geburtsgewicht
- Neugeborene < 32 Schwangerschaftswochen
- Neugeborene mit längerfristigem Aufenthalt auf der Intensivstation
- Neugeborene auf Intensivstationen

Assoziierte Bedingungen

- Anämie
- Verminderter Serumalbuminspiegel
- Verminderte Sauerstoffversorgung des Gewebes
- Verminderte Gewebedurchblutung
- Ödem
- Unreife Integrität der Haut
- Unreife Hautbeschaffenheit
- Unreifes Stratum corneum
- Immobilisierung
- Medizinische Geräte
- Ernährungsmängel im Zusammenhang mit der Frühgeburt
- Pharmazeutische Präparate
- Langdauernder chirurgischer Eingriff
- Signifikante Komorbidität

Es wird empfohlen, ein gültiges und zuverlässiges, standardisiertes Screening-Tool für das Risiko von Druckschädigungen zu verwenden.

Unterstützende Originalliteratur ist verfügbar unter www.recom.eu/nanda-2021-2023-literatur.

Domäne 11 • Klasse 2 • Diagnosencode 00288 • Risk for neonatal pressure injury

Risiko einer Druckschädigung bei einem Säugling

Fokus der Diagnose: Druckschädigung
Zugelassen 2020 • Evidenzlevel 3.4

Definition
Anfälligkeit von Säuglingen für lokale Hautschädigungen und/oder Schädigungen des darunter liegenden Gewebes infolge von Druck oder Druck in Kombination mit Scherkräften, welche die Gesundheit beeinträchtigen könnten (European Pressure Ulcer Advisory Panel, 2019).

Risikofaktoren

Externe Faktoren

- Verändertes Mikroklima zwischen Haut und Auflagefläche
- Übermäßige Feuchtigkeit
- Inadäquater Zugang zu geeigneten Hilfsmitteln
- Inadäquater Zugang zu geeigneten Gesundheitsdienstleistungen
- Inadäquater Zugang zu geeigneten Verbrauchsmaterialien
- Unzureichendes Wissen der pflegenden Person über geeignete Methoden zur Entfernung von klebenden Materialien
- Unzureichendes Wissen der pflegenden Person über geeignete Methoden zur Stabilisierung von Hilfsmitteln
- Unzureichendes Wissen der pflegenden Person über modifizierbare Faktoren
- Unzureichendes Wissen der pflegenden Person über Strategien zur Vermeidung von Druckschädigungen
- Erhöhte mechanische Belastung
- Druck auf hervorstehende Knochenpartien
- Scherkräfte
- Oberflächenreibung
- Mechanische Dauerbelastung
- Gebrauch von Bettwäsche mit unzureichendem Feuchtigkeitstransport

Interne Faktoren

- Verminderte physische Mobilität
- Dehydratation
- Trockene Haut
- Hyperthermie
- Wasser-Elektrolyt-Ungleichgewicht

Andere Faktoren

- Faktoren, die durch ein standardisiertes, validiertes Screening-Tool identifiziert wurden

Risikopopulationen

- Säuglinge mit niedrigem Geburtsgewicht
- Neugeborene < 32 Schwangerschaftswochen
- Neugeborene mit längerfristigem Aufenthalt auf der Intensivstation
- Neugeborene auf Intensivstationen

Assoziierte Bedingungen

- Anämie
- Verminderter Serumalbuminspiegel
- Verminderte Sauerstoffversorgung des Gewebes
- Verminderte Gewebedurchblutung
- Ödem
- Unreife Integrität der Haut
- Unreife Hautbeschaffenheit
- Unreifes Stratum corneum
- Immobilisierung
- Medizinische Geräte
- Ernährungsmängel im Zusammenhang mit der Frühgeburt
- Pharmazeutische Präparate
- Langdauernder chirurgischer Eingriff
- Signifikante Komorbidität

Es wird empfohlen, ein gültiges und zuverlässiges, standardisiertes Screening-Tool für das Risiko von Druckschädigungen zu verwenden.

Unterstützende Originalliteratur ist verfügbar unter www.recom.eu/nanda-2021-2023-literatur.

Domäne 11 • Klasse 2 • Diagnosencode 00205 • Risk for shock

Risiko eines Schocks

Fokus der Diagnose: Schock
Zugelassen 2008 • Überarbeitet 2013, 2017, 2020 • Evidenzlevel 3.2

Definition
Anfälligkeit für eine inadäquate Durchblutung des Gewebes, die zu einer zellulären Dysfunktion führen kann, welche die Gesundheit beeinträchtigen könnte.

Risikofaktoren

- Blutung
- Faktoren, die durch ein standardisiertes, validiertes Screening-Tool identifiziert wurden
- Hyperthermie
- Hypothermie
- Hypoxämie
- Hypoxie
- Unzureichendes Wissen über Strategien zum Management von Blutungen
- Unzureichendes Wissen über Strategien zum Infektionsmanagement
- Unzureichendes Wissen über modifizierbare Faktoren
- Ineffektives Medikamenten-Selbstmanagement
- Unzureichendes Flüssigkeitsvolumen
- Nicht-hämorrhagische Flüssigkeitsverluste
- Rauchen
- Instabiler Blutdruck

Risikopopulationen

- Personen, die in die Notaufnahme eingeliefert wurden
- Personen mit Altersextremen
- Personen mit einem Herzinfarkt in der Vorgeschichte

Assoziierte Bedingungen

- Künstliche Beatmung
- Verbrennungen
- Chemotherapie
- Diabetes mellitus
- Embolie
- Herzkrankheiten
- Hypersensitivität
- Immunsuppression
- Infektionen
- Laktatwerte ≥ 2 mmol/L
- Lebererkrankungen
- Medizinische Geräte
- Neoplasmen
- Erkrankungen des Nervensystems
- Pankreatitis
- Strahlentherapie
- Sepsis
- SOFA-Skalenwert ≥ 3 (Sequential Organ Failure Assessment)
- SAPS III-Skalenwert > 70 (Simplified Acute Physiology)
- Rückenmarksverletzungen
- Chirurgische Eingriffe

- Systemisches inflammatorisches Response-Syndrom (SIRS)
- Trauma

Unterstützende Originalliteratu ist verfügbar unter www.recom.eu/nanda-2021-2023-literatur.

Domäne 11 • Klasse 2 • Diagnosencode 00046 • Impaired skin integrity

Beeinträchtigte Integrität der Haut

Fokus der Diagnose: Integrität der Haut
Zugelassen 1975 • Überarbeitet 1998, 2017, 2020 • Evidenzlevel 3.2

Definition
Veränderte Epidermis (Oberhaut) und/oder Dermis (Lederhaut).

Bestimmende Merkmale

- Abgeschürfte Haut
- Abszess
- Akuter Schmerz
- Veränderte Hautfarbe
- Veränderter Turgor
- Blutung
- Hautblase
- Desquamation (Abschuppung)
- Beschädigte Hautoberfläche
- Trockene Haut
- Tiefgehende Hautabschürfung
- Fremdkörper durchsticht die Haut
- Hämatom
- Fühlbare lokale Erwärmung
- Mazerierte Haut
- Pruritus

Beeinflussende Faktoren

Externe Faktoren

- Übermäßige Feuchtigkeit
- Ausscheidungen
- Feuchtigkeit
- Hyperthermie
- Hypothermie
- Unzureichendes Wissen der pflegenden Person über die Erhaltung der Gewebeintegrität
- Unzureichendes Wissen der pflegenden Person über den Schutz der Gewebeintegrität
- Unsachgemäßer Einsatz von chemischen Substanzen
- Druck auf hervorstehende Knochenpartien
- Psychomotorische Unruhe
- Sekrete
- Scherkräfte
- Oberflächenreibung
- Gebrauch von Bettwäsche mit unzureichendem Feuchtigkeitstransport

Interne Faktoren

- Body-Mass-Index über dem Normalbereich für Alter und Geschlecht
- Body-Mass-Index unterhalb des Normalbereichs für Alter und Geschlecht
- Verminderte physische Aktivität
- Verminderte physische Mobilität
- Ödem
- Unzureichende Einhaltung des Inkontinenz-Therapieregimes
- Unzureichendes Wissen über die Aufrechterhaltung der Gewebeintegrität
- Unzureichendes Wissen über den Schutz der Gewebeintegrität

- Malnutrition
- Psychogene Faktoren
- Selbstverstümmelung
- Rauchen
- Substanzmissbrauch
- Wasser-Elektrolyt-Ungleichgewicht

Risikopopulationen

- Personen mit Altersextremen
- Personen auf Intensivstationen
- Personen in Langzeitpflegeeinrichtungen
- Personen in Palliativpflege-Einrichtungen
- Personen, die häusliche Pflege erhalten

Assoziierte Bedingungen

- Veränderte Pigmentierung
- Anämie
- Herz-Kreislauf-Erkrankungen
- Verminderter Bewusstseinszustand
- Verminderte Sauerstoffversorgung des Gewebes
- Verminderte Gewebedurchblutung
- Diabetes mellitus
- Hormonelle Veränderungen
- Immobilisierung
- Immundefekt
- Beeinträchtigter Metabolismus
- Infektionen
- Medizinische Geräte
- Neoplasmen
- Periphere Neuropathie
- Pharmazeutische Präparate
- Einstichstellen
- Empfindungsstörungen

Domäne 11 • Klasse 2 • Diagnosencode 00047 • Risk for impaired skin integrity

Risiko einer beeinträchtigten Integrität der Haut

Fokus der Diagnose: Integrität der Haut
Zugelassen 1975 • Überarbeitet 1998, 2010, 2013, 2017, 2020 • Evidenzlevel 3.2

Definition
Anfälligkeit für eine Veränderung der Epidermis und/oder Dermis, welche die Gesundheit beeinträchtigen könnte.

Risikofaktoren

Externe Faktoren

- Übermäßige Feuchtigkeit
- Ausscheidungen
- Feuchtigkeit
- Hyperthermie
- Hypothermie
- Unzureichendes Wissen der pflegenden Person über die Erhaltung der Gewebeintegrität
- Unzureichendes Wissen der pflegenden Person über den Schutz der Gewebeintegrität
- Unsachgemäßer Einsatz von chemischen Substanzen
- Druck auf hervorstehende Knochenpartien
- Psychomotorische Unruhe
- Sekrete
- Scherkräfte
- Oberflächenreibung
- Gebrauch von Bettwäsche mit unzureichendem Feuchtigkeitstransport

Interne Faktoren

- Body-Mass-Index über dem Normalbereich für Alter und Geschlecht
- Body-Mass-Index unterhalb des Normalbereichs für Alter und Geschlecht
- Verminderte physische Aktivität
- Verminderte physische Mobilität
- Ödem
- Unzureichende Einhaltung des Inkontinenz-Therapieregimes
- Unzureichendes Wissen über die Erhaltung der Hautintegrität
- Unzureichendes Wissen über den Schutz der Hautintegrität
- Malnutrition
- Psychogene Faktoren
- Selbstverstümmelung
- Rauchen
- Substanzmissbrauch
- Wasser-Elektrolyt-Ungleichgewicht

Risikopopulationen

- Personen mit Altersextremen
- Personen auf Intensivstationen
- Personen in Langzeitpflegeeinrichtungen

- Personen in Palliativpflege-Einrichtungen
- Personen, die häusliche Pflege erhalten

Assoziierte Bedingungen

- Veränderte Pigmentierung
- Anämie
- Herz-Kreislauf-Erkrankungen
- Verminderter Bewusstseinszustand
- Verminderte Sauerstoffversorgung des Gewebes
- Verminderte Gewebedurchblutung
- Diabetes mellitus
- Hormonelle Veränderungen
- Immobilisierung
- Immundefekt
- Beeinträchtigter Metabolismus
- Infektionen
- Medizinische Geräte
- Neoplasmen
- Periphere Neuropathie
- Pharmazeutische Präparate
- Einstichstellen
- Empfindungsstörungen

Domäne 11 • Klasse 2 • Diagnosencode 00156 • Risk for sudden infant death

Risiko eines plötzlichen Kindstodes

Fokus der Diagnose: Plötzlicher Tod
Zugelassen 2002 • Überarbeitet 2013, 2017 • Evidenzlevel 3.2

Definition
Anfälligkeit eines Säuglings für einen nicht vorhersehbaren Tod.

Risikofaktoren

- Verzögerte Schwangerschaftsvorsorge
- Inadäquate Schwangerschaftsvorsorge
- Achtet nicht auf Passivrauchen
- Säugling < 4 Monate, der zum längeren Schlafen in eine Sitzvorrichtung gesetzt wird
- Überwärmung des Säuglings
- Zu festes oder zu enges Einwickeln des Säuglings
- Säugling wird in Bauchlage schlafen gelegt
- Säugling wird in Seitenlage schlafen gelegt
- Weiche Schlafauflage
- Weiche, lose Gegenstände in der Nähe des Säuglings

Risikopopulationen

- Jungen
- Säuglinge im Alter von 2–4 Monaten
- Säuglinge, die in utero Alkohol ausgesetzt waren
- Säuglinge, die kalten Klimabedingungen ausgesetzt sind
- Säuglinge, die in utero Drogen ausgesetzt waren
- Säuglinge, die mit abgepumpter Muttermilch versorgt werden
- Säuglinge, die nicht ausschließlich gestillt werden
- Säuglinge afrikanischer Abstammung
- Säuglinge, deren Mütter während der Schwangerschaft geraucht haben
- Säuglinge mit postnataler Alkoholexposition
- Säuglinge mit postnataler Drogenexposition
- Säuglinge mit niedrigem Geburtsgewicht
- Säuglinge uramerikanischer Abstammung
- Frühgeborene Säuglinge

Unterstützende Originalliteratur ist verfügbar unter www.recom.eu/nanda-2021-2023-literatur.

Domäne 11 • Klasse 2 • Diagnosencode 00036 • Risk for suffocation

Risiko einer Erstickung

Fokus der Diagnose: Erstickung
Zugelassen 1980 • Überarbeitet 2013, 2017

Definition
Anfälligkeit für ein ungenügendes Angebot an Luft zum Einatmen, welches die Gesundheit beeinträchtigen könnte.

Risikofaktoren

- Zugang zu leerem Kühlschrank/Gefrierschrank
- Kognitive Dysfunktion
- Schlucken von großen Nahrungsbissen
- Übermäßige emotionale Störung
- Gasleck
- Unzureichendes Wissen über Sicherheitsvorkehrungen
- Niedrig hängende Wäscheleine
- Schnuller hängt um den Hals des Säuglings
- Spielen mit Plastiktüten
- Saugflasche im Bett des Säuglings
- Kleine Gegenstände in den Atemwegen
- Rauchen im Bett
- Weiche Schlafauflage
- Unbeaufsichtigt im Wasser
- Unbelüftete Ölheizungen
- Laufender Automotor in geschlossener Garage

Assoziierte Bedingungen

- Veränderte Riechfunktion
- Erkrankung des Gesichts/des Halses
- Verletzung des Gesichts/des Halses
- Beeinträchtigte motorische Funktion

Diese Diagnose wird für die Ausgabe 2024-2026 aus der Klassifikation zurückgezogen, falls keine ergänzende Arbeit geleistet wurde, um sie auf das Evidenzlevel 2.1 oder höher zu bringen.

Domäne 11 • Klasse 2 • Diagnosencode 00100 • Delayed surgical recovery

Verzögerte postoperative Erholung

Fokus der Diagnose: Postoperative Erholung
Zugelassen 1998 • Überarbeitet 2006, 2013, 2017, 2020 • Evidenzlevel 3.3

Definition
Höhere Anzahl benötigter postoperativer Tage, um Aktivitäten zu beginnen und durchzuführen, die Leben, Gesundheit und Wohlbefinden erhalten.

Bestimmende Merkmale

- Anorexie
- Schwierigkeiten beim Bewegen
- Schwierigkeiten bei der Wiederaufnahme einer Erwerbstätigkeit
- Übermäßig lange Genesungsdauer
- Drückt Unbehagen aus
- Fatigue
- Unterbrochene Heilung des Operationsgebiets
- Erkennt die Notwendigkeit von mehr Zeit zur Erholung
- Schiebt die Wiederaufnahme der beruflichen Tätigkeit auf
- Benötigt Unterstützung bei der Selbstfürsorge

Beeinflussende Faktoren

- Delir
- Beeinträchtigte physische Mobilität
- Erhöhter Blutzuckerspiegel
- Malnutrition
- Negative emotionale Reaktion auf das chirurgische Ergebnis
- Adipositas
- Andauernde Übelkeit
- Andauernde Schmerzen
- Andauerndes Erbrechen
- Rauchen

Risikopopulationen

- Personen ≥ 80 Jahre
- Personen, bei denen eine intraoperative Hypothermie auftritt
- Personen, die eine Notfalloperation benötigen
- Personen, die eine perioperative Bluttransfusion benötigen
- Personen mit einem ASA-Wert von ≥ 3 (American Society of Anesthesiologists, Klassifikation des physischen Zustands)
- Personen mit einem Herzinfarkt in der Vorgeschichte
- Personen mit geringer funktioneller Kapazität
- Personen mit präoperativem Gewichtsverlust > 5 %

Assoziierte Bedingungen

- Anämie
- Diabetes mellitus
- Umfangreiche chirurgische Eingriffe
- Pharmazeutische Präparate
- Anhaltende Dauer einer perioperativen Infektion der Operationswunde
- Psychologische Störung in der postoperativen Phase
- Chirurgische Wundinfektion

Unterstützende Originalliteratur ist verfügbar unter www.recom.eu/nanda-2021-2023-literatur.

Domäne 11 • Klasse 2 • Diagnosencode 00246 • Risk for delayed surgical recovery

Risiko einer verzögerten postoperativen Erholung

Fokus der Diagnose: Postoperative Erholung
Zugelassen 2013 • Überarbeitet 2017, 2020 • Evidenzlevel 3.3

Definition
Anfälligkeit für eine höhere Anzahl an postoperativen Tagen, die erforderlich sind, um Aktivitäten zu beginnen und durchzuführen, die das Leben, die Gesundheit und das Wohlbefinden aufrechterhalten, welche die Gesundheit beeinträchtigen könnte.

Risikofaktoren

- Delir
- Beeinträchtigte physische Mobilität
- Erhöhter Blutzuckerspiegel
- Malnutrition
- Negative emotionale Reaktion auf das chirurgische Ergebnis
- Adipositas
- Andauernde Übelkeit
- Andauernde Schmerzen
- Andauerndes Erbrechen
- Rauchen

Risikopopulationen

- Personen ≥ 80 Jahre
- Personen, bei denen eine intraoperative Hypothermie auftritt
- Personen, die eine Notfalloperation benötigen
- Personen, die eine perioperative Bluttransfusion benötigen
- Personen mit einem ASA-Wert von ≥ 3 (American Society of Anesthesiologists, Klassifikation des physischen Zustands)
- Personen mit einem Herzinfarkt in der Vorgeschichte
- Personen mit geringer funktioneller Kapazität
- Personen mit präoperativem Gewichtsverlust > 5 %

Assoziierte Bedingungen

- Anämie
- Diabetes mellitus
- Umfangreiche chirurgische Eingriffe
- Pharmazeutische Präparate
- Anhaltende Dauer einer perioperativen Infektion der Operationswunde
- Psychologische Störung in der postoperativen Phase
- Chirurgische Wundinfektion

Unterstützende Originalliteratur ist verfügbar unter www.recom.eu/nanda-2021-2023-literatur.

Domäne 11 • Klasse 2 • Diagnosencode 00044 • Impaired tissue integrity

Beeinträchtigte Integrität des Gewebes

Fokus der Diagnose: Integrität des Gewebes
Zugelassen 1986 • Überarbeitet 1998, 2013, 2017, 2020 • Evidenzlevel 3.2

Definition
Schädigung der Schleimhaut, der Hornhaut, der Haut, des muskulären Bindegewebes, der Muskeln, Sehnen, Knochen, des Knorpelgewebes, der Gelenkkapseln und/oder der Bänder.

Bestimmende Merkmale

- Abszess
- Akuter Schmerz
- Blutung
- Verminderte Muskelkraft
- Verminderte Bewegungsfähigkeit
- Schwierigkeit, Lasten zu tragen
- Augentrockenheit
- Hämatom
- Beeinträchtigte Integrität der Haut
- Fühlbare lokale Erwärmung
- Lokalisierte Deformität
- Lokal begrenzter Haarausfall
- Lokalisiertes Taubheitsgefühl
- Lokalisierte Schwellung
- Muskelspasmen
- Berichtet über fehlendes Gleichgewicht
- Berichtet über Kribbelgefühl
- Steifigkeit
- Gewebefreilegung unterhalb der Epidermis

Beeinflussende Faktoren

Externe Faktoren

- Ausscheidungen
- Feuchtigkeit
- Hyperthermie
- Hypothermie
- Unzureichendes Wissen der pflegenden Person über die Erhaltung der Gewebeintegrität
- Unzureichendes Wissen der pflegenden Person über den Schutz der Gewebeintegrität
- Unsachgemäßer Einsatz von chemischen Substanzen
- Druck auf hervorstehende Knochenpartien
- Psychomotorische Unruhe
- Sekrete
- Scherkräfte
- Oberflächenreibung
- Gebrauch von Bettwäsche mit unzureichendem Feuchtigkeitstransport

Interne Faktoren

- Body-Mass-Index über dem Normalbereich für Alter und Geschlecht
- Body-Mass-Index unterhalb des Normalbereichs für Alter und Geschlecht

- Verminderte Blinzelhäufigkeit
- Verminderte physische Aktivität
- Flüssigkeitsungleichgewicht
- Beeinträchtigte physische Mobilität
- Beeinträchtigte Haltungsbalance
- Unzureichende Einhaltung des Inkontinenz-Therapieregimes
- Unzureichendes Management des Blutzuckerspiegels
- Unzureichendes Wissen über die Aufrechterhaltung der Gewebeintegrität
- Unzureichendes Wissen über die Wiederherstellung der Gewebeintegrität
- Inadäquate Stomapflege
- Malnutrition
- Psychogene Faktoren
- Selbstverstümmelung
- Rauchen
- Substanzmissbrauch

Risikopopulationen

- Wohnungslose Personen
- Personen mit Altersextremen
- Personen, die extremen Umgebungstemperaturen ausgesetzt sind
- Personen, die einer Starkstromquelle ausgesetzt sind
- Personen, die Kontaktsportarten betreiben
- Personen, die Wintersportarten betreiben
- Personen mit familiärer Vorgeschichte von Knochenbrüchen
- Personen mit Knochenbrüchen in der Vorgeschichte

Assoziierte Bedingungen

- Anämie
- Autismus-Spektrum-Störung
- Herz-Kreislauf-Erkrankungen
- Chronische neurologische Beschwerden
- Kritische Erkrankung
- Verminderter Bewusstseinszustand
- Verminderter Serumalbuminspiegel
- Verminderte Sauerstoffversorgung des Gewebes
- Verminderte Gewebedurchblutung
- Hämodynamische Instabilität
- Immobilisierung
- Geistige Behinderung
- Medizinische Geräte
- Stoffwechselkrankheiten
- Periphere Neuropathie
- Pharmazeutische Präparate
- Empfindungsstörungen
- Chirurgische Eingriffe

Unterstützende Originalliteratur ist verfügbar unter www.recom.eu/nanda-2021-2023-literatur.

Domäne 11 • Klasse 2 • Diagnosencode 00248 • Risk for impaired tissue integrity

Risiko einer beeinträchtigten Integrität des Gewebes

Fokus der Diagnose: Integrität des Gewebes
Zugelassen 2013 • Überarbeitet 2017, 2020 • Evidenzlevel 3.2

Definition
Anfälligkeit für eine Schädigung der Schleimhaut, der Hornhaut, der Haut und deren Anhangsorgane, des muskulären Bindegewebes, der Muskeln, Sehnen, Knochen, des Knorpelgewebes, der Gelenkkapseln und/oder der Bänder, welche die Gesundheit beeinträchtigen könnte.

Risikofaktoren

Externe Faktoren

- Ausscheidungen
- Feuchtigkeit
- Hyperthermie
- Hypothermie
- Unzureichendes Wissen der pflegenden Person über die Erhaltung der Gewebeintegrität
- Unzureichendes Wissen der pflegenden Person über den Schutz der Gewebeintegrität
- Unsachgemäßer Einsatz von chemischen Substanzen
- Druck auf hervorstehende Knochenpartien
- Psychomotorische Unruhe
- Sekrete
- Scherkräfte
- Oberflächenreibung
- Gebrauch von Bettwäsche mit unzureichendem Feuchtigkeitstransport

Interne Faktoren

- Body-Mass-Index über dem Normalbereich für Alter und Geschlecht
- Body-Mass-Index unterhalb des Normalbereichs für Alter und Geschlecht
- Verminderte Blinzelhäufigkeit
- Verminderte physische Aktivität
- Flüssigkeitsungleichgewicht
- Beeinträchtigte physische Mobilität
- Beeinträchtigte Haltungsbalance
- Unzureichende Einhaltung des Inkontinenz-Therapieregimes
- Unzureichendes Management des Blutzuckerspiegels
- Unzureichendes Wissen über die Aufrechterhaltung der Gewebeintegrität
- Unzureichendes Wissen über die Wiederherstellung der Gewebeintegrität
- Inadäquate Stomapflege
- Malnutrition
- Psychogene Faktoren
- Selbstverstümmelung
- Rauchen
- Substanzmissbrauch

Risikopopulationen

- Wohnungslose Personen
- Personen mit Altersextremen
- Personen, die extremen Umgebungstemperaturen ausgesetzt sind
- Personen, die einer Starkstromquelle ausgesetzt sind
- Personen, die Kontaktsportarten betreiben
- Personen, die Wintersportarten betreiben
- Personen mit familiärer Vorgeschichte von Knochenbrüchen
- Personen mit Knochenbrüchen in der Vorgeschichte

Assoziierte Bedingungen

- Anämie
- Autismus-Spektrum-Störung
- Herz-Kreislauf-Erkrankungen
- Chronische neurologische Beschwerden
- Kritische Erkrankung
- Verminderter Bewusstseinszustand
- Verminderter Serumalbuminspiegel
- Verminderte Sauerstoffversorgung des Gewebes
- Verminderte Gewebedurchblutung
- Hämodynamische Instabilität
- Immobilisierung
- Geistige Behinderung
- Medizinische Geräte
- Stoffwechselkrankheiten
- Periphere Neuropathie
- Pharmazeutische Präparate
- Empfindungsstörungen
- Chirurgische Eingriffe

Unterstützende Originalliteratur ist verfügbar unter www.recom.eu/nanda-2021-2023-literatur.

Domäne 11 • Klasse 3 • Diagnosencode 00272 • Risk for female genital mutilation

Risiko einer weiblichen Genitalverstümmelung

Fokus der Diagnose: Weibliche Genitalverstümmelung
Zugelassen 2016 • Evidenzlevel 2.1

Definition
Anfälligkeit für eine vollständige oder teilweise Entfernung der äußeren weiblichen Genitalien und anderer Läsionen der Genitalien, entweder aufgrund kultureller, religiöser oder anderer nicht-therapeutischer Beweggründe, welche die Gesundheit beeinträchtigen könnte.

Risikofaktoren

- Mangelndes Wissen der Familie über die Auswirkung dieser Praxis auf die physische Gesundheit
- Mangelndes Wissen der Familie über die Auswirkung dieser Praxis auf die psychosoziale Gesundheit
- Mangelndes Wissen der Familie über die Auswirkung dieser Praxis auf die reproduktive Gesundheit

Risikopopulationen

- Frauen, die einer ethnischen Gruppe angehören, in der diese Praxis akzeptiert wird
- Frauen, die einer Familie angehören, in der jedes weibliche Mitglied dieser Praxis unterzogen wurde
- Frauen aus Familien mit positiver Einstellung gegenüber dieser Praxis
- Frauen, die planen, das Herkunftsland der Familie zu besuchen, in dem diese Praxis akzeptiert wird
- Frauen, die in einem Land leben, in dem diese Praxis akzeptiert wird
- Frauen, deren Familienoberhäupter einer ethnischen Gruppe angehören, in der diese Praxis akzeptiert ist

Unterstützende Originalliteratur ist verfügbar unter www.recom.eu/nanda-2021-2023-literatur.

Domäne 11 • Klasse 3 • Diagnosencode 00138 • Risk for other-directed violence

Risiko einer gegen andere Personen gerichteten Gewalttätigkeit

Fokus der Diagnose: Gegen andere Personen gerichtete Gewalttätigkeit
Zugelassen 1980 • Überarbeitet 1996, 2013, 2017

Definition
Anfälligkeit für Verhaltensweisen, durch die eine Person zeigt, dass sie anderen physischen, emotionalen und/oder sexuellen Schaden zufügen könnte.

Risikofaktoren

- Kognitive Dysfunktion
- Einfacher Zugang zu Waffen
- Ineffektive Impulskontrolle
- Negative Körpersprache
- Muster von aggressivem antisozialem Verhalten
- Muster von indirekter Gewalt
- Muster von Gewalt gegen andere
- Muster von Gewaltandrohungen
- Suizidales Verhalten

Risikopopulationen

- Personen mit Missbrauchserfahrung in der Kindheit
- Personen mit einer Vorgeschichte von Tierquälerei
- Personen mit einer Vorgeschichte von Brandstiftung
- Personen mit einer Vorgeschichte von Kraftfahrzeugvergehen
- Personen mit Suchtmittelmissbrauch in der Vorgeschichte
- Personen mit erlebter familiärer Gewalt in der Vorgeschichte

Assoziierte Bedingungen

- Neurologische Beeinträchtigung
- Pathologische Intoxikation
- Perinatale Komplikationen
- Pränatale Komplikationen
- Psychotische Störungen

Diese Diagnose wird für die Ausgabe 2024-2026 aus der Klassifikation zurückgezogen, falls keine ergänzende Arbeit geleistet wurde, um sie auf das Evidenzlevel 2.1 oder höher zu bringen.

Domäne 11 • Klasse 3 • Diagnosencode 00140 • Risk for self-directed violence

Risiko einer gegen sich selbst gerichteten Gewalttätigkeit

Fokus der Diagnose: Gegen sich selbst gerichtete Gewalttätigkeit
Zugelassen 1994 • Überarbeitet 2013, 2017

Definition
Anfälligkeit für Verhaltensweisen, durch die eine Person zeigt, dass sie sich selbst physischen, emotionalen und/oder sexuellen Schaden zufügen könnte.

Risikofaktoren

- Verhalten gibt Hinweise auf eine Suizidabsicht
- Konflikt mit der sexuellen Orientierung
- Konfliktreiche zwischenmenschliche Beziehungen
- Sorge in Bezug auf die Arbeit
- Autoerotische sexuelle Handlungen
- Unzureichende persönliche Ressourcen
- Soziale Isolation
- Suizidgedanken
- Planung eines Suizids
- Verbale Hinweise auf eine Suizidabsicht

Risikopopulationen

- Personen im Alter von 15–19 Jahren
- Personen ≥ 45 Jahre
- Personen in Berufen mit hohem Suizidrisiko
- Personen mit mehreren Suizidversuchen in der Vorgeschichte
- Personen mit einem Muster von familiären Schwierigkeiten

Assoziierte Bedingungen

- Mentale Gesundheitsprobleme
- Physische Gesundheitsprobleme
- Psychologische Störung

Diese Diagnose wird für die Ausgabe 2024-2026 aus der Klassifikation zurückgezogen, falls keine ergänzende Arbeit geleistet wurde, um sie auf das Evidenzlevel 2.1 oder höher zu bringen.

Domäne 11 • Klasse 3 • Diagnosencode 00151 • Self-mutilation

Selbstverstümmelung

Fokus der Diagnose: Selbstverstümmelung
Zugelassen 2000 • Überarbeitet 2017

Definition
Absichtliches selbstverletzendes Verhalten mit einhergehenden nicht-tödlichen Gewebeschäden, um psychische Spannungen abzubauen.

Bestimmende Merkmale

- Aufschürfen der Haut
- Beißen
- Abschnüren eines Körperteils
- Schnitte am Körper
- Schlagen
- Eingenommener Schadstoff
- Inhalierter Schadstoff
- Einführen von Gegenständen in Körperöffnungen
- Manipulieren an Wunden
- Kratzer am Körper
- Selbstzugefügte Verbrennungen
- Abtrennen eines Körperteils

Beeinflussende Faktoren

- Fehlende familiäre Vertrauensperson
- Verändertes Körperbild
- Dissoziation
- Gestörte zwischenmenschliche Beziehungen
- Essstörung
- Übermäßige emotionale Störung
- Gefühl der Bedrohung durch den Verlust von wichtigen zwischenmenschlichen Beziehungen
- Unvermögen, Anspannung sprachlich zu äußern
- Ineffektive Kommunikation zwischen Eltern und Jugendlichem/r
- Ineffektive Coping-Strategien
- Ineffektive Impulskontrolle
- Unwiderstehlicher Drang, sich selbst zu verletzen
- Unwiderstehlicher Drang, sich selbst zu schneiden
- Labiles Verhalten
- Kontrollverlust über Problemlösungssituationen
- Geringes Selbstwertgefühl
- Steigende, unerträgliche Anspannung
- Negative Gefühle
- Muster des Unvermögens, Lösungen herbeizuführen
- Muster des Unvermögens, längerfristige Konsequenzen abzusehen
- Perfektionismus
- Braucht einen schnellen Stressabbau
- Soziale Isolation
- Substanzmissbrauch
- Einsatz von Manipulation, um nützliche Beziehungen zu anderen herzustellen

Risikopopulationen

- Jugendliche
- Misshandelte Kinder
- Inhaftierte Personen
- Personen, die eine Scheidung in der Familie erleben
- Personen, die in ihrer Familie Substanzmissbrauch erleben
- Personen, die den Verlust von wichtigen zwischenmenschlichen Beziehungen erleben
- Personen, die eine sexuelle Identitätskrise erleben
- Personen, die in einem unkonventionellen Umfeld leben
- Personen, deren Gleichaltrige sich selbst verletzen
- Personen mit familiärer Vorgeschichte von selbstzerstörerischem Verhalten
- Personen mit Missbrauchserfahrung in der Kindheit
- Personen mit Kinderkrankheiten in der Vorgeschichte
- Personen mit chirurgischen Eingriffen in der Kindheit
- Personen mit selbstverletzendem Verhalten in der Vorgeschichte
- Personen, die Gewalt zwischen den Elternfiguren erleben

Assoziierte Bedingungen

- Autismus
- Borderline-Syndrom
- Charakterstörung
- Depersonalisation
- Entwicklungsbedingte Behinderungen
- Psychotische Störungen

Diese Diagnose wird für die Ausgabe 2024-2026 aus der Klassifikation zurückgezogen, falls keine ergänzende Arbeit geleistet wurde, um sie auf das Evidenzlevel 2.1 oder höher zu bringen.

Domäne 11 • Klasse 3 • Diagnosencode 00139 • Risk for self-mutilation

Risiko einer Selbstverstümmelung

Fokus der Diagnose: Selbstverstümmelung
Zugelassen 1992 • Überarbeitet 2000, 2013, 2017

Definition
Anfälligkeit für ein absichtliches selbstverletzendes Verhalten mit einhergehenden nicht-tödlichen Gewebeschäden, um Anspannung abzubauen.

Risikofaktoren

- Fehlende familiäre Vertrauensperson
- Verändertes Körperbild
- Dissoziation
- Gestörte zwischenmenschliche Beziehungen
- Essstörung
- Übermäßige emotionale Störung
- Gefühl der Bedrohung durch den Verlust von wichtigen zwischenmenschlichen Beziehungen
- Unvermögen, Anspannung sprachlich zu äußern
- Ineffektive Kommunikation zwischen Eltern und Jugendlichem/r
- Ineffektive Coping-Strategien
- Ineffektive Impulskontrolle
- Unwiderstehlicher Drang, sich selbst zu verletzen
- Unwiderstehlicher Drang, sich selbst zu schneiden
- Labiles Verhalten
- Kontrollverlust über Problemlösungssituationen
- Geringes Selbstwertgefühl
- Steigende, unerträgliche Anspannung
- Negative Gefühle
- Muster des Unvermögens, Lösungen herbeizuführen
- Muster des Unvermögens, längerfristige Konsequenzen abzusehen
- Perfektionismus
- Braucht einen schnellen Stressabbau
- Soziale Isolation
- Substanzmissbrauch
- Einsatz von Manipulation, um nützliche Beziehungen zu anderen herzustellen

Risikopopulationen

- Jugendliche
- Misshandelte Kinder
- Inhaftierte Personen
- Personen, die eine Scheidung in der Familie erleben
- Personen, die in ihrer Familie Substanzmissbrauch erleben
- Personen, die den Verlust von wichtigen zwischenmenschlichen Beziehungen erleben
- Personen, die eine sexuelle Identitätskrise erleben
- Personen, die in einem unkonventionellen Umfeld leben
- Personen, deren Gleichaltrige sich selbst verletzen

- Personen mit familiärer Vorgeschichte von selbstzerstörerischem Verhalten
- Personen mit Missbrauchserfahrung in der Kindheit
- Personen mit Kinderkrankheiten in der Vorgeschichte
- Personen mit chirurgischen Eingriffen in der Kindheit
- Personen mit selbstverletzendem Verhalten in der Vorgeschichte
- Personen, die Gewalt zwischen den Elternfiguren erleben

Assoziierte Bedingungen

- Autismus
- Borderline-Syndrom
- Charakterstörung
- Depersonalisation
- Entwicklungsbedingte Behinderungen
- Psychotische Störungen

Diese Diagnose wird für die Ausgabe 2024-2026 aus der Klassifikation zurückgezogen, falls keine ergänzende Arbeit geleistet wurde, um sie auf das Evidenzlevel 2.1 oder höher zu bringen.

Domäne 11 • Klasse 3 • Diagnosencode 00289 • Risk for suicidal behavior

Risiko eines suizidales Verhaltens

Fokus der Diagnose: Suizidales Verhalten
Zugelassen 2020 • Evidenzlevel 3.2

Definition
Anfälligkeit für selbstverletzende Handlungen, die mit einer gewissen Tötungsabsicht in Verbindung stehen.

Risikofaktoren

Verhaltensbezogene Faktoren

- Apathie
- Schwierigkeiten, um Hilfe zu bitten
- Schwierigkeiten bei der Bewältigung von unbefriedigenden Leistungen
- Schwierigkeiten, Gefühle auszudrücken
- Ineffektives Selbstmanagement von chronischen Schmerzen
- Ineffektive Impulskontrolle
- Selbstverletzendes Verhalten
- Fahrlässigkeit
- Ansammeln von Medikamenten
- Substanzmissbrauch

Psychologisch

- Angst
- Depressive Symptome
- Drückt tiefe Traurigkeit aus
- Drückt Frustration aus
- Drückt Einsamkeit aus
- Feindseligkeit
- Geringes Selbstwertgefühl
- Fehlangepasstes Trauern
- Wahrgenommener Ehrverlust
- Wahrgenommener Misserfolg
- Berichtet von übermäßigen Schuldgefühlen
- Berichtet über Hilflosigkeit
- Berichtet über Hoffnungslosigkeit
- Berichtet über Unglücklichsein
- Suizidgedanken

Situationsbedingt

- Einfacher Zugang zu Waffen
- Verlust der Selbstständigkeit
- Verlust der persönlichen Autonomie

Soziale Faktoren

- Dysfunktionale Familienprozesse
- Unzureichende soziale Unterstützung
- Unangemessener Gruppendruck
- Juristische Probleme
- Soziale Deprivation
- Soziale Abwertung
- Soziale Isolation
- Nicht thematisierte Gewalt durch andere

Risikopopulationen

- Jugendliche
- Jugendliche, die in Heimen und Pflegefamilien leben
- Wirtschaftlich benachteiligte Personen
- Personen, die ihr Testament ändern
- Personen, die eine situative Krise erleben
- Personen, die Diskriminierung erfahren
- Personen, die ihren Besitz verschenken
- Alleinlebende Personen
- Personen, die potenziell tödliche Mittel beschaffen
- Personen, die ihr Testament erstellen
- Personen, die häufig wegen einer unklaren Symptomatik Hilfe suchen
- Personen mit Disziplinproblemen
- Personen mit familiärer Vorgeschichte von Suizid
- Personen mit Suizidversuch in der Vorgeschichte
- Personen mit Gewalt in der Vorgeschichte
- Personen mit plötzlicher euphorischer Erholung von einer schweren Depression
- Institutionalisierte Personen
- Männer
- Amerikanische Ureinwohner
- Ältere Erwachsene

Assoziierte Bedingungen

- Depression
- Mentale Störungen
- Physische Krankheit
- Terminale Erkrankung

Unterstützende Originalliteratur ist verfügbar unter www.recom.eu/nanda-2021-2023-literatur.

Domäne 11 • Klasse 4 • Diagnosencode 00181 • Contamination

Kontamination

Fokus der Diagnose: Kontamination
Zugelassen 2006 • Überarbeitet 2017 • Evidenzlevel 2.1

Definition
Umweltschadstoffen in einem Maße ausgesetzt zu sein, das ausreicht, um nachteilige Gesundheitsfolgen zu verursachen.

Bestimmende Merkmale

Pestizide

- Dermatologische Auswirkungen von Pestiziden
- Gastrointestinale Auswirkungen von Pestiziden
- Neurologische Auswirkungen von Pestiziden
- Pulmonale Auswirkungen von Pestiziden
- Renale Auswirkungen von Pestiziden

Chemikalien

- Dermatologische Auswirkungen von Chemikalien
- Gastrointestinale Auswirkungen von Chemikalien
- Immunologische Auswirkungen von Chemikalien
- Neurologische Auswirkungen von Chemikalien
- Pulmonale Auswirkungen von Chemikalien
- Renale Auswirkungen von Chemikalien

Biologische Stoffe

- Dermatologische Auswirkungen biologischer Schadstoffe
- Gastrointestinale Auswirkungen biologischer Schadstoffe
- Neurologische Auswirkungen biologischer Schadstoffe
- Pulmonale Auswirkungen biologischer Schadstoffe
- Renale Auswirkungen biologischer Schadstoffe

Umweltverschmutzung

- Neurologische Auswirkungen von Umweltverschmutzung
- Pulmonale Auswirkungen von Umweltverschmutzung

Abfallprodukt

- Dermatologische Auswirkungen von Abfallprodukten
- Gastrointestinale Auswirkungen von Abfallprodukten

- Hepatische Auswirkungen von Abfallprodukten
- Pulmonale Auswirkungen von Abfallprodukten

Radioaktive Strahlung

- Genetische Auswirkungen einer Strahlentherapie
- Immunologische Auswirkungen einer Strahlentherapie
- Neurologische Auswirkungen einer Strahlentherapie
- Onkologische Auswirkungen einer Strahlentherapie

Beeinflussende Faktoren

Externe Faktoren

- Teppichboden
- Chemische Verunreinigung der Nahrung
- Chemische Verunreinigung des Wassers
- Entfernen von Oberflächenbelägen im Beisein von Kleinkindern
- Unzureichender Schadstoffabbau
- Unzureichende Hygienemaßnahmen im Haushalt
- Unzureichende kommunale Dienste
- Unzureichende individuelle Hygienemaßnahmen
- Unzureichende Schutzkleidung
- Unsachgemäßer Gebrauch von Schutzkleidung
- Personen, die etwas Kontaminiertes zu sich genommen haben
- Spielen in verseuchter Umgebung
- Ist ungeschützt Chemikalien ausgesetzt
- Ist ungeschützt Schwermetallen ausgesetzt
- Ist ungeschützt radioaktivem Material ausgesetzt
- Nutzung von Umweltgiften/Schadstoffen im Haus
- Verwendung von gesundheitsschädlichem Material in einem inadäquat belüfteten Bereich
- Verwendung von schädlichen Materialien ohne wirksamen Schutz

Interne Faktoren

- Zusätzliche Belastung
- Malnutrition
- Rauchen

Risikopopulationen

- Kinder < 5 Jahre
- Wirtschaftlich benachteiligte Personen
- Perinatal exponierte Personen
- Personen, die Bereichen mit hohem Schadstoffgehalt ausgesetzt sind
- Personen, die Luftschadstoffen ausgesetzt sind
- Personen, die Bioterrorismus ausgesetzt sind
- Von einer Katastrophe betroffene Personen
- Personen, die in der Vorgeschichte einer Schadstoffbelastung ausgesetzt waren
- Ältere Erwachsene
- Schwangere Frauen
- Frauen

Assoziierte Bedingungen

- Vorerkrankung
- Strahlentherapie

Unterstützende Originalliteratur ist verfügbar unter www.recom.eu/nanda-2021-2023-literatur.

Domäne 11 • Klasse 4 • Diagnosencode 00180 • Risk for contamination

Risiko einer Kontamination

Fokus der Diagnose: Kontamination
Zugelassen 2006 • Überarbeitet 2013, 2017 • Evidenzlevel 2.1

Definition
Anfälligkeit für eine Exposition gegenüber Umweltschadstoffen, welche die Gesundheit beeinträchtigen könnte.

Risikofaktoren

Externe Faktoren

- Teppichboden
- Chemische Verunreinigung der Nahrung
- Chemische Verunreinigung des Wassers
- Entfernen von Oberflächenbelägen im Beisein von Kleinkindern
- Unzureichender Schadstoffabbau
- Unzureichende Hygienemaßnahmen im Haushalt
- Unzureichende kommunale Dienste
- Unzureichende individuelle Hygienemaßnahmen
- Unzureichende Schutzkleidung
- Unsachgemäßer Gebrauch von Schutzkleidung
- Personen, die etwas Kontaminiertes zu sich genommen haben
- Spielen in verseuchter Umgebung
- Ist ungeschützt Chemikalien ausgesetzt
- Ist ungeschützt Schwermetallen ausgesetzt
- Ist ungeschützt radioaktivem Material ausgesetzt
- Nutzung von Umweltgiften/Schadstoffen im Haus
- Verwendung von gesundheitsschädlichem Material in einem inadäquat belüfteten Bereich
- Verwendung von schädlichen Materialien ohne wirksamen Schutz

Interne Faktoren

- Zusätzliche Belastung
- Malnutrition
- Rauchen

Risikopopulationen

- Kinder < 5 Jahre
- Wirtschaftlich benachteiligte Personen
- Perinatal exponierte Personen
- Personen, die Bereichen mit hohem Schadstoffgehalt ausgesetzt sind
- Personen, die Luftschadstoffen ausgesetzt sind

- Personen, die Bioterrorismus ausgesetzt sind
- Von einer Katastrophe betroffene Personen
- Personen, die in der Vorgeschichte einer Schadstoffbelastung ausgesetzt waren
- Ältere Erwachsene
- Schwangere Frauen
- Frauen

Assoziierte Bedingungen

- Vorerkrankung
- Strahlentherapie

Unterstützende Originalliteratur ist verfügbar unter www.recom.eu/nanda-2021-2023-literatur.

Domäne 11 • Klasse 4 • Diagnosencode 00265 • Risk for occupational injury

Risiko für eine berufsbedingte Verletzung

Fokus der Diagnose: Berufsbedingte Verletzung
Zugelassen 2016 • Evidenzlevel 2.1

Definition
Anfälligkeit für einen Arbeitsunfall oder eine arbeitsbedingte Erkrankung, welche die Gesundheit beeinträchtigen könnten.

Risikofaktoren

Individuell

- Ablenkung durch zwischenmenschliche Beziehungen
- Übermäßiger Stress
- Unsachgemäßer Gebrauch von persönlicher Schutzausrüstung
- Unzureichendes Wissen
- Unzureichende Fähigkeiten zum Zeitmanagement
- Ineffektive Coping-Strategien
- Missinterpretation von Gesundheitsinformationen
- Selbstüberschätzendes Verhalten
- Psychologischer Disstress
- Ungesunde Gewohnheiten
- Unsichere Verhaltensweisen bei der Arbeit

Unveränderte Umweltfaktoren

- Umweltbedingte Einschränkungen
- Ist biologischen Werkstoffen ausgesetzt
- Ist Chemikalien ausgesetzt
- Ist Lärm ausgesetzt
- Ist Strahlentherapie ausgesetzt
- Ist teratogenen (embryoschädigenden) Stoffen ausgesetzt
- Ist Vibration ausgesetzt
- Inadäquater Zugang zu persönlicher Schutzausrüstung
- Inadäquate äußerliche Umgebung
- Arbeitsbeziehungen
- Arbeit in Wechselschicht
- Berufsbedingter Burnout
- Physische Arbeitsbelastung
- Schichtarbeit

Risikopopulationen

- Personen, die extremen Umgebungstemperaturen ausgesetzt sind

Unterstützende Originalliteratur ist verfügbar unter www.recom.eu/nanda-2021-2023-literatur.

Domäne 11 • Klasse 4 • Diagnosencode 00037 • Risk for poisoning

Risiko einer Vergiftung

Fokus der Diagnose: Vergiftung
Zugelassen 1980 • Überarbeitet 2006, 2013, 2017 • Evidenzlevel 2.1

Definition
Anfälligkeit für eine unbeabsichtigte Exposition oder Einnahme von Medikamenten oder gefährlichen Substanzen in toxischen Dosen, welche die Gesundheit beeinträchtigen könnte.

Risikofaktoren

Externe Faktoren

- Zugang zu gefährlichen Substanzen
- Zugang zu Drogen, die mit giftigen Zusätzen versetzt sein können
- Zugang zu pharmazeutischen Präparaten
- Unzureichende Schutzmaßnahmen im beruflichen Umfeld

Interne Faktoren

- Kognitive Dysfunktion
- Übermäßige emotionale Störung
- Unzureichendes Wissen über pharmazeutische Präparate
- Unzureichendes Wissen über Vergiftungsprävention
- Unzureichende Vorsichtsmaßnahmen gegen Vergiftung
- Neurobehaviorale Manifestationen
- Nicht thematisierte Sehbeeinträchtigung

Unterstützende Originalliteratur ist verfügbar unter www.recom.eu/nanda-2021-2023-literatur.

Domäne 11 • Klasse 5 • Diagnosencode 00218 • Risk for adverse reaction to iodinated contrast media

Risiko einer nachteiligen Reaktion auf jodhaltige Kontrastmittel

Fokus der Diagnose: Nachteilige Reaktion auf jodhaltige Kontrastmittel
Zugelassen 2010 • Überarbeitet 2013, 2017 • Evidenzlevel 2.1

Definition
Anfälligkeit für eine schädliche oder unbeabsichtigte Reaktion, die innerhalb von sieben Tagen nach der Kontrastmittelinjektion auftreten kann und die Gesundheit beeinträchtigen könnte.

Risikofaktoren

- Dehydratation
- Allgemeine Schwäche

Risikopopulationen

- Personen mit Altersextremen
- Personen mit einer Vorgeschichte von Nebenwirkungen von jodhaltigen Kontrastmitteln
- Personen mit einer Allergie in der Vorgeschichte

Assoziierte Bedingungen

- Chronische Erkrankung
- Gleichzeitige Verwendung verschiedener pharmazeutischer Präparate
- Verminderter Bewusstseinszustand
- Personen mit fragilen Venen

Unterstützende Originalliteratur ist verfügbar unter www.recom.eu/nanda-2021-2023-literatur.

Domäne 11 • Klasse 5 • Diagnosencode 00217 • Risk for allergy reaction

Risiko einer allergischen Reaktion

Fokus der Diagnose: Allergische Reaktion
Zugelassen 2010 • Überarbeitet 2013, 2017 • Evidenzlevel 2.1

Definition
Anfälligkeit für eine übermäßige Immunreaktion auf Substanzen, welche die Gesundheit beeinträchtigen könnte.

Risikofaktoren

- Ist Allergenen ausgesetzt
- Ist Umweltallergenen ausgesetzt
- Ist toxischen Chemikalien ausgesetzt
- Unzureichendes Wissen über die Vermeidung von relevanten Allergenen
- Achtet nicht auf mögliche Allergenexposition

Risikopopulationen

- Personen mit einer Vorgeschichte von Nahrungsmittelallergien
- Personen mit einer Allergie gegen Insektenstiche in der Vorgeschichte
- Personen, die wiederholt allergieerzeugenden Umweltstoffen ausgesetzt sind

Unterstützende Originalliteratur ist verfügbar unter www.recom.eu/nanda-2021-2023-literatur.

Domäne 11 • Klasse 5 • Diagnosencode 00042 • Risk for latex allergy reaction

Risiko einer allergischen Reaktion auf Latex

Fokus der Diagnose: Allergische Reaktion auf Latex
Zugelassen 1998 • Überarbeitet 2006, 2013, 2017, 2020 • Evidenzlevel 2.1

Definition
Anfälligkeit für eine hypersensitive Reaktion auf Naturlatexprodukte oder latexreaktive Lebensmittel, welche die Gesundheit beeinträchtigen könnte.

Risikofaktoren

- Unzureichendes Wissen über die Vermeidung von relevanten Allergenen
- Achtet nicht auf potenzielle umweltbedingte Latexexposition
- Achtet nicht auf möglichen Konsum von latexreaktiven Lebensmitteln

Risikopopulationen

- Personen, die häufig mit Latexprodukten in Kontakt kommen
- Personen, die wiederholt Injektionen aus Flaschen mit Gummiverschluss erhalten
- Personen mit familiärer Vorgeschichte von atopischer Dermatitis
- Personen mit einer Vorgeschichte von Latexreaktionen
- Säuglinge, die kurz nach der Geburt zahlreichen Operationen unterzogen wurden

Assoziierte Bedingungen

- Asthma
- Atopie
- Lebensmittelallergie
- Hypersensitivität gegenüber Naturlatexproteinen
- Mehrere chirurgische Eingriffe
- Allergie gegen Weihnachtsstern (Poinsettie)
- Erkrankungen der Harnblase

Unterstützende Originalliteratur ist verfügbar unter www.recom.eu/nanda-2021-2023-literatur.

Domäne 11 • Klasse 6 • Diagnosencode 00007 • Hyperthermia

Hyperthermie

Fokus der Diagnose: Hyperthermie
Zugelassen 1986 • Überarbeitet 2013, 2017 • Evidenzlevel 2.2

Definition
Körperkerntemperatur über dem tageszyklischen Normbereich aufgrund des Versagens der Thermoregulation.

Bestimmende Merkmale

- Abnormale Körperhaltung
- Apnoe
- Koma
- Gerötete Haut
- Hypotonie
- Säugling hält das Saugen nicht aufrecht
- Gereizte Stimmung
- Lethargie
- Krampfanfälle
- Fühlbare Überwärmung
- Stupor
- Tachykardie
- Tachypnoe
- Vasodilatation (Gefäßerweiterung)

Beeinflussende Faktoren

- Dehydratation
- Unangemessene Kleidung
- Intensive Aktivität

Risikopopulationen

- Personen, die einer hohen Umgebungstemperatur ausgesetzt sind

Assoziierte Bedingungen

- Verminderte Schweißsekretion
- Beeinträchtigter Gesundheitsstatus
- Erhöhte Stoffwechselrate
- Ischämie
- Pharmazeutische Präparate
- Sepsis
- Trauma

Beziehen Sie sich auf Einteilungskriterien.

Unterstützende Originalliteratur ist verfügbar unter www.recom.eu/nanda-2021-2023-literatur.

Domäne 11 • Klasse 6 • Diagnosencode 00006 • Hypothermia

Hypothermie

Fokus der Diagnose: Hypothermie
Zugelassen 1986 • Überarbeitet 1988, 2013, 2017, 2020 • Evidenzlevel 2.2

Definition
Körperkerntemperatur unterhalb des tageszyklischen Normbereiches bei Individuen > 28 Lebenstage.

Bestimmende Merkmale

- Akrozyanose
- Bradykardie
- Zyanotische Nagelbetten
- Verminderter Blutglukosespiegel
- Verminderte Ventilation
- Hypertonie
- Hypoglykämie
- Hypoxie
- Erhöhte Stoffwechselrate
- Anstieg des Sauerstoffverbrauchs
- Periphere Vasokonstriktion
- Piloerektion (Gänsehaut)
- Schüttelfrost
- Fühlbar kühle Haut
- Verzögerte Kapillarfüllung
- Tachykardie

Beeinflussende Faktoren

- Alkoholkonsum
- Übermäßiger Wärmeverlust durch Konduktion (Wärmeleitung)
- Übermäßiger Wärmeverlust durch Konvektion (Wärmeströmung)
- Übermäßiger Wärmeverlust durch Evaporation (Verdunstungswärme)
- Übermäßiger Wärmeverlust durch Radiation (Wärmestrahlung)
- Inaktivität
- Unzureichendes Wissen der pflegenden Person über die Hypothermieprävention
- Inadäquate Kleidung
- Geringe Umgebungstemperatur
- Malnutrition

Risikopopulationen

- Wirtschaftlich benachteiligte Personen
- Personen mit Altersextremen
- Personen mit Gewichtsextremen

Assoziierte Bedingungen

- Schädigung des Hypothalamus
- Verminderte Stoffwechselrate
- Pharmazeutische Präparate
- Strahlentherapie
- Trauma

Beziehen Sie sich auf angemessene und validierte Einteilungskriterien.

Unterstützende Originalliteratur ist verfügbar unter www.recom.eu/nanda-2021-2023-literatur.

Domäne 11 • Klasse 6 • Diagnosencode 00253 • Risk for hypothermia

Risiko einer Hypothermie

Fokus der Diagnose: Hypothermie
Zugelassen 2013 • Überarbeitet 2017, 2020 • Evidenzlevel 2.2

Definition
Anfälligkeit für ein Versagen der Thermoregulation, was bei Individuen > 28 Lebenstage zu einer Abnahme der Körperkerntemperatur unter den tageszyklischen Normbereich führen kann, welches die Gesundheit beeinträchtigen könnte.

Risikofaktoren

- Alkoholkonsum
- Übermäßiger Wärmeverlust durch Konduktion (Wärmeleitung)
- Übermäßiger Wärmeverlust durch Konvektion (Wärmeströmung)
- Übermäßiger Wärmeverlust durch Evaporation (Verdunstungswärme)
- Übermäßiger Wärmeverlust durch Radiation (Wärmestrahlung)
- Inaktivität
- Unzureichendes Wissen der pflegenden Person über die Hypothermieprävention
- Inadäquate Kleidung
- Geringe Umgebungstemperatur
- Malnutrition

Risikopopulationen

- Wirtschaftlich benachteiligte Personen
- Personen mit Altersextremen
- Personen mit Gewichtsextremen

Assoziierte Bedingungen

- Schädigung des Hypothalamus
- Verminderte Stoffwechselrate
- Pharmazeutische Präparate
- Strahlentherapie
- Trauma

Beziehen Sie sich auf angemessene und validierte Einteilungskriterien.

Unterstützende Originalliteratur ist verfügbar unter www.recom.eu/nanda-2021-2023-literatur.

Domäne 11 • Klasse 6 • Diagnosencode 00280 • Neonatal hypothermia

Neonatale Hypothermie

Fokus der Diagnose: Hypothermie
Zugelassen 2020 • Evidenzlevel 3.1

Definition
Körperkerntemperatur eines Säuglings unterhalb des tageszyklischen Normbereichs.

Bestimmende Merkmale

- Akrozyanose
- Bradykardie
- Verminderter Blutglukosespiegel
- Verminderte Stoffwechselrate
- Verminderte periphere Durchblutung
- Verminderte Ventilation
- Hypertonie
- Hypoglykämie
- Hypoxie
- Erhöhter Sauerstoffbedarf
- Unzureichende Energie, um das Saugen aufrechtzuerhalten
- Reizbarkeit
- Metabolische Azidose
- Blässe
- Periphere Vasokonstriktion
- Respiratorischer Disstress
- Fühlbar kühle Haut
- Verzögerte Kapillarfüllung
- Tachykardie
- Gewichtszunahme < 30 g/Tag

Beeinflussende Faktoren

- Verzögertes Stillen
- Frühes Baden des Neugeborenen
- Übermäßiger Wärmeverlust durch Konduktion (Wärmeleitung)
- Übermäßiger Wärmeverlust durch Konvektion (Wärmeströmung)
- Übermäßiger Wärmeverlust durch Evaporation (Verdunstungswärme)
- Übermäßiger Wärmeverlust durch Radiation (Wärmestrahlung)
- Unzureichendes Wissen der pflegenden Person über die Hypothermieprävention
- Inadäquate Kleidung
- Malnutrition

Risikopopulationen

- Säuglinge mit niedrigem Geburtsgewicht
- Neugeborene im Alter von 0–28 Tagen
- Durch Kaiserschnitt geborene Neugeborene
- Neugeborene, die von einer jugendlichen Mutter geboren wurden
- Neugeborene aus wirtschaftlich benachteiligten Familien
- Neugeborene, die niedrigen Umgebungstemperaturen ausgesetzt sind
- Neugeborene mit außerklinischer Hochrisikogeburt
- Neugeborene mit unzureichender subkutaner Fettmasse

- Neugeborene mit erhöhtem Verhältnis von Körperoberfläche zu Gewicht
- Neugeborene mit ungeplanter außerklinischer Geburt
- Frühgeborene Neugeborene

Assoziierte Bedingungen

- Schädigung des Hypothalamus
- Unreifes Stratum corneum
- Erhöhter pulmonaler Gefäßwiderstand
- Ineffektive vaskuläre Kontrolle
- Ineffektive zitterfreie Thermogenese
- Niedrige APGAR-Werte (Aussehen, Puls, Gesichtsbewegungen, Aktivität und Atmung)
- Pharmazeutische Präparate

Beziehen Sie sich auf geeignete und validierte Einstufungskriterien für Hypothermie.

Unterstützende Originalliteratur ist verfügbar unter www.recom.eu/nanda-2021-2023-literatur.

Domäne 11 • Klasse 6 • Diagnosencode 00282 • Risk for neonatal hypothermia

Risiko einer neonatalen Hypothermie

Fokus der Diagnose: Hypothermie
Zugelassen 2020 • Evidenzlevel 3.1

Definition
Anfälligkeit eines Säuglings für eine Körperkerntemperatur unterhalb des tageszyklischen Normbereichs, welche die Gesundheit beeinträchtigen könnte.

Risikofaktoren

- Verzögertes Stillen
- Frühes Baden des Neugeborenen
- Übermäßiger Wärmeverlust durch Konduktion (Wärmeleitung)
- Übermäßiger Wärmeverlust durch Konvektion (Wärmeströmung)
- Übermäßiger Wärmeverlust durch Evaporation (Verdunstungswärme)
- Übermäßiger Wärmeverlust durch Radiation (Wärmestrahlung)
- Unzureichendes Wissen der pflegenden Person über die Hypothermieprävention
- Inadäquate Kleidung
- Malnutrition

Risikopopulationen

- Säuglinge mit niedrigem Geburtsgewicht
- Neugeborene im Alter von 0–28 Tagen
- Durch Kaiserschnitt geborene Neugeborene
- Neugeborene, die von einer jugendlichen Mutter geboren wurden
- Neugeborene aus wirtschaftlich benachteiligten Familien
- Neugeborene, die niedrigen Umgebungstemperaturen ausgesetzt sind
- Neugeborene mit außerklinischer Hochrisikogeburt
- Neugeborene mit unzureichender subkutaner Fettmasse
- Neugeborene mit erhöhtem Verhältnis von Körperoberfläche zu Gewicht
- Neugeborene mit ungeplanter außerklinischer Geburt
- Frühgeborene Neugeborene

Assoziierte Bedingungen

- Schädigung des Hypothalamus
- Unreifes Stratum corneum
- Erhöhter pulmonaler Gefäßwiderstand
- Ineffektive vaskuläre Kontrolle
- Ineffektive zitterfreie Thermogenese
- Niedrige APGAR-Werte (Aussehen, Puls, Gesichtsbewegungen, Aktivität und Atmung)
- Pharmazeutische Präparate

Beziehen Sie sich auf geeignete und validierte Einstufungskriterien für Hypothermie.

Unterstützende Originalliteratur ist verfügbar unter www.recom.eu/nanda-2021-2023-literatur.

Domäne 11 • Klasse 6 • Diagnosencode 00254 • Risk for perioperative hypothermia

Risiko einer perioperativen Hypothermie

Fokus der Diagnose: Perioperative Hypothermie
Zugelassen 2013 • Überarbeitet 2017, 2020 • Evidenzlevel 2.2

Definition
Anfälligkeit für einen unbeabsichtigten Rückgang der Körperkerntemperatur unter 36 °C/96,8 °F, der eine Stunde vor und bis zu 24 Stunden nach der Operation auftritt, welcher die Gesundheit beeinträchtigen könnte.

Risikofaktoren

- Angst
- Body-Mass-Index unterhalb des Normalbereichs für Alter und Geschlecht
- Umgebungstemperatur < 21 °C/ 69,8 °F
- Unzureichende Verfügbarkeit geeigneter Geräte zum Aufwärmen
- Unbedeckte Wundfläche

Risikopopulationen

- Personen ≥ 60 Jahre
- Personen in Umgebung mit Laminar-Air-Flow
- Personen, die eine Anästhesie für > 2 Stunden erhalten
- Personen, die eine lange Einleitungszeit haben
- Personen, die sich einer offenen Operation unterziehen
- Personen, die sich einem chirurgischen Eingriff > 2 Stunden unterziehen
- Personen mit einem ASA-Wert von > 1 (American Society of Anesthesiologists, Klassifikation des physischen Zustands)
- Personen mit hohem MELD-Wert (Model for End-Stage Liver Disease)
- Personen mit erhöhtem intraoperativem Blutverlust
- Personen mit intraoperativem diastolischem arteriellem Blutdruck < 60 mmHg
- Personen mit intraoperativem systolischem Blutdruck < 140 mmHg
- Personen mit geringer Körperoberfläche
- Neugeborene < 37 Schwangerschaftswochen
- Frauen

Assoziierte Bedingungen

- Akutes Leberversagen
- Anämie
- Verbrennungen
- Kardiovaskuläre Komplikationen
- Chronische Niereninsuffizienz
- Kombinierte Regional- und Allgemeinanästhesie
- Neurologische Störung
- Pharmazeutische Präparate
- Trauma

Unterstützende Originalliteratur ist verfügbar unter www.recom.eu/nanda-2021-2023-literatur.

Domäne 11 • Klasse 6 • Diagnosencode 00008 • Ineffective thermoregulation

Ineffektive Thermoregulation

Fokus der Diagnose: Thermoregulation
Zugelassen 1986 • Überarbeitet 2017 • Evidenzlevel 2.1

Definition
Temperaturschwankungen zwischen Hypo- und Hyperthermie.

Bestimmende Merkmale

- Zyanotische Nagelbetten
- Gerötete Haut
- Hypertonie
- Erhöhte Körpertemperatur im Vergleich zum Normbereich
- Erhöhte Atemfrequenz
- Leichtes Zittern
- Mäßige Blässe
- Piloerektion (Gänsehaut)
- Körpertemperatur liegt unter dem Normalbereich
- Krampfanfälle
- Fühlbar kühle Haut
- Fühlbare Überwärmung
- Verzögerte Kapillarfüllung
- Tachykardie

Beeinflussende Faktoren

- Dehydratation
- Schwankungen der Umgebungstemperatur
- Inaktivität
- Kleidung ist für die Umgebungstemperatur nicht angemessen
- Erhöhter Sauerstoffbedarf
- Intensive Aktivität

Risikopopulationen

- Personen mit Gewichtsextremen
- Personen, die extremen Umgebungstemperaturen ausgesetzt sind
- Personen mit unzureichender subkutaner Fettmasse
- Personen mit einem erhöhten Verhältnis von Körperoberfläche zu Gewicht

Assoziierte Bedingungen

- Veränderte Stoffwechselrate
- Hirnverletzungen
- Erkrankung, welche die Temperaturregulation beeinflusst
- Verminderte Schweißsekretion
- Beeinträchtigter Gesundheitsstatus
- Ineffektive zitterfreie Thermogenese
- Pharmazeutische Präparate
- Sedierung
- Sepsis
- Trauma

Domäne 11 • Klasse 6 • Diagnosencode 00274 • Risk for ineffective thermoregulation

Risiko einer ineffektiven Thermoregulation

Fokus der Diagnose: Thermoregulation
Zugelassen 2016 • Evidenzlevel 2.1

Definition
Anfälligkeit für Temperaturschwankungen zwischen Hypo- und Hyperthermie, welche die Gesundheit beeinträchtigen könnten.

Risikofaktoren

- Dehydratation
- Schwankungen der Umgebungstemperatur
- Inaktivität
- Kleidung ist für die Umgebungstemperatur nicht angemessen
- Erhöhter Sauerstoffbedarf
- Intensive Aktivität

Risikopopulationen

- Personen mit Gewichtsextremen
- Personen, die extremen Umgebungstemperaturen ausgesetzt sind
- Personen mit unzureichender subkutaner Fettmasse
- Personen mit einem erhöhten Verhältnis von Körperoberfläche zu Gewicht

Assoziierte Bedingungen

- Veränderte Stoffwechselrate
- Hirnverletzungen
- Erkrankung, welche die Temperaturregulation beeinflusst
- Verminderte Schweißsekretion
- Beeinträchtigter Gesundheitsstatus
- Ineffektive zitterfreie Thermogenese
- Pharmazeutische Präparate
- Sedierung
- Sepsis
- Trauma

Domäne 12. Comfort

Gefühl des geistigen, physischen oder sozialen Wohlbefindens oder der Behaglichkeit

Klasse 1. Physischer Comfort

Gefühl des Wohlbefindens oder der Behaglichkeit und/oder der Freiheit von Schmerz

Code	Diagnose	Seite
00214	Beeinträchtigter Comfort	619
00183	Bereitschaft für verbesserten Comfort	620
00134	Übelkeit	621
00132	Akuter Schmerz	622
00133	Chronischer Schmerz	623
00255	Chronisches Schmerzsyndrom	625
00256	Geburtsschmerz	626

Klasse 2. Umweltbedingter Comfort

Gefühl des Wohlbefindens oder der Behaglichkeit in/mit der eigenen Umgebung

Code	Diagnose	Seite
00214	Beeinträchtigter Comfort	628
00183	Bereitschaft für verbesserten Comfort	629

Klasse 3. Sozialer Comfort

Gefühl des Wohlbefindens oder der Behaglichkeit mit den eigenen sozialen Situationen

Code	Diagnose	Seite
00214	Beeinträchtigter Comfort	630
00183	Bereitschaft für verbesserten Comfort	631
00054	Risiko der Vereinsamung	632
00053	Soziale Isolation	633

NANDA International, Inc. Nursing Diagnoses: Definitions and Classification 2021–2023, 12th Edition.
Edited by T. Heather Herdman, Shigemi Kamitsuru, and Camila Takáo Lopes.

Unterstützende Originalliteratur ist verfügbar unter: www.recom.eu/nanda-2021-2023-literatur.

Domäne 12 • Klasse 1 • Diagnosencode 00214 • Impaired comfort

Beeinträchtigter Comfort

Fokus der Diagnose: Comfort
Zugelassen 2008 • Überarbeitet 2010, 2017 • Evidenzlevel 2.1

Definition
Wahrgenommener Mangel an Ruhe, Entlastung und Transzendenz in physischen, psychospirituellen, umgebungsbezogenen, kulturellen und sozialen Dimensionen.

Bestimmende Merkmale

- Angst
- Weinen
- Schwierigkeiten zu entspannen
- Drückt Unbehagen aus
- Drückt Unzufriedenheit mit der Situation aus
- Drückt Furcht aus
- Drückt ein Kältegefühl aus
- Drückt ein Wärmegefühl aus
- Drückt Juckreiz aus
- Drückt psychische Belastung aus
- Gereizte Stimmung
- Stöhnen
- Psychomotorische Unruhe
- Berichtet über einen veränderten Schlaf-Wach-Zyklus
- Berichtet, Hunger zu haben
- Seufzen
- Fühlt sich in der aktuellen Situation unbehaglich

Beeinflussende Faktoren

- Inadäquate Umgebungskontrolle
- Inadäquate Gesundheitsressourcen
- Inadäquate Situationskontrolle
- Unzureichende Privatsphäre
- Unangenehme Umweltreize

Assoziierte Bedingungen

- Krankheitsbezogene Symptome
- Therapieregime

Diese Diagnose wird in der Domäne 12 gleichzeitig in Klasse 1 (Physischer Comfort), Klasse 2 (Umweltbedingter Comfort) und Klasse 3 (Sozialer Comfort) aufgeführt.

Unterstützende Originalliteratur ist verfügbar unter www.recom.eu/nanda-2021-2023-literatur.

Domäne 12 • Klasse 1 • Diagnosencode 00183 • Readiness for enhanced comfort

Bereitschaft für verbesserten Comfort

Fokus der Diagnose: Comfort
Zugelassen 2006 • Überarbeitet 2013 • Evidenzlevel 2.1

Definition
Ein Muster der Ruhe, der Entlastung und Transzendenz in physischen, psychospirituellen, umgebungsbezogenen und/oder sozialen Dimensionen, welches gestärkt werden kann.

Bestimmende Merkmale

- Drückt den Wunsch aus, den Comfort zu verbessern
- Drückt den Wunsch aus, das Gefühl der Zufriedenheit zu verstärken
- Drückt den Wunsch aus, die Entspannung zu verbessern
- Drückt den Wunsch aus, körperliche Beschwerden besser zu lindern

Diese Diagnose wird in der Domäne 12 gleichzeitig in Klasse 1 (Physischer Comfort), Klasse 2 (Umweltbedingter Comfort) und Klasse 3 (Sozialer Comfort) aufgeführt.

Unterstützende Originalliteratur ist verfügbar unter www.recom.eu/nanda-2021-2023-literatur.

Domäne 12 • Klasse 1 • Diagnosencode 00134 • Nausea

Übelkeit

Fokus der Diagnose: Übelkeit
Zugelassen 1998 • Überarbeitet 2002, 2010, 2017 • Evidenzlevel 2.1

Definition
Ein subjektives Phänomen einer unangenehmen Empfindung im hinteren Rachenraum und im Magen, das zu Brechreiz oder Erbrechen führen könnte.

Bestimmende Merkmale

- Aversion gegenüber Nahrungsmittel
- Würgereiz
- Vermehrter Speichelfluss
- Vermehrtes Schlucken
- Saurer Geschmack

Beeinflussende Faktoren

- Angst
- Ist Toxinen ausgesetzt
- Furcht
- Giftiger Geschmack
- Unangenehme Sinnesreize

Risikopopulationen

- Schwangere Frauen

Assoziierte Bedingungen

- Abdominale Neoplasien
- Verändertes biochemisches Phänomen
- Ösophaguserkrankung
- Magendehnung
- Magen-Darm-Reizung
- Intrakranielle Hypertonie
- Labyrinthitis (Entzündung des Innenohrs)
- Leberkapselspannung
- Lokalisierter Tumor
- Morbus Menière
- Meningitis
- Reisekrankheit
- Erkrankungen des Pankreas
- Pharmazeutische Präparate
- Psychologische Störung
- Milzkapselspannung
- Therapieregime

Unterstützende Originalliteratur ist verfügbar unter www.recom.eu/nanda-2021-2023-literatur.

Domäne 12 • Klasse 1 • Diagnosencode 00132 • Acute pain

Akuter Schmerz

Fokus der Diagnose: Schmerz
Zugelassen 1996 • Überarbeitet 2013 • Evidenzlevel 2.1

Definition
Unangenehme sensorische und emotionale Erfahrung, die von aktuellen oder potenziellen Gewebeschädigungen herrührt oder als solche Schädigungen beschrieben werden kann (International Association for the Study of Pain); plötzlicher oder allmählicher Beginn mit einer Intensität von leicht bis schwer, einem erwarteten oder vorhersagbaren Ende und einer Dauer von weniger als 3 Monaten.

Bestimmende Merkmale

- Veränderte physiologische Parameter
- Veränderung des Appetits
- Diaphorese (Schwitzen)
- Ablenkungsverhalten
- Nachweis von Schmerz mithilfe eines standardisierten Assessments des Schmerzverhaltens bei Personen, die nicht verbal kommunizieren können
- Expressives Verhalten
- Schmerzhafter Gesichtsausdruck
- Hoffnungslosigkeit
- Enger Fokus
- Schmerzlindernde Lagerung
- Beschützendes Verhalten
- Stellvertreterbericht über Aktivitätsänderungen
- Stellvertreterbericht über das Schmerzverhalten
- Pupillenerweiterung
- Berichtet Schmerzintensität anhand einer standardisierten Schmerzskala
- Berichtet Schmerzcharakteristika mit Hilfe einer standardisierten Schmerzskala
- Selbstfokussierung

Beeinflussende Faktoren

- Biologische Verletzungsursachen
- Unsachgemäßer Einsatz von chemischen Substanzen
- Physikalische Verletzungsursachen

Unterstützende Originalliteratur ist verfügbar unter www.recom.eu/nanda-2021-2023-literatur.

Domäne 12 • Klasse 1 • Diagnosencode 00133 • Chronic pain

Chronischer Schmerz

Fokus der Diagnose: Schmerz
Zugelassen 1986 • Überarbeitet 1996, 2013, 2017 • Evidenzlevel 2.1

Definition
Unangenehme sensorische und emotionale Erfahrung, die von aktuellen oder potenziellen Gewebeschädigungen herrührt oder als solche Schädigungen beschrieben werden kann (International Association for the Study of Pain); plötzlicher oder allmählicher Beginn mit einer Intensität von leicht bis schwer, konstant oder wiederholend auftretend, ohne ein erwartetes oder vorhersagbares Ende und einer Dauer von mehr als 3 Monaten.

Bestimmende Merkmale

- Veränderte Fähigkeit, Aktivitäten fortzusetzen
- Anorexie
- Nachweis von Schmerz mithilfe eines standardisierten Assessments des Schmerzverhaltens bei Personen, die nicht verbal kommunizieren können
- Drückt Fatigue aus
- Schmerzhafter Gesichtsausdruck
- Stellvertreterbericht über Aktivitätsänderungen
- Stellvertreterbericht über das Schmerzverhalten
- Berichtet über einen veränderten Schlaf-Wach-Zyklus
- Berichtet Schmerzintensität anhand einer standardisierten Schmerzskala
- Berichtet Schmerzcharakteristika mit Hilfe einer standardisierten Schmerzskala
- Selbstfokussierung

Beeinflussende Faktoren

- Body-Mass-Index über dem Normalbereich für Alter und Geschlecht
- Fatigue
- Ineffektives Sexualverhalten
- Verletzungsursache
- Malnutrition
- Lange Computernutzung
- Psychologischer Disstress
- Wiederholter Umgang mit schweren Lasten
- Soziale Isolation
- Ganzkörperschwingungen

Risikopopulationen

- Personen > 50 Jahre
- Personen mit Missbrauch in der Vorgeschichte
- Personen mit Genitalverstümmelung in der Vorgeschichte

- Personen mit Überschuldung in der Vorgeschichte
- Personen mit statischen Arbeitshaltungen in der Vorgeschichte
- Personen mit Suchtmittelmissbrauch in der Vorgeschichte
- Personen mit intensivem körperlichen Training in der Vorgeschichte
- Frauen

Assoziierte Bedingungen

- Knochenfrakturen
- Empfindlichkeit des zentralen Nervensystems
- Chronische muskuloskelettale Erkrankung
- Prellung
- Kompressionssyndrom
- Ungleichgewicht von Neurotransmittern, Neuromodulatoren und Rezeptoren
- Erkrankungen des Immunsystems
- Beeinträchtigter Metabolismus
- Angeborene genetische Krankheiten
- Ischämie
- Neoplasmen
- Nervenkompressions-Syndrome
- Erkrankungen des Nervensystems
- Posttraumatische Beschwerden
- Dauerhaft erhöhter Cortisolspiegel
- Weichteilverletzungen
- Rückenmarksverletzungen

Unterstützende Originalliteratur ist verfügbar unter www.recom.eu/nanda-2021-2023-literatur.

Domäne 12 • Klasse 1 • Diagnosencode 00255 • Chronic pain syndrome

Chronisches Schmerzsyndrom

Fokus der Diagnose: Chronisches Schmerzsyndrom
Zugelassen 2013 • Überarbeitet 2020 • Evidenzlevel 2.2

Definition
Wiederkehrende oder anhaltende Schmerzen, die mindestens 3 Monate angedauert haben und das tägliche Funktionieren oder das Wohlbefinden erheblich beeinflussen.

Bestimmende Merkmale

- Angst (00146 • *Anxiety*)
- Obstipation (00011 • *Constipation*)
- Gestörtes Schlafmuster (00198 • *Disturbed sleep pattern*)
- Fatigue (00093 • *Fatigue*)
- Furcht (00148 • *Fear*)
- Beeinträchtigte Stimmungsregulation (00241 • *Impaired mood regulation*)
- Beeinträchtigte physische Mobilität (00085 • *Impaired physical mobility*)
- Schlafstörung (00095 • *Insomnia*)
- Soziale Isolation (00053 • *Social isolation*)
- Stressüberlastung (00177 • *Stress overload*)

Beeinflussende Faktoren

- Body-Mass-Index über dem Normalbereich für Alter und Geschlecht
- Furcht vor Schmerzen
- Furchtvermeidende Überzeugungen
- Inadäquates Wissen über das Schmerzmanagementverhalten
- Negativer Gefühlsausdruck
- Schlafstörungen

Unterstützende Originalliteratur ist verfügbar unter www.recom.eu/nanda-2021-2023-literatur.

Domäne 12 • Klasse 1 • Diagnosencode 00256 • Labor pain

Geburtsschmerz

Fokus der Diagnose: Geburtsschmerz
Zugelassen 2013 • Überarbeitet 2017, 2020 • Evidenzlevel 2.2

Definition
Sensorische und emotionale Erfahrung, die von angenehm bis unangenehm reicht, in Verbindung mit Wehen und Geburt.

Bestimmende Merkmale

- Veränderter Blutdruck
- Veränderte Herzfrequenz
- Veränderte Muskelspannung
- Veränderte neuroendokrine Funktion
- Veränderte Atemfrequenz
- Veränderte Harntraktfunktion
- Angst
- Veränderung des Appetits
- Diaphorese (Schwitzen)
- Ablenkungsverhalten
- Expressives Verhalten
- Schmerzhafter Gesichtsausdruck
- Enger Fokus
- Übelkeit
- Dammdruck
- Schmerzlindernde Lagerung
- Beschützendes Verhalten
- Pupillenerweiterung
- Berichtet über einen veränderten Schlaf-Wach-Zyklus
- Selbstfokussierung
- Uteruskontraktion
- Erbrechen

Beeinflussende Faktoren

Verhaltensbezogene Faktoren

- Unzureichende Flüssigkeitszufuhr
- Rückenlage

Kognitive Faktoren

- Furcht vor der Entbindung
- Unzureichendes Wissen über die Entbindung
- Inadäquate Vorbereitung auf den Umgang mit Wehenschmerzen
- Geringe Selbstwirksamkeit
- Wahrnehmung von Wehenschmerzen als nicht produktiv
- Wahrnehmung von Wehenschmerzen als negativ
- Wahrnehmung von Wehenschmerzen als bedrohlich
- Wahrnehmung von Wehenschmerzen als unnatürlich
- Wahrnehmung von Schmerz als sinnvoll

Soziale Faktoren

- Störung der Entscheidungsfindung
- Nicht-unterstützende Begleitung

Unveränderte Umweltfaktoren

- Hohe Geräuschkulisse im Kreißsaal
- Überfüllter Kreißsaal
- Unruhige Umgebung

Risikopopulationen

- Frauen, die während der Wehen eine Notsituation erleben
- Frauen aus Kulturen mit negativer Sicht auf den Wehenschmerz
- Gebärende Frauen in einem krankheitsorientierten Gesundheitssystem
- Frauen, deren Mütter ein hohes Bildungsniveau haben
- Frauen mit Dysmenorrhoe vor der Schwangerschaft
- Frauen mit sexueller Missbrauchserfahrung in der Kindheit
- Frauen ohne unterstützende Begleitperson

Assoziierte Bedingungen

- Zervixdilatation
- Depression
- Austreibungsphase
- Hohe mütterliche Ängstlichkeit
- Verordnete Mobilitätseinschränkung
- Verlängerte Wehendauer

Unterstützende Originalliteratur ist verfügbar unter www.recom.eu/nanda-2021-2023-literatur.

Domäne 12 • Klasse 2 • Diagnosencode 00214 • Impaired comfort

Beeinträchtigter Comfort

Fokus der Diagnose: Comfort
Zugelassen 2008 • Überarbeitet 2010, 2017 • Evidenzlevel 2.1

Definition
Wahrgenommener Mangel an Ruhe, Entlastung und Transzendenz in physischen, psychospirituellen, umgebungsbezogenen, kulturellen und sozialen Dimensionen.

Bestimmende Merkmale

- Angst
- Weinen
- Schwierigkeiten zu entspannen
- Drückt Unbehagen aus
- Drückt Unzufriedenheit mit der Situation aus
- Drückt Furcht aus
- Drückt ein Kältegefühl aus
- Drückt ein Wärmegefühl aus
- Drückt Juckreiz aus
- Drückt psychische Belastung aus
- Gereizte Stimmung
- Stöhnen
- Psychomotorische Unruhe
- Berichtet über einen veränderten Schlaf-Wach-Zyklus
- Berichtet, Hunger zu haben
- Seufzen
- Fühlt sich in der aktuellen Situation unbehaglich

Beeinflussende Faktoren

- Inadäquate Umgebungskontrolle
- Inadäquate Gesundheitsressourcen
- Inadäquate Situationskontrolle
- Unzureichende Privatsphäre
- Unangenehme Umweltreize

Assoziierte Bedingungen

- Krankheitsbezogene Symptome
- Therapieregime

Diese Diagnose wird in der Domäne 12 gleichzeitig in Klasse 1 (Physischer Comfort), Klasse 2 (Umweltbedingter Comfort) und Klasse 3 (Sozialer Comfort) aufgeführt.

Unterstützende Originalliteratur ist verfügbar unter www.recom.eu/nanda-2021-2023-literatur.

Domäne 12 • Klasse 2 • Diagnosencode 00183 • Readiness for enhanced comfort

Bereitschaft für verbesserten Comfort

Fokus der Diagnose: Comfort
Zugelassen 2006 • Überarbeitet 2013 • Evidenzlevel 2.1

Definition
Ein Muster der Ruhe, der Entlastung und Transzendenz in physischen, psycho-spirituellen, umgebungsbezogenen und/oder sozialen Dimensionen, welches gestärkt werden kann.

Bestimmende Merkmale

- Drückt den Wunsch aus, den Comfort zu verbessern
- Drückt den Wunsch aus, das Gefühl der Zufriedenheit zu verstärken
- Drückt den Wunsch aus, die Entspannung zu verbessern
- Drückt den Wunsch aus, körperliche Beschwerden besser zu lindern

Diese Diagnose wird in der Domäne 12 gleichzeitig in Klasse 1 (Physischer Comfort), Klasse 2 (Umweltbedingter Comfort) und Klasse 3 (Sozialer Comfort) aufgeführt.

Unterstützende Originalliteratur ist verfügbar unter www.recom.eu/nanda-2021-2023-literatur.

Domäne 12 • Klasse 3 • Diagnosencode 00214 • Impaired comfort

Beeinträchtigter Comfort

Fokus der Diagnose: Comfort
Zugelassen 2008 • Überarbeitet 2010, 2017 • Evidenzlevel 2.1

Definition
Wahrgenommener Mangel an Ruhe, Entlastung und Transzendenz in physischen, psychospirituellen, umgebungsbezogenen, kulturellen und sozialen Dimensionen.

Bestimmende Merkmale

- Angst
- Weinen
- Schwierigkeiten zu entspannen
- Drückt Unbehagen aus
- Drückt Unzufriedenheit mit der Situation aus
- Drückt Furcht aus
- Drückt ein Kältegefühl aus
- Drückt ein Wärmegefühl aus
- Drückt Juckreiz aus
- Drückt psychische Belastung aus
- Gereizte Stimmung
- Stöhnen
- Psychomotorische Unruhe
- Berichtet über einen veränderten Schlaf-Wach-Zyklus
- Berichtet, Hunger zu haben
- Seufzen
- Fühlt sich in der aktuellen Situation unbehaglich

Beeinflussende Faktoren

- Inadäquate Umgebungskontrolle
- Inadäquate Gesundheitsressourcen
- Inadäquate Situationskontrolle
- Unzureichende Privatsphäre
- Unangenehme Umweltreize

Assoziierte Bedingungen

- Krankheitsbezogene Symptome
- Therapieregime

Diese Diagnose wird in der Domäne 12 gleichzeitig in Klasse 1 (Physischer Comfort), Klasse 2 (Umweltbedingter Comfort) und Klasse 3 (Sozialer Comfort) aufgeführt.

Unterstützende Originalliteratur ist verfügbar unter www.recom.eu/nanda-2021-2023-literatur.

Domäne 12 • Klasse 3 • Diagnosencode 00183 • Readiness for enhanced comfort

Bereitschaft für verbesserten Comfort

Fokus der Diagnose: Comfort
Zugelassen 2006 • Überarbeitet 2013 • Evidenzlevel 2.1

Definition
Ein Muster der Ruhe, der Entlastung und Transzendenz in physischen, psychospirituellen, umgebungsbezogenen und/oder sozialen Dimensionen, welches gestärkt werden kann.

Bestimmende Merkmale

- Drückt den Wunsch aus, den Comfort zu verbessern
- Drückt den Wunsch aus, das Gefühl der Zufriedenheit zu verstärken
- Drückt den Wunsch aus, die Entspannung zu verbessern
- Drückt den Wunsch aus, körperliche Beschwerden besser zu lindern

Diese Diagnose wird in der Domäne 12 gleichzeitig in Klasse 1 (Physischer Comfort), Klasse 2 (Umweltbedingter Comfort) und Klasse 3 (Sozialer Comfort) aufgeführt.

Unterstützende Originalliteratur ist verfügbar unter www.recom.eu/nanda-2021-2023-literatur.

Domäne 12 • Klasse 3 • Diagnosencode 00054 • Risk for loneliness

Risiko der Vereinsamung

Fokus der Diagnose: Vereinsamung
Zugelassen 1994 • Überarbeitet 2006, 2013 • Evidenzlevel 2.1

Definition
Anfälligkeit, Unbehagen verbunden mit dem Wunsch oder dem Bedürfnis nach mehr Kontakt mit anderen zu erleben, welches die Gesundheit beeinträchtigen könnte.

Risikofaktoren

- Affektive Deprivation
- Emotionale Deprivation
- Physische Isolation
- Soziale Isolation

Unterstützende Originalliteratur ist verfügbar unter www.recom.eu/nanda-2021-2023-literatur.

Domäne 12 • Klasse 3 • Diagnosencode 00053 • Social isolation

Soziale Isolation

Fokus der Diagnose: Soziale Isolation
Zugelassen 1982 • Überarbeitet 2017, 2020 • Evidenzlevel 3.1

Definition
Ein Zustand, bei dem es dem Individuum an einem Gefühl von Zugehörigkeit fehlt, das mit positiven, dauerhaften und bedeutsamen zwischenmenschlichen Beziehungen verbunden ist.

Bestimmende Merkmale

- Verändertes physisches Erscheinungsbild
- Drückt Entfremdung aus
- Drückt seine Unzufriedenheit mit dem Respekt von anderen aus
- Drückt Unzufriedenheit mit der sozialen Anbindung aus
- Drückt Unzufriedenheit mit der sozialen Unterstützung aus
- Drückt Einsamkeit aus
- Flacher Affekt
- Feindseligkeit
- Beeinträchtigte Fähigkeit, Erwartungen anderer zu erfüllen
- Geringes Maß an sozialen Aktivitäten
- Minimale Interaktion mit anderen
- In den eigenen Gedanken versunken
- Ziellosigkeit
- Reduzierter Augenkontakt
- Berichtet, sich anders zu fühlen als andere
- Berichtet, sich in der Öffentlichkeit unsicher zu fühlen
- Trauriger Affekt
- Fremdbestimmte Isolation
- Sozialverhalten ist inkongruent mit den kulturellen Normen
- Sozialer Rückzug

Beeinflussende Faktoren

- Kognitive Dysfunktion
- Schwierigkeiten beim Aufbau zufriedenstellender gegenseitiger zwischenmenschlicher Beziehungen
- Schwierigkeiten bei der Durchführung von Aktivitäten des täglichen Lebens
- Schwierigkeiten, persönliche Erwartungen an das Leben zu teilen
- Furcht vor Kriminalität
- Furcht vor dem Straßenverkehr
- Beeinträchtigte physische Mobilität
- Unzureichendes psychosoziales Unterstützungssystem
- Inadäquate soziale Fähigkeiten
- Unzureichende soziale Unterstützung
- Inadäquate Transportmittel
- Geringes Selbstwertgefühl
- Negative Wahrnehmung des Unterstützungssystems
- Neurobehaviorale Manifestationen
- Werte sind inkongruent mit den kulturellen Normen

Risikopopulationen

- Wirtschaftlich benachteiligte Personen
- Migranten
- Personen, die eine veränderte soziale Rolle erleben
- Personen, die den Verlust einer Vertrauensperson erleben
- Alleinlebende Personen
- Personen, die weit entfernt von Vertrauenspersonen leben
- Personen, die an einen fremden Ort ziehen
- Personen mit einer Vorgeschichte von Ablehnung
- Personen mit einem traumatischen Ereignis in der Vorgeschichte
- Personen mit erkranktem Familienmitglied
- Personen ohne Kinder
- Institutionalisierte Personen
- Ältere Erwachsene
- Verwitwete Personen

Assoziierte Bedingungen

- Chronische Erkrankung
- Kognitionsstörungen

Domäne 13. Wachstum/Entwicklung

Altersangemessene Zunahme physischer Dimensionen, Reifung der Organsysteme bzw. Progression durch entwicklungsbezogene Meilensteine

Klasse 1. Wachstum

Zunahme der physischen Dimensionen oder Reifung der Organsysteme

Code	Diagnose	Seite
	Diese Klasse enthält derzeit keine Diagnosen	

Klasse 2. Entwicklung

Fortschreitende oder rückläufige Entwicklung über eine Reihe von anerkannten Meilensteinen im Leben

Code	Diagnose	Seite
00314	Verzögerte kindliche Entwicklung	636
00305	Risiko einer verzögerten kindlichen Entwicklung	638
00315	Verzögerte motorische Entwicklung des Säuglings	639
00316	Risiko einer verzögerten motorischen Entwicklung des Säuglings	641

NANDA International, Inc. Nursing Diagnoses: Definitions and Classification 2021–2023, 12th Edition.
Edited by T. Heather Herdman, Shigemi Kamitsuru, and Camila Takáo Lopes.

Unterstützende Originalliteratur ist verfügbar unter: www.recom.eu/nanda-2021-2023-literatur.

Domäne 13 • Klasse 2 • Diagnosencode 00314 • Delayed child development

Verzögerte kindliche Entwicklung

Fokus der Diagnose: Entwicklung
Zugelassen 2020 • Evidenzlevel 2.3

Definition
Ein Kind, das kontinuierlich die Entwicklungsmeilensteine nicht innerhalb des erwarteten Zeitrahmens erreicht.

Bestimmende Merkmale

- Beständige Schwierigkeiten bei der Ausführung der für die Altersgruppe typischen kognitiven Fähigkeiten
- Beständige Schwierigkeiten bei der Ausführung der für die Altersgruppe typischen Sprachfertigkeiten
- Beständige Schwierigkeiten bei der Ausführung der für die Altersgruppe typischen motorischen Fähigkeiten
- Beständige Schwierigkeiten bei der Ausführung der für die Altersgruppe typischen psychosozialen Fähigkeiten

Beeinflussende Faktoren

Faktoren des Säuglings oder des Kindes

- Inadäquater Zugang zu Gesundheitsdienstleistern
- Inadäquates Bindungsverhalten
- Inadäquate Stimulation
- Nicht thematisierter Missbrauch
- Nicht thematisierte psychologische Vernachlässigung

Faktoren der pflegenden Person

- Angst
- Verminderte Verfügbarkeit von emotionaler Unterstützung
- Depressive Symptome
- Übermäßiger Stress
- Nicht thematisierte häusliche Gewalt

Risikopopulationen

- Kinder im Alter von 0–9 Jahren
- Kinder aus wirtschaftlich benachteiligten Familien
- Kinder, die Gewalt in der Gemeinschaft ausgesetzt sind
- Kinder, die Umweltschadstoffen ausgesetzt sind
- Kinder, deren pflegende Personen Entwicklungsstörungen haben
- Kinder, deren Mütter eine unzureichende Schwangerschaftsvorsorge hatten

- Kinder mit unterdurchschnittlichem Wachstum bezogen auf Alter und Geschlecht
- Institutionalisierte Kinder
- Säuglinge mit niedrigem Geburtsgewicht
- Frühgeborene Säuglinge

Assoziierte Bedingungen

- Pharmazeutische Präparate während der Schwangerschaft
- Angeborene Störungen
- Depression
- Angeborene genetische Krankheiten
- Mütterliche mentale Störungen
- Mütterliche physische Erkrankungen
- Pränataler Substanzmissbrauch
- Empfindungsstörungen

Es wird empfohlen, eine gültige und zuverlässige, standardisierte Einschätzungsskala für die Entwicklung zu verwenden.

Unterstützende Originalliteratur ist verfügbar unter www.recom.eu/nanda-2021-2023-literatur.

Domäne 13 • Klasse 2 • Diagnosencode 00305 • Risk for delayed child development

Risiko einer verzögerten kindlichen Entwicklung

Fokus der Diagnose: Entwicklung
Zugelassen 2020 • Evidenzlevel 2.3

Definition
Anfälligkeit eines Kindes, Entwicklungsmeilensteine nicht innerhalb des erwarteten Zeitrahmens zu erreichen.

Risikofaktoren

Faktoren des Säuglings oder des Kindes

- Inadäquater Zugang zu Gesundheitsdienstleistern
- Inadäquates Bindungsverhalten
- Inadäquate Stimulation
- Nicht thematisierte psychologische Vernachlässigung

Faktoren der pflegenden Person

- Angst
- Verminderte Verfügbarkeit von emotionaler Unterstützung
- Depressive Symptome
- Übermäßiger Stress
- Nicht thematisierte häusliche Gewalt

Risikopopulationen

- Kinder im Alter von 0–9 Jahren
- Kinder aus wirtschaftlich benachteiligten Familien
- Kinder, die Gewalt in der Gemeinschaft ausgesetzt sind
- Kinder, die Umweltschadstoffen ausgesetzt sind
- Kinder, deren pflegende Personen Entwicklungsstörungen haben
- Kinder, deren Mütter eine unzureichende Schwangerschaftsvorsorge hatten
- Kinder mit unterdurchschnittlichem Wachstum bezogen auf Alter und Geschlecht
- Institutionalisierte Kinder
- Säuglinge mit niedrigem Geburtsgewicht
- Frühgeborene Säuglinge

Assoziierte Bedingungen

- Pharmazeutische Präparate während der Schwangerschaft
- Angeborene Störungen
- Depression
- Angeborene genetische Krankheiten
- Mütterliche mentale Störungen
- Mütterliche physische Erkrankungen
- Pränataler Substanzmissbrauch
- Empfindungsstörungen

Unterstützende Originalliteratur ist verfügbar unter www.recom.eu/nanda-2021-2023-literatur.

Domäne 13 • Klasse 2 • Diagnosencode 00315 • Delayed infant motor development

Verzögerte motorische Entwicklung des Säuglings

Fokus der Diagnose: Motorische Entwicklung
Zugelassen 2020 • Evidenzlevel 3.1

Definition
Ein Säugling, der die Entwicklungsmeilensteine, die mit der normalen Stärkung der Knochen, Muskeln und der Fähigkeit, sich zu bewegen und seine Umgebung zu berühren, einhergehen, kontinuierlich nicht erreicht.

Bestimmende Merkmale

- Schwierigkeiten, den Kopf zu heben
- Schwierigkeiten, die Kopfposition zu halten
- Schwierigkeiten beim Greifen von Bausteinen
- Schwierigkeiten, sich zum Stand hochzuziehen
- Schwierigkeiten beim Umdrehen
- Schwierigkeiten beim Sitzen mit Unterstützung
- Schwierigkeiten beim Sitzen ohne Unterstützung
- Schwierigkeiten beim Stehen mit Unterstützung
- Schwierigkeiten beim Bewegen von Gegenständen
- Schwierigkeiten beim Krabbeln auf Händen und Knien
- Nimmt nicht an Aktivitäten teil
- Initiiert keine Aktivitäten

Beeinflussende Faktoren

Faktoren des Säuglings

- Schwierigkeiten bei der sensorischen Verarbeitung
- Unzureichende Neugierde
- Unzureichende Eigeninitiative
- Unzureichende Ausdauer

Faktoren der pflegenden Person

- Angst vor der Säuglingspflege
- Trägt Säugling übermäßig lange auf dem Arm
- Erlaubt dem Säugling nicht, physische Aktivitäten zu wählen
- Erlaubt dem Säugling nicht, das Spielzeug auszuwählen
- Ermutigt den Säugling nicht zum Greifen
- Ermutigt den Säugling nicht, Gegenstände zu erreichen
- Ermutigt den Säugling nicht ausreichend, mit anderen Kindern zu spielen
- Regt den Säugling nicht zu Spielen über Körperteile an
- Bringt keine Bewegungsbegriffe bei

- Unzureichendes feinmotorisches Spielzeug für Säuglinge
- Unzureichendes grobmotorisches Spielzeug für Säuglinge
- Stimulierung des Säuglings ohne ausreichende Pausen
- Begrenzt die Erfahrungen des Säuglings in der Bauchlage
- Mütterliche postpartale depressive Symptome
- Negative Wahrnehmung des kindlichen Temperaments
- Überstimulation des Säuglings
- Wahrgenommene Inkompetenz bei der Säuglingspflege

Risikopopulationen

- Jungen
- Säuglinge im Alter von 0–12 Monaten
- Säuglinge aus wirtschaftlich benachteiligten Familien
- Säuglinge aus kinderreichen Familien
- Säuglinge, deren Eltern ein niedriges Bildungsniveau aufweisen
- Säuglinge auf Intensivstationen
- Säuglinge, die in einem Haushalt mit inadäquaten räumlichen Verhältnissen leben
- Säuglinge, deren Mütter sich während der Schwangerschaft inadäquat ernährt haben
- Säuglinge mit unterdurchschnittlichem Wachstum bezogen auf Alter und Geschlecht
- Säuglinge mit niedrigem Geburtsgewicht
- Frühgeborene Säuglinge
- Frühgeborene, die während des Krankenhausaufenthalts keine Physiotherapie erhalten

Assoziierte Bedingungen

- APGAR-Wert < 7 (5-Minuten-Score für Aussehen, Puls, Gesichtsbewegungen, Aktivität und Atmung)
- Pharmazeutische Präparate während der Schwangerschaft
- Komplexe medizinische Bedingungen
- Gedeihstörung
- Mütterliche Anämie in der Spätschwangerschaft
- Mütterliche mentale Gesundheitsstörungen in der Frühschwangerschaft
- Mütterliche Adipositas vor der Schwangerschaft
- Neonatales Entzugssyndrom
- Neurologische Entwicklungsstörungen
- Postnatale Infektion eines Frühgeborenen
- Empfindungsstörungen

Unterstützende Originalliteratur ist verfügbar unter www.recom.eu/nanda-2021-2023-literatur.

Domäne 13 • Klasse 2 • Diagnosencode 00316 • Risk for delayed infant motor development

Risiko einer verzögerten motorischen Entwicklung des Säuglings

Fokus der Diagnose: Motorische Entwicklung
Zugelassen 2020 • Evidenzlevel 3.1

Definition
Anfälligkeit eines Säuglings für das Nichterreichen von Entwicklungsmeilensteinen, die mit der normalen Stärkung von Knochen, Muskeln und der Fähigkeit, sich zu bewegen und die Umgebung zu berühren, zusammenhängen.

Risikofaktoren

Faktoren des Säuglings

- Schwierigkeiten bei der sensorischen Verarbeitung
- Unzureichende Neugierde
- Unzureichende Eigeninitiative
- Unzureichende Ausdauer

Faktoren der pflegenden Person

- Angst vor der Säuglingspflege
- Trägt Säugling übermäßig lange auf dem Arm
- Erlaubt dem Säugling nicht, das Spielzeug auszuwählen
- Ermutigt den Säugling nicht zum Greifen
- Ermutigt den Säugling nicht, Gegenstände zu erreichen
- Ermutigt den Säugling nicht ausreichend, mit anderen Kindern zu spielen
- Regt den Säugling nicht zu Spielen über Körperteile an
- Bringt keine Bewegungsbegriffe bei
- Unzureichendes feinmotorisches Spielzeug für Säuglinge
- Unzureichendes grobmotorisches Spielzeug für Säuglinge
- Stimulierung des Säuglings ohne ausreichende Pausen
- Begrenzt die Erfahrungen des Säuglings in der Bauchlage
- Mütterliche postpartale depressive Symptome
- Negative Wahrnehmung des kindlichen Temperaments
- Überstimulation des Säuglings
- Wahrgenommene Inkompetenz bei der Säuglingspflege

Risikopopulationen

- Jungen
- Säuglinge im Alter von 0–12 Monaten
- Säuglinge aus wirtschaftlich benachteiligten Familien
- Säuglinge aus kinderreichen Familien

- Säuglinge, deren Eltern ein niedriges Bildungsniveau aufweisen
- Säuglinge auf Intensivstationen
- Säuglinge, die in einem Haushalt mit inadäquaten räumlichen Verhältnissen leben
- Säuglinge, deren Mütter sich während der Schwangerschaft inadäquat ernährt haben
- Säuglinge mit unterdurchschnittlichem Wachstum bezogen auf Alter und Geschlecht
- Säuglinge mit niedrigem Geburtsgewicht
- Frühgeborene Säuglinge
- Frühgeborene, die während des Krankenhausaufenthalts keine Physiotherapie erhalten

Assoziierte Bedingungen

- APGAR-Wert < 7 (5-Minuten-Score für Aussehen, Puls, Gesichtsbewegungen, Aktivität und Atmung)
- Pharmazeutische Präparate während der Schwangerschaft
- Komplexe medizinische Bedingungen
- Gedeihstörung
- Mütterliche Anämie in der Spätschwangerschaft
- Mütterliche mentale Gesundheitsstörungen in der Frühschwangerschaft
- Mütterliche Adipositas vor der Schwangerschaft
- Neonatales Entzugssyndrom
- Neurologische Entwicklungsstörungen
- Postnatale Infektion eines Frühgeborenen
- Empfindungsstörungen

Unterstützende Originalliteratur ist verfügbar unter www.recom.eu/nanda-2021-2023-literatur.

Sachverzeichnis

A

J

K

R

S

V

W

Z